全国县级医院系列实用手册

耳鼻咽喉头颈外科医生手册

主　编　孔维佳

人民卫生出版社

图书在版编目（CIP）数据

耳鼻咽喉头颈外科医生手册/孔维佳主编. —北京：人民卫生出版社，2017
（全国县级医院系列实用手册）
ISBN 978-7-117-23973-8

Ⅰ. ①耳… Ⅱ. ①孔… Ⅲ. ①耳鼻咽喉科学-外科学-手册②头-外科学-手册③颈-外科学-手册 Ⅳ. ①R762-62 ②R65-62

中国版本图书馆 CIP 数据核字（2017）第 012198 号

全国县级医院系列实用手册
耳鼻咽喉头颈外科医生手册

主　　编：孔维佳
出版发行：人民卫生出版社（中继线 010-59780011）
地　　址：北京市朝阳区潘家园南里 19 号
邮　　编：100021
E - mail：pmph @ pmph. com
购书热线：010-59787592　010-59787584　010-65264830
印　　刷：北京盛通印刷股份有限公司
经　　销：新华书店
开　　本：850 × 1168　1/32　　印张：23
字　　数：583 千字
版　　次：2017 年 5 月第 1 版　2017 年 5 月第 1 版第 1 次印刷
标准书号：ISBN 978-7-117-23973-8/R · 23974
定　　价：150. 00 元

编　者（以姓氏笔画为序）

于振坤　南京同仁医院
马芙蓉　北京大学第三医院
马瑞霞　宁夏医科大学总医院
王宝山　河北医科大学第二医院
王绍忠　青海省人民医院
王秋菊　中国人民解放军总医院
王秋萍　南京军区总医院
王彦君　华中科技大学同济医学院附属协和医院
王海波　山东省立医院
王斌全　山西医科大学第一医院
王德辉　复旦大学附属眼耳鼻喉科医院
文卫平　中山大学附属第一医院
孔维佳　华中科技大学同济医学院附属协和医院
巴　罗　西藏自治区人民医院
叶京英　北京清华长庚医院
乐建新　华中科技大学同济医学院附属协和医院
冯　永　中南大学湘雅医院
朱冬冬　吉林大学中日联谊医院
华清泉　武汉大学人民医院
刘　鸣　哈尔滨医科大学附属第二医院
刘月辉　南昌大学第二附属医院
刘玉和　北京大学第一医院
刘世喜　四川大学华西医院

刘业海　安徽医科大学第一附属医院
刘邦华　华中科技大学同济医学院附属协和医院
许　珉　西安交通大学医学院第二附属医院
孙　虹　中南大学湘雅医院
孙敬武　首都医科大学附属北京安贞医院
李　娜　青岛大学附属医院
李华伟　复旦大学附属眼耳鼻喉科医院
李玲香　内蒙古医科大学附属医院
李晓明　中国人民解放军白求恩国际和平医院
杨仕明　中国人民解放军总医院
杨蓓蓓　浙江大学医学院附属第二医院
肖水芳　北京大学第一医院
肖红俊　华中科技大学同济医学院附属协和医院
吴　皓　上海交通大学医学院附属第九人民医院
邱建华　西京医院
何　刚　四川省人民医院
余力生　北京大学人民医院
迟放鲁　复旦大学附属眼耳鼻喉科医院
张　罗　首都医科大学附属北京同仁医院
张　剑　南昌大学第一附属医院
张　榕　福建医科大学附属第一医院
张小萌　华中科技大学同济医学院附属协和医院
张亚梅　首都医科大学附属北京儿童医院
张　华　首都医科大学附属北京同仁医院
张　华　新疆医科大学第一附属医院
张孝文　广州医科大学附属第一医院
张学渊　重庆西南医院
张革化　中山大学附属第三医院
张甦琳　华中科技大学同济医学院附属协和医院
陈太生　天津市第一中心医院

陈建军　华中科技大学同济医学院附属协和医院
陈晓巍　北京协和医院
陈　雄　华中科技大学同济医学院附属协和医院
范仙华　新疆生产建设兵团总医院
林　鹏　天津市第一中心医院
季文樾　中国医科大学附属第一医院
周　兵　首都医科大学附属北京同仁医院
周慧芳　天津医科大学总医院
郑亿庆　中山大学孙逸仙纪念医院
郑宏良　上海长海医院
胡国华　重庆医科大学附属第一医院
皇甫辉　山西医科大学第一医院
姜学钧　中国医科大学附属第一医院
姜鸿彦　海南省人民医院
娄卫华　郑州大学第一附属医院
祝　威　吉林大学白求恩第一医院
秦兆冰　郑州大学第一附属医院
倪　鑫　首都医科大学附属北京儿童医院
殷善开　上海交通大学附属第六人民医院
高　下　南京大学医学院附属鼓楼医院
高志强　北京协和医院
郭玉芬　兰州大学第二医院
唐　亮　新疆维吾尔自治区人民医院
唐安洲　广西医科大学第一附属医院
黄志刚　首都医科大学附属北京同仁医院
龚正鹏　贵州医科大学附属医院
龚树生　首都医科大学附属北京友谊医院
崔晓波　内蒙古医科大学附属医院
董　频　上海市第一人民医院
韩月臣　山东省立医院

编　者

喻国冻　贵州医科大学附属医院
程　雷　江苏省人民医院
雷大鹏　山东大学齐鲁医院
薛希均　解放军昆明总医院
戴春富　复旦大学附属眼耳鼻喉科医院
魏永祥　首都医科大学附属北京安贞医院

编写秘书

张甦琳　华中科技大学同济医学院附属协和医院
张文娟　华中科技大学同济医学院附属协和医院

《全国县级医院系列实用手册》编委会

出版说明

县级医院是我国医疗服务承上启下的重要一环，是实现我国医疗服务总体目标的主要承载体。目前，我国县级医院服务覆盖全国人口9亿多，占全国居民总数70%以上，但其承担的医疗服务与其功能定位仍不匹配。据《2014中国卫生和计划生育统计提要》数据显示，截至2013年，我国有县级医院1.16万个，占医院总数的47%；诊疗人次9.24亿人次，占医院总诊疗人次的34%；入院人数0.65亿人，占医院总入院人数的46%。

为贯彻习近平总书记“推动医疗卫生工作重心下移、医疗卫生资源下沉，推动城乡基本公共服务均等化，为群众提供安全有效方便价廉的公共卫生和基本医疗服务”的指示，落实国务院办公厅《关于全面推开县级公立医院综合改革的实施意见》和《关于推进分级诊疗制度建设的指导意见》等文件精神，推动全国县级医院改革发展与全国分级诊疗制度顺利实施，通过抓住县级医院这一关键环节，实现“郡县治，天下安”的目标，在国家卫生和计划生育委员会的领导下，在中国医师协会、中华医学会、中国医院协会的支持下，人民卫生出版社组织编写了本套《全国县级医院系列实用手册》。

本套图书编写有如下特点：

1. 编写工作是在对全国31个省市自治区100多家县级医院的充分调研基础上开展的，充分反映了全国县级医院医务工作者迫切需求。

2. 图书品种是严格按照县级医院专业构成和业务能力发展要求设置的，涉及临床、护理、医院管理等27个专业。

3. 为了保证图书内容的学术水平，全部主编均来自全国知名大型综合三甲医院；为了增加图书的实用性，还选择部分县级优秀医生代表参与编写工作。

4. 为了保证本套图书内容的权威性和指导性，大部分参考文献来源于国家制定的指南、规范、路径和国家级教材。

5. 整套图书囊括了县级医院常见病、多发病、疑难病的诊治规范、检查技术、医院管理、健康促进等县级医院工作人员必备的知识和技术。

6. 本套图书内容在保持先进性的同时，更侧重于知识点的成熟性和稳定性。

7. 本套图书写作上字斟句酌，字词凝练。内容表达尽量条理化、纲要化、图表化。

8. 本书装帧精良，为方便阅读，参照国际标准制作成易于携带的口袋用书。

本套图书共27种，除适合于县级医院临床工作者阅读之外，还兼顾综合性医院年轻的住院医师和临床研究生使用。本套图书将根据临床发展需要，每3~5年修订一次。整套图书出版后，将积极进行数字化配套产品的出版。希望本套图书的出版为提升我国县级医院综合能力、着力解决我国“看病难、看病贵”等问题，做出应有贡献。

希望广大读者在使用过程中发现不足，并反馈给我们，以便我们逐步完善本套图书的内容，提高质量。

人民卫生出版社

《全国县级医院系列实用手册》编委会

2016年1月18日

前 言

2000多年前司马迁所著《史记》中即阐述了“县集而郡，郡集而天下；郡县治，天下无不治”。1965年6月26日，毛泽东主席发布了著名的“6.26”指示，“把医疗卫生的重点放到农村去”、“大量的人力、物力应该放在群众最需要解决的问题上去”。2014年12月13日，习近平总书记在江苏镇江市丹徒区世业镇卫生院考察时指出：没有全民健康，就没有全面小康。要推动医疗卫生工作重心下移、医疗卫生资源下沉，推动城乡基本公共服务均等化，为群众提供安全有效方便价廉的公共卫生和基本医疗服务。2015年1月12日习近平总书记在中央党校县委书记研修班学员座谈会上更是明确指出，县一级处在承上启下的关键环节，是发展经济、保障民生、维护稳定的重要基础；县级医院更是关乎基层广大人民群众健康和疾病防治的重要环节，是医疗卫生体制改革的重点，是真正解决人民群众看病难、看病贵问题的主要抓手。2015年8月19国家卫生计生委和国家中医药管理局联合发布了《关于推进分级诊疗试点工作的通知》，确定了全国270个城市作为分级诊疗试点。以常见病、多发病、慢性病分级诊疗为突破口，完善服务网络、配套政策、运行机制和激励机制及创新体制机制，引导优质医疗资源下沉，形成科学合理就医秩序，逐步建立符合国情的分级诊疗制度。进一步提升县级医院疾病诊疗能力，探索组建医疗联合体，利用远程医疗等信息化手段，促进区域医疗资源共享和纵向流动，完善分级诊疗服务体系。在国家卫生计生委的指导下，在中国医师协会、中华医学会、中国医院协会的支持下，人民卫生出版社于2015年8月22日在北京主持召开了“全国县级医院改革与综合能力提升研讨会暨《县级医院医生手册》系列书主编人会议”，与全国各家大型三甲医院及县级医院共同携手，编写《全国县级医院系列实用手册》，旨在推动县级医院改革发展、综合能力提升和诊疗水平提高。

受人民卫生出版社聘任为全国县级医院系列实用手册《耳鼻咽喉头颈外科医生手册》主编后，为了将本书编写为县级医院耳鼻喉科医师的案头书、口袋书、工具书，我们先后开展了县级医院能力建设的专题调研，包括问卷调查全省142家二级综合医院的硬件建设、人员培养及业务状态、疾病谱及手术类型。并于2015年11月12日在武汉召开了《耳鼻咽喉头颈外科医生手册》一书的编委会。本手册为县级医院培养专业人才的指导性工具书，主要阅读对象——县级医院的耳鼻咽喉头颈外科医师、眼耳鼻喉医师、五官科医师、全科医师。本手册对耳鼻咽喉头颈外科常见病、多发病及疑难重症予以不同层次的阐述，旨在帮助基层医院医师掌握耳鼻咽喉头颈外科常见病、多发病的诊断与治疗，以及疑难、复杂病的诊断和处理原则，并介绍了耳鼻咽喉头颈外科疾病与常见全身性疾病的关系，为分级诊疗奠定基础。

本教材共8篇、47章及插图388幅。基本编写框架为：①第一篇为耳鼻咽喉头颈外科症状学；第二篇至第八篇为个论，包括：耳部及侧颅底疾病、鼻及鼻颅底疾病、咽部疾病、喉部疾病、颈部疾病、耳鼻咽喉头颈部急诊处理及耳鼻咽喉头颈部特殊环境、职业因素所致疾病及特殊传染病；②按照“耳鼻咽喉头颈外科”的体系，将颈部疾病列为独立的篇，并对其内容进行完善、颅底疾病分为两部分，分别归入耳部及侧颅底疾病和鼻及鼻颅底疾病部分；③对近年来较为成熟的新进展进行了介绍，如新生儿听力筛查策略、听神经病诊疗、眩晕特殊疾病的综合诊疗、前庭康复理念、耳鸣的诊疗、中耳炎的分类、鼻炎的分类、鼻-鼻窦炎治疗原则、变应性鼻炎诊疗原则、阻塞性睡眠呼吸暂停低通气综合征的研究进展、肿瘤的分子生物学与综合治疗及甲状腺相关疾病诊疗；④将耳鼻咽喉一般检查设备、常用药物以及耳鼻咽喉常用物理治疗方法列入相关疾病章节，以利自查自学；⑤各篇按“概述”、“诊断要点”、“治疗要点”、“注意要点”及“预后及预防”顺序安排，利于自查自学。概述包括：定义（含英文病名），流行病学情况；诊断要点包括诊断依据、鉴别诊断、关键检查；治疗原则为可操作性的治疗指导；注意要点对诊断治疗的细节进一步阐述；预防、预后阐述危险因素规避，医患沟通、卫生宣教，建立疾病合理期望值等；⑥按难易程度，分三个层次：简单疾病：简要叙述指导性诊疗原则；对于常见病、多发病或县级医院有能力开展的手术：做到图文表并茂，关键步骤附图/表，包括示意图和实体图；对于县级医院暂时无法开展的手术：简述诊断分级分类，常规术式，治疗原则；⑦每节后有诊疗要点，对诊断治疗的细节进一步阐述，更具可操作性；配合相关疾病特征，附诊断流程图、鉴别诊断图、治疗策略图及手术要领图等；⑧鉴于解剖知识对临床医学实践的重要性，而耳鼻咽喉诸器官及颅底等诸部位的解剖尤为精细而且复杂，因此，本教材的插图除原始照片以外，仍采用彩色绘制，以利自查自学。

本手册编写过程中，得到了人民卫生出版社和武汉协和医院领导的大力支持。初稿完成后，在人民卫生出版社初审意见基础上，各位编委作了进一步的修改和加工。本手册各编委通力协作，提供了大量宝贵的实例照片，所在医院和科室的同志们也提供了极大的支持和帮助；武汉大学基础医学院潘伯群老师负责绘图；秘书张甦琳副教授和张文娟博士在全书稿件整理、编务等工作上付出大量的时间和精力；值此手册付梓之际，我们谨在此一并致以衷心的感谢。

随着医学科学的飞速发展，学科诊疗进展亦日新月异，而临床医学专业继续教育改革不断深化，需不断总结经验、充实更新，加之编者等水平所限，难免挂一漏万，恳盼同道和读者们对本书疏漏之处不吝赐教，以资修订。

孔维佳

2016 年 11 月于湖北武汉

目 录

第一篇 耳鼻咽喉头颈外科症状学

第二篇 耳部及侧颅底疾病

第三篇　鼻及鼻颅底疾病

第四篇　咽部疾病

第五篇　喉部疾病

第六篇　颈部疾病

第七篇　耳鼻咽喉头颈部急症及处理

第八篇　特殊环境、职业因素所致耳鼻咽喉头颈部疾病及特殊传染病

第一篇

耳鼻咽喉头颈外科症状学

第一章 耳部症状学

耳为听觉及平衡器官，本章主要介绍耳部常见的5个症状。

（一）耳痛

耳痛（otalgia）系耳内或耳周疼痛，多为炎性疾病所致，余为牵涉性痛（referred pain）或反射性痛。

按发生机制可将耳痛分为原发性与继发性二类：

（1）原发性耳痛系耳部疾病所致。如耳外伤、耳廓软骨膜炎及湿疹、丹毒等耳廓疾病，外耳道疖、弥漫性外耳道炎、耵聍膨胀嵌顿等外耳道疾病，大疱性鼓膜炎、急性中耳炎、中耳乳突炎的并发症、鼓室负压或积液、以及耳部恶性肿瘤等中耳疾病。由于原发疾病不同，其表现各异，根据病史与检查即可做出诊断。

（2）继发性耳痛发生于邻近或远隔器官（如口腔、咽、喉部、颞下颌关节及颈部）的疾病，由神经反射所致。如下颌智齿阻生、磨牙嵌顿、龋病、错位咬合、颞下颌关节炎症等口腔科疾病，急性扁桃体炎、扁桃体周脓肿、扁桃体切除术后早期、咽喉部恶性肿瘤或溃疡等咽、喉部疾病，颈性骨关节炎，以及小儿上呼吸道与消化道疾病等均可引起牵涉性耳痛。以上不同病变部位可通过下列神经联系将疼痛反射到耳部：①三叉神经下颌支的耳颞支；②舌咽神经鼓室支；③面神经感觉支；

④迷走神经耳支；⑤枕小神经（第2颈神经）；⑥耳大神经（第2、3颈神经）。此外，严重的原发性耳痛尚可放射至颌部或颈部。

（二）耳漏

耳漏（otorrhea）或称耳溢液，系指外耳道积聚或流出液体，是耳部疾病的常见症状。外耳道、中耳或其周围组织的急慢性炎症、创伤、肿瘤等都可引起耳漏，但以炎性病变所致者为常见。

耳漏的性质可不同，有的如油脂（脂性），有的为浆液性或黏液性，亦有脓性、水样或血性等，有时为混合性。少量黄色或棕褐色油脂样稀薄液体积附于外耳道，多为耵聍腺分泌物。淡黄色、透明、稀薄的液体，多为中耳黏膜浆液腺分泌物或从血管中漏出的血清，可见于分泌性中耳炎早期的抽吸液及鼓膜置管后的溢液或中耳炎好转期；若此种性质的液体量较多，且持续不断地溢出，多为变应性中耳炎。胶水样溢液，多为中耳黏膜黏液腺分泌物，常见于慢性化脓性中耳炎。脓性溢液较多者，多见于急、慢性化脓性中耳炎；若脓液不多而具恶臭者，应考虑胆脂瘤的可能。耳及颅脑外伤或手术后出现多量水样溢液者，多为脑脊液耳漏。有血性溢液者，应考虑大疱性鼓膜炎、耳外伤、部分中耳炎、颈静脉球体瘤或中耳恶性肿瘤等。

总之，根据耳漏的性质、量的多少、时间长短、有无臭味等，可对病情做出大致判断。

（三）耳聋

一般将听力损失（hearing loss）统称为耳聋（deafness），过去习惯将听力损失较轻者称为重听（hard of hearing）。耳聋是听觉传导通路中的传音、感音或分析综合部位中的任何部位发生器质性或功能性病变，导致不同程度听力损害的统称。耳聋是一个症状，多种疾病都可以导致耳聋，病变多种多样，表现不一，临床上可以通过分析耳聋的特点及伴随症状，判断耳聋的病因及病变部位，为治疗和预防提供依据。

【临床分类】

1. 按耳聋发生时间分类 分为先天性聋和后天性聋，语前聋和语后聋。

(1) 先天性聋：指出生时或出生后不久就已存在的听力障碍，是胚胎期或围生期致聋因素所致，其病因可分为遗传性聋和非遗传性聋两大类。

(2) 后天性聋：指出生后由于疾病或意外损伤所致的耳聋。

(3) 语前聋：重度先天性聋或在婴幼儿期即失去听力者，由于不能通过语音交流接收言语信号，更无自身言语反馈，导致言语发育障碍，最终成为聋哑。

(4) 语后聋：在言语形成之后失去听力者。虽然患者能够用言语表达自己的思维，但因失去听觉反馈能力，对自己发出的声音不能正确监测和校正，表现为发音不准，言语清晰度下降，语音单调，常常不自觉地提高自己的嗓音，与语言交流环境不协调。

2. 按病变性质和部位分类 分为器质性聋、功能性聋及伪聋三类；在器质性聋中，按病变的发生部位又可分为传导性聋、感音神经性聋和混合性聋。

(1) 传导性聋：纯音听阈表现为气导阈不同程度提高，骨导阈正常或接近正常，气-骨导差值 > 10dB。传导性聋常因外耳、中耳病变导致声波不能传入内耳所致。例如耵聍栓塞、中耳炎、听骨链中断、咽鼓管病变及耳硬化症等所致的耳聋。部分内耳疾病（如前半规管裂、大前庭水管综合征、颞骨佩吉特病等内耳畸形）可以通过“病理性第三窗”效应导致纯音听阈的气骨导差，类似于传导性聋听力图，易与中耳疾病所致传导性聋混淆。此类患者接受鼓室成形术或镫骨切除术后，听力无改善。

(2) 感音神经性聋：纯音听阈表现为气、骨导阈均提高，无气-骨导差值（ < 10dB）。感音神经性聋是内耳、耳蜗神经、脑干听觉通路及听觉中枢病变所致听力损失的统称。其中耳蜗听觉感受器官病变导致感音

障碍引起的聋称为感音性聋，也称耳蜗性聋，如噪声性聋、大部分药物中毒性聋等。病变位于耳蜗神经者称为神经性聋，或者将耳蜗神经和中枢听觉通路病变所致听力障碍统称为蜗后性聋，如听神经病等。脑干听觉通路和大脑皮质听觉中枢的病变引起的听觉障碍称为中枢性聋。

（3）混合性聋：纯音听阈表现为气、骨导阈皆提高，但存在气-骨导差值（>10dB）。混合性聋是传音和感音结构同时存在病变所致。如长期慢性化脓性中耳炎、耳硬化症晚期等。

（4）功能性聋：无明显器质性病变，又称为精神性聋或癔症性聋。

不同部位耳聋听力学特点见表1-0-1。

3. 按程度分类　分为轻度、中度、重度和极重度，世界卫生组织（1997年，日内瓦）推荐以500、1000、2000、4000Hz平均听阈为依据：①轻度26～40dB；②中度41～60dB；③重度61～80dB；④极重度>81dB。

4. 按病因分类　分为遗传性、中毒性、感染性、噪声性、自身免疫性等。

（四）耳鸣

耳鸣（tinnitus）指患者耳内或头内有声音的主观感觉，但其体外环境中并无相应声源。耳鸣是听觉功能紊乱所致的一种常见症状。

长期以来，耳鸣常被分为主观性耳鸣（subjective tinnitus）和客观性耳鸣（objective tinnitus）两类。前者指耳鸣的声音仅能被患者自己感觉到，而不为检查者所听到；后者指患者和检查者都可听到耳鸣的声音。这种分类可大致区分感音神经性耳鸣（sensorineural tinnitus）与体声（somatosound）。后者指来自听觉感音神经系统以外的部位如血管搏动声和肌肉的阵挛声等。耳鸣的表现多种多样，常见描述有蝉鸣声、汽笛声、蒸汽机声、嘶嘶声、铃声等等。有的间歇性出现，有的持续不停；

表 1-0-1　不同部位耳聋听力学特点

检查项目		正常	传导性聋	感音神经性聋
音叉试验	林纳试验	气导 > 骨导(+)	骨导 > 气导(-)	气导 > 骨导(+)
	韦伯试验	=	→患侧	→健侧
	施瓦巴赫试验	与正常相似(±)	骨导延长(+)	骨导缩短(-)
纯音听阈测试		气导阈值 < 25dB HL	骨导阈值正常 气导阈值提高 气-骨导差 > 10dB HL	气骨导阈均提高 气-骨导差 < 10dB HL
鼓室图		鼓室图 A 型	病因不同可表现不同	鼓室图 A 型
镫骨肌反射		可引出	不能引出	可引出或引不出 感音性聋时 Metz 重振阳性
声反射衰减		(-)	无	感音性:(-) 蜗后性:(+)

续表

检查项目		正常	传导性聋	感音神经性聋
耳声发射		可引出	不可引出	感音性:<40dB 可引出 蜗后性:可引出
ABR	阈值	正常	增高	增高
	潜伏期	正常	正常或延长	感音性:延长 蜗后性:延长,仅余Ⅰ波或无反应等
	波间期	正常	正常	感音性:正常 蜗后性:延长,双耳间差增大

轻者安静时方觉耳鸣，重者扰人不安，工作和生活皆可受影响。引起耳鸣的常见病有外耳道炎、耵聍栓塞、急性中耳炎、慢性中耳炎、咽鼓管阻塞、鼓室积液、耳硬化症等外耳和中耳疾病；以及梅尼埃病、听神经瘤、噪声性聋、药物中毒性聋、老年性聋等内耳疾病。由耳部疾病引起的耳鸣常伴有听力减退或眩晕等症状；其耳鸣的性质常与病变部位、耳聋程度等有关，多与听力损失最大的频率相近似：传导性聋的耳鸣多为低音调，感音神经性聋的耳鸣常为高音调。有些耳鸣可能是某种疾病的先兆，如注射链霉素后发生的耳鸣，提示已发生了耳中毒；高血压患者出现耳鸣加重，常提示血压上升；耳鸣可为心脏病的先驱症状，故应引起注意。一些全身性疾病亦可引起耳鸣，如高血压、低血压、动脉硬化、贫血、白血病、肾病、糖尿病、毒血症、神经官能症，以及长期接触铅、汞、苯、砷等化学物品和烟酒过度等。全身因素引起的耳鸣可不伴耳聋、眩晕等症状，但可伴有某些疾病的相关症状。搏动性耳鸣、脉冲样（rushing）或流动样（flow-like）耳鸣常提示为血管源性。动脉性耳鸣常呈粗糙、尖锐的搏动性耳鸣，静脉性耳鸣声常呈节律明显的嗡嗡样机器声。

（五）眩晕

眩晕（vertigo）是一种运动性或位置性错觉，感自身或外界景物发生运动。前庭系统、本体感觉系统和视觉系统与中枢神经系统之平衡信息整合中枢一起，共同参与维持机体平衡，上述系统疾病皆可引起广义的眩晕，或称头晕（dizziness），故眩晕为一常见症状。

按病变部位和病因可将眩晕分为前庭性眩晕和非前庭性眩晕两大类，前者又可分为前庭中枢性和前庭外周性眩晕两亚类。其临床表现特点如下：①前庭外周性眩晕：又称真性眩晕，常突然发病，患者感自身或四周景物旋转或摇摆，可因头位变动而加重；持续时期较短，常伴耳鸣、听力减退，可出现规律性（多为水平性）眼震，伴有恶心、呕吐等自主神经症状，神志清楚，有自行缓解和反复发作倾向。常见疾病如梅尼埃病、迷路炎、窗膜破裂、耳毒性药物中毒等。②前庭中枢性眩晕：发病较慢，多为左右摇晃、上下浮动，而非真正旋转性眩晕；可为进行性，持续较长，发病与头位变动无关，一般无耳鸣及听力减退，常伴各种不同类型的眼震和其他中枢神经系统病损的表现，常见病变如脑干或小脑肿瘤、脑部血管病变等，有些疾病可同时累及前庭外周及前庭中枢，而出现相应症状。③非前庭性眩晕：表现不一，可为平面漂浮感、或感倾斜及直线晃动等。常见疾病有高血压、严重贫血、心脏病、脑外伤后遗症、低血糖、神经官能症以及颈性眩晕和眼性眩晕等，须予以鉴别。

（孔维佳）

第二章 鼻部症状学

鼻为嗅觉和呼吸器官，本章主要介绍鼻部常见的7个症状。

（一）鼻塞

鼻塞（nasal obstruction）即鼻腔通气不畅，因病因不同可分为单侧或双侧鼻塞，持续性、间歇性、交替性或进行性加重性。有时患者对鼻塞的主观感觉与医师的客观检查之间存在差异。

单侧鼻塞进行性加重往往与鼻腔或邻近结构新生物有关，如鼻腔及鼻窦肿瘤、鼻息肉、鼻咽部肿瘤等；双侧则常由慢性炎症引起的黏膜增生性病变所致。持续性鼻塞多见于鼻内结构异常，如先天性鼻后孔闭锁、鼻中隔偏曲、中鼻甲气化、中鼻甲反向弯曲等。间歇性或发作性、交替性鼻塞多见于鼻黏膜炎性或血管神经性反应，如感染、变态反应、自主神经紊乱、药物、内分泌失调等，此类鼻塞多为双侧。除以上原因外，如鼻腔异物、结石、腺样体肥大及鼻咽部肿瘤等，均可引起鼻塞。

（二）鼻漏

鼻漏也称鼻溢（rhinorrhea），指鼻腔分泌物过多自鼻腔经前鼻孔或后鼻孔流出，是鼻部疾病常见的症状之一。按其性状可分为以下几类：

（1）水样鼻漏：分泌物稀薄，透明如清水，多见于变应性鼻炎、血管运动性鼻炎和急性鼻炎早期。

（2）黏液性鼻漏：生理情况下鼻黏膜黏液腺及上皮杯状细胞等可分泌半透明黏液物质，保持鼻黏膜湿润。鼻黏膜发生慢性炎症时，上述黏液腺和杯状细胞分泌亢进，发生黏液性鼻漏，见于慢性单纯性鼻炎。

（3）黏脓性鼻漏：为黏液和脓的混合物，由细菌感染所致，分泌物黏稠，脱落的黏膜上皮细胞及浸润的多形核白细胞为其主要成分，见于急性鼻-鼻窦炎的恢复期、慢性鼻-鼻窦炎等。

（4）脓性鼻漏：细菌感染加重时出现脓性鼻漏，见于较重的鼻-鼻窦炎。

（5）血性鼻漏：血性鼻漏即鼻分泌物中带有血液，见于鼻腔异物、鼻腔结石、溃疡、急性鼻炎、萎缩性鼻炎、真菌性鼻-鼻窦炎、鼻腔和鼻窦肿瘤及鼻咽部恶性肿瘤的早期等。

（6）脑脊液鼻漏（cerebrospinal rhinorrhea）：脑脊液经破裂或缺损的蛛网膜、硬脑膜和颅底骨板流入鼻腔或鼻窦，再经前鼻孔或鼻咽部最终流出体外，称为脑脊液鼻漏。脑脊液鼻漏常发生于颅脑外伤或手术后，也可自发性发生。

（三）喷嚏

喷嚏（sneezing）是一种保护性的反射动作，与咳嗽相似。是鼻内三叉神经末梢受到吸入尘埃、刺激性气味、化学气体或致敏的花粉等刺激后，通过神经反射，发生于深吸气之后，随之以强呼气，气流经鼻咽部自口与鼻腔喷出，伴有面部肌肉运动、闭眼、流泪、短暂性鼻分泌物增多、鼻黏膜充血等。

另外，强光刺激如阳光、紫外线等，体表受凉，接触传染源，月经及妊娠期、情绪激动等也可诱发打喷嚏。喷嚏亦常为鼻部疾病如急性鼻炎、变应性鼻炎等或全身某些疾病如颞叶病变、癫痫及低血糖、甲状腺功能减退等的症状之一。

（四）鼻出血

鼻出血（epistaxis）是指来自鼻腔、鼻窦及鼻咽部的出血，经前鼻孔或后鼻孔流出。在鼻腔填塞的情况下，也可经鼻泪管由泪小点流出。鼻出血根据流出量的不同可分为涕中带血、回吸鼻涕带血、滴血、流血、血流如注。出血量的多少与出血原因和部位有关。鼻出血的局部原因有：原因不明的特发性出血、外伤因素、黏膜炎症、肿瘤、解剖异常、药物、医源性原因等。鼻出血全身因素有：高血压、动脉硬化、颈内动脉瘤、血管性血友病、白血病、血小板异常、营养不良、肝肾功能衰竭、遗传性出血性毛细血管扩张症、抗凝药物使用等。

对于主诉为鼻出血的病人，应询问其首先出血的鼻腔，迅速判断出血部位，给予紧急止血。鼻出血得以控制后尽早对出血原因做出判断，进行对因治疗。

（五）鼻源性头痛

鼻源性头痛（rhinogenous headache）是由鼻部疾病引起的头痛，分为感染性和非感染性头痛。其特点为：通常伴有其他鼻部症状，如鼻塞、流脓涕、嗅觉减退等；多为深部的钝痛或隐痛，无搏动性；常有一定的时间规律和固定的部位，如白天重，夜间轻，且多为一侧性；休息后或用血管收缩药滴鼻、雾化吸入等处理后，头痛可以减轻，而饮酒、吸烟及情绪激动时可加重。感染性鼻源性的头痛，以鼻-鼻窦炎最为常见，各组鼻窦炎疼痛的特点又不一样：如疼痛位于前额部、眼眶内上或全头痛，晨起渐重，中午最重，下午渐轻，晚间则完全消失，次日又重复发作见于急性额窦炎。患侧面颊、颞部及额窦处疼痛，上午较轻，午后重，见于急性上颌窦炎。颞部、鼻根、内眦及眶内疼痛，晨起渐重，午后转轻，见于急性筛窦炎。疼痛部位不定，可以是枕、项、乳突或颅内，晨起较轻，午后重见于急性蝶窦炎。非感染性头痛见于变应性鼻炎、萎缩性鼻炎、鼻中隔偏曲、中鼻甲异常、鼻及鼻窦肿瘤等。

常见外鼻炎性疾病多可引起局部疼痛，如鼻外及鼻前庭疖肿、蜂窝织炎、丹毒等，往往伴有局部的红肿、发热等。

（六）嗅觉障碍

嗅觉障碍（olfaction dysfunction）包括嗅觉丧失、嗅觉减退、嗅觉倒错、嗅觉过敏、幻嗅。嗅觉障碍会引起病人食欲下降、精神不振等心理症状。嗅觉减退或丧失多见于鼻甲肥大、鼻息肉、鼻内肿瘤、鼻-鼻窦炎等，因为这类疾病可以使具有气味的微粒（嗅素）不能随气流到达嗅区黏膜，引起所谓的呼吸性嗅觉减退和嗅觉丧失；因嗅黏膜、嗅神经及其末梢的病变而不能感到嗅素存在；如萎缩性鼻炎、变应性鼻炎、病毒感染、化学损伤、颅底骨折、颅脑疾病、阿尔茨海默病等可使神经末梢、嗅神经、嗅中枢萎缩失用产生所谓感觉性嗅觉减退和失嗅；因嗅中枢及嗅球受刺激或变性，患者可能会产生嗅觉过敏、嗅觉倒错、幻嗅等也即所谓的嗅觉官能症，多见于癔症、神经衰弱、精神病等患者。嗅觉过敏者，即对轻微的气味有极强烈的感觉，甚至伴发头痛、恶心、呕吐，多为嗅神经炎或嗅神经退化的早期现象。幻嗅则多为精神性疾病的表现。恶嗅是嗅到臭味或不快的气味：主观恶嗅是自觉有恶臭而周围的人察觉不到，可见于鼻腔异物、慢性鼻-鼻窦炎、嗅神经或嗅中枢病变；客观恶嗅是周围的人感到有恶臭而患者往往不自觉，多见于各种腐败、坏死性病变，如萎缩性鼻炎、恶性肿瘤晚期、龋病、鼻梅毒等。

（七）共鸣障碍

人的共鸣器官有鼻窦、口腔、咽腔、喉腔和胸腔等。因鼻部解剖或病理性变异，可产生共鸣障碍（resonance dysfunction），急（慢）性鼻炎、儿童腺样体肥大、先天性鼻后孔闭锁、软腭与咽后壁粘连或鼻腔、鼻咽部有肿物阻塞时，所发的声音不能进入鼻腔，缺乏共鸣作用，从而产生缺乏“n”及“ng”的声音，是为闭塞性鼻音（rhinolalia clausa）。患腭裂、软腭瘢痕挛缩或软腭瘫痪者，发音时软腭不能关闭鼻咽部，也不能产生正常的鼻腔共鸣，甚至口齿不清，将“公共”可说成“轰哄”等，是开放性鼻音（rhinolalia aperta）。

（王彦君）

第三章 咽喉部症状学

（一）咽痛

咽痛是咽部疾病中最为常见的症状。可由咽部或邻近器官的疾病引起，也可为全身性疾病（白血病、获得性免疫缺陷综合征）在咽部的局部表现。疼痛程度轻重不一，视疾病的性质和患者对疼痛的敏感程度而异。一般来说，由炎症引起的咽痛与炎症严重程度一致。急性炎症的咽痛较剧烈，吞咽时加重，甚至放射至耳部。慢性炎症的咽痛较轻，甚至不明显。另外，咽部创伤、溃疡、异物、特异性感染（结核、白喉）、恶性肿瘤、茎突过长、舌咽神经痛等，均有不同程度的咽痛症状。

（二）吞咽困难

吞咽是一系列复杂而协调的反射运动，当支配吞咽运动的神经、肌肉及口腔、咽、喉等处病变时，可引起吞咽运动障碍，称为吞咽困难。其程度视病变的性质、部位和程度而异。一般情况下，病变侵犯的部位越低，受累的咽壁组织越深，越易导致吞咽困难。轻者仅吞咽固体食物不易咽下，常需汤水辅之；重者则滴水难进，口涎外流。引起吞咽困难的疾病大致可分为三类：①功能障碍性：主要是炎症，肿瘤等疾病，患者由于咽痛而吞咽困难；或某些先天性畸形如后鼻孔闭锁、腭裂等，患者由于参与吞咽动作的结构异常而吞咽困难；②梗阻性：咽部或食管狭窄、肿瘤或异物等妨碍食物下行，导致梗阻性吞咽困难；③瘫痪性：中枢性病变或周围性神经炎，由于支配咽肌运动的神经受累，咽肌麻痹，导致吞咽困难。

（三）咽感觉异常

咽感觉异常是指患者自觉咽部有毛刺、异物、堵塞、黏附、瘙痒、干燥等异常感觉，常用力“吭”、“咯”或频频吞咽以消除这种感觉。在空咽唾液时异物感明显，吞咽食物时反而不明显，且部位不固定。常由以下原因引起：①咽部及其周围组织的器质性病变：如慢性咽炎、慢性扁桃体炎、咽角化症、悬雍垂过长、茎突过长、咽喉反流病、胃食管反流病或口咽、喉咽部肿瘤；②功能性因素：常为神经官能症的一种表现，与焦虑、恐惧、抑郁等精神因素有关。

（四）构音异常

咽腔是发声的共鸣腔，部分咽肌、腭及舌是协助发声的重要器官。构音异常主要由以下疾病引起：①唇、齿、舌、腭有缺陷时，对某些语音发音困难或不能，或咽腔内有占位性病变（脓肿或肿瘤），发音缺乏共鸣，说话时如口内含物，吐字不清；②腭裂、软腭麻痹等患者，发音时鼻咽不能关闭，出现开放性鼻音；③腺样体肥大、后鼻孔息肉、肥厚性鼻炎、鼻咽部肿瘤等使共鸣腔阻塞时，出现闭塞性鼻音。

（五）腭咽反流

当饮食不能顺利通过咽部进入食管而反流到口腔、鼻咽和鼻腔时，称之为腭咽反流。此症状常伴随吞咽困难出现，常见于咽肌麻痹、咽后脓肿、扁桃体周脓肿、食管病变、喉咽部肿瘤、腭裂、医源性因素（如软腭肿瘤切除术后及腭咽成形术后）等。

（殷善开）

第四章 气管食管症状学

一、气管、支气管症状学

（一）咳嗽

咳嗽（cough）通常是气管、支气管疾病出现最早和最常见的症状。呼吸道各部位，如咽、喉、气管、支气管和肺受刺激性气体、粉尘、异物、炎症、出血或肿瘤等的刺激，均可引起咳嗽。

发病较急的刺激性干咳，常是急性气管、支气管炎的早期症状。突发的剧烈阵咳，可由吸入异物或刺激性气体引起。咳嗽伴有痰液，常见于慢性支气管炎、肺炎、支气管扩张症等。咳嗽伴有吸气性喘鸣常提示气管、支气管异物、狭窄或有新生物阻塞。伴有呼气性哮鸣音的咳嗽，常提示支气管痉挛，多见于支气管哮喘症。长期慢性咳嗽，多见于慢性呼吸道疾病，如慢性支气管炎、支气管扩张症等。咳嗽久治不愈时，需做进一步检查，以明确诊断。

（二）咳痰

咳痰（expectoration）是通过咳嗽动作将呼吸道内病理性分泌物排出口腔外的病态现象。

痰的性质可分为黏液性、浆液性、黏液脓性、脓性、血性等。不同的疾病痰液的性质不同，对诊断有一定参考价值。气管、支气管病变早期多为泡沫状痰。急性气管支气管炎可有脓性痰。慢性支气管炎常有黏脓痰。大量咳脓痰多见于支气管扩张的患者。脓痰有恶臭气味者，多提示厌氧菌感染。黄绿色或翠绿色痰，提示铜绿假单胞菌（绿脓杆菌）感染。痰白黏稠、牵拉成丝难以咳出，多提示有白色念珠菌感染。痰中带血应考虑肿瘤或支气管扩张可能，应做胸部 X 线或 CT 检查，必要时行支气管镜检查。

（三）咯血

咯血（hemoptysis）是指喉及喉以下呼吸道任何部位的出血，经口排出者。量少则痰中带血，多则可整口咳出。咯血须与口腔、鼻、咽部出血或上消化道出血引起的呕血鉴别（表 4-0-1）。

表 4-0-1　咯血与呕血的鉴别

	咯血	呕血
常见病因	呼吸道疾病、血液病、心脏病等	食管肿瘤、消化性溃疡、肝硬化、急性糜烂出血性胃炎等
出血前症状	喉部痒感、胸闷、咳嗽等	上腹不适、恶心、呕吐等
出血方式	咯出	呕出，可为喷射状
出血颜色	鲜红	棕黑、暗红、有时鲜红
血中混有物	痰、泡沫	食物残渣、胃液
反应	碱性	酸性
黑便	除非咽下，否则没有	有，可为柏油样便，呕血停止后仍持续数日
出血后痰症状	常有血痰数日	无痰

咯血可见于呼吸道疾病，如急、慢性炎症，肿瘤，支气管扩张，肺脓肿，异物等。气管、支气管疾病引起咯血的特征常是先有咳嗽而后咯血。其他一些疾病如心血管疾病、血液病等也可引起咯血，应详细询问病史，全面检查，以明确诊断。

（四）胸痛

胸痛（thoracalgia）主要由胸部疾病引起，少数由其他部位的病变所致。痛阈因个体差异大，故胸痛的程度与原发疾病的病情轻重并不完全一致。常见于呼吸系统疾病，如急性气管支气管炎、肿瘤、胸膜炎、肺炎等。

急性气管支气管炎可有胸骨后烧灼感或刺痛，咳嗽时加重。肺部炎症或肿瘤侵及胸膜或肋骨时，胸痛较明显。长时间剧烈咳嗽，肋间肌强制性收缩也可致胸痛。胸痛伴吞咽困难或咽下痛者，多提示食管疾病。心血管疾病，如心绞痛、急性心肌梗死、心肌炎、主动脉瘤等也可引起胸痛，应注意予以鉴别。

（五）呼吸困难

气管、支气管因炎症、肿瘤、异物、分泌物潴留等原因使其管腔变窄或阻塞时，呼吸道的阻力增加，患者常用力呼吸以克服阻力，增加气体交换，而表现为呼吸困难（dyspnea），轻者感呼吸不畅，重者可窒息。

根据气管、支气管病变部位及症状表现不同，临床上可分为以下三种类型：

（1）吸气性呼吸困难：特点是吸气费力，重者可见三凹征，常伴有干咳及高调吸气性喉鸣。见于各种原因引起的喉、气管、大支气管的狭窄与阻塞，如气管肿瘤、气管异物或气管受压（甲状腺肿大、淋巴结肿大或主动脉瘤压迫等）。

（2）呼气性呼吸困难：特点是呼气费力，呼气时间明显延长而缓慢，常伴有干啰音。主要是由于小支气管狭窄阻塞（痉挛或炎症）和肺泡弹性减弱所致。常见于支气管哮喘、喘息性慢性支气管炎、弥漫性细支气管炎和慢性阻塞性肺气肿合并感染等。

（3）混合性呼吸困难：特点是吸气与呼气均感费力，呼吸频率增快、变浅，常伴有呼吸音异常（减弱或消失），可有病理性呼吸音。常见于大面积肺不张、肺栓塞、弥漫性肺间质纤维化、气胸、大量胸腔积液等。

发作性呼吸困难伴有哮鸣音，多见于支气管哮喘。

骤然发生的严重呼吸困难，见于气管异物、大块肺栓塞、自发性气胸等。呼吸困难伴发热者，多见于急性感染，如急性支气管炎、肺炎等。伴咳嗽、咳脓痰，见于慢性支气管炎、肺炎支气管扩张症并发感染。此外，心血管系统疾病（如左侧心力衰竭、右侧心力衰竭及血液病也可导致呼吸困难，需详细询问病史，做进一步检查，以确定诊断。

（六）喘鸣和哮鸣

气管、支气管炎性水肿、异物或肿瘤均可使管腔变窄，呼吸时空气通过狭窄的气道可发生喘鸣音（wheeze）。

支气管痉挛可产生哮鸣音，出现在呼气期，常见于支气管哮喘、哮喘性支气管炎或气管、支气管异物等疾病。

二、食管症状学

（一）吞咽困难

吞咽困难（dysphagia），又称吞咽功能障碍或咽下困难，是指饮食摄入和进入到胃的过程中发生障碍，为食管疾病常见症状之一。

吞咽困难的轻重程度不一，轻者仅有吞咽时梗阻感或吞咽不畅，进食无明显障碍，多见于食管炎症或痉挛等，也可能是食管癌的早期症状。重者出现咽下困难，初为干硬食物吞咽困难，逐渐加重至滴水难下、口涎外溢。如突然起病，可能有较大的异物嵌顿或合并感染。病程较长而进行性加重者，可能为食管癌，或食管腐蚀伤后并发食管狭窄所致。吞咽困难还可由口、咽、食管周围病变及神经系统疾病引起，原因不明时应做进一步检查，如食管钡剂造影或食管镜检查等。

（二）吞咽疼痛

吞咽疼痛（odynophagia）的位置常因病变不同而异。食管炎症、溃疡、腐蚀伤均可出现胸骨后疼痛，吞咽时疼痛加重。食管入口处异物嵌顿时，疼痛常位于颈根部或胸骨上窝附近；异物嵌顿于食管中段者，疼痛常放射至胸骨后及背部，吞咽时疼痛加重，如合并感染，疼痛更为剧烈。食管穿孔可出现颈部或胸骨后剧烈疼痛伴吞咽时加重。食管癌患者也可出现吞咽疼痛，早期多为间歇性，晚期呈持续性，侵及邻近组织时疼痛加剧，应进一步检查，明确诊断。

（三）呕血

呕血（hematemesis）是上消化道疾病或全身疾病所致的急性上消化道出血，血液经口腔呕出。

常见于食管肿瘤、尖锐异物、外伤、食管静脉曲张破裂、食管炎等疾病。大量呕血常由门脉高压所致的食管静脉曲张破裂所致。食管异物戳穿主动脉可造成大量呕血，并危及生命。

（高志强）

第五章 颈部症状学

（一）颈部肿块

颈部肿块是耳鼻咽喉头颈外科常见的症状之一，其组织来源复杂，生物学特性各异，治疗方案不同。Skandalakis 提出了“80% 规律”，即：在非甲状腺肿块中，成人颈部肿块 80% 为肿瘤；在肿瘤中，恶性占 80%；在恶性肿瘤中，转移性者占 80%；在转移性恶性肿瘤中，原发灶 80% 位于锁骨上。颈部肿块按病因可分为炎性肿块、肿瘤、先天性疾病三类。Skandalakis 还针对性提出“三个‘7’规律”，即：颈部炎症肿块病程多为 7 天，颈部肿瘤性肿块病程多为 7 个月，颈部先天性畸形肿块病程多为 7 年。

1. 从年龄上来看　婴幼儿患者多为先天性肿块，如甲状舌管囊肿、鳃裂囊肿、囊性淋巴管瘤等；青少年患者多为炎性淋巴结肿大；青壮年和中年患者应警惕恶性肿瘤；老年者多为转移性恶性肿瘤。

2. 从部位上来看　甲状舌管囊肿和甲状腺肿物常位于颈部中线区域，鳃裂囊肿、唾液腺肿物、颈部神经鞘瘤、颈动脉体瘤常位于颈侧区域，淋巴管瘤、肺及消化道来源的转移癌常位于颈后区域（表 5-0-1）。

3. 从肿瘤的性质来说　颈部炎性肿块有红肿热痛症状，急性者有全身症状，有发热、乏力、食欲缺乏、白

表 5-0-1　颈部肿块性质与部位关系

部位	炎性	良性肿瘤	恶性肿瘤	先天性
颈部中线区域	淋巴结炎	甲状腺结节	淋巴瘤	甲状舌管囊肿 表皮样囊肿
颈侧区域	淋巴结炎、涎腺炎	神经鞘瘤、神经纤维瘤、颈动脉体瘤、血管瘤	淋巴瘤、转移癌（头颈部来源）	鳃裂囊肿
颈后区域	淋巴结炎	神经鞘瘤、神经纤维瘤	淋巴瘤、转移癌（鼻咽、肺、乳腺、腹腔来源）	淋巴管瘤

细胞总数升高。脓肿形成时，局部皮肤有明显压痛点及凹陷性水肿，浅在的脓肿可以查出明显的波动感。颈部恶性肿瘤一般较硬，活动度差。颈部转移癌可出现多个肿块，压痛不十分明显。颈部良性肿物一般质地中等，边界清楚，活动度可。鳃裂囊肿、囊性淋巴管瘤、表皮样囊肿为囊性肿物，但某些甲状腺转移癌也可表现为囊性。

颈部肿块分类、诊断思路和诊断依据，分别见图5-0-1、图5-0-2和图5-0-3。

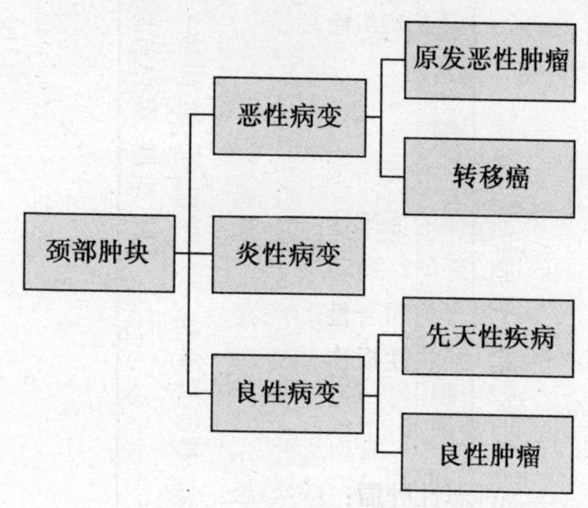

图5-0-1　颈部肿块分类

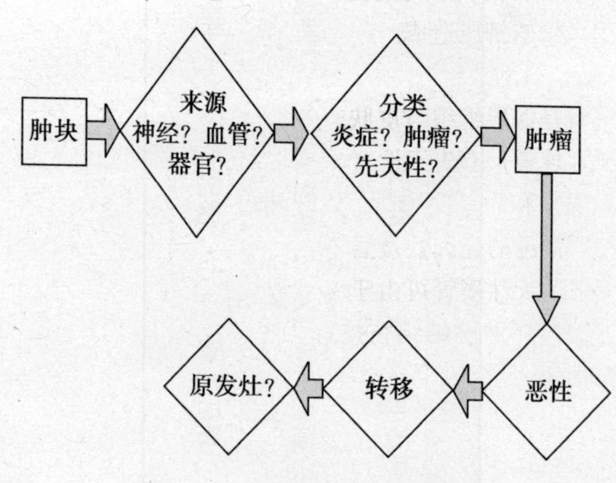

图5-0-2　颈部肿块诊断思路

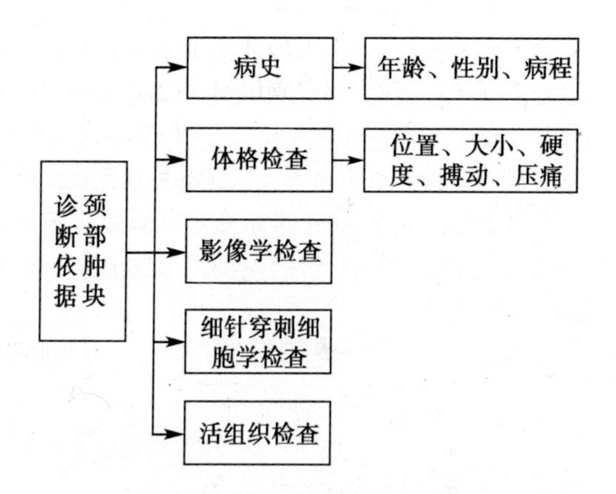

图 5-0-3　颈部肿块诊断依据

（二）颈部疼痛

引起颈部疼痛的原因主要有：①炎症，如颈部软组织、筋膜间隙的感染；颈动脉炎；甲状腺炎等。②外伤，根据有无伤道可分为闭合性和开放性，闭合性损伤多见于拳击、勒缢，开放性损伤如砍伤、刀刺伤，战时多见于枪弹伤、弹片伤；根据致伤因素可分为钝器伤和锐器伤；除疼痛外，往往伴有出血、神经损伤和呼吸道梗阻等症状。③颈部恶性肿瘤：压迫颈部或侵犯神经引起疼痛。④颈椎病：颈椎病变使颈项部某些肌肉、韧带、神经受到牵张或挤压造成。

（三）颈部瘘管

瘘管是深层组织与皮肤表面之间由于病变损害所形成的异常通道，有先天性（出生即有，常因体征不明显未被发现）和后天性两种，后者多由获得性疾病合并损伤引起。常见的先天性瘘管有：①甲状舌管瘘；②鳃裂瘘管等。后天性瘘管可由于感染或创伤手术引起，常见的有：①颈部淋巴结结核瘘；②涎腺瘘；③气管颈瘘；④胸导管瘘；⑤咽瘘等。

（四）颈僵硬

颈僵硬是指颈部肌肉紧张，肿胀变硬，痉挛等现象。常伴有局部疼痛和在特定方向上的运动障碍，常见原因有：①颈部肌肉痉挛，可由骨化性肌炎、颈肋综合征等引起；②颈椎疾病，包括神经根型颈椎疾病、椎动脉型颈椎疾病、脊髓型颈椎疾病、交感型颈椎疾病、颈型颈椎疾病、颈椎间盘突出等；③颈部外伤，如在椎间盘退变的基础上，进行剧烈活动或不协调的运动或者是外伤后瘢痕形成引起；④颅脑疾病，如脑膜炎、脑外伤等。

（李晓明）

第二篇

耳部及侧颅底疾病

第六章 耳的先天性疾病

第一节 先天性耳前瘘管

【概述】

先天性耳前瘘管（congenital preauricular fistula）是一种临床上最常见的先天性外耳疾病。为胚胎时期形成耳廓的第一、第二鳃弓在发育过程中融合不全所致。研究表明，其国内发现率达1.2%，单侧和双侧发病比例为4∶1。

【诊断要点】

1. 绝大多数耳前瘘管开口于耳轮脚前，少数病例可开口于耳廓的三角窝或耳甲腔内。

2. 轻者仅表现为耳前凹痕，重者则广泛分支形成多数盲管。瘘管的深浅和长短不一，可穿过耳轮脚或耳廓部软骨，深至外耳道软骨部和骨部交界处或乳突表面。管壁被覆复层鳞状上皮，常分泌一种白色皮脂样物，内含脱落的角蛋白碎屑。

3. 平时可无症状，继发感染时则局部红肿、疼痛或形成脓肿。排脓后，炎症消退可暂时愈合，但常反复发作，形成瘢痕。

【治疗要点】

1. 无症状者可不做处理。局部瘙痒、有分泌物溢出者，宜行手术切除。

2. 急性感染时，先行抗感染治疗，对已形成脓肿者应切开引流，待炎症消退后行瘘管切除术。

3. 按瘘口位置和瘘管走向，注意与第一鳃裂瘘管相鉴别。术中可用探针引导，或术前注入染料等标记溶液示踪瘘管。

4. 手术时可沿皮纹方向在瘘口处做梭形切口，顺耳轮脚方向延长，沿瘘管走行方向分离，将瘘管及其分支彻底切除，并切除其末端附着的软骨。若有炎性肉芽组织应一并切除。

【预后及预防】

1. 无感染史者，应注意保持局部清洁，避免用手挤压刺激，以减少感染的机会。

2. 手术如果切除不干净，有上皮组织残留，易复发并反复感染。切除彻底者，预后良好。

（秦兆冰）

第二节　第一鳃裂瘘管

【概述】

第一鳃裂瘘管（first branchial cleft fistula）是第一鳃裂发育异常所致。胚胎第四周第一鳃裂逐渐深陷，其背部成为原始外耳道，中部形成耳甲腔，腹侧端消失。若第一鳃裂腹侧消失不完全，即可导致外胚层组织残留，表现为囊肿、瘘管或窦道，与外耳道关系密切，亦称先天性耳颈瘘。

【临床分型】

1. 按临床所见形式分型

（1）囊肿型：表现为耳垂下方囊性包块，进行性增大与皮肤无粘连，常位于腮腺浅叶深面，与面神经出茎乳孔后之颞骨外段关系密切。感染时疼痛，包块增大，可形成脓肿，皮肤破溃可形成瘘管。

（2）窦道型：耳后或耳垂下方囊性包块，并有窦道与外耳道相连，常在外耳道骨与软骨交界处有瘘口残存。若感染排脓，耳后或耳下区可形成瘘管。

(3) 瘘管型：耳后或耳下方肿块，有两个瘘口，外口位于耳垂下方或下颌角附近，内口位于外耳道甚至中耳。

2. 以解剖部位为依据分型

(1) Ⅰ型：瘘管开口位于乳突尖前下方，少数在耳后或下颌骨升支后方，行经面神经主干外则，与外耳道相通或以盲端终止于外耳道附近（图6-2-1A）。

(2) Ⅱ型：瘘管开口于下颌角附近或位于下颌下缘与舌骨之间，向上经过面神经主干的外侧或内侧，亦可穿行于面神经的主要分支之间，多与外耳道相通（图6-2-1B）。

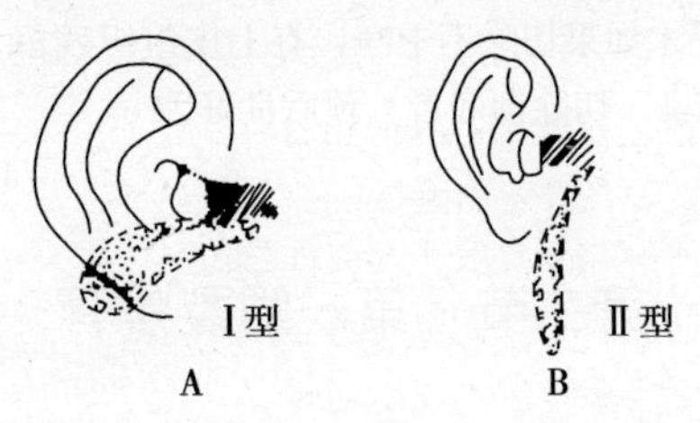

图6-2-1　第一鳃裂畸形的第Ⅰ、Ⅱ型

【诊断要点】

肿块的性质和瘘口的位置，是临床确诊和鉴别的依据。有瘘口者可在外口注入染料观察外耳道着色情况或注入造影剂后行影像学检查显示瘘管走行和内口位置。应注意与外耳道炎及中耳炎、皮脂腺囊肿、腮腺囊肿及肿瘤、耳下淋巴结炎和耳部结核相鉴别。

【治疗要点】

手术彻底切除瘘管或囊肿是唯一有效的根治方法。已有感染者应在炎症控制后施行手术。

【注意要点】

手术可在经外瘘口注入染料示踪或在探针的引导下进行。由于瘘管和面神经颞骨外段关系密切，尤其是复发病例，前期的手术或感染会使瘘管周围产生瘢痕粘连，增加手术难度，必要时需行面神经解剖，以避免面瘫的发生。

【预后及预防】

未经治疗者，难免反复感染。手术后切口不愈和（或）复发，为管壁上皮组织残留所致。麻醉或牵拉所致术后面瘫多为暂时性，若误伤神经干或其分支，则可能出现永久性面瘫。

（秦兆冰）

第三节　先天性耳畸形

一、外耳畸形

【概述】

先天性外耳畸形是由于胚胎时期第一、二鳃弓及其第一鳃沟的发育异常引起的一组颌面畸形，临床上常表现为耳廓畸形和外耳道闭锁，许多患者还同时伴有同侧下颌骨和面部软组织的发育不良。先天性小耳畸形是继唇、腭裂之后最为常见的面部畸形，也是导致面部不对称的最常见先天性畸形。

【诊断要点】

根据耳廓形态异常很容易做出先天性外耳畸形的诊断。根据外观形态表现可将对先天性外耳畸形分为3级。

（1）Ⅰ级：外耳主要解剖结构存在，每部分结构能够被清晰地辨认，但与正常耳相比稍小。

（2）Ⅱ级：耳廓的大小相当于正常的1/2～2/3，解剖结构有更明显的缺失（如缺失耳垂或耳轮）。

（3）Ⅲ级：最为常见，外观呈现花生状、腊肠状和舟状，大多伴外耳道闭锁、耳甲腔消失。

耳发育异常也可伴有颌面部及其他系统的发育异常，因此，外耳畸形可作为某些综合征的耳部异常表现，如第一、二鳃弓综合征、Godenhar 综合征（眼-耳-椎骨畸形综合征）、Treacher Collins 综合征及腮-耳-肾综合征等。

【鉴别诊断】

根据病史，排除其他后天性耳廓畸形即可明确诊断。

【治疗要点】

手术是先天性耳廓畸形的主要治疗方法。对于中年以上、肋软骨钙（骨）化失去弹性的患者，可考虑佩戴赝复体义耳。

（一）手术时机

耳廓再造手术时机的选择应从心理及生理两方面考虑。耳廓畸形患儿上学后可能受到同学的嘲讽，很容易影响到患儿的心理发育，造成患儿性格孤僻、自卑等性格缺陷，所以，手术应考虑在学龄前完成。6 岁儿童耳廓与成人相比仅差数毫米，耳垂部分几乎与成人一致，肋软骨的发育程度也可满足作为支架的需要。目前普遍认为耳廓再造手术的适宜年龄在 6 岁左右。

（二）手术方式

1. 部分Ⅰ级的外耳畸形可以采用患耳卷曲软骨舒展和（或）复合组织移植的方法进行治疗，而不需选择耳廓再造的方法。

2. Ⅱ、Ⅲ级小耳畸形的治疗主要采用耳廓再造术。目前国内外常应用肋软骨支架移植结合局部皮瓣、筋膜瓣加游离植皮覆盖的方法进行分期的耳廓再造术。手术分 3 期完成：

（1）1 期手术：将扩张器置入残耳后方乳突皮下，扩张器植入后 3～4 天开始每日少量注水，注射量至 50～60ml，维持扩张 2～3 个月后，可以获得足够覆盖耳廓支架的皮肤。

（2）2 期手术：全耳廓再造。通常取右侧第 6、7、8 肋软骨雕刻耳廓支架，做蒂在前的耳后筋膜瓣及耳后皮瓣，将耳支架植入耳后皮瓣与耳后筋膜瓣之间，耳后创面植入中厚皮片。

（3）3 期手术：切除残耳，塑造耳屏并加深耳甲腔。

二、中耳畸形

【概述】

先天性中耳畸形主要包括各种不同类型的听骨链固定和畸形、面神经走行异常、前庭窗和蜗窗发育异常甚至闭锁、高位颈静脉球等，其他畸形如残存镫骨动脉、颈内动脉走行异常等则临床少见。不伴有外耳畸形的单纯中耳畸形引起的传导性聋由于外耳道和鼓膜表现正常往往容易被疏忽。在成人易被误诊为耳硬化症，儿童易被误诊为非化脓性中耳炎或感音神经性聋。

【诊断要点】

1. 听力评估　根据先天性中耳畸形病变部位和类型不同，引起听力损失的程度各异。先天性中耳畸形患者常表现为传导性听力损失，气导平均 50～60dB HL。也有患者表现为混合性听力损失。

2. 影像学评估　随着颞骨高分辨率 CT 的应用，中耳畸形的术前分型和评估更为准确详尽。常用的中耳畸形分型标准是 Jahrsdoerfer 10 分法评分体系：根据颞骨高分辨 CT 扫描评估中耳发育情况，镫骨形态和功能 2 分，外耳道、前庭窗、鼓室、面神经、锤砧复合体、砧镫骨连接、乳突气房、蜗窗的发育情况各 1 分。

目前临床上普遍采用的分类方法还有 Altmann 分类法，将畸形分为 3 类：轻度畸形，外耳道轻微畸形，鼓室发育正常或有轻度异常，听小骨发育不全，乳突气化良好；中度畸形，外耳道中等程度畸形、外耳道存在闭锁板或缺失，鼓室明显狭窄，听小骨畸形、固定，乳突气化不佳；重度畸形，外耳道严重畸形或缺失，中耳发育不全，听小骨严重畸形，乳突气房缺失。

单纯中耳畸形大致可分为 4 类：①先天性镫骨固定；②先天性镫骨固定伴听骨链畸形；③先天性听骨链畸形但镫骨底板活动；④先天性蜗窗或前庭窗发育不全或重度发育异常。

3. 手术探查　手术探查是最具说服力的诊断标准。

【鉴别诊断】

1. 分泌性中耳炎　患者表现为耳痛、耳闷胀感，电子耳镜检查示鼓膜充血或可见液平面。听力学检查常表现为传导性听力下降，而声导抗测试显示为 B 型或 C 型曲线。

2. 耳硬化症　表现为双耳不对称性的进行性传导性聋及低频耳鸣，在嘈杂环境中感觉听力改善，音叉检查示盖莱试验阴性为其特征性表现。

3. 外伤性听骨链中断　根据外伤病史及颞骨 CT 若发现骨折线可做出鉴别诊断。

4. 鼓室硬化　有长期慢性化脓性中耳炎病史，电子耳镜检查可见鼓膜上钙化斑。

【治疗要点】

1. 软带骨传导式助听装置　合并有外耳畸形的患者易于早期做出诊断，对于双侧受累患儿应尽早进行听力评估。为满足双侧畸形患儿学习语言和交流的需求，应尽早对其进行听力干预。目前国际学者普遍认为 3 月龄前诊断并实施干预的听障婴幼儿其言语发育要明显优于未干预儿童。对于合并有先天性外耳道闭锁的患儿，因无法佩戴气导助听器，通常选择手术进行听力重建和佩戴骨导助听器改善听力。而听力重建手术通常要待患儿 6 岁以后才能实施，且部分患儿不适宜手术。在患儿 3 岁前因颅骨过薄也不建议行钛钉植入植入式骨锚式助听装置（bone anchored hearing device，BAHD），所以，软带 BAHD 成为双侧先天性外耳道闭锁婴幼儿的最佳选择之一。目前临床上常用的软带 BAHD 包括软带骨锚式助听器（bone anchored hearing aid，BAHA）、软带 Ponto 听觉植入系统及软带骨桥（bone bridge）。

2. 外耳道再造听力重建术　对于合并有外耳道闭锁的中耳畸形患者的听力重建术，包括外耳道成形和鼓室重建。Jahrsdoerfer 评分结果在 6 分以下者发生并发症的可能性大，一般不适合接受听力重建手术。另外，具有瘢痕体质的患者，术后发生外耳道狭窄的可能性很大，也应列入外耳道再造术的禁忌人群。

3. 单纯中耳畸形的手术治疗　根据听骨畸形情况选择不同的术式。如锤砧骨融合，砧骨长脚未发育，或砧骨长脚短与镫骨头不连接或软连接，而镫骨可见，活动好者，可去除畸形锤砧骨，将其塑形或取合适的人工听骨立于镫骨头上，植入人工鼓膜行Ⅲ型鼓室成形术。对于镫骨上结构未发育或发育不良，足弓与底板不连接的患者，可在活动的底板上置入柱状自体骨，其上植入人工鼓膜；单纯镫骨畸形固定时，行镫骨松动手术、镫骨底板切除术。

4. 植入式骨传导助听器　植入式骨传导助听器是一种骨融合式听觉放大系统，通过声音处理器内的麦克风接收声音，换能器使声音转化为机械振动，通过植入体将振动传到颅骨，直接将声音传导至内耳。对于镫骨足板固定、前庭窗未发育等严重中耳畸形所引起的传导性聋，或 Jahrsdoerfer 评分在 7 分以下者，为避免镫骨足板开窗或前庭窗重建手术损伤内耳，引起感音神经性聋的风险，植入式骨传导助听器可能是更合适的选择。已经进入中国市场的产品主要有骨锚式助听器（bone anchored hearing aid，BAHA）和骨桥（bone bridge）。

5. 振动声桥　振动声桥（vibrant soundbridge，VSB）是一种部分植入式中耳助听器，通过电磁感应原理将声能转换成机械振动，用机械能直接、高效地传递到内耳淋，使得内耳淋巴振动，从而刺激听觉末稍感受器产生听觉。主要适用于配戴助听器不满意或不能应用 BAHA 者，对合并耳廓畸形的患者，植入 VSB 对后期耳廓再造的影响较小，其缺点是漂浮质量传感器如固定不好，会直接影响听力效果。

三、内耳畸形

【概述】

先天性内耳畸形亦称先天性迷路畸形，是胚胎发育早期听泡发育障碍所致，是造成先天性听力障碍的重要原因，多数为遗传性。先天性内耳畸形可以单独发生，亦可伴随外耳、中耳畸形，部分病例伴有颜面器官如眼、口、齿畸形和（或）伴有肢体与内脏畸形，耳部畸形仅为综合征中的部分表征。

【分型】

内耳畸形可分为非综合征性（单纯性）和综合征性耳畸形两大类。

（一）非综合征性耳畸形

非综合征性耳畸形为单纯的内耳发育障碍所致，不伴其他畸形。根据内耳畸形程度及残缺部位，可分为以下类型。

1. Alexander 型　即蜗管型，主要表现为蜗管发育不良。可以只侵及耳蜗基底回，表现为高频听力损失，亦可侵及蜗管全长，表现为全聋，而前庭功能可能尚正常。

2. Scheibe 型　即耳蜗球囊型，此型病变较轻，骨性耳蜗及椭圆囊膜性半规管发育正常，畸形局限于蜗管及球囊，内耳部分功能存在，可以单耳或双耳发病。

3. Mondini 型　为耳蜗发育畸形，骨性耳蜗扁平，蜗管只有 1 周半或 2 周，螺旋器及螺旋神经节发育不全，前庭亦有不同程度障碍。

4. Michel 型　为全内耳未发育型，常有镫骨及镫骨肌缺如，此种病例，听功能及前庭功能全无。

5. 大前庭水管综合征（large vestibular aqueduct syndrome，LVAS）　前庭水管扩大，常合并内淋巴管内淋巴囊扩大，无内耳其他畸形。表现为感音神经性听力损失。

（二）综合征性耳畸形

综合征性耳畸形除伴发外耳、中耳畸形外，尚有头面部不同器官及肢体、内脏畸形相伴发生，组成不同综合征，例如：

1. Usher 综合征　即视网膜色素变性、聋哑综合征，此型内耳病变可与 Alexander 型相似，但伴有视网膜色素沉着，视野进行性缩小，亦可伴发先天性白内障。

2. Pendred 综合征　即家族性呆小聋哑症，此型内耳病变可与 Mondini 型相似，出生后即有耳聋，至青春期出现甲状腺肿大，成年后更加重，但甲状腺功能一般正常。

3. Weardenburgs 综合征 即华登堡综合征，内耳发育不全，表现为中度或重度感音神经性聋，高频听力缺失，低频听力可能有残存。病人伴有内眦及泪点外移，鼻根高而宽，双侧眉毛内端散乱或相连，有部分或全部虹膜异色及白色束发。

【诊断要点】

1. 听力评估 常表现为重度及极重度感音神经性聋，多为高频听力损失严重。

2. 影像学评估 颞骨高分辨率 CT 及 MRI 可于术前明确内耳畸形的类型。

【治疗要点】

听力损失较重，助听器无法补偿者，可行人工耳蜗植入治疗（详见本篇第十一章第十二节）。

【预后及预防】

耳聋的基因诊断取得了突飞猛进的发展，使基因诊断及相关技术的应用在遗传性聋的预防、诊断及治疗方面显示出广阔的前景。遗传咨询和产前诊断可从根本上预防、阻断先天性内耳畸形。

（陈晓巍）

第七章 外耳疾病

第一节 外耳湿疹

【概述】

外耳湿疹（eczema of external ear）是发生在耳廓、外耳道及周围皮肤的变应性多形性皮炎。发生在外耳道内称外耳道湿疹。若病变超过外耳道，还包括耳廓和耳周皮肤则称为外耳湿疹。

一般认为该病与内外因素引起的变态反应有关。各种食物（如海鲜、牛奶、鱼虾等）、吸入物（如花粉、动物皮毛等）及接触物件（如助听器的塑料外壳、化妆品、药物等）均可引起。外耳道长期的脓液刺激也可引起该病。常根据病程进行分类，分为急性湿疹、亚急性湿疹和慢性湿疹。

【诊断要点】

不同病程的症状与体征不同。

1. 急性湿疹　患处皮肤奇痒，耳后皮肤表面有黄色水样渗出物，凝固后形成黄色痂皮。检查可见皮肤红肿，散在红斑、粟粒样丘疹、小水疱等多形性改变，有时可见红色糜烂面（图 7-1-1）。

2. 亚急性湿疹　多由急性湿疹久治不愈迁延所致。局部瘙痒，检查发现患处红肿和渗液不明显，有结痂和

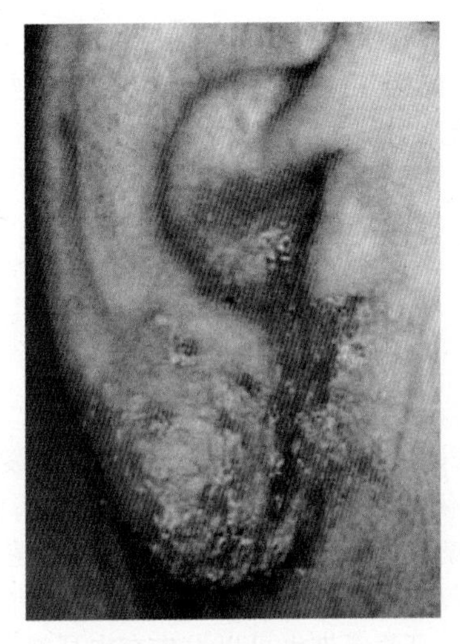

图 7-1-1　外耳湿疹

脱屑。

3. 慢性湿疹　急性或亚急性反复发作或久治不愈发展而来。仍有剧痒。检查见皮肤增厚、粗糙、皲裂、苔藓样变，有脱屑和色素沉着。有时可引起耳廓形态轻微改变。

【治疗要点】

1. 病因治疗　尽可能找出病因，避免变应原的接触。如本病由慢性化脓性中耳炎长期外耳道流脓引起，应积极治疗慢性化脓性中耳炎。

2. 局部药物治疗　用药可参照"干以干治，湿以湿治"的原则。

(1) 急性湿疹渗液较多时，用炉甘石洗剂清洗并去除痂皮后，再用硼酸溶液或醋酸铝溶液湿敷。干燥后可选用氧化锌糊剂或硼酸氧化锌糊剂涂擦。

(2) 亚急性湿疹渗液不多时，局部涂擦 2% 甲紫溶液，干燥后选用氧化锌糊剂或硼酸氧化锌糊剂涂擦。

(3) 慢性湿疹可选用氧化锌糊剂或硼酸氧化锌糊剂、抗生素激素软膏或糠酸莫米松软膏等。皮肤明显增厚时可用3%水杨酸软膏。

3. 全身治疗　口服抗过敏药物。如继发感染，应全身应用抗生素。

（肖红俊）

第二节　耳真菌病

【概述】

耳真菌病（otomycosis）多局限于外耳，又叫真菌性外耳道炎（otitis externa mycotica），好发于夏季，多见于气候潮湿、温暖的地区。常见致病菌有曲霉菌、酵母菌、白色念珠菌、芽生菌、放线菌、青霉菌等。真菌侵入或是条件致病性真菌，在适宜条件下繁殖而发病。真菌感染也可以发生在中耳鼓室和鼓窦，但少见。

【诊断要点】

（一）症状与体征

1. 症状

（1）外耳道真菌病常见的耳部症状是外耳道发痒、少量的外耳道水样分泌物，有时表现为耳内奇痒、胀痛，夜间尤甚。由于真菌的大量繁殖，堆积成团，加上炎症导致的外耳道上皮脱落，阻塞外耳道或覆盖于鼓膜表面引起耳部症状，表现为耳闷塞感、听力下降、耳鸣甚至眩晕等。

（2）鼓膜真菌病表现为耳溢液、耳鸣、听力减退。真菌性中耳炎症状与鼓膜真菌病类似，可见鼓膜穿孔、穿孔边缘或鼓室内有肉芽生长，常于中耳乳突手术后出现，与局部抗生素滥用有关。

（3）严重的耳部真菌感染可导致坏死性外耳道炎、发热等，常见于全身慢性疾病、机体抵抗力下降或长期大剂量使用抗生素病人。

2. 体征　常见外耳道内有菌丝，可为灰色、褐色、灰黄色、白色，状如粉丝或薄膜、有时呈筒状或块状。

清除苔膜后，可见外耳道皮肤充血、肿胀、表面糜烂或有少量渗血（图7-2-1）。

不同真菌种类，患者体征也不尽相同。曲霉菌感染表现为黑色煤渣样物。念珠菌感染表现为外耳道皮肤潮红糜烂、表面覆盖白色或奶油样沉积物。酵母菌感染表现为白色豆渣样糊状物。芽生菌感染开始表现为皮肤丘疹或小脓疱，后发展成为浅溃疡、肉芽生长，表面有脓性分泌物。毛霉菌感染表现为耳流脓，严重者可引起面瘫。

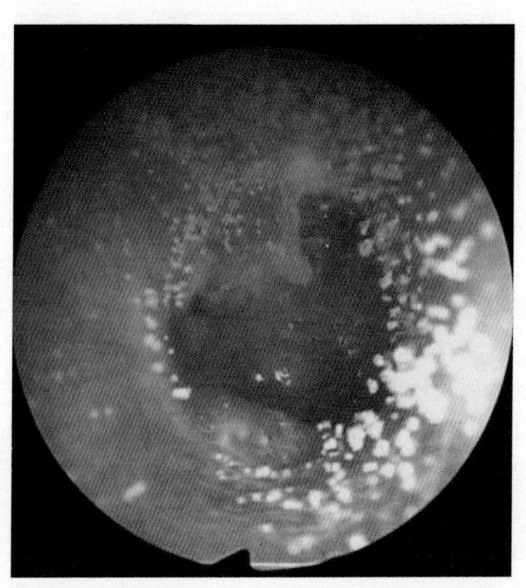

图7-2-1　外耳道真菌病

（二）特殊检查

分泌物涂片、真菌培养，必要时局部活检有助于判断致病菌的种类。根据病人症状及耳部表现可疑诊本病。分泌物查见真菌菌丝或孢子可确诊。

【鉴别诊断】

与外耳道细菌感染、外耳道湿疹、坏死性外耳道炎、外耳道新生物鉴别。外耳道真菌常合并细菌感染。

【治疗要点】

耳真菌病以局部治疗为主。

1. 首先应清除外耳道内苔膜、痂皮及分泌物，拭干创面，保持外耳道干燥。清洁外耳道时可用过氧化氢溶液浸泡后，用负压吸引器将分泌物吸出，卷棉子拭干外耳道。

2. 局部涂擦或滴用药物。可选用2%甲紫酒精、1%水杨酸酒精、1%麝香草酚酒精、2%苦味酸酒精、聚维酮碘溶液、氟康唑溶液等，亦可喷用制霉菌素硼酸粉或涂擦抗真菌药物。用含有抗真菌、抗生素及激素等复合成分的软膏局部涂抹有时疗效更佳。严重者可以口服或静脉应用抗真菌药物。

【注意要点】

挖耳损伤、外耳道进水、耳内滴入抗生素药液、外耳道分泌物积存等均为重要的诱发因素。外耳道清洁很重要，局部涂擦药物要到位，对难治性病例、外耳道深部病变不易清除或外耳道狭窄者，需要在耳内镜下彻底清除病灶病涂抹药物。

【预后及预防】

1. 保持外耳道干燥，不用不洁之物挖耳。

2. 水入耳后应及时拭干；合理使用抗生素及激素等。

3. 真菌感染容易复发，需长期随访。

（张　榕）

第三节　耳化脓性软骨膜炎

【概述】

耳化脓性软骨膜炎（auricular perichondritis）是耳廓软骨膜和软骨的急性化脓性炎症，因软骨坏死、瘢痕挛缩导致耳廓外形严重变形。多为细菌感染引起，以铜绿假单胞菌最为常见，其次是金黄色葡萄球菌和变形杆菌。造成感染的原因有烧伤、冻伤、创伤、手术、针刺、打耳洞等。

【诊断要点】

1. 有耳廓烧伤、手术及局部感染病史。

2. 起病初期表现为局部红肿、灼热、疼痛。继而耳廓弥漫性肿大，疼痛剧烈，脓肿形成，触之有波动感，脓肿穿刺后，疼痛可减轻。后期耳廓软骨广泛坏死，失去支架作用，瘢痕挛缩，外形严重改变致耳廓畸形。

3. 脓液培养有铜绿假单胞菌等发现。

【鉴别诊断】

须与复发性多发性软骨炎鉴别，该病常为对称性受累，但耳垂不受累，可自行消退，可反复发作，多伴有全身其他器官或组织的病变，对激素治疗反应敏感。

【治疗要点】

1. 早期、足量应用广谱抗生素，如为铜绿假单胞菌感染，需选用对铜绿假单胞菌敏感的抗生素静脉滴注。

2. 脓肿形成后，局部麻醉下行脓肿切开引流，清除脓液、坏死组织及肉芽组织，反复生理盐水冲洗后，将皮肤复位，沿上下方向置硅胶引流管或引流片，每日换药冲洗 1～2 次。

3. 术后仍需使用抗生素 2 周，视病情及药敏结果调整药物。

（肖红俊）

第四节 耳廓假囊肿

【概述】

耳廓假囊肿（pseudocyst of auricle）为耳廓软骨间的无菌性渗出液聚积而形成的囊状包块。原因不明，可能与机械性刺激、挤压造成局部微循环障碍有关。

【诊断要点】

1. 耳廓外侧面出现局限性隆起，常位于三角窝、舟状窝。

2. 局部可出现肿胀感，灼热感等，一般无疼痛。

3. 囊肿质软，有波动感，表面皮肤色泽正常。

4. 穿刺可抽出淡黄色液体，生化检查含丰富的蛋白质，细菌培养阴性。

【治疗要点】

治疗目的是防治液体再生，促进囊壁粘连愈合。

1. 发病早期或小囊肿可用冷敷、超声波、紫外线照射。

2. 穿刺抽液并加压包扎　严格无菌条件下抽出囊液，随即用石膏固定压迫局部，持续3~5日。

3. 也可在囊液中注入15%高渗盐水或50%葡萄糖溶液后加压包扎。

4. 手术治疗　可切除囊肿外侧面的软骨，然后加压包扎。

（肖红俊）

第五节　耵聍栓塞

【概述】

外耳道软骨部皮肤具有耵聍腺，其淡黄色黏稠的分泌物称为耵聍。若耵聍逐渐凝聚成团，阻塞于外耳道内，即称耵聍栓塞（impacted cerumen）。

【诊断要点】

1. 外耳道未完全阻塞，可无自觉症状，阻塞严重者可出现听力下降、耳闷胀感、耳鸣、反射性咳嗽甚至眩晕，遇水膨胀时可致听力骤降，压迫皮肤严重继发感染时，出现耳部剧痛及头痛。

2. 专科检查可见外耳道内有棕色或黑色的耵聍团块阻塞，团块与外耳道皮肤之间常无间隙，触之质软，活动度差。

【治疗要点】

1. 耵聍钩取出法　将耵聍钩沿外耳道后、上壁与耵聍栓之间轻轻伸至耵聍后方，将其钩出。

2. 外耳道冲洗法　耵聍钩取出法困难者，可先用5%～10%碳酸氢钠溶液滴耳，每1～2小时1次，3～4小时后待其部分或全部融化，再冲洗。但注意，如合并外耳道感染或急、慢性化脓性中耳炎时，禁用冲洗法。

3. 吸引法　对于水渍、感染或经药物软化后的耵聍均可采用此法。对于外耳道狭窄者更为适宜。

（肖红俊）

第六节　外耳道疖

【概述】

外耳道疖（furuncle of external acoustic meatus）是发生于外耳道软骨部皮肤的单个毛囊及其周围组织的急性局限性化脓性炎症。多为单发，常见于夏季或炎热潮湿地区。外耳道软骨部皮肤含毛囊、皮脂腺和耵聍腺等皮肤附属器，遭细菌侵入感染而形成脓肿，常见致病菌为金黄色葡萄球菌。常见病因为：①挖耳，外耳道皮肤损伤，细菌感染；②外耳道进入不洁水，如游泳、洗头或外耳道冲洗，长期浸泡致感染；③周围炎症刺激，如化脓性中耳炎中耳流脓及外耳道湿疹均可诱发本病；④全身或局部免疫力下降，如糖尿病、慢性肾炎、慢性便秘、营养不良等。

【诊断要点】

1. 剧烈耳痛　可放射至同侧头部，颞下颌关节运动时可加剧。婴幼儿可表现为原因不明的哭闹伴体温升高，患儿不愿卧向患侧，触碰患耳时哭闹不止。

2. 流脓　疖肿成熟，尖端中央现黄白色脓点；疖溃破，可有稠脓流出伴血迹，特点为量少、稠厚、无黏液。

3. 听力下降　如疖肿堵塞外耳道可影响听力。

4. 外耳道红肿　外耳道软骨部皮肤局限性红肿（图7-6-1），触痛、耳屏压痛及耳廓牵拉痛明显。

5. 淋巴结肿大　据疖肿发生部位，可有耳前、耳后或耳下淋巴结肿大伴压痛。

6. 耳廓后沟消失　发生于后壁之疖肿，重者耳后软组织可现红肿，致耳廓后沟消失，耳廓耸立。

7. 全身症状　重者体温升高，全身不适。

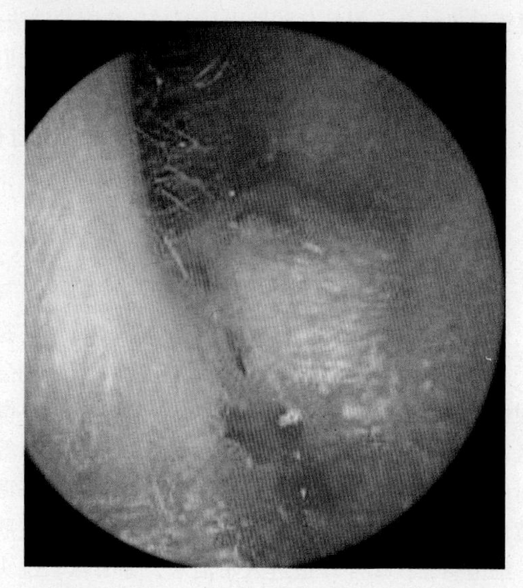

图 7-6-1　外耳道疖

【鉴别诊断】

需要与急性乳突炎、慢性化脓性中耳炎耳后骨膜下脓肿相鉴别（表 7-6-1）。

【治疗要点】

1. 局部治疗

（1）疖未成熟：鱼石脂甘油纱条敷于疖肿处，每日更换；加用局部热敷、微波治疗促进炎症消散或疖肿成熟。未成熟疖成熟前禁忌切开，防止炎症扩散。

（2）疖成熟：挑破疖之尖端，用棉签将脓栓挤出；如疖较大，顺外耳道长轴方向切开排脓，脓液应做细菌培养和药敏实验，脓腔置引流条，逐日或隔日换药。切忌行耳道内横行切口，以免形成外耳道狭窄。

表 7-6-1　外耳道疖与急性乳突炎、慢性化脓性中耳炎耳后骨膜下脓肿鉴别要点

	外耳道疖	急性乳突炎	慢性化脓性中耳炎耳后骨膜下脓肿
病史	可有挖耳病史	有急性化脓性中耳炎病史	有急、慢性化脓性中耳炎病史
体温	一般正常	多有发热，重者可达40℃	多有发热
耳痛	咀嚼、张口时加重	耳深部痛，可伴同侧头痛	耳内及耳后疼痛，可伴同侧头痛
压痛	耳廓牵拉痛，耳屏压痛。乳突尖和鼓窦区无压痛	乳突尖和鼓窦区常有压痛	耳后波动感、压痛
听力	正常或轻度传导性听力损失	传导性听力损失	传导性听力损失
耳分泌物	稠脓，量少	黏液脓性，量多	黏液脓性，搏动
鼓膜	正常	充血，可穿孔	多穿孔，或急性充血
耳廓后沟	存在	可消失	消失
颞骨CT	正常	鼓室及乳突气房模糊，可见液气面	乳突气房间隔破坏，骨皮质破坏

2. 全身治疗　重者需口服抗生素。因病原菌多为金黄色葡萄球菌，首选青霉素或大环内酯类抗生素。或依据细菌培养和药敏实验结果选择敏感抗生素。

（高　下）

第七节　弥漫性外耳道炎

【概述】

弥漫性外耳道炎（diffuse external otitis）是外耳道皮肤及皮下组织的广泛的感染性炎症，为耳科临床常见病，与气温和湿度密切相关，故又称“热带耳”，临床上分急性和慢性两类。正常外耳道皮肤及附属耵聍腺的分泌对外耳道具有保护作用，遭细菌或病毒侵入感染发生急性弥漫性外耳道炎，炎症迁延不愈可转为慢性。在温带地区，常见致病菌以金黄色葡萄球菌和溶血性链球菌多见，热带地区以铜绿假单胞菌为多。常见病因为水液浸渍、温度和湿度变化、外伤、全身性疾病致免疫力下降。

【诊断要点】

主要通过症状与体征诊断。

1. 急性弥漫性外耳道炎　症状与疖肿相似，早期灼热感，轻微疼痛，逐渐加重甚至坐卧不宁，咀嚼或说话时严重。检查轻者仅见外耳道皮肤充血肿胀，表面覆有臭味而黏稠的分泌物或碎屑。重者外耳道肿胀明显致外耳道狭窄闭塞，皮肤溃烂，分泌物浆液性（图 7-7-1）。耳屏压痛和耳廓牵拉痛明显。

2. 慢性弥漫性外耳道炎　耳痒不适，外耳道皮肤增厚，管腔变窄，常积聚有脱落上皮碎屑和具有臭味的灰白色豆渣状分泌物（图 7-7-2）。病程长者，可致外耳道狭窄而听力减退，鼓膜光泽消失、增厚、标志不清、甚至小肉芽形成。

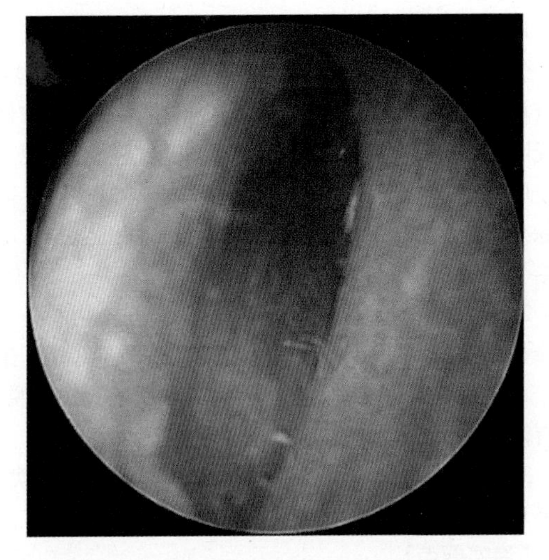

图 7-7-1　急性弥漫性外耳道炎

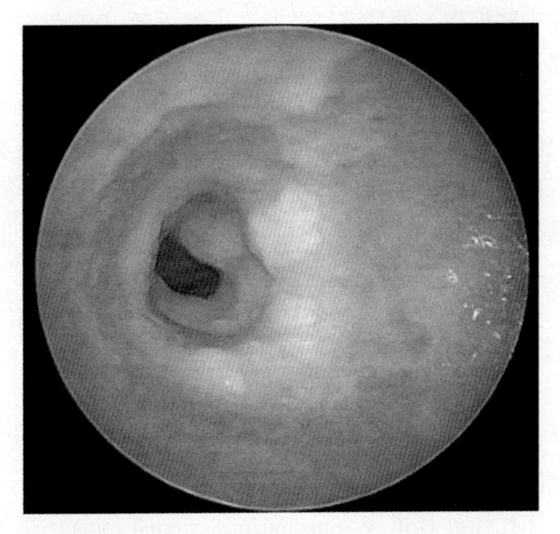

图 7-7-2　慢性弥漫性外耳道炎

【鉴别诊断】

1. 化脓性中耳炎　急性化脓性中耳炎听力减退明显，多有全身症状；早期剧烈耳痛，流脓后耳痛缓解。检查可见鼓膜充血或穿孔，脓液黏脓性。慢性化脓性中耳炎听力明显下降，鼓膜穿孔，流黏脓性脓。当急、慢性化脓性中耳炎脓液刺激致急、慢性外耳道炎时，需要清除外耳道及鼓膜或鼓室脓液或干痂，仔细鉴别。必要时给予局部用药，密切随诊。

2. 急、慢性外耳道湿疹　大量水样分泌物和外耳道奇痒是急性湿疹的特征，一般无耳痛。检查见外耳道肿胀，可见丘疹或水泡。慢性湿疹时局部奇痒并有脱屑，可有潮湿，清理后见鼓膜完好。

3. 外耳道疖肿　症状与急性弥漫性外耳道炎类似，但外耳道红肿或脓肿多较局限。

【治疗要点】

1. 急性弥漫性外耳道炎　可全身应用敏感抗生素抗感染，重者可用镇痛药。禁止外耳道过多机械性摩擦以避免皮肤损伤。外耳道红肿时，局部可敷10%鱼石脂甘油棉条以促消肿。

2. 慢性弥漫性外耳道炎　清除外耳道分泌物和痂皮，保持外耳道清洁，可联合应用抗生素和可的松类软膏。积极治疗化脓性中耳炎及相关全身疾病。如导致外耳道狭窄闭锁等并发症，可再炎症治愈后行外耳道成形术。

（高　下）

第八节　坏死性外耳道炎

【概述】

坏死性外耳道炎（necrotizing external otitis）是外耳道皮肤、骨质、颅底及周围软组织的进行性坏死性炎性疾病，又称恶性外耳道炎。以耳痛、流脓、外耳道蜂窝织炎和肉芽肿为特征，可累及面神经及多组脑神经。

50%发生于中、老年糖尿病人，亦有发生于获得性免疫缺陷综合征、肾移植、骨髓移植和急性白血病等机体免疫力低下病人。病原菌多为铜绿假单胞菌，约占90%。

【诊断要点】

（一）症状与体征

1. 起病急，持续剧烈耳痛，逐渐加重，可放射至同侧头部；耳流脓，可为血性；可引起相关脑神经损害，如面瘫、颈静脉孔综合征等。

2. 耳屏、耳廓肿胀，可有耳周软组织肿胀，明显触痛和牵拉痛。外耳道皮肤红肿，触痛，有水肿的肉芽和坏死物（图7-8-1），或可探及坏死腔。

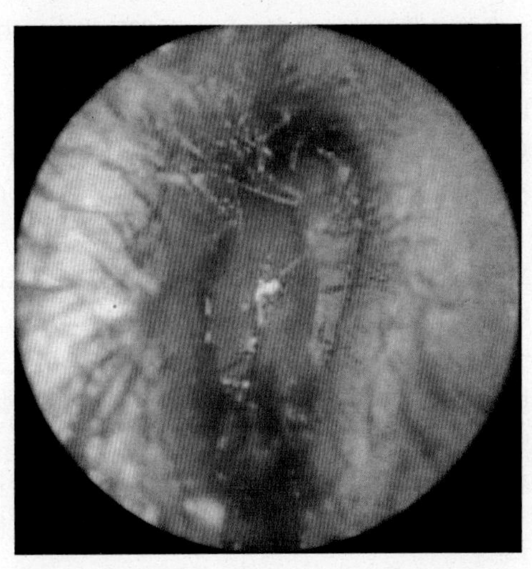

图7-8-1　坏死性外耳道炎

3. 外耳道流脓或脓血性分泌物。

（二）特殊检查

CT检查可见外耳道骨部和颅底骨质破坏。病变侵犯脑神经可见相关脑神经受损体征。

（三）坏死性外耳道炎临床分期（Kraus）

Ⅰ期：炎症局限于外耳道及乳突气房。

Ⅱ期：Ⅰ期加颅底骨质骨髓炎及脑神经麻痹。

Ⅲ期：Ⅱ期加炎症波及颅内。

【鉴别诊断】

本病早期易误诊为外耳道普通炎症和疖肿，因此，对中老年糖尿病患者的进行性加重的外耳道炎，经积极抗感染治疗无效者应怀疑此病。应鉴别严重外耳道炎或良性坏死性外耳道炎。除典型症状体征外，本病 CT 检查可见骨皮质破坏，MR 示颞骨下软组织异常。而严重外耳道炎无邻近骨质破坏。

【治疗要点】

本病为可致死性感染性疾病，如合并面瘫，死亡率50%，合并多发脑神经损害，死亡率 80% 以上。因此，早期诊断和治疗尤其重要。

1. 全身治疗　积极控制糖尿病，免疫功能障碍等全身性疾病。加强营养，纠正贫血，增强机体免疫力。另外，行高压氧治疗可解决组织缺氧，增强对病原菌的杀伤力。

2. 全身抗感染治疗　依据细菌培养和药物敏感试验选择敏感抗生素。以早期、大剂量、足疗程为原则，一般持续 6 周以上，至病灶完全吸收为止，可选用氨基糖苷类抗生素联合半合成青霉素、头孢他啶或环丙沙星，同时应注意抗生素的耳毒性和肾毒性。

3. 手术治疗　依据病变累及的范围，实施根治性清创术十分重要，以达到彻底清除病灶，防止炎症扩散的目的。

（高　下）

第九节　外耳道胆脂瘤

【概述】

原发于外耳道的胆脂瘤称外耳道胆脂瘤，又称外耳道栓塞性角化病，多见于 30 岁以上成人。目前病因尚不明确，多认为外耳道皮肤受炎症等刺激后，生发层的基底细胞生长活跃，角化上皮细胞加速脱落，若其自洁功能障碍，则堆积于外耳道内，形成胆脂瘤。

【诊断要点】

（一）症状与体征

1. 症状　早期可无症状，随其体积增加，出现外耳道阻塞感，耳鸣，听力下降。继发感染则多出现耳痛，重者耳痛剧烈，可放射至头部；耳内流脓或脓血，多具臭味。

2. 体征　外耳道深部白色胆脂瘤样物阻塞（图 7-9-1），有时胆脂瘤表面呈棕黑色或棕褐色。清除后见外耳道皮肤红肿糜烂，骨质暴露、破坏、吸收、骨部明显扩大，可有死骨形成；重者经外耳道后壁侵犯乳突，破坏乳突骨质，并发中耳胆脂瘤，面神经乳突段及鼓索神经可因骨质破坏而直接裸露于病灶下，甚或并发颈侧脓肿和瘘管；鼓膜多完整，受压可内陷、充血。当伴感染时，外耳道内有臭脓、肉芽，局部触压痛。

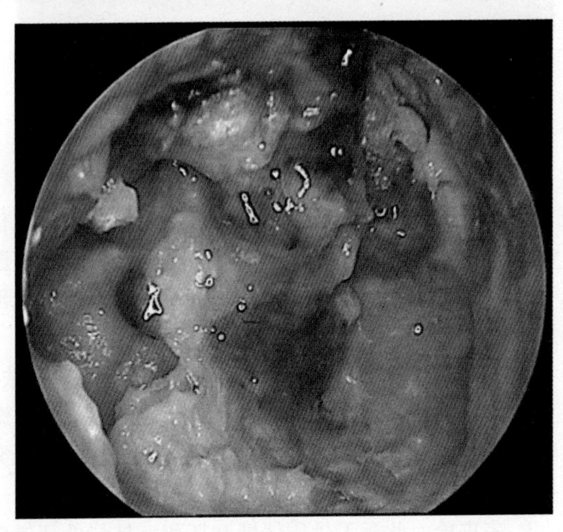

图 7-9-1　外耳道胆脂瘤伴感染

（二）特殊检查

CT 检查见外耳道骨部破坏和外耳道扩大（图 7-9-2），

可见死骨。

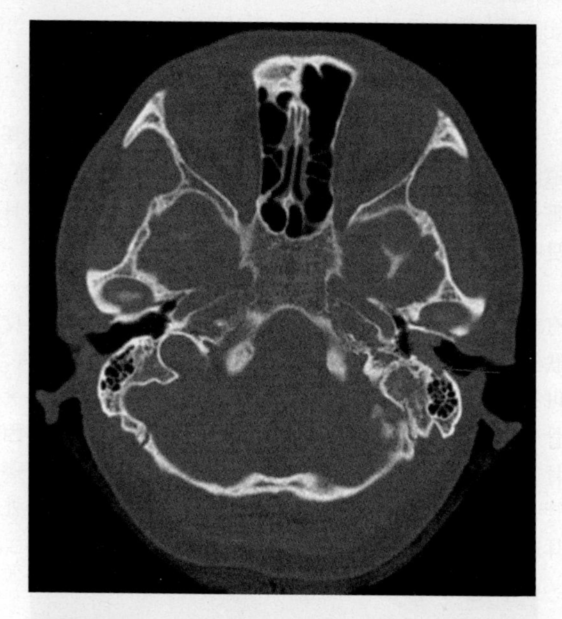

图 7-9-2　外耳道胆脂瘤 CT 表现
可见左侧外耳道胆脂瘤破坏乳突骨质（←）

【鉴别诊断】

1. 耵聍栓塞　当耳镜下见胆脂瘤表面呈棕黑色或棕褐色时，需与外耳道耵聍栓塞相鉴别。后者从表及里颜色一致，且较易与外耳道壁分离，而外耳道胆脂瘤内部仍为白色上皮脱屑堆积。

2. 中耳胆脂瘤　当伴有感染，外耳道内有臭脓、肉芽时，应与中耳胆脂瘤相鉴别。外耳道胆脂瘤病影像学改变以外耳道为中心，中耳胆脂瘤以中耳乳突为主。

3. 表皮栓　此病无骨质侵蚀和坏死，易与外耳道壁分离。

4. 尚需要注意鉴别外耳道癌及坏死性外耳道炎。

【治疗要点】

彻底清除外耳道胆脂瘤为根本原则。如胆脂瘤较大，引起外耳道扩大，则取出困难。忌用浸泡耵聍的滴耳液浸泡，其会增加取出难度。油剂润滑有助于取出，可将耵聍钩插入胆脂瘤与外耳道壁之间逐步松动后取出。必要时可于局部麻醉或全身麻醉后，做辅助切口，应用显微镜、耳镜辅助下取出。如合并感染，应积极控制感染后取出。如有死骨，应予去除。如侵犯乳突，按照中耳胆脂瘤原则处理。

（高　下）

第十节　鼓膜炎

【概述】

鼓膜炎（myringitis）指发生于鼓膜的急、慢性炎症。本病既可原发于鼓膜本身，也可从外耳道的急性炎症蔓延而来。急性者中较常见的为大疱性鼓膜炎，好发于儿童和青年人；慢性者较多见的为慢性肉芽性鼓膜炎，多见于青年和中年人。鼓膜炎常单耳发病，偶可累及双耳，男女发病率相近。

【诊断要点】

（一）大疱性鼓膜炎

大疱性鼓膜炎（bullous myringitis）亦称出血性大疱性鼓膜炎，一般认为由病毒感染所致。

1. 表现为耳深部突发剧烈疼痛，伴耳闷胀感和轻度听力障碍，大疱破裂后耳痛可减轻。

2. 检查可见外耳道深部皮肤及鼓膜松弛部充血，疱疹多位于鼓膜后上方，大小和数目不等，有时几个疱疹可融合成一个大疱，成淡黄色或紫色。大疱破裂时可流出少许血性渗出物，形成薄痂而愈合（图 7-10-1）。

（二）慢性肉芽性鼓膜炎

慢性肉芽性鼓膜炎（chronic granulomatous myringitis）又称特发性慢性鼓膜炎。确切病因不清，可能与

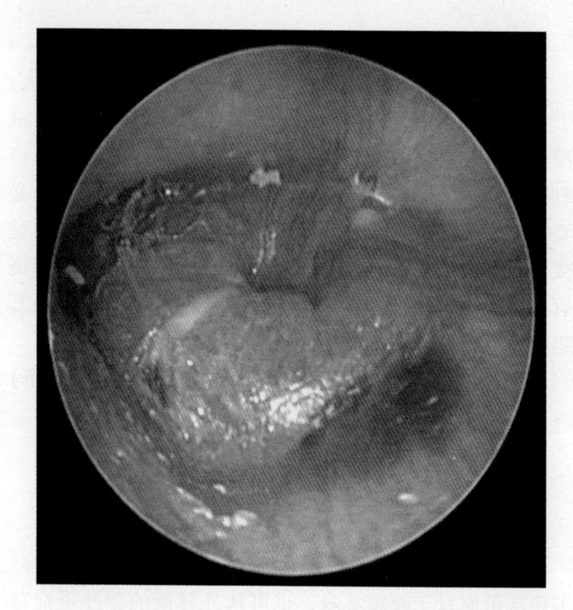

图 7-10-1　大疱性鼓膜炎

感染和外伤相关。

1. 自觉症状轻微，可有无痛性耳漏、耳堵塞感及听力减退。

2. 检查可见鼓膜表面有不同程度的充血，红色肉芽组织生长，肉芽大小不一，呈不规则突起团块状或表浅溃疡。病变一般局限于鼓膜的表皮层，外耳道皮肤可出现病损，但骨膜正常（图 7-10-2）。

【鉴别诊断】

大疱性鼓膜炎应与急性化脓性中耳炎早期、特发性血鼓室以及由各种病因引起的蓝鼓膜、颈静脉球瘤等相鉴别。慢性肉芽性鼓膜炎则易误诊为慢性化脓性中耳炎，必要时可行颞骨 CT 以资鉴别。

【治疗要点】

1. 大疱性鼓膜炎　治疗原则为抗病毒、缓解疼痛、防止继发感染。血疱未破时，局部可滴用 1% ~2% 酚甘油，或在无菌操作下将血疱刺破。

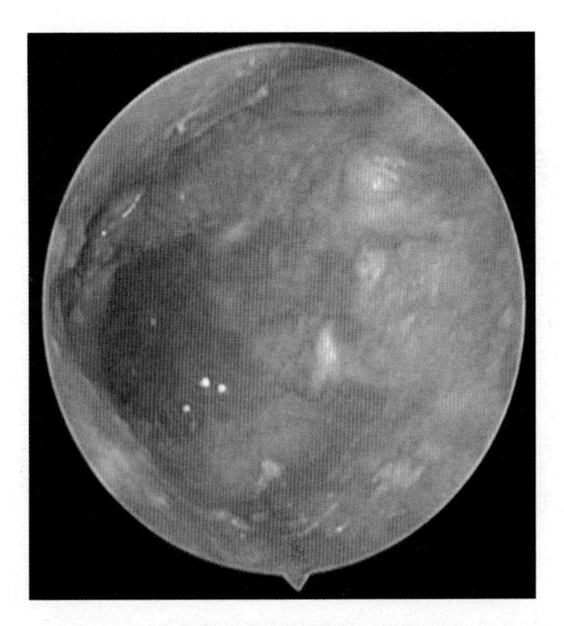

图 7-10-2 慢性肉芽性鼓膜炎

2. 慢性肉芽性鼓膜炎 以局部应用抗生素或抗真菌溶液为主，如0.3%氧氟沙星滴耳液或3%硼酸酒精等，久治不愈者局部用20%硝酸银或50%三氯醋酸烧灼，或手术摘除。

【预后及预防】

增强自身抵抗力，注意耳部卫生是预防本病的关键。鼓膜炎早期确诊，治疗得当，一般预后良好，可不遗留任何后遗症。

（秦兆冰）

第八章 中耳炎性疾病及胆脂瘤

第一节 急性中耳炎

1. 定义 急性中耳炎（acute otitis media）是中耳黏膜的急性炎性疾病，以细菌的急性感染为主。

2. 分型 ①急性化脓性中耳炎；②急性非化脓性中耳炎（主要指急性分泌性中耳炎）。

3. 特点 中耳炎早期统称为急性中耳炎。①幼儿多发，冬春季多见，儿童急性中耳炎 80% 以上均与细菌的急性感染有关；②发病早期，急性非化脓性中耳炎和急性化脓性中耳炎两者的临床表现极其相似；③部分化脓性炎症的中耳炎，由于抗生素的早期应用，可发展为分泌性中耳炎。

一、急性分泌性中耳炎

急性分泌性中耳炎（otitis media with effusion，secretory otitis media）是以中耳积液（包括浆液、黏液等）及听力下降为主要特征的中耳非化脓性炎性疾病。幼儿发病率较高，是引起小儿听力下降的主要原因。急性分泌性中耳炎病程少于 8 周。大于 8 周则转化为慢性分泌性中耳炎。本病详见本章第二节。

二、急性化脓性中耳炎

【概述】

急性化脓性中耳炎（acute suppurative otitis media）是细菌感染引起的中耳黏膜的急性化脓性炎症。多见于儿童，临床表现为耳痛，耳流脓，鼓膜充血、穿孔为特点。致病菌主要为肺炎链球菌、流感嗜血杆菌、乙型溶血性链球菌，个别抵抗力低下的患者可能合并铜绿假单胞菌等感染。致病菌主要通过咽鼓管途径感染中耳，尤其是因为小儿的咽鼓管短、平、宽、直，病原体更易侵入中耳，上呼吸道感染和呼吸道传染病是急性化脓性中耳炎最常见的诱因，细菌通过咽鼓管途径侵入中耳；游泳、跳水时，进入鼻腔或鼻咽部病原体因擤鼻使细菌逆行进入鼓室；哺乳不当乳汁经咽鼓管反流入中耳导致中耳炎；当鼓膜穿孔时，致病菌直接经孔侵入中耳；鼓膜穿刺或切开术亦可导致细菌进入中耳导致感染；经血行感染引起的中耳炎极少见。

【诊断要点】

（一）症状与体征

急性化脓性中耳炎在鼓膜穿孔的前后，其临床症状表现各不同。

1. 症状

（1）全身症状：寒热，乏力，食欲缺乏，偶有呕吐等症状，当鼓膜穿孔后鼓室脓液流出，全身症状明显减轻。

（2）耳闷、耳痛：起初耳内闷塞感，逐渐出现耳痛，逐渐加剧。特别不会表达的幼儿，常表现出哭闹、烦躁、拒食，有时手抓患耳。当鼓膜穿孔引流后，耳痛明显减轻。

（3）听力减退：起初耳闷，听力下降、听音遥远感。

（4）耳鸣：部分患者早期出现耳鸣症状，多为低声调耳鸣。

临床上，由于婴幼儿的鼓膜厚且有一定韧性，即使鼓室积脓也不易穿孔，感染容易通过鼓窦入口侵入乳突，导致急性乳突炎、乳突积脓、耳后脓肿，甚至破坏骨质导致乙状窦血栓性静脉炎等颅内并发症。

2. 体征

（1）耳后检查乳突尖及鼓窦区一般无红肿，可有轻微压痛。伴有乳突炎症时，乳突区皮肤可出现轻度红肿。

（2）鼓膜充血明显，膨出或鼓膜紧张部穿孔。

（3）外耳道内可见脓液或者鼓膜穿孔搏动性流出脓液。耳镜下观察更加清晰。

（二）特殊检查

1. 耳镜检查　早期鼓膜松弛部充血，可见扩张的血管。逐渐出现整个鼓膜弥漫性充血、向外膨隆，部分患者可透见鼓室积脓的体征（图 8-1-1）。急性中耳炎的鼓膜穿孔基本上都位于紧张部，可见穿孔处有搏动性分泌物流出，脓液减少后，可以见到穿孔的边界，多数穿孔较小。

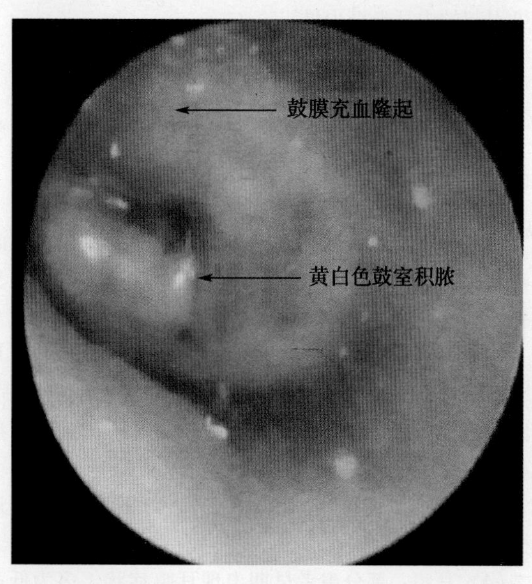

图 8-1-1　鼓膜弥漫性充血、肿胀，向外膨出，可透见鼓室积脓

2. 听力检查　呈传导性听力损失特点。若细菌毒素损害内耳，可出现感音神经性听力性损失。

3. 影像学检查　对于耳后红肿、伴有高热的患者需要行耳部CT检查，以明确有无乳突、鼓室盖等骨质吸收、破坏。如有骨质吸收、破坏及患者有呕吐、头痛等症状时，需及时行耳部磁共振（MRI）检查，以便明确有无颅内并发症的发生。

4. 血常规　白细胞增多，中性粒细胞比例增加。穿孔后炎症减轻，血象渐趋正常。

【鉴别诊断】

对于急性中耳炎主要需要鉴别有无颅内并发症的出现，当患者急性中耳炎伴发高热、呕吐等并发颅内感染如乙状窦血栓性静脉炎及脑膜炎的可能，及时行耳部CT及磁共振（MRI）检查，以便明确有无颅内并发症的发生。

在成人出现急性中耳炎时，需要详细检查鼻咽部有无占位性病变；对于儿童反复发作的急性中耳炎需要检查有无严重肥大的腺样体或其他鼻咽部病变。

【治疗要点】

本病的治疗原则是通畅引流、控制感染、减少并发症。

1. 通畅引流　使用减充血药喷鼻，如地塞米松麻黄碱等，通畅咽鼓管功能。

2. 及早应用足量抗生素或其他抗菌药物控制感染，防止发生并发症或转为慢性。鼓膜穿孔后，取脓液做细菌培养及药敏试验，并参照结果调整用药。

3. 局部治疗

（1）鼓膜穿孔前：耳内滴用含有地塞米松的氧氟沙星或地塞米松氯霉素甘油，耳痛剧烈时，可以耳内滴用酚甘油滴耳液。如果患者出现以下症状时，应该考虑行鼓膜切开术：①全身及局部症状较重，鼓膜膨出明显，保守治疗无效；②鼓膜穿孔太小导致鼓室积脓引流不畅；③怀疑有并发症出现。

（2）鼓膜穿孔后：用3%过氧化氢清洗外耳道脓液，滴入抗菌素滴耳药。滴耳药应为无耳毒性的药物，如0.3%氧氟沙星滴耳液、盐酸左氧氟沙星滴耳液等。

（3）当患者出现耳后脓肿并发症且使用三代头孢菌素等静脉滴注无效时，需要行乳突开放术，必要时术中弧形切除部分增厚的鼓膜，便于术后引流出因咽鼓管不畅造成的鼓室积脓，并且将来新生的鼓膜局部较薄，较容易在炎症发作时及时穿孔，便于引流，避免再次出现并发症。

（4）当出现颅内并发症时，需要在病情稳定，全身情况允许的情况下及时行乳突切除、鼓膜部分切除，对于乙状窦内炎性血栓，主要根据全身症状综合考虑，一般不需要切开引流，更不需要切开乙状窦去除栓子。详见本章第四节。

4. 注意要点　尽管急性化脓性中耳炎在鼓膜穿孔的前后临床症状表现各不同，结合临床表现、体征、辅助检查一般不难确诊。但需要注意患者有无乳突蓄脓，坏死性乳突炎的发生，特别是婴幼儿，检查耳后乳突区有无异常红肿隆起，注意患者有无高热、呕吐等表现，考虑并发颅内感染（如乙状窦血栓性静脉炎及脑膜炎）的可能。

【预后及预防】

1. 预后

（1）及时、适当的治疗，使分泌物引流通畅，急性炎症消退后，鼓膜穿孔绝大多数可自行愈合，听力恢复正常。

（2）如果治疗不当，或者各种诱因导致反复发作，可遗留鼓膜穿孔、鼓室粘连症、甚至转为慢性化脓性中耳炎、鼓室硬化的可能。

2. 预防

（1）增加免疫力，减少感冒。

（2）药物或手术去除腺样体肥大等阻塞咽鼓管的病因。

（3）及时治疗慢性鼻炎、变应性鼻炎、鼻-鼻窦炎等诱因性疾病。

（李华伟）

第二节　分泌性中耳炎

【概述】

分泌性中耳炎（secretory otitis media，SOM）是以中耳积液（不包括血液和脑脊液）和听力下降、而鼓膜完整为主要特征的中耳非化脓性炎性疾病。

本病常见，小儿的发病率高，是引起小儿听力下降的常见原因之一。2004 年资料显示，美国 1 ~ 5 岁儿童的发病率为 15% ~ 40%，2015 年英国文献报道约 91% 的 2 岁儿童曾在某一时间段内患过中耳炎。

【诊断要点】

（一）症状与体征

1. 听力下降　急性分泌性中耳炎病前大多有感冒史，以后出现听力逐渐下降，伴自听增强。当头位变动，如前倾或偏向患侧，此时因积液离开蜗窗，听力可暂时改善。慢性者起病隐匿，患者常说不清发病时间。

小儿大多表现为对别人的呼唤声不予理睬，看电视时要调大声量，学习时精神不集中，学习成绩下降等。如小儿的另一耳正常，也可长期不被家长察觉。

2. 耳痛　起病时可有耳痛，慢性者耳痛不明显。

3. 耳内闭塞感　耳内闭塞感或闷胀感是常见的主诉之一，按压耳屏后该症状可暂时减轻。

4. 耳鸣　部分患者有耳鸣，多为间歇性，如“噼啪”声，或低音调“轰轰”声。当头部运动，打呵欠或擤鼻时，耳内可出现气过水声，但若液体很黏稠，或液体已完全充满鼓室，此症状缺如。

5. 鼓膜表现　急性期，鼓膜松弛部充血，或全鼓膜轻度弥漫性充血。鼓膜内陷，表现为光锥缩短、变形或消失，锤骨柄向后上移位，锤骨外侧突明显向外突起。鼓室积液时，鼓膜失去正常光泽，呈淡黄、橙红或琥珀色，慢性者可呈灰蓝或乳白色，鼓膜紧张部有扩张的微血管。若液体不黏稠，且未充满鼓室，可透过鼓膜见到液平面

(图 8-2-1)。此液面形如弧形的发丝，凹面向上，请患者头前俯、后仰时，此平面与地面平行的关系不变。有时尚可透过鼓膜见到气泡影，作咽鼓管吹张后气泡可增多、移位。积液甚多时，鼓膜向外隆凸，鼓膜活动受限。

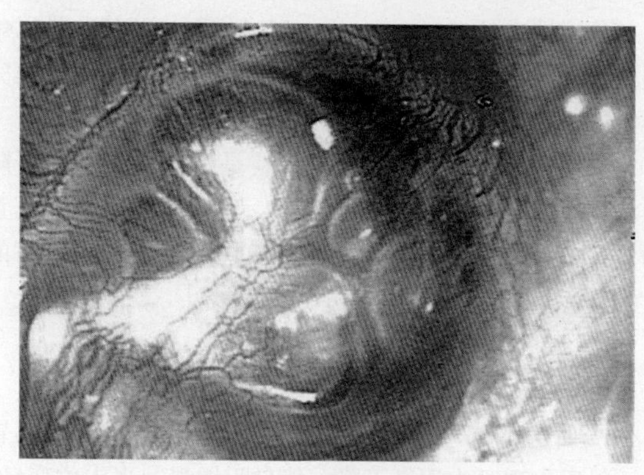

图 8-2-1　分泌性中耳炎鼓膜征象

可见鼓膜内陷，透过鼓膜可见液平面及液中气泡

（二）特殊检查

1. 听力测试

(1) 纯音听阈测试：表现为传导性听力损失。听力下降的程度不一，重者可达 40dB，轻者 15 ~ 20dB。听阈可随积液量的改变而波动。听力损失一般以低频为主，但由于中耳传音结构及两窗阻抗的变化，高频气导及骨导听力亦可下降。少数患者可合并感音神经性听力损失。

(2) 声导抗测试：声导抗图对诊断有重要价值。平坦型（B 型）是分泌性中耳炎的典型曲线，负压型（C 型）示鼓室负压，咽鼓管功能不良，如峰压点超过 -200daPa，镫骨肌反射不能引出，约有 50% 的这种患耳有中耳积液。建议对这种 C 型图要结合鼓膜像综合分析，高度疑为本病时可做鼓膜穿刺或颞骨 CT 以明确诊断。

2. 头部侧位 X 线　小儿可做，用于了解腺样体是否增生。

3. 鼻咽部检查　成人做详细的鼻咽部检查，以便了解鼻咽部病变，特别注意排除鼻咽癌。

根据病史和临床表现，结合听力学检查结果，诊断一般不难。必要时可在无菌操作下做鼓膜穿刺术而确诊。但如积液甚为黏稠，也可能抽不出液体，此时可行颞骨CT以明确诊断。

【鉴别诊断】

1. 鼻咽癌　因为本病可为鼻咽癌患者的首诊症状。故对成年患者，特别是一侧分泌性中耳炎，应警惕有鼻咽癌的可能。仔细的间接鼻咽镜或纤维鼻咽镜检查，血清中EBV-VCA-IgA（EB病毒衣壳抗原）和EA-IgA（EB病毒早期抗原）的测定等应列为常规检查项目之一，必要时做鼻咽部CT扫描或MRI。

2. 脑脊液耳漏　颞骨骨折并脑脊液漏而鼓膜完整者，脑脊液聚集于鼓室内，可产生类似分泌性中耳炎的临床表现。根据头部外伤史、鼓室液体的实验室检查结果及颞骨CT或X线片以鉴别。

3. 外淋巴瘘（漏）　不多见。多继发于镫骨手术后，或有气压损伤史。瘘孔好发于蜗窗及前庭窗，耳聋为感音神经性或混合性。

4. 胆固醇肉芽肿　亦称特发性血鼓室。病因不明，可为分泌性中耳炎晚期的并发症。中耳内有棕褐色液体，鼓室及乳突腔内有暗红色或棕褐色肉芽，内有含铁血黄素与胆固醇结晶溶解后形成的裂隙，伴有异物巨细胞反应。鼓膜呈蓝色或蓝黑色。颞骨CT片示鼓室及乳突内有软组织影，少数有骨质破坏。

5. 粘连性中耳炎　粘连性中耳炎是慢性分泌性中耳炎的后遗症或终末期。两病症状相似，但粘连性中耳炎的病程一般较长，咽鼓管吹张治疗无效；鼓膜紧张部与鼓室内壁和（或）听骨链粘连，听力损失较重，声导抗图为B型、C型或As型。

【治疗要点】

采取清除中耳积液，控制感染，改善中耳通气、引流，以及治疗相关疾病等综合治疗。其治疗策略见图 8-2-2。

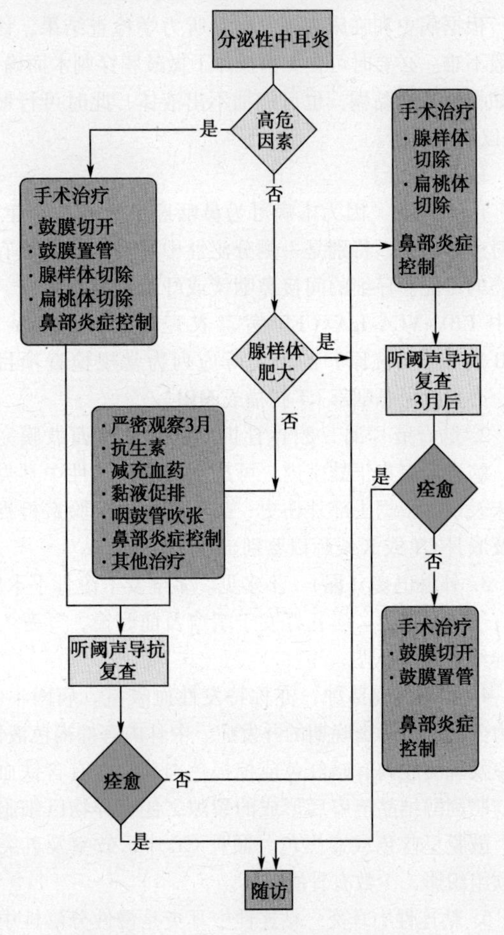

图 8-2-2　分泌性中耳炎治疗策略图

此治疗策略适用于 4 ~ 12 岁儿童患者

高危因素：永久性听力下降，言语发育迟缓，与遗传有关的综合征，颅面发育异常，睡眠障碍，鼓膜或中耳结构异常

1. 非手术治疗

（1）抗生素：急性分泌性中耳炎可选用青霉素类、红霉素、头孢呋辛、头孢噻肟、头孢哌酮、头孢唑肟、头孢拉定等口服或静脉滴注。

（2）糖皮质激素：如地塞米松或泼尼松等做短期治疗。

（3）保持鼻腔及咽鼓管通畅：减充血药如1%麻黄碱、盐酸羟甲唑啉滴（喷）鼻腔。咽鼓管吹张（可采用捏鼻鼓气法，波氏球法或导管法）。成人可经导管向咽鼓管咽口吹入甲泼尼龙1ml，隔日1次，共3～6次。

（4）黏液促排剂：桃金娘油可以溶解黏液，增加纤毛清除功能，有利于分泌物经咽鼓管排出。它作为辅助药物用于本病治疗是适宜的。成人300mg/次，2～3次/日；4～10岁儿童120mg/次，2～4次/天，均餐前半小时口服。用药时注意胶囊不可咬破。

2. 手术治疗

（1）鼓膜穿刺术：鼓膜穿刺，抽出积液。必要时可重复穿刺。亦可于抽液后注入糖皮质激素、糜蛋白酶等类药物。

（2）鼓膜切开术：液体较黏稠，鼓膜穿刺时不能将其吸尽者，或经反复穿刺，积液在抽吸后又迅速生成、积聚时，宜做鼓膜切开术。小儿与其在全身麻醉下做鼓膜穿刺术，倒不如以鼓膜切开术取代之。

（3）鼓膜切开加置管术：凡病情迁延长期不愈，或反复发作之慢性分泌性中耳炎及胶耳等，可于鼓膜切开并将积液充分吸尽后，在切口处放置一通气管，以改善中耳的通气，有利于液体的引流，促进咽鼓管功能的修复（图8-2-3）。通气管的留置时间长短不一，一般为6～8周，最长可达1～2年，不超过3年。咽鼓管功能恢复后，通气管大多可自行脱出。亦可用激光在鼓膜前下方造孔，但此孔短期内会自行愈合。

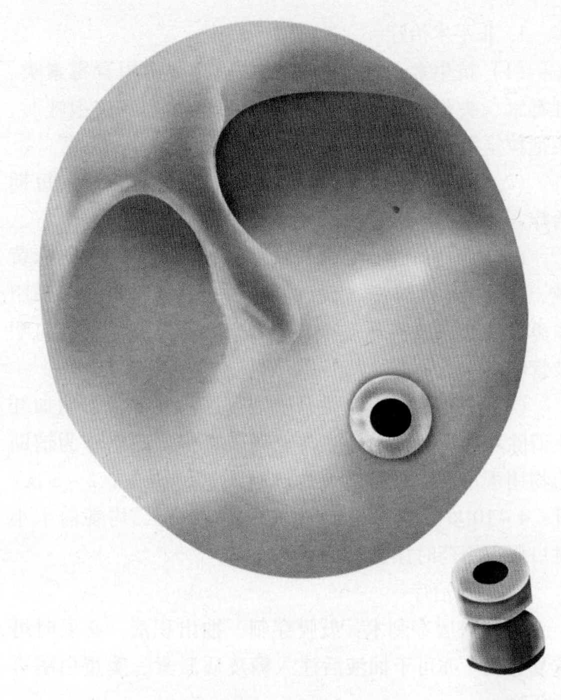

图8-2-3　鼓室置管

（4）慢性分泌性中耳炎，特别在成年人，经上述各种治疗无效，又未查出明显相关疾病时，应做颞骨 CT 扫描，如发现鼓室或乳突内有肉芽或鼓室粘连时，应行鼓室探查术或单纯乳突开放术，彻底清除病变组织后根据不同情况进行鼓室成形术。

（5）其他：积极治疗鼻咽或鼻部疾病，如腺样体切除术（3 岁以上的儿童）、鼻息肉摘除术、下鼻甲部分切除术、功能性鼻窦内镜手术、鼻中隔黏膜下矫正术等。其中，腺样体切除术在儿童分泌性中耳炎的治疗中应受到足够的重视。

【预后及预防】

1. 不少分泌性中耳炎，尤其在小儿，在病因消除后，积液可经咽鼓管排出或吸收。

2. 婴幼儿长期未愈者，可能影响言语发育、学习及社会交流能力。

3. 可后遗粘连性中耳炎、中耳胆脂醇肉芽肿、中耳胆脂瘤等。

（孔维佳　张甦琳）

第三节　慢性中耳炎/中耳胆脂瘤

一、慢性化脓性中耳炎

【概述】

慢性化脓性中耳炎（chronic suppurative otitis media）是中耳黏膜、骨膜或深达骨质的慢性化脓性炎症。以鼓膜紧张部穿孔，间断性流脓和听力下降为特点，由急性中耳炎迁延所致。

急性中耳炎慢性化的主要因素有：①病原菌，病菌毒力强及耐药菌感染；②局部因素，咽鼓管功能差、腺样体肥大、腭裂、鼻腔鼻窦及咽部的炎症；③全身抵抗力低下、频繁上呼吸道感染、糖尿病等。

由于鼓膜穿孔的存在，依全身和局部抵抗力变化而呈现反复发作的临床特征，外科手术恢复鼓膜的完整性是治疗该病的根本手段。

【诊断要点】

（一）症状与体征

1. 反复流脓　中耳黏膜增生的具有粘液分泌功能的柱状上皮细胞炎症状态下分泌黏液，所以分泌物为黏脓性。

2. 听力下降　多为轻度的传导性聋，当气骨导差至40dB以上时应考虑听骨链的活动性或完整性出现问题。

3. 鼓膜紧张部穿孔　大小不一。残余鼓膜可有钙化，长期反复感染者鼓膜增厚、充血。鼓室黏膜可以接近正常，也可充血，甚至肿胀增厚，亦可形成肉芽、息肉。外耳道及鼓室内可有脓性分泌物，外耳道可合并真菌感染。

4. 临床转归　黏膜充血、增厚，腺体分泌活跃，炎症细胞浸润。黏膜可以形成钙化或硬化灶，影响听骨链的活动使听力损害程度加重。长期反复感染可以导致肉芽或息肉形成以及残存鼓膜的粘连。偶有严重累及骨膜或骨质引起骨炎，可以导致骨质吸收和持续流脓。

（二）特殊检查

1. 颞骨CT　大部分无异常改变，严重者中耳内充满低密度影，提示伴有黏膜增厚或肉芽形成。

2. 新生物活检。

【鉴别诊断】

有不光滑新生物且有血性分泌物及耳痛者，应与恶性肿瘤相鉴别，况且长期慢性炎症刺激本身就有恶变的可能。新生物活检有助于鉴别。

【治疗要点】

本病的治疗原则为消除病因、控制感染、通畅引流、择期手术。

1. 治疗相关病因疾病　如腭裂、鼻-鼻窦炎、腺样体肥大等。

2. 药物治疗　引流通畅者以局部药物为主，急性发作时全身应用抗生素。

（1）脓液做细菌培养及药敏试验以指导用药。

（2）局部用药种类：鼓室黏膜充血、水肿，分泌物较多时，给与抗生素溶液或抗生素与糖皮质激素混合液点耳，如氧氟沙星滴耳液等。鼓室黏膜湿润脓液较少时，可用乙醇或甘油制剂等。

（3）局部用药注意事项：外耳道应清洗后再点药。禁用耳毒性药物滴耳，以免引起听力下降。尽量不用粉剂、有色药物，避免影响引流和观察。中耳腔内禁用含酚类、砷类腐蚀剂。

若耳流脓停止，耳内干燥后，小的鼓膜穿孔可期待自愈。

3. 手术治疗　择期行Ⅰ型鼓室成形术，彻底根治中耳慢性病变、修复鼓膜穿孔、恢复对鼓室的屏障作用、力求改善听力。

Ⅰ型鼓室成形术：也称鼓膜修补术。做耳后切口，以颞肌筋膜作为鼓膜修复材料。修补方法有外置法、内置法和夹层法三种方法：外置法应注意防治鼓膜浅表愈合；内置法则要防止与鼓室内壁粘连；夹层法将筋膜夹放于鼓膜上皮层和纤维层之间，位置精准且有两面血液供应易于成活。

该类型的中耳炎不应该开放乳突，除非有不可逆病变如胆脂瘤或不可控制的持续炎症存在。

二、中耳胆脂瘤

【概述】

中耳胆脂瘤（cholesteatoma of middle ear）是角化的鳞状上皮在中耳内形成的囊性结构，中间常堆积白色脱落上皮组织，非真性肿瘤。从胆脂瘤的来源可分为先天性和后天性。胆脂瘤可以破坏骨质及颞骨内其他结构，加之合并细菌感染容易引起各种颅内外并发症，确诊后宜尽早手术。

【临床分型】

1. 先天性胆脂瘤（congenital cholesteatoma）：过去无中耳炎病史。

2. 后天性胆脂瘤（acquired cholesteatoma）：又分为后天原发性胆脂瘤和后天继发性胆脂瘤两种。

（1）后天原发性胆脂瘤（primary acquired cholesteatoma）：无化脓性中耳炎病史，过去可能有分泌性中耳炎病史。

（2）后天继发性胆脂瘤（secondary acquired cholesteatoma）：继发于慢性化脓性中耳炎。也包括外耳道胆脂瘤侵入中耳者。

【诊断要点】

（一）症状与体征

1. 耳流脓　恶臭脓性分泌物，肉芽生长时可有血性分泌物。

2. 听力下降　胆脂瘤累及听骨链导致不同程度的传导性聋，以粘连型尤甚。

3. 鼓膜象　各类型的中耳胆脂瘤均有典型的鼓膜象。鼓膜松弛部或紧张部形成内陷袋，并可见上皮堆积和肉芽生长（图 8-3-1）。精准的鼓膜象可以确定诊断后天原发性中耳胆脂瘤。

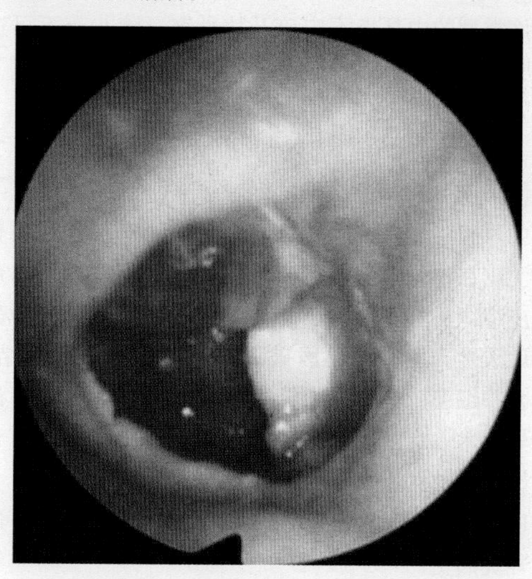

图 8-3-1　中耳胆脂瘤耳内镜下表现
可见鼓膜大穿孔，松弛部可见白色豆渣样
新生物，鼓室内可见肉芽组织

4. 并发症　因骨质破坏及细菌感染可以导致诸多并发症，如：化脓性脑膜炎、脑脓肿、硬膜外脓肿、乙状窦血栓性静脉炎、面神经麻痹、迷路炎、骨膜下脓肿、贝佐尔德脓肿等。局限性迷路炎（瘘孔）最常见，外半规管更易受累。迷路瘘孔时可出现瘘孔征阳性。

（二）特殊检查

颞骨 CT：可见乳突腔低密度影并呈压迫性骨质吸收，可于颞骨恶性肿瘤边界不清侵袭型骨质破坏相鉴别（图 8-3-2）。

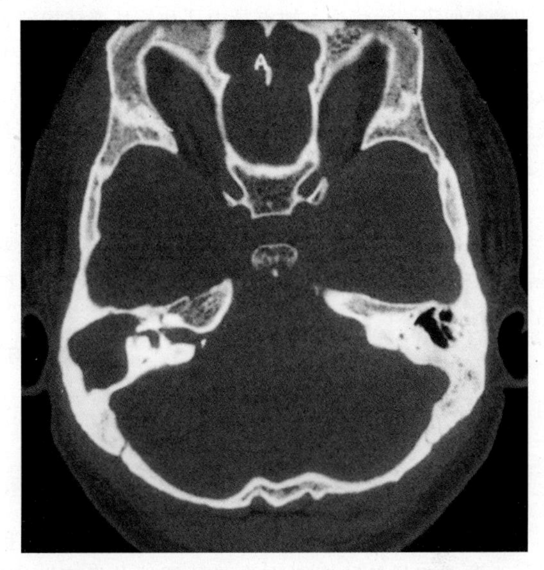

图 8-3-2　颞骨 CT 示右胆脂瘤型中耳炎并水平半规管瘘

【治疗要点】

本病的治疗原则是尽早手术治疗。除急性发作及合并并发症外，可择期手术。

1. 术前保守治疗　包括抗生素滴耳液控制局部感染，外耳道及内陷口上皮清理、肉芽去除，为手术创造条件。

2. 手术的目的　彻底清除完整的胆脂瘤母膜并充分考虑防止胆脂瘤再发的术式选择；Ⅰ期或Ⅱ期听骨链重建以期保存或改善听力；控制感染流脓、防止并发症发生，提高生命质量。

3. 手术方式　中耳胆脂瘤的外科治疗需要处理乳

突。乳突处理方法分两大类：保留骨性外耳道后壁的完壁式和去除骨性外耳道后壁的开放式。前者的优点是去除病变同时保留了中耳的生理性结构，但术野相对受限增加了病变残留的概率，也有胆脂瘤再发之虞。后者术野更清楚便于清除病变，缺点是中耳和外耳道结构破坏较重。可以采取骨性外耳道后壁先开放、再重建的方式，或开放后乳突腔充填术等方法弥补其不足。无论何种术式，术后均需常年定期随访以便及时发现问题并妥善处理。

【预后及预防】

积极手术治疗，可求得一干耳，最大限度的保存或提高听力。部分病例有复发倾向。伴有颅内外并发症的患者，预后多不良。

（姜学钧）

第四节　化脓性中耳乳突炎的并发症

急、慢性中耳乳突炎极易向周围组织或器官扩散，由此引起的各种病变称为“耳源性并发症”。耳源性并发症分为颅外并发症和颅内并发症两类，是耳鼻咽喉头颈外科的危急重症之一。其发生主要与机体抵抗力差和致病菌毒力强有关。感染扩散的途径有沿骨壁缺损、经解剖通道或骨缝、经血行扩散三种途径（图8-4-1）。

一、颅外并发症

（一）耳后骨膜下脓肿

中耳并发症通过破坏骨质或缺损的骨壁进入乳突骨皮质外，在耳后骨膜下积聚大量脓液形成耳后骨膜下脓肿（postauricular subperiosteal abscess）（图8-4-2）。

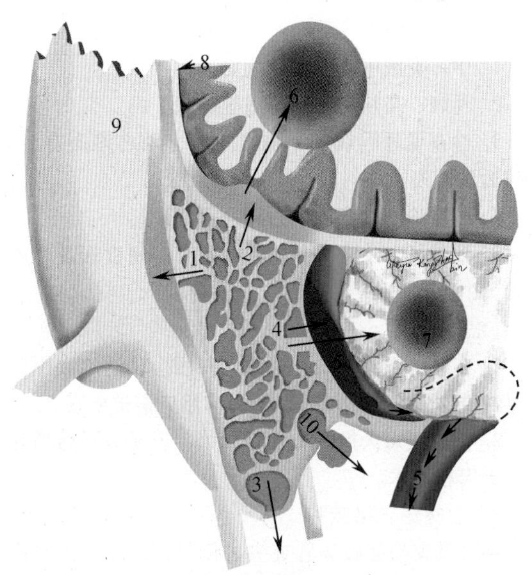

图 8-4-1　耳源性并发症感染扩散示意图

1. 耳后骨膜下脓肿；2. 硬脑膜外脓肿；3. 颈深部脓肿（二腹肌外）；4. 乙状窦周围脓肿；5. 乙状窦血栓性静脉炎；6. 脑脓肿；7. 小脑脓肿；8. 颞叶硬脑膜；9. 骨膜；10. 颈深部脓肿（二腹肌内）

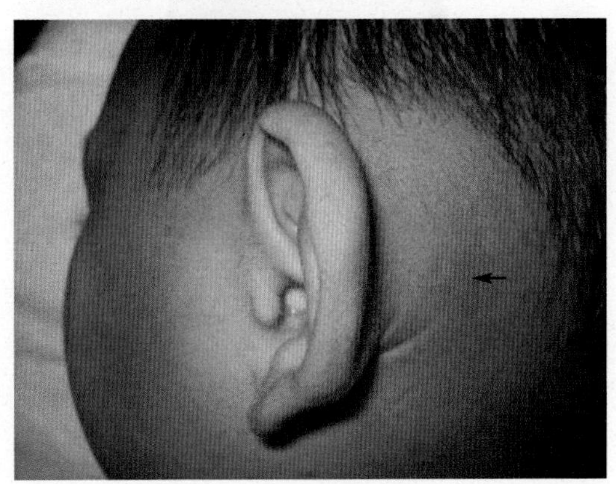

图 8-4-2　耳后骨膜下脓肿（↑），外耳道见脓性分泌物

【诊断要点】

1. 中耳炎或中耳胆脂瘤病史。

2. 耳痛、高热和全身不适等症状。

3. 检查见耳后红肿，明显隆起，触之疼痛有波动，耳廓后沟消失。

4. 脓肿诊断性穿刺抽出脓液可确诊。

5. 颞骨 CT 可见，中耳乳突腔有高密度影及骨质破坏处。

【治疗要点】

1. 在脓肿下极处切开排脓，并用生理盐水和甲硝唑反复冲洗，置橡皮引流条，同时应用广谱抗生素。

2. 依上法每天换药 1 ~ 2 次，5 ~ 7 天后耳后切开行中耳乳突根治术。

（二）贝佐尔德脓肿

中耳乳突炎症破坏乳突尖内侧骨壁，脓液循此溃破口流入胸锁乳突肌深面，形成贝佐尔德脓肿（Bezold abscess）（图 8-4-3）。

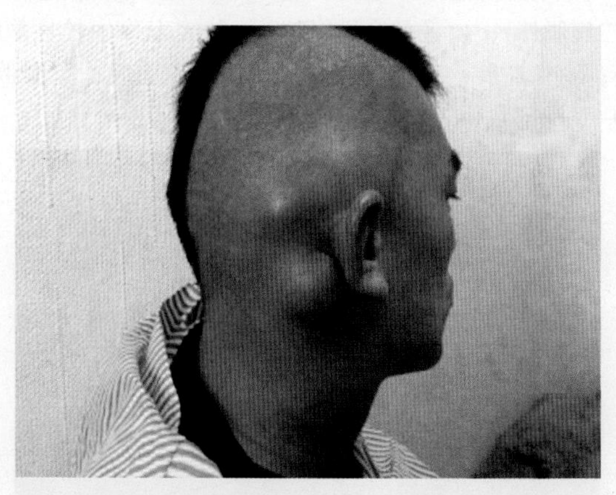

图 8-4-3　颈部贝佐尔德脓肿（←）

【诊断要点】

1. 中耳炎或中耳胆脂瘤病史。

2. 同侧颈部疼痛，运动受限，乳突尖至下颌角处脓肿压痛明显。

3. 若穿刺抽出脓液，即可确诊。

【鉴别诊断】

本病应与 Mouret 脓肿鉴别：该脓肿骨质破溃区位于二腹肌沟处，炎性渗出物沿二腹肌向咽旁间隙扩散，形成 Mouret 脓肿。

【治疗要点】

本病治疗同耳后骨膜下脓肿。

（三）迷路炎

迷路炎（labyrinthitis）可分为局限性迷路炎、浆液性迷路炎和化脓性迷路炎。

1. 局限性迷路炎　亦称迷路瘘管。炎症或胆脂瘤破坏迷路骨壁，使中耳与迷路骨内膜或外淋巴隙相通，形成瘘管。

【诊断要点】

（1）中耳炎或中耳胆脂瘤病史。

（2）阵发性眩晕：眼震快相向病侧，有时伴有恶心呕吐。当瘘管周围受到压力变化的刺激，如：压耳屏或捏鼻憋气可诱发短暂眩晕有初步诊断意义。

（3）听力检查：初期为传导性聋，病程长且瘘管位于鼓岬者呈混合性聋。

（4）瘘管试验阳性，若瘘口被肉芽堵塞可呈阴性。

（5）颞骨薄层 CT 扫描可发现瘘口处的骨质缺损，有确诊意义（图 8-4-4）。

（6）前庭功能正常或亢进。

【治疗要点】

（1）注意休息

（2）药物治疗：发作期一般给予抗生素加地塞米松静脉滴注，可给予适当的镇静药。

（2）手术治疗：在非急性感染期，手术显微镜下仔细检查外半规管隆凸及鼓室内侧壁有无瘘口，发现后筋膜覆盖加压，耳脑胶固定。

2. 浆液性迷路炎　继发于局限性迷路炎，或由于中

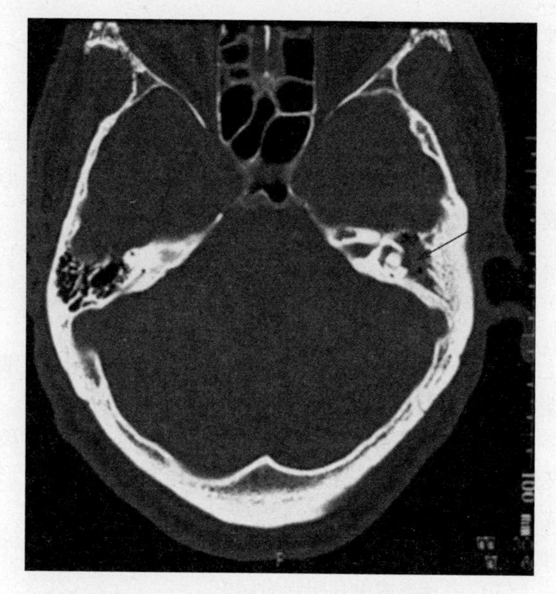

图 8-4-4　迷路瘘管，显示外半规管瘘（←）

耳炎的细菌或病毒毒素经前庭窗或蜗窗进入内耳引起的非化脓性炎症。

【诊断要点】

（1）中耳炎或中耳胆脂瘤病史。

（2）眩晕：眼震为水平或旋转性，伴恶心呕吐。初期前庭功能亢进眼震向病侧，晚期前庭功能明显减退。眼震向对侧，瘘管试验可阳性。

（3）耳鸣及听力减退：较重的感音神经性聋，可有重振、复听。

【治疗要点】

本病的治疗同局限性迷路炎。

3. 化脓性迷路炎　细菌侵入内耳，引起迷路弥漫性化脓病变，称化脓性迷路炎。本病内耳终器被破坏，听功能全部丧失。感染可继续向颅内扩散，引起颅内并发症。

【诊断要点】

(1) 中耳炎或中耳胆脂瘤病史。

(2) 眩晕：表现为严重的持续性眩晕，伴恶心呕吐，持续1~4周，初期眼震向患侧，随着病情加重，很快眼震向健侧，且强度较大。

(3) 耳聋：听力迅速下降并丧失，并伴有持续高频耳鸣。

(4) 体温：一般不高。若有发热头痛，同时有脑膜刺激征，应考虑颅内并发症的可能。

(5) 瘘管试验：因迷路破坏，瘘管试验阴性，前庭功能丧失。

【治疗要点】

(1) 补液，注意水、电解质平衡。

(2) 大剂量抗生素控制炎症。

(3) 及早行中耳根治术，清理病灶。

(三) 耳源性面瘫

耳源性面瘫指中耳炎、中耳胆脂瘤引起的面神经功能部分或全部丧失，表现为周围性面瘫。

【诊断要点】

1. 急、慢性中耳炎病史。

2. 额纹消失，不能皱眉与闭目，鼻唇沟变浅，口角向健侧偏斜，鼓腮漏气（图8-4-5）。

3. 肌电图检查可协助诊断。

【治疗要点】

1. 炎症的急性期用抗生素控制感染，使用糖皮质激素减轻面神经水肿。

2. 手术治疗

(1) 清除中耳炎症及胆脂瘤。

(2) 面神经减压，开放面神经骨管，切开面神经外膜，缓解面神经肿胀。

3. 药物治疗　手术前后均可应用神经营养药，适时用面部按摩或针灸。

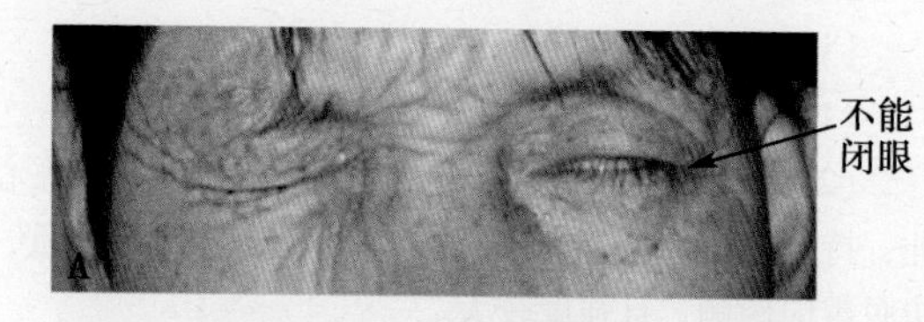

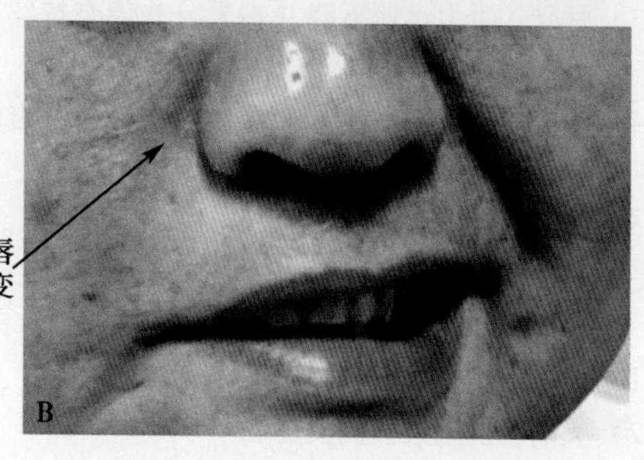

图 8-4-5　周围性面瘫

A. 左侧不能闭眼　B. 右侧鼻唇沟变浅

二、颅内并发症

（一）硬脑膜外脓肿

急、慢性中耳感染侵蚀菲薄的鼓室盖或鼓窦盖骨质，使脓液蓄积于硬脑膜和颅骨之间形成硬脑膜外脓肿（extradural abscess）。

【诊断要点】

1. 急、慢性化脓性中耳炎及中耳胆脂瘤病史。

2. 患侧头痛，多为局限性和持续性剧烈跳痛。脓肿较大时可引起颅内压增高及全头痛。

3. 颞骨 CT 冠状位和轴位可见骨质缺损及其附近的低密度区（图 8-4-6）。

【治疗要点】

1. 抗感染　大剂量广谱抗生素静脉滴注。

2. 手术治疗　确诊后立即行中耳根治手术，清除中

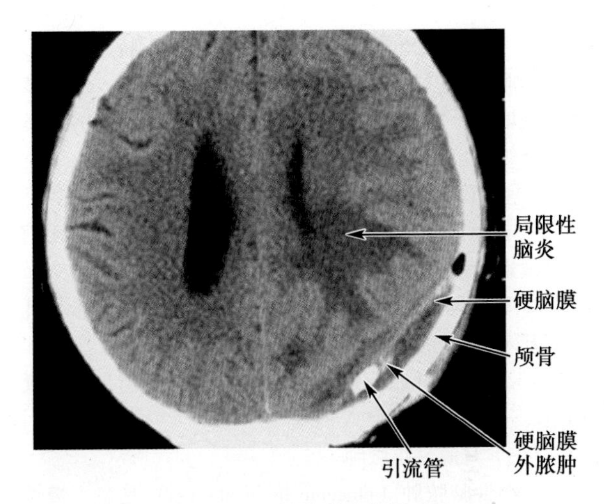

图 8-4-6　硬脑膜外脓肿 CT

耳乳突病变组织，显微镜下仔细检查鼓室盖、鼓窦盖及乙状窦周围骨板。循骨质破坏区向周围扩大暴露硬脑膜，直至到达外观正常的硬脑膜。脓液排尽后，用温生理盐水及甲硝唑反复冲洗。

（二）耳源性脑膜炎

耳源性脑膜炎（otogenic meningitis）指中耳炎症侵入脑内引起弥漫性蛛网膜、软脑膜的急性化脓性炎症。局限性脑膜炎指局部蛛网膜与软脑膜之间的化脓性病变，又称硬脑膜下脓肿。

【诊断要点】

1. 急、慢性化脓性中耳炎及中耳胆脂瘤病史。

2. 全身中毒症状　高热、头痛、喷射状呕吐为主要症状。体温可高达 39～40℃。

3. 颅内压增高症状　弥漫性全头痛以后枕部为重。喷射状呕吐与饮食有关。可伴有精神及神经症状如易激动、烦躁不安、抽搐，重者嗜睡、谵妄、昏迷。

4. 脑膜刺激征　颈项强直甚至角弓反张。如锥体受累可出现锥体束征，如浅反射（腹壁反射、提睾反射）减弱，深反射（膝反射、跟腱反射）亢进，并出现病理反射。

5. 实验室检查　血常规：白细胞增多，特别是多形核白细胞增加。脑脊液改变：压力增高、浑浊，多形核白细胞增多，蛋白含量增高，糖含量降低，氯化物减少。脑脊液细菌培养为阳性。

【治疗要点】

1. 抗感染　足量广谱抗生素控制感染，酌情使用糖皮质激素。

2. 乳突切开术　全身情况允许的前提下，急诊行乳突切开术，清除病灶，通畅引流。

3. 支持及对症治疗　保持水电解质平衡，降低颅内压。

（三）耳源性脑脓肿

耳源性脑脓肿（otogenic brain abscess）是急、慢性化脓性中耳乳突炎继发脑白质的化脓性感染及组织液化形成的积脓（图 8-4-7）。脓肿多位于大脑颞叶，小脑次之。脓肿形成分为三个阶段：局限性脑炎期、化脓期、包膜形成期。

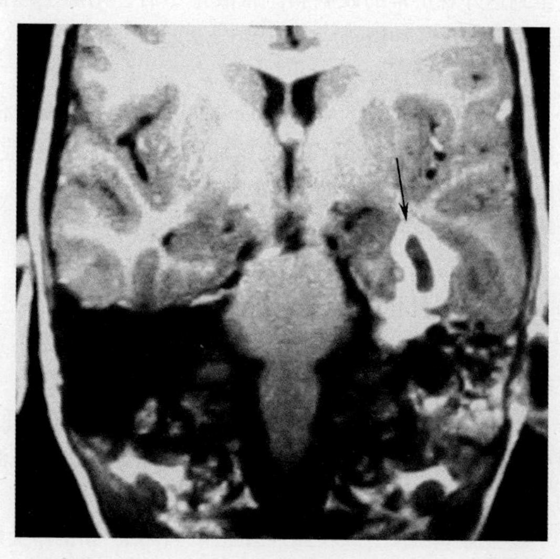

图 8-4-7　大脑颞叶脓肿 MRI

【诊断要点】

1. 中耳炎和中耳胆脂瘤病史。

2. 脑脓肿的临床表现

（1）初期：突然发生寒战、高热、头痛、恶心、呕吐及轻微颈强直。历时数天后进入潜伏期。

（2）潜伏期：可有轻度不规则头痛、乏力、反应迟钝、食欲缺乏、不规则低热、精神抑郁、少语、嗜睡或易兴奋。历时10天至数周。

（3）显症期：此期为脓肿扩大期。

1）颅内高压症状：①头痛由病侧扩展到全头，多为持续性。常于夜间加剧而惨叫不止。②呕吐为喷射状，与饮食无关。③不同程度的意识障碍。④脉搏迟缓，与体温不一致。⑤可出现视盘水肿。⑥其他：如频频打呵欠，频繁的无意识动作（挖鼻、触弄睾丸），性格与行为改变。

2）局灶症状：①大脑颞叶脓肿，可出现命名性失语症；对侧下2/3面部和上下肢体瘫痪；同侧偏盲；同侧瞳孔散大。②小脑脓肿：同侧肌张力减弱，共济失调，站立不稳，步态蹒跚，易向病侧倾倒。轮替实验失常，快速指鼻不能准确进行。③中枢性眼震呈多样性，不规则，方向多变。④可有颅内压增高和视盘水肿。

（4）终末期：颞叶脓肿可引起小脑幕切迹疝，小脑脓肿可发生枕骨大孔疝，脓肿可破入蛛网膜下腔或脑室，均可损害生命中枢，突然陷入深度昏迷，血压升高、脉搏减弱、瞳孔散大，呼吸心跳停止死亡。

3. 颅脑CT或MRI检查　可显示脓肿的大小、位置、数目及脑室受压情况。

4. 眼底检查　视盘水肿。

5. 实验室检查　血常规：中性粒细胞增多，核左移。脑脊液：压力增高，中性粒细胞及蛋白增加。

【治疗要点】

1. 早期应用足量广谱抗生素。

2. 手术治疗

（1）乳突探查及脓肿穿刺引流术：若发现鼓窦盖、鼓室盖或乙状窦骨板有破坏，应扩大暴露至正常硬脑膜处；若患者情况允许，可一次性行乳突根治术；若颅内压高病情危重，有脑疝危象者，可与神经外科合作先锥颅穿刺抽脓，待颅内压降低、病情稳定后再做乳突手术。

（2）脓肿处理：可在严格消毒后，根据头颅CT定位，经乳突术腔穿刺抽脓，穿刺点应选在脓肿的底部。脓肿过大者一次排脓不应过快过多，防止脑干移位造成的不良后果。多房性、多发性脓肿穿刺引流不能治愈者，应开颅切除脓肿。

3. 支持疗法及水电解质平衡　因频繁呕吐及脱水治疗，可出现水电解质紊乱应及时纠正。

4. 颅内高压的处理　50%葡萄糖与20%甘露醇最常使用。

5. 脑疝的处理　立即静脉注射20%甘露醇脱水，气管插管人工呼吸，紧急锥颅脑脓肿穿刺引流术或侧脑室穿刺引流术降低颅内压。

（四）乙状窦血栓性静脉炎

乙状窦血栓性静脉炎（thrombophlebitis of the sigmoid sinus）为中耳炎引起的伴有血栓形成的乙状窦静脉炎。

【诊断要点】

1. 急、慢性化脓性中耳炎或中耳胆脂瘤病史。

2. 全身症状　典型病例表现为明显的脓毒血症，寒站后高热（40～41℃），剧烈头痛、恶心和全身不适，2～3小时后大汗淋漓，体温剧退，每日发生1～2次，形似疟疾。

3. 局部症状和体征　病侧耳痛与剧烈头痛，枕后及颈部疼痛。同侧颈部可触及条索状物，压痛明显。

4. 实验室检查　血白细胞明显增多，红细胞及血红蛋白减少。寒战及高热时抽血，可培养出致病菌。脑脊液常规检查多正常。

5. Tobey-Ayer试验　腰椎穿刺，测脑脊液压力。先压迫健侧颈内静脉，脑脊液压力迅速上升，可超出原来压力

1～2倍。然后压迫病侧颈内静脉，脑脊液压力变化不大，此现象称为Toley-Ayer试验阳性。阴性者不能排除本病。

6. 眼底检查　可出现病侧视盘水肿，视网膜静脉扩张。压迫病侧颈内静脉观察眼底静脉压变化，表明颈内静脉有闭塞性血栓，此现象称Growe试验。

7. 血管造影证实静脉窦的血栓形成和范围。

【治疗要点】

1. 足量广谱抗生素静脉滴注。

2. 尽早乳突切开探查乙状窦　若乙状窦穿刺无回血，应切开乙状窦壁，吸除感染血栓，通畅引流，若单纯血栓无明显感染，可不切开窦壁。

3. 乳突术中全部切除病灶，患者病情不见好转或出现转移性脓肿时，应行病侧颈内静脉结扎术，防止感染继续播散。

4. 对贫血患者，予以输血等支持疗法。

（许　珉）

第五节　粘连性中耳炎

【概述】

粘连性中耳炎（adhesive otitis media）属中耳炎的后遗病变，是长期咽鼓管功能不良所导致的鼓膜与鼓室内各壁黏膜及听骨结构粘连，严重者鼓膜与鼓岬黏膜融合上皮化。可由慢性分泌性中耳炎转化而来，也可由慢性化脓性中耳炎转化而来，可以继发于鼓室成形术后咽鼓管功能不良的情况。本病可与中耳胆脂瘤合并存在，以长期传导性听力下降为主要症状。据报道本病的发病率约占耳聋的1.42%～30%。

慢性分泌性中耳炎未得到及时的治疗，中耳积液长期存在，积液黏稠形成胶耳，进一步发生机化，中耳内听小骨和鼓室各壁黏膜之间形成粘连带。慢性化脓性中耳炎或手术损伤过多的黏膜，在黏膜面间形成粘连。而本病的根本原因在于咽鼓管功能不良。咽鼓管功能不全引起中耳膨胀不全（atelectasis of middle ear），这种中耳膨胀不全可以是局限性或者弥漫性。Sade 将中耳膨胀不全分为 4 期：①鼓膜内陷，但未与砧骨接触；②鼓膜内陷与砧骨接触；③内陷的鼓膜贴附于鼓岬上，未形成粘连；④鼓膜与鼓岬粘连。本病的病理表现为中耳的黏膜受到破坏，被纤维瘢痕组织代替，在鼓膜、鼓室黏膜、听小骨以及鼓室各壁之间形成瘢痕和粘连，导致鼓膜及听小骨活动受限。

【诊断要点】

根据长期慢性中耳炎病史，传导性听力下降，鼓膜检查发现鼓膜高度内陷，鼓膜与鼓岬相粘连，或鼓室内发现粘连带、瘢痕等病变，一般可以诊断。

（一）症状与体征

1. 传导性听力下降，一般病程进展缓慢，如果原发中耳炎侵犯内耳可致混合性听力下降。

2. 耳闷胀感或耳鸣可伴随存在。

3. 鼓膜明显内陷，严重者鼓膜部分鼓膜变薄，与鼓室内壁黏膜紧密粘连。可见粘连带包绕听小骨周围。鼓膜松弛部的内陷也可合并胆脂瘤而在鼓膜检查时被发现。

4. 音叉测试提示传导性聋或混合性聋。

（二）特殊检查

1. 纯音听力图测试提示传导性聋或混合性聋，一般骨气导间距不超过 50dB，这是由于此种病变时听骨链连续性一般完好。

2. 声导抗 B 型曲线，也可为 C 型或 As 型曲线。

3. 咽鼓管功能测试多数提示咽鼓管阻塞。

4. 颞骨 CT 检查可见鼓室内粘连带和软组织影，听骨周围被软组织包绕，有时可见咽鼓管鼓室开口的粘连带封闭影。

【鉴别诊断】

粘连性中耳炎应该与导致传导性听力下降的疾病相鉴别，如：分泌性中耳炎、鼓膜完整的鼓室硬化、耳硬化症、先天性听骨链畸形或后天性听骨链中断以及发生于鼓室内良性肿瘤相鉴别。耳部检查时发现鼓膜高度内陷与鼓岬粘连为粘连性中耳炎的突出特点。

【治疗要点】

粘连性中耳炎一旦形成，特别是广泛的鼓室粘连，手术治疗的疗效不理想。

1. 在粘连早期，病变属可逆性，可采用保守治疗，减少粘连，尽可能恢复中耳的传音功能，例如让患者进行咽鼓管吹张，必要时采用鼓室注药：1%糜蛋白酶或地塞米松。进一步可行咽鼓管球囊扩张和（或）咽鼓管激光成形术。

2. 一般认为广泛的鼓室粘连是鼓室成形手术的禁忌证，其根本原因在于此类病例的咽鼓管功能存在严重的障碍，如果仅仅是咽鼓管鼓室口局限性的粘连导致咽鼓管阻塞，可以通过局部粘连的去除而解决。在确定可以解决咽鼓管功能障碍的前提下，即使鼓室存在一定的粘连，可以尝试轻巧地分离粘连，采用硅胶片垫付于损伤之创面上，阻隔鼓膜与鼓岬的粘连，并通过修整至0.5mm厚度的软骨进行鼓室成形手术的鼓膜修复，则有望改善患者的听力。

3. 解决本病的根本在于解决咽鼓管功能障碍，现有的咽鼓管球囊扩张技术有望改善咽鼓管功能障碍，可在此技术前提下尝试一期或者分期鼓室成形手术，但是疗效还有待于验证。

【预后及预防】

由于本病较多由于慢性分泌性中耳炎迁延所致，或者鼓室成形术后咽鼓管功能不良以及鼓室黏膜过多损伤所致，且缺少有效的治疗，预防更为重要。

1. 对急性化脓性中耳炎应早期使用足量的抗生素，以彻底治愈。

2. 对儿童进行听力筛查，早期发现分泌性中耳炎，并予以及时的治疗。

3. 慢性分泌性中耳炎应该及时进行鼓膜置管，若置管堵塞后应该及时更换。

4. 鼓室成形术中发现咽鼓管功能不良应该在术中或

者术后及时行鼓膜置管治疗。

5. 鼓室成形术中应该尽量避免鼓室黏膜的损伤，如果由于病变清理的需要导致广泛的鼓室黏膜缺损，术中需要采取必要的措施，例如鼓室内放置硅胶片。

（马芙蓉）

第六节　鼓室硬化

【概述】

鼓室硬化（tympanosclerosis）是指中耳黏膜固有层发生的钙化病变，系中耳黏膜慢性感染或炎症的结果。

病理学特征为鼓室黏膜上皮的胶原和纤维组织的增生伴玻璃样变性，多发生在鼓室黏膜和听小骨周围，发生于鼓膜上者称为钙化斑。透射电镜显示硬化斑块为伴有点状钙小体的致密胶原纤维网络，钙小体成分为磷酸钙，直径1~5μm。

Gibb 按鼓膜是否完整将鼓室硬化分为开放型鼓室硬化和闭合型鼓室硬化两类。而 Tos 则根据有无病灶及听力损伤等临床症状等将鼓室硬化分为组织学鼓室硬化、临床鼓室硬化及外科鼓室硬化三型。Gibb 的分类方法临床比较容易归类及实用。

Zöllner 等学者（1955~1962）首先对于鼓室硬化这种疾病的存在达成共识。Asiri 统计在慢性化脓性中耳炎中，鼓室硬化发生率为11.6%。国内没有详细的流行病学调查。

【诊断要点】

（一）症状与体征

1. 多数患者有慢性中耳炎病史。

2. 听力正常或不同程度的听力下降　对于病变轻微的鼓室硬化可无明显听力下降或仅有轻微听力损失。对于有鼓膜穿孔的开放型鼓室硬化患者，有不同程度的听力损失。无论是闭合型还是开放型，当听小骨因硬化灶包裹活动受限或固定时，将出现明显的听力损失。

3. 耳鸣　患者可因鼓膜穿孔、听小骨固定或影响内耳等相关原因出现耳鸣。

4. 合并鼓室硬化的中耳炎发作期出现耳流脓等炎症性症状。

5. 对于闭合型鼓室硬化患者，检查鼓膜完整，鼓膜表面呈大小不等的斑块，多为鼓膜内的半环形新月体或马蹄形白色斑块，或者片状不规则形状。病灶外观呈白色。

6. 对于开放型鼓室硬化患者，残余鼓膜上的白色硬化灶形成多层时，经鼓膜大穿孔可以看见鼓环上、鼓岬表面、锤骨柄后和镫骨周围有灰白色或灰黄色硬斑块。

（二）特殊检查

1. 耳内镜检查 闭合型耳硬化患者鼓膜无穿孔，鼓膜常呈萎缩性变薄的瘢痕愈合状态，或者鼓膜增厚浑浊，鼓膜内的半环形新月体或马蹄形白色斑块，或者片状不规则形状（图8-6-1）。开放型鼓室硬化患者鼓膜穿孔周围及残余的鼓膜上有白色硬化灶，经鼓膜大穿孔见鼓环上、鼓岬表面、锤骨柄后和镫骨周围有灰白色硬化灶斑块（图8-6-2）。

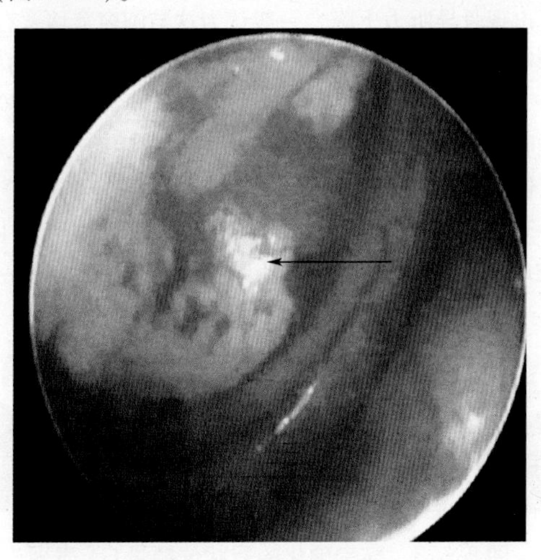

图8-6-1 闭合型鼓室硬化的鼓膜表现
可见鼓膜完整，鼓膜内片状不规则形状白色硬化灶（→）

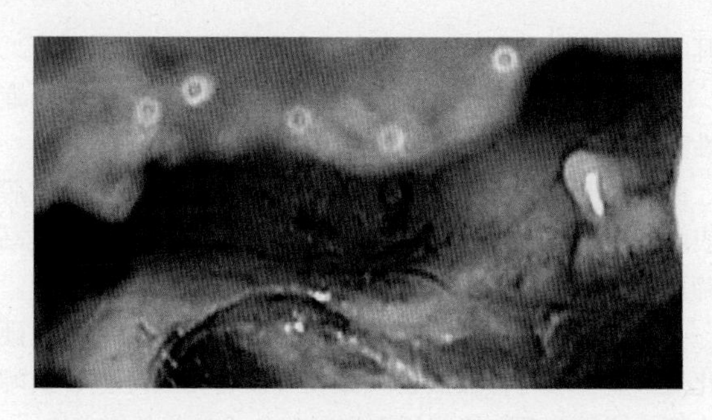

图 8-6-2　开放型鼓室硬化的鼓膜表现
可见鼓膜穿孔及穿孔前面鼓膜硬化灶及
听骨周围硬化灶（→）

2. 纯音听阈及声导抗检测　听力图可表现为正常(仅仅鼓膜轻微硬化的患者)，或不同程度的传导性听力下降。开放型鼓膜硬化患者气骨导差通常在 20～40dB，当硬化累及鼓膜及中耳腔传音结构导致听小骨活动严重受限或者固定时，气骨导差可达40dB 以上。有少部分患者可出现骨导听力下降，一般认为这与圆窗龛堵塞有关，圆窗膜活动受限影响了内淋巴的有效振动使内耳的感音能力下降。开放型鼓室硬化因鼓膜穿孔不做声导抗检测；而鼓膜完整的闭合型耳硬化，当听小骨活动严重受影响时，镫骨肌反射消失。

3. 颞骨薄层 CT 检查　颞骨薄层 CT 检查可以显示鼓岬表面、上鼓室听小骨周围硬化灶（图 8-6-3～图 8-6-5）。

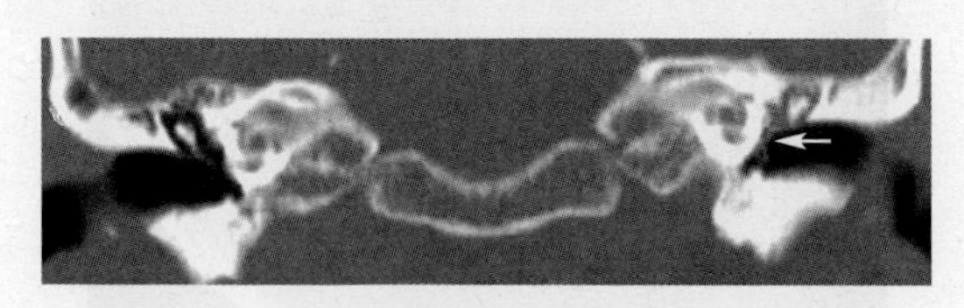

图 8-6-3　鼓室硬化的冠状位颞骨 CT 表现
可见鼓室鼓膜均有硬化灶病变
（→所指偏高密度组织影）

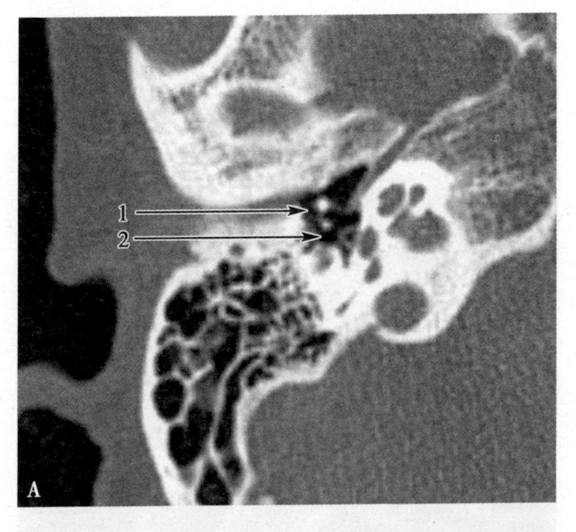

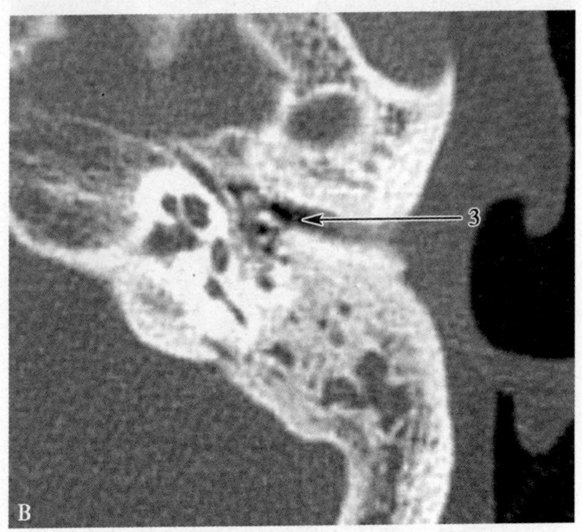

图 8-6-4　鼓室硬化的轴位颞骨 CT 表现

A. 可见锤骨柄（→1 所指的上方白色组织）、砧骨长脚（2→所指的下方条形白色组织）

B. 3→所指的锤砧骨周围有高密度硬化灶密度影

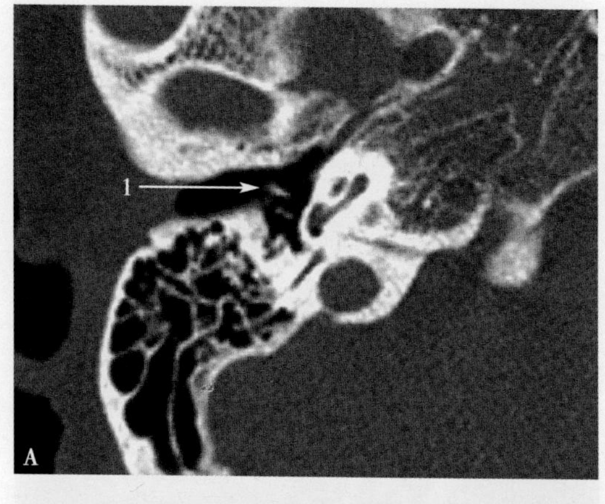

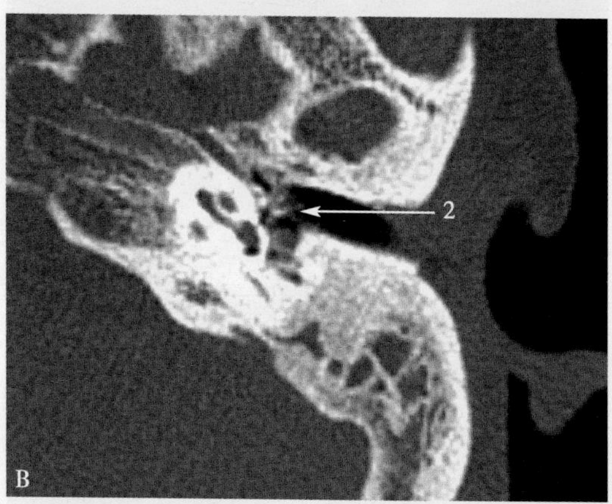

图 8-6-5 鼓室硬化症的轴位颞骨 CT 表现

A. 可见锤骨头（箭头 1 所指的上方白色组织）、部分砧骨体（箭头 1 所指的下方白色组织）以及箭头 2 所指的为镫骨 B. 箭头 3 所指的为病变侧锤骨、砧骨及镫骨周围有高密度硬化灶密度影

（三）在下列情况下应考虑鼓室硬化的存在

有慢性化脓性中耳炎病史，缓慢进行性传导性聋；检查鼓膜穿孔后瘢痕愈合，气导听力损失超过 30dB；鼓膜上有钙化斑；鼓膜完整纯音测听显示明显的传导性听力损失。颞骨薄层 CT 可以协助诊断，发现上鼓室隐匿的硬化灶。实际上，还有很多患者在手术中发现硬化灶（图 8-6-6、图 8-6-7）。结合术后组织病理学得以明确诊断。

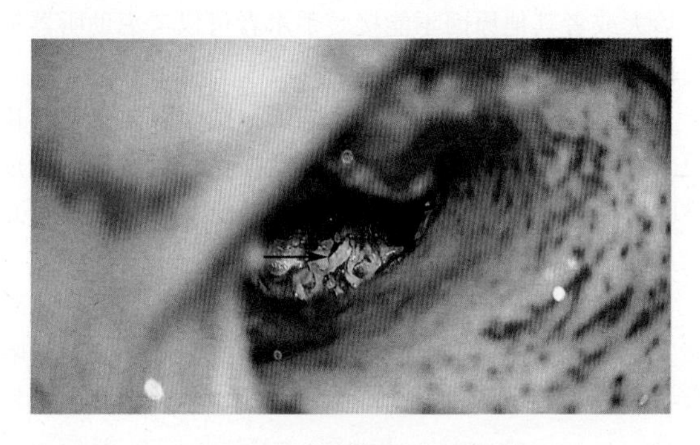

图 8-6-6　鼓岬表面及镫骨周围大量硬化灶（→）

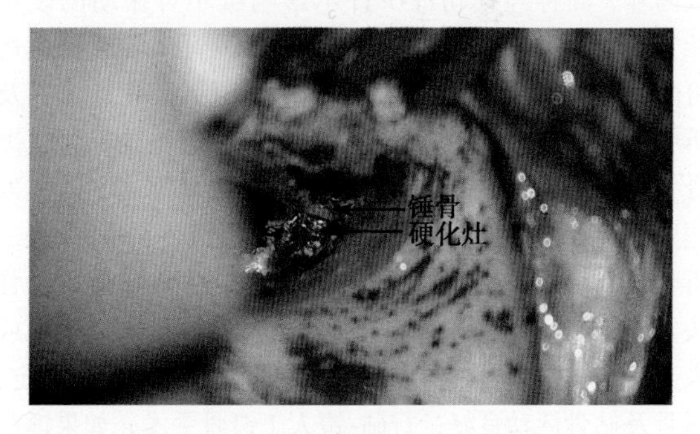

图 8-6-7　听小骨被硬化灶包裹固定

【鉴别诊断】

1. 耳硬化症　耳硬化症患者无中耳炎史，鼓膜正常，进行性传导性聋。

2. 粘连性中耳炎　粘连性中耳炎表现为鼓膜内陷，与鼓岬粘连，无经典的硬化灶体征，粘连性中耳炎可以伴发鼓室硬化。

【治疗要点】

本病治疗以鼓室成形术＋听骨链松解或重建术为主。年龄大或者其他原因不能接受手术者可以考虑助听器辅助提高听力。

术中清除硬化病灶时需要谨慎，操作轻柔规范，避免因去除镫骨周围硬化灶而机械性损伤镫骨底板，造成淋巴液外漏，使患者术后眩晕；如果伴发感染累及可致严重的感音神经性聋。

按照病灶的严重程度，是否合并中耳炎频发及乳突气化状况选择不同类型的鼓室成形术式。对于影响鼓膜振动及听小骨活动的硬化灶应仔细和准确地清除。

由于到目前为止，尚无明确可信的研究及统计学结果显示硬化灶全部去除是否优于保守切除（保留可能导致内耳、面神经损伤等少许不影响听小骨振动的硬化灶）。因此，在手术过程中对不影响传音功能的硬化灶可酌情予保留。手术方式：①鼓室探查，硬化灶清除及听骨链松解；②鼓室探查、上鼓室开放，去除砧骨、锤骨头及硬化灶，保留镫骨及锤骨柄，软骨重建上鼓室外侧壁，及自体听骨重建，（图 8-6-8、图 8-6-9）或人工听骨链成形术；③开放式鼓室成形术：去除砧骨、锤骨头及硬化灶，保留镫骨及锤骨柄，及自体听骨链成形或人工听骨链成形术；④人工镫骨手术：如果镫骨固定，锤骨及砧骨活动良好，行砧-镫人工镫骨手术，如果锤骨及砧骨同时固定，术中取出砧骨，剪断锤骨头，二期行锤-镫人工镫骨手术。

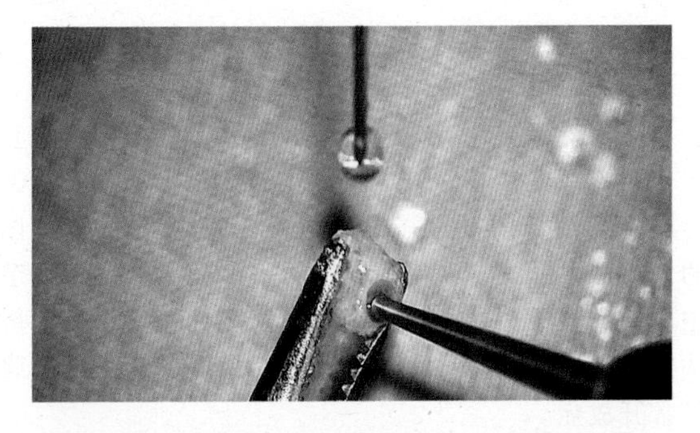

图 8-6-8　雕琢自体砧骨作为重建听骨链材料

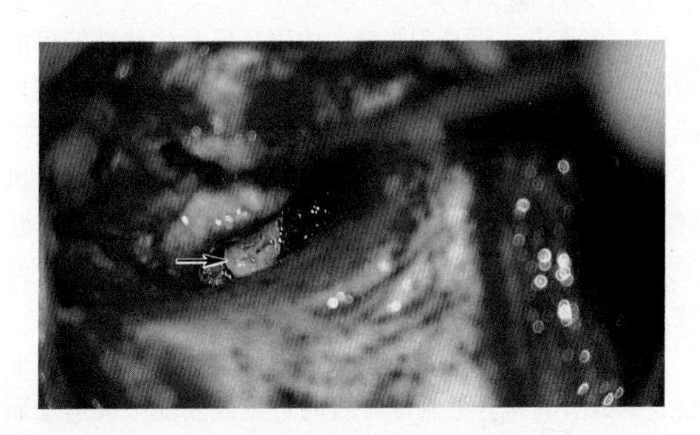

图 8-6-9　雕琢后的砧骨体（箭头所指）
置于镫骨头上重建听骨链

注意：清除镫骨周围的硬化灶时需要精细操作，对于清除后影响内耳功能的硬化灶可酌情予以保留。

【预后及预防】

1. 慢性中耳炎及时治疗，清除炎性病变同时实施鼓膜修补术或鼓室成形术，可预防硬化病灶形成。

2. 鼓室硬化听骨链成形术后听力改善比较明显，远期疗效有待深入研究。

（李华伟）

第七节　咽鼓管功能异常

【概述】

咽鼓管具有保持中耳内、外的气压平衡，防止逆行感染和清洁等功能。咽鼓管在一般状态下是关闭的，仅在吞咽、打呵欠等动作的一瞬间开放，以调节中耳内的气压，使之与外界的大气压保持平衡。一般认为，咽鼓管功能异常包括咽鼓管功能不良、咽鼓管异常开放症。

【诊断要点】

（一）症状与体征

1. 患者常主诉耳闷胀感，按压耳屏时症状减轻可能为咽鼓管功能不良，若低头、弯腰、平卧能改善，则可能为咽鼓管异常开放症；可有低调耳鸣，合并分泌性中耳炎时耳内有气过水声，若为咽鼓管异常开放则为吹风样“呼呼”声、与呼吸节律一致；有时会有耳痛、眩晕；合并分泌性中耳炎时可有听力下降，咽鼓管异常开放者可有自听增强。

2. 鼓膜完整，可能合并鼓膜内陷、积液症或鼓膜菲薄，咽鼓管异常开放者深呼吸时可见鼓膜随呼吸运动而搧动。

（二）特殊检查

1. 鼓气耳镜检查　反复鼓气后患者可觉症状缓解，若合并分泌性中耳炎则见鼓膜活动受限。

2. 声导抗测试　声导抗图呈负压型（C 型）（图 8-7-1）表示阻塞性咽鼓管功能障碍和功能性咽鼓管功能障碍，呈锯齿状则为咽鼓管异常开放的特征图形（图 8-7-2），其对诊断有重要意义。

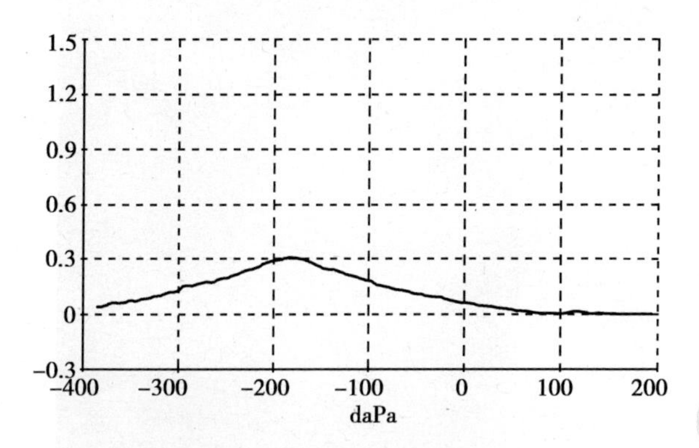

图 8-7-1　咽鼓管功能不良声导抗检查
表现为 C 型声导抗图

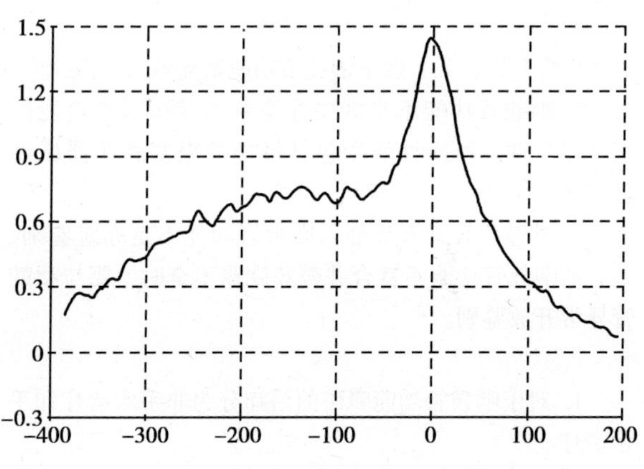

图 8-7-2　咽鼓管异常开放症的声导抗图
表现为锯齿状

3. 电子鼻咽镜检查　了解咽鼓管咽口及周围组织情况，作为诊断参考（图 8-7-3）。

【鉴别诊断】

1. 以耳闷胀感为主诉者，注意与内耳疾病所致者鉴别，如：梅尼埃病、迟发型膜迷路积水等；以及与非耳

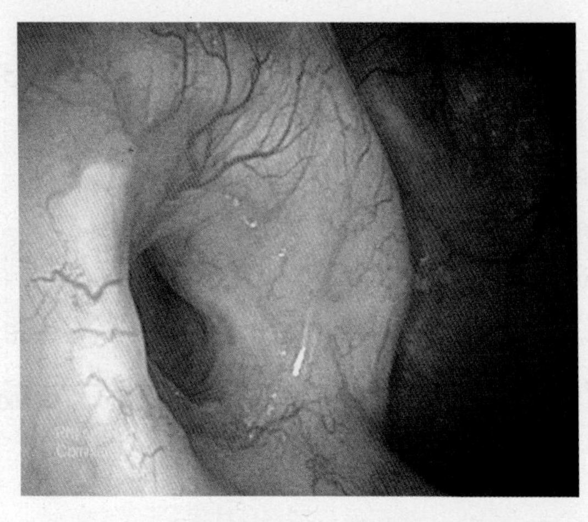

图 8-7-3 咽鼓管异常开放症电子鼻咽镜图，右侧咽鼓管咽口

源性疾病鉴别，如：颞下颌关节功能紊乱等。

2. 咽鼓管功能不良者要注意鉴别其病因是功能性还是器质性，器质性病变包括机械性阻塞和非器械性阻塞。

3. 咽鼓管异常开放症与咽鼓管功能不良亦应鉴别，如长期咽鼓管功能不良合并鼓膜膨胀不全时，要与咽鼓管异常开放鉴别。

【治疗要点】

1. 对于咽鼓管功能障碍的治疗分为非手术治疗和手术治疗

(1) 非手术方法：包括咽鼓管吹张，激素、减充血药、抗组胺药、抗生素治疗等。

(2) 手术方法：包括鼓膜置管、咽鼓管成形术、咽鼓管激光成形术、咽鼓管球囊扩张等。

2. 对于咽鼓管异常开放症的治疗亦分为非手术治疗和手术治疗

(1) 非手术治疗：包括增肥、软腭封闭法、吹粉法、局部涂药法等。

（2）手术治疗：腭帆张肌松解术、咽鼓管咽口成形术、咽鼓管咽口激光成形术、咽鼓管咽口脂肪或自体静脉血或羟基磷灰石注射术、咽鼓管鼓口缩窄术及咽鼓管结扎术等。

（郑亿庆）

第九章

耳硬化症

【概述】

耳硬化症（otosclerosis）系发生在内耳骨迷路包囊的病变，以单一或者数个海绵状增生和致密的新骨灶形成为病理特征，多发于前庭窗前区，逐渐侵及环状韧带与镫骨足板，致镫骨固定，以双耳不对称性、进行性听力下降为临床特征。发病年龄多在中年，但也有出现在10岁以前者，女性要比男性多1倍。80%～90%病耳的耳海绵灶在前庭窗前区，30%～50%居蜗窗龛边缘，其次为足板本身或者居内耳道壁和半规管周围。半数病耳的病灶为单个，半数有2个以上病灶，70%～85%病人为双耳发病。其病因不明，主要认为与内分泌有关，另有遗传学说、病毒感染、胶原性疾病以及酶学说等。

【临床分类】

1. 镫骨性耳硬化症　病变侵及环状韧带，使镫骨活动受限或固定，出现进行性传音功能障碍者，称为“镫骨性耳硬化症”，早期表现为传导性聋。

2. 蜗性耳硬化症　若骨迷路耳蜗区或内耳道、听觉末梢器或者听神经纤维受损而发生进行性感音神经聋。

3. 混合性耳硬化症　两种病灶同时存在，临床出现混合性聋。

4. 组织学耳硬化症　若病灶仅局限于骨迷路的骨壁

内而未侵及传音和感音结构，可无任何症状，仅在尸头做颞骨组织切片时发现，这种不引起临床症状的纯骨迷路组织学的病变，称为“组织学耳硬化症”。

【诊断要点】

（一）症状与体征

1. 耳聋　非对称性进行性传导性听力减退，多为双侧性，伴自声过强。耳聋发生于10～30岁占77.3%，最常发生于20岁前后。有的患者因妊娠、外伤而加重。有些年轻人听力恶化较快，且伴感音神经性聋，言语辨别力下降。

2. 耳鸣　脉跳声或低频性耳鸣，耳蜗受累可有高频音耳鸣，持续性或间歇性。

3. 威利斯误听　听觉倒错（噪声环境中听觉改善），有此现象者占80%，一旦耳蜗受损此现象消失。

4. 眩晕　少数患者具有。

5. 查体　见鼓膜正常，有时可见鼓岬泛红表现（Schwartz征），表明有高度血管化的海绵灶存在。

（二）特殊检查

1. 听力检查

（1）音叉检查：连续音叉检查，Bezold三征，患者低频音叉气导显著缩短、低频音叉骨导较正常耳延长及林纳试验呈强阴性。若为单侧耳聋或者双耳不对称耳聋，则韦伯试验向患耳或听力较差侧。患耳骨导正常，甚至比正常耳延长。若为纯耳蜗性耳硬化症，则试验为林纳弱阳性，韦伯试验偏向听力较好侧。若为混合性聋，林纳试验为阴性，但患侧骨导较正常缩短。盖莱试验阴性示镫骨固定。

（2）纯音测听：镫骨性耳硬化症多为传导性聋，骨导听阈为0～10dB，气导听阈上升到40～60dB，言语区骨导正常，而在2000～4000Hz区有Carhart切迹。若病变累及耳蜗则呈混合性聋，气、骨导听阈均相应上升（图9-0-1）。

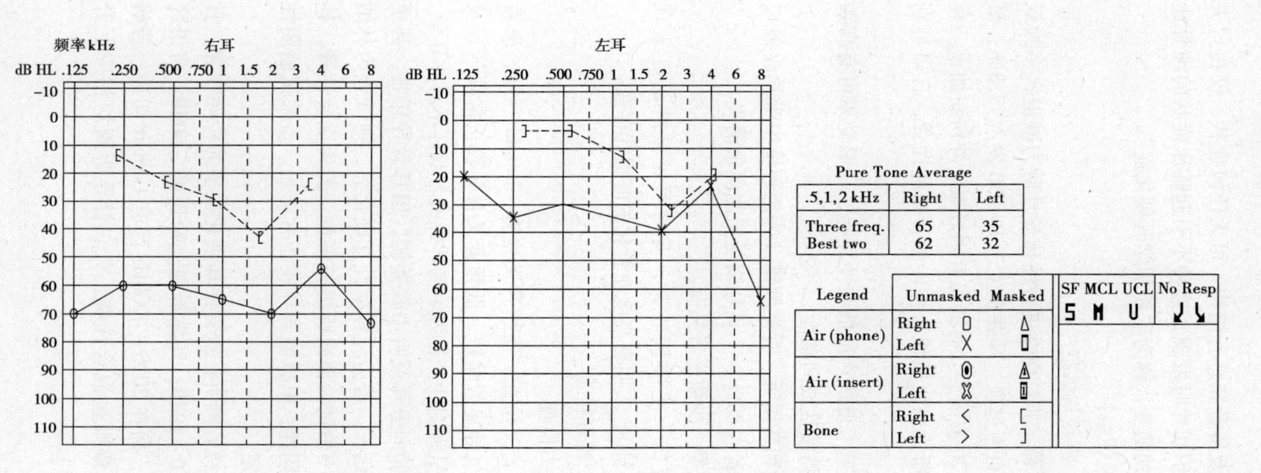

图9-0-1　耳硬化症纯音测听结果

（3）声导抗测试：镫骨性耳硬化症患者的早期鼓室功能曲线呈A型。随着镫骨固定程度加重，可呈低峰As型。镫骨肌反射早期可存在，后即消失。病变早期可引起特殊的“起止型”，双相曲线。

2. 颞骨高分辨CT　可显示镫骨足板增厚和前庭窗周围疏松与紧密的骨性增生性改变，有时可见耳蜗脱钙和增生的“双环征”现象（图9-0-2）。

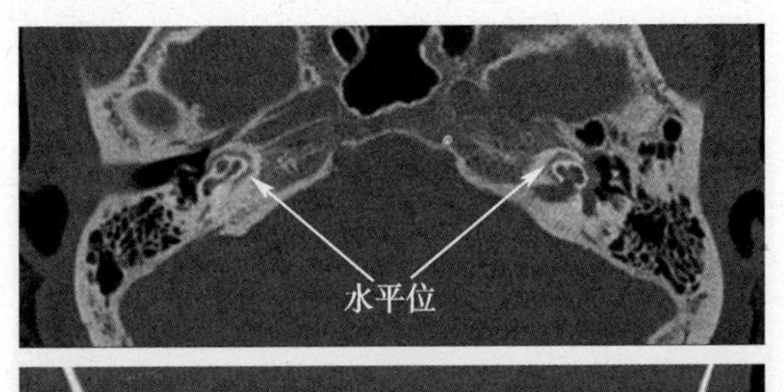

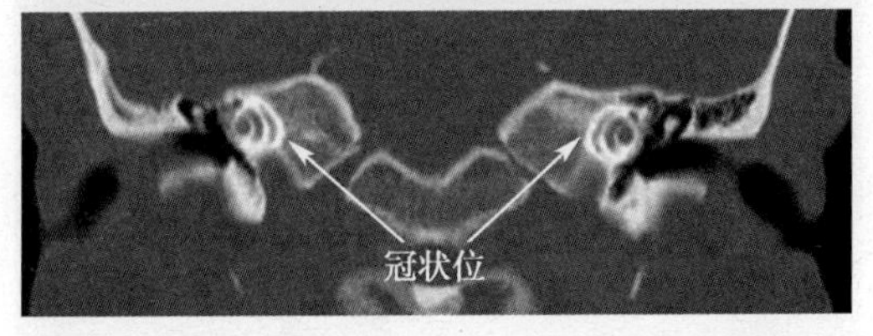

图9-0-2　耳硬化症的颞骨高分辨CT表现
白色箭头示双环征

【鉴别诊断】

需要与以传导性聋为临床表现的其他疾病相鉴别，如先天性听小骨畸形或固定、先天性前庭窗未发育、粘连性中耳炎和分泌性中耳炎、鼓室硬化症。

【治疗要点】

1. 保守治疗　无慢性肾炎及孕妇等禁忌证者，如拒绝手术或耳蜗型耳硬化症者，可口服氟化钠，20～60mg/d，疗效尚需观察。

2. 配戴助听器　凡不宜手术或不愿意手术者，均可试配助听器。

3. 手术治疗　镫骨手术矫治镫骨固定所造成的传音

障碍。目前推崇小窗技术人工镫骨植入术。

术中充分暴露镫骨及镫骨足板，采用 CO_2 激光 one-shot 模式底板打孔（图 9-0-3），植入人工镫骨后，激光切断镫骨足弓，激光辅助人工镫骨植入术提高了手术的安全性。人工镫骨有多种，主要由不锈钢丝套钩和特氟龙小柱组成，目前多采用钛合金人工镫骨（图 9-0-4）。人工镫骨小柱向前 45°斜面可避开球囊，而使术后基本无眩晕。镫骨手术困难（如面神经过垂）者可行内耳开窗术。

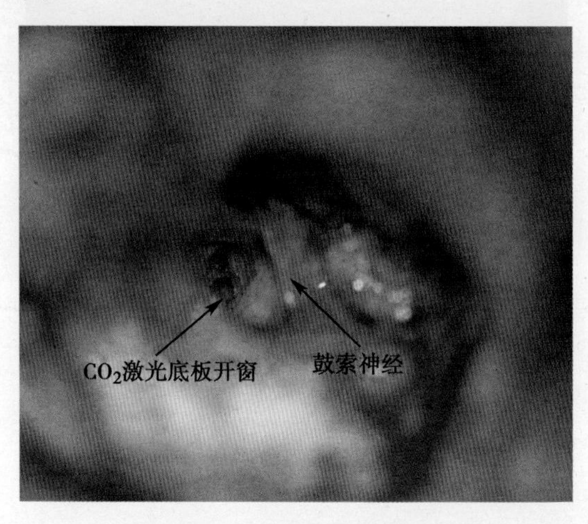

图 9-0-3　镫骨底板打孔

镫骨手术最适合对象是镫骨固定比较牢固、足板不易浮动者。“牢固”者的气骨导差为 35～40dB（语言频率均值），256Hz、512Hz、甚至 1024Hz 的林纳试验为阴性。气骨导差＜35dB，仅 256Hz 的林纳试验阴性，宜延迟做镫骨切除术，因为术中镫骨足板容易浮动，术后听力增进有限。耳蜗型耳硬化症患者通过镫骨手术能消除 Carhart 切迹，骨导听阈可改善，对术后使用助听器有一定帮助。当然语言识别力太差或新近数月有眩晕发作者不宜手术，仅有单耳听力的耳施行手术要慎重。

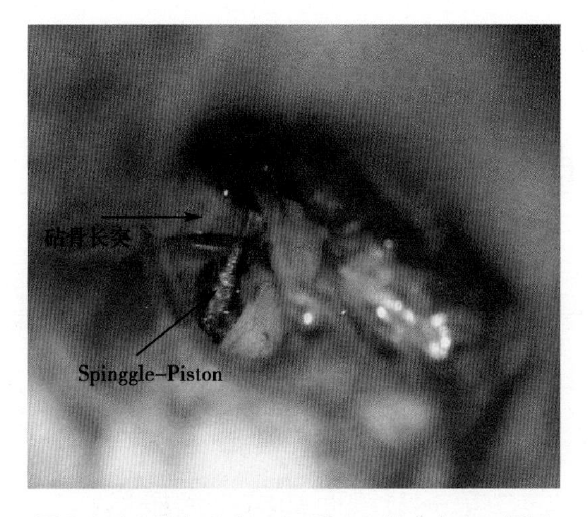

图 9-0-4　植入 Spinggle- Piston 钛合金人工镫骨

（迟放鲁）

第十章 面神经疾病

第一节 面神经疾病概述

【概述】

面神经支配除上睑提肌以外的所有表情肌，司理泪腺、鼻腔黏液腺、下颌下腺、舌下腺的分泌，管理舌前2/3的味觉。面神经出颅后弯曲走行于颞骨中，为人体骨管内走行最长的脑神经。面瘫（facial paralysis）又称面神经麻痹，是以面部表情肌群运动功能障碍为主要特征的一种常见病。面瘫诊断一般不难，但需通过查体和各种检查尽可能明确面神经的受损程度和部位，并对病因和预后进行判断。

【诊断要点】

（一）症状与体征

1. 主要表现为突然或逐渐出现的口角歪斜、闭眼障碍、抬眉无力，可伴有溢泪、鳄鱼泪、无泪、味觉异常、听觉过敏、联动。

2. 贝尔征为闭眼时，眼球不自主向外上方运动，出现“露白”现象。该体征具有保护角膜的作用。

3. 一侧面部上、下表情肌均瘫痪提示面神经周围性损害。两侧上部面肌运动存在，如蹙额、闭眼，一侧下面部随意运动消失，但在感情激动时全部表情肌仍有情感的自然流露，提示对侧中枢性面神经损害。

（二）特殊检查

1. 定位检查

（1）泪液分泌试验：将两条 50mm × 5mm 的滤纸顶端折叠 5mm，分别置于双侧下睑穹窿中，5 分钟后比较两条滤纸泪液浸湿的长度。若两侧相差超过 30%，提示膝神经节以上的面神经受损。

（2）镫骨肌声反射：应用声导抗仪测量声反射，反射消失提示镫骨肌支及其以上面神经病变。

（3）味觉试验：以棉签蘸糖、盐、醋等，比较双侧舌前 2/3 的味觉反应，如味觉消失提示面神经损伤在鼓索神经水平或以上。

（4）影像学检查：颞骨 CT 可显示面神经骨管受损的部位；MRI 可显示面神经水肿或面神经肿瘤情况。

2. 判断面神经损害程度的检查

（1）神经电图：应用表面电极记录双侧面肌复合动作电位，比较双侧电位振幅，估测面神经的退变程度。计算公式：退变百分比 =（健侧振幅 – 患侧振幅）/健侧振幅。一般退变比例小于 30%，多可痊愈；退变在 70% ~90% 提示可能会残留轻中度功能障碍；退变在 90% 以上提示预后差。

（2）肌电图：通过插入肌肉中的针形电极记录单个运动单位的电活动。若无任何电活动，提示面神经完全麻痹。纤颤电位、正锐波等失神经电位提示神经变性。若出现多相运动单元电位则提示神经再生。

（3）神经兴奋性试验：将刺激电极放在面神经主干或分支上，比较双侧引起面部轻微收缩的最小刺激电流量。双侧差大于 3.5mA 提示面神经变性且预后较差。

需要注意的是，由于面神经电图和神经兴奋性试验检测时均需要面神经变性已向茎乳孔远端发展，故检查时间一般不早于 3 天。而在面瘫后期，神经电图的结果往往不能及时反映面瘫的恢复情况。

3. 面瘫程度的主观评价　目前常用 House-Brackmann 面神经分级系统（H-B 分级）（表 10-1-1）对面瘫程度及治疗后恢复情况进行评价。

表 10-1-1 House-Brackmann 面神经分级系统

级别	静态	运动			再生缺陷
		闭眼	口角	抬眉	
Ⅰ	正常	正常	正常	正常	无
Ⅱ	基本对称	轻用力完全闭合	轻微不对称	中度以上运动	可能有轻微联动
Ⅲ	基本对称	用力可完全闭合	用力不对称	轻-中度运动	明显联动、挛缩或痉挛，无毁容貌
Ⅳ	基本对称	闭合不全	用力仍无力，明显不对称	不能	严重联带运动或痉挛
Ⅴ	明显不对称	闭合不全	微动	不能	常无联带运动、挛缩和痉挛
Ⅵ	明显不对称	无运动			无

【治疗要点】

1. 根据病因采取相应治疗，详见本章其他节。

2. 保护角膜　根据闭眼情况，日间可选用滴眼液，夜间可涂抹眼膏或戴眼罩。

3. 肌肉锻炼　自主的面肌运动锻炼能促进面神经的恢复。

（高志强）

第二节　外伤性面瘫

外伤性面瘫（traumatic facial nerve paralysis）约占周围性面瘫的1/3，可出现于侧颅底骨折或侧面部的暴力伤，其次为颞骨内手术损伤等所致。

一、颞骨骨折引起的面瘫

【概述】

外损伤性面瘫中约80%为颞骨骨折所致，其中横行骨折中发生面瘫的机会较多，约占50%，纵行骨折中面瘫的发生率占15%～25%。常见病因：①面神经管骨折，碎骨片嵌顿，导致面神经部分断裂或者完全断裂；②面神经管内出血，鞘膜挫伤，神经水肿，骨管可完整，③颞骨骨折合并脑外伤、脑干外伤时，除可出现颞骨内面神经损伤外，可合并面神经中枢损伤，但此种情况极少见。

【诊断要点】

根据外伤病史、面部肌肉活动情况、面神经功能检查以及CT扫描，可以明确诊断，部分患者CT检查中不易判断损伤部位的，可结合必要的定位试验检查。

（一）症状与体征

1. 周围性面瘫　外伤性面瘫表现为面部肌肉的随意运动障碍，不能表情，多为周围性面瘫表现（图10-2-1）。上面部随意运动障碍时，额纹变浅或消失，不能抬眉、蹙额，眼睑不能闭拢，长时间后可出现下睑外翻、流泪，结膜及角膜干燥，发生结膜炎及角膜炎。下面部麻痹时，口角下垂并向对侧歪斜，鼻唇沟平浅或消失，示齿时更为明显。鼓腮时患侧面颊鼓出较健侧明显，甚至漏气。语言发音欠清晰，不能发“波”、“坡”等爆破音，还可有味觉减退、泪腺及唾液腺分泌减少等。应注意区分外伤性面瘫下面部麻痹与中枢性面神经麻痹，后者可同时有舌运动麻痹，而味觉、泪液和唾液腺分泌功能正常。

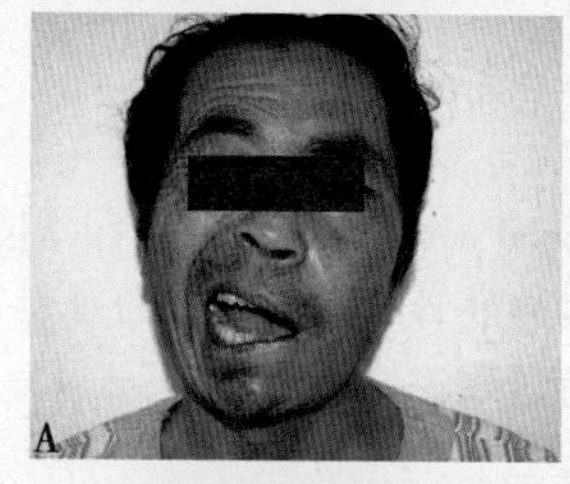

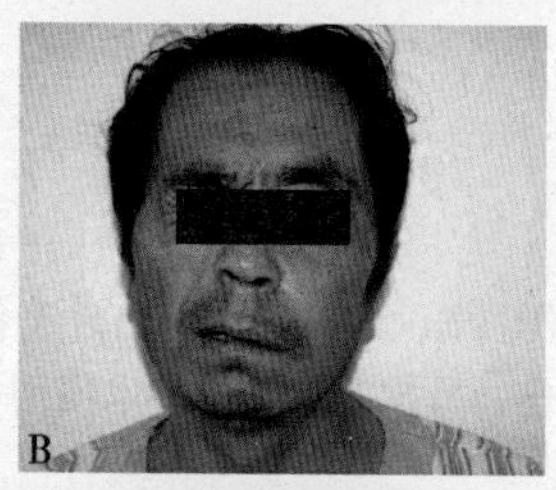

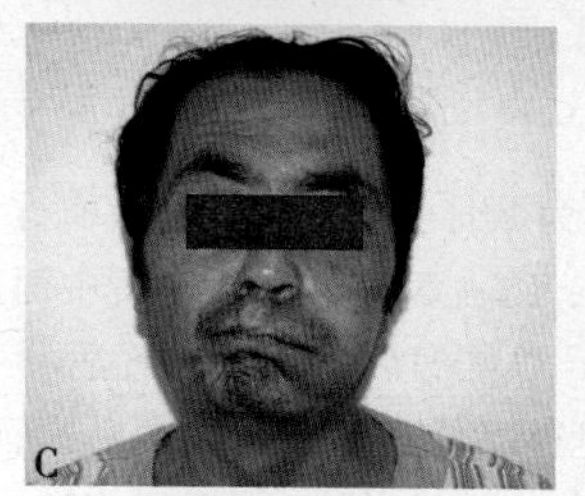

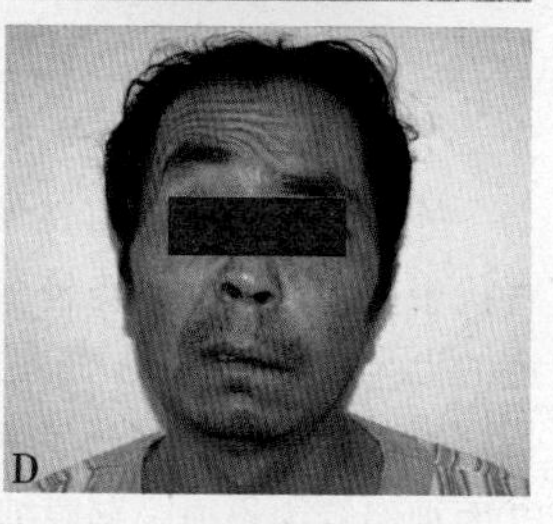

图 10-2-1　左侧外伤性面瘫患者面部表现
HB-Ⅴ级，患侧额纹消失，闭目不全，
口角向健侧偏斜，鼓腮漏气

2. 听力下降及耳鸣　因损伤部位和程度不同，可有传导性聋、感音神经性聋或混合性聋。骨折主要伤及中耳时可出现传导性聋和低频耳鸣，伤及内耳时可出现感音神经性聋，多为高频耳鸣。如同时伤及内耳和中耳可出现混合性聋。

3. 眩晕　骨折伤及迷路前庭可发生眩晕。

4. 脑脊液漏　骨折可导致硬脑膜损伤破裂，脑脊液可经鼓室、鼓膜或咽鼓管流出，形成耳漏、鼻漏。

5. 出血　出血可经外耳道或咽鼓管流出。鼓膜未破裂时，鼓室积血可表现为蓝鼓膜。

6. 全身症状　颞骨骨折时可伴有不同程度的颅脑外伤，可出现头痛、昏迷等症状，可由神经内科、外科等共同诊治。

（二）特殊检查

1. 影像学检查　颞骨 CT 多可确定面神经骨管骨折的部位（图 10-2-2）。

2. 神经电生理检查

（1）神经兴奋性实验：可根据患侧及健侧兴奋阈差值来判断神经病变性质，估计预后。

（2）神经电图：适用于外伤 3 日后 3 周内，是目前常用的一种评定面神经蜕变纤维数量的检查方法。

（3）肌电图：面瘫发生 3 周内，肌电图无评估预后的价值。手术中可采用刺激神经干诱发肌电图以确诊损伤平面。

3. 定位试验

（1）泪腺分泌实验：患侧泪分泌比健侧减少到 1/2 或完全无泪时，提示损伤部位在膝神经节平面以上。

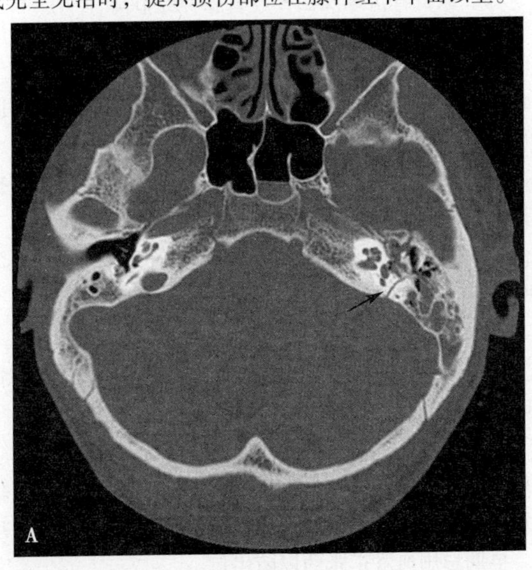

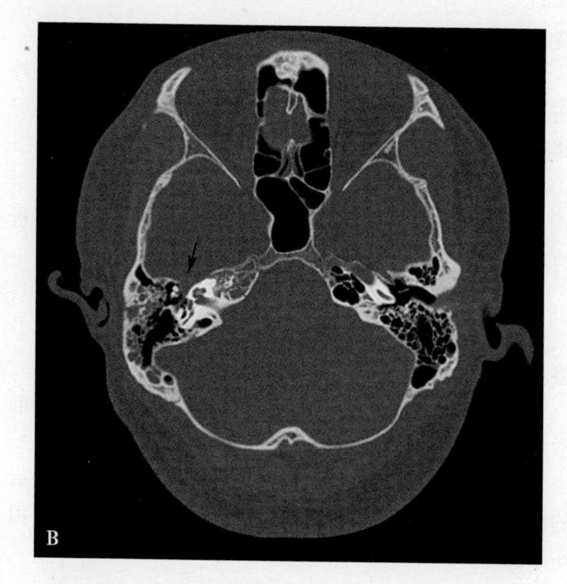

10

图 10-2-2　颞骨骨折损伤面神经的颞骨 CT 表现
A. 横行骨折累及面神经管水平段及外膝部（↑）
B. 纵行骨折累及面神经管膝神经节窝（↑）

（2）声反射试验：反射阈升高或消失提示损伤位于镫骨肌支平面以上，但可受听力障碍的影响而出现假阴性反射。

（3）味觉试验：患侧舌前 2/3 味觉减退或消失，提示损伤位于鼓索神经支平面以上。

4. 面神经损伤功能分级：临床最常用的分级方法为 House- Brackmann 分级系统（详见本章上一节）。

【治疗要点】

临床上首先应确定损伤的部位和程度，然后选择合理的治疗方案。

1. 保守治疗　对不完全性面瘫，病情稳定，不继续加重者，仅做保守治疗，如糖皮质激素，维生素 B_1、维生素 B_{12}，腺苷三磷酸（ATP）以及物理治疗和针灸治疗等。早期忌用血管扩张药以防出血。

2. 手术治疗　即发性完全性面瘫，6 天内神经变性达 90% 者，最好在伤后 3 ~ 4 周手术，效果较好。迟发性完全性面瘫，6 天内有 90% 神经纤维发生变性者应尽早手术。外伤后 6 ~ 8 周，神经多已出现萎缩和纤维化，手术效果一般不理想，但仍应手术，争取面神经功能得到比较好的恢复。

手术径路应参照神经损伤部位、定位试验结果，以及患者的听力情况而定，可以选用经乳突径路减压术（图 10-2-3）、颅中窝径路膝神经节区减压术（图 10-2-4）或颅中窝乳突联合径路全程减压术等方式。

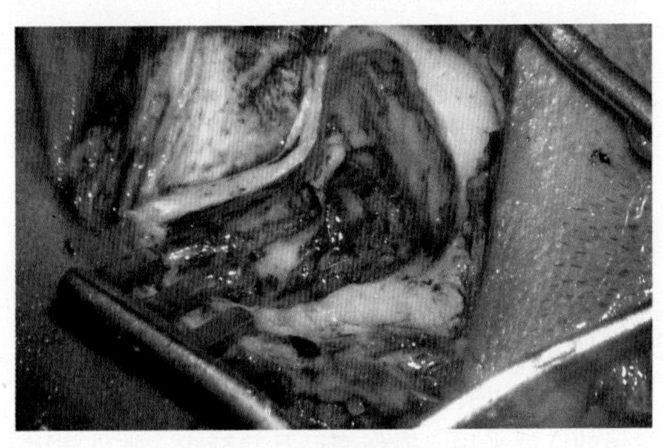

图 10-2-3　乳突径路面神经减压术
减压范围茎乳孔至膝神经节

【预后】

1. 相比完全性面瘫，不完全性面瘫预后一般较好。

2. 外伤 1 ~ 2 周后逐渐出现的迟发性面瘫，其面神经的完整性一般未遭破坏，多因面神经水肿或神经管内血肿压迫所致，预后一般比外伤后立即发生的即发性面瘫好，但也可因发生部分或者全部神经变性导致疗效欠佳。

3. 外伤后面瘫发生的时间可能因患者昏迷、面部肿胀，或者注意力集中在颅脑外伤而不能被及时发现，所以，区分有一定困难。

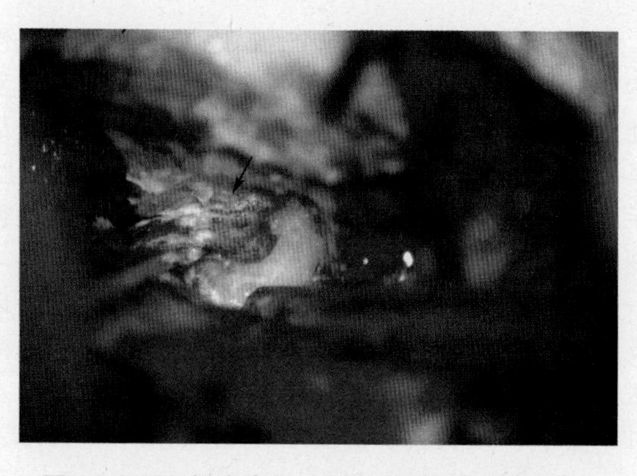

图 10-2-4　颅中窝径路膝神经节区面神经减压
术中见膝状神经节（→）肿胀，色苍白；
减压完成后神经颜色渐变红

二、颞骨内手术外伤引起的面瘫

【概述】

颞骨内手术一般指鼓室成形、乳突根治、镫骨手术和先天外耳道闭锁小耳畸形成形术而言。近年来因手术显微镜的广泛采用，损伤率已日趋减少。常见病因有：①中耳胆脂瘤有严重骨质破坏，使面神经暴露、肉芽增生、解剖标志不清，术中易于损伤或误以为肉芽被刮除；②先天性神经管裂缺和神经走行异常，文献报道颞骨解剖发现面神经管裂缺率为66.7%，多位于水平段，其中48%位于前庭窗附近，中耳炎时暴露的神经充血水肿，与肉芽混杂在一起。先天外耳道闭锁、小耳畸形者面神经走行异常占1/3，故手术时易于伤及；③手术失误去除上鼓室外侧壁、断桥及磨低面神经嵴时，电钻方向不对或滑脱伤及面神经，术中过度牵拉鼓索神经或者电钻产热也能损伤面神经。

【诊断要点】

根据明确的颞骨内手术史，以及术中、术后出现手术侧周围性面瘫表现，诊断不难。

【治疗要点】

1. 终止手术 术中发生面神经损伤时应立刻终止手术，应选择设备条件好、技术水平较高的医院治疗。

2. 尽快手术探查 此类患者由于中耳乳突腔内解剖结构不清，有的可充满瘢痕和肉芽组织，寻找损伤的神经非常困难（图 10-2-5），原则上应尽快手术探查。

在显微镜下首先找到面神经附近的解剖标志，如咽鼓管、匙突、外半规管、前庭窗、蜗窗和二腹肌嵴等。通常由正常骨管和神经开始探查，遇有可能神经组织可用探针刺激，观察面肌有无抽动，严重面瘫患者术中神经监测无效。在彻底清除病灶和肉芽的情况下再考虑处理神经。如为先天性骨管裂缺、神经疝出，应将上、下两端骨管磨除直到正常神经干为止，并将神经鞘膜纵行切开减压；如为骨片嵌顿压迫，去除骨片即可；如为部分撕裂伤，应将鞘膜切开，修整神经纤维和鞘膜使之复位和断端对接；如为神经缺损，则考虑采用耳大神经或腓肠神经进行移植。术后迟发性面瘫，程度较轻者，如术者可以明确术中面神经状态，可以考虑使用激素，抽出填塞纱条观察，否则建议尽早手术探查，以获得更好的面神经恢复的机会。

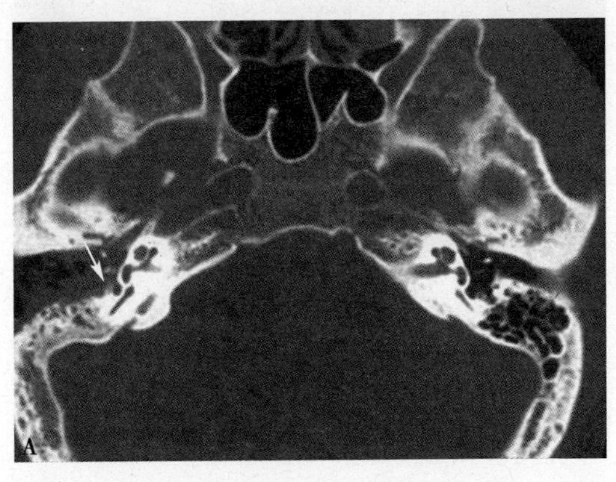

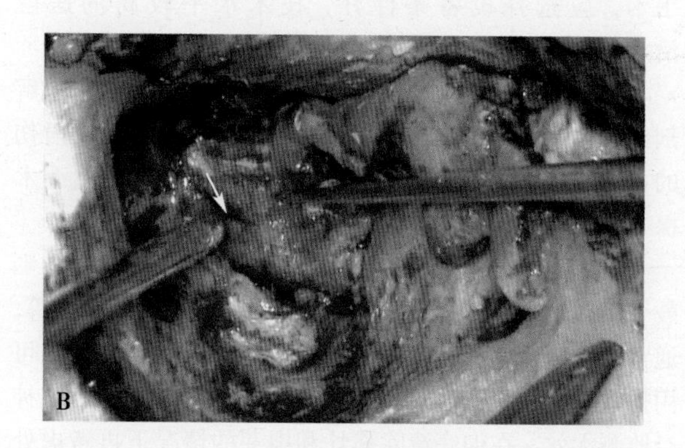
B

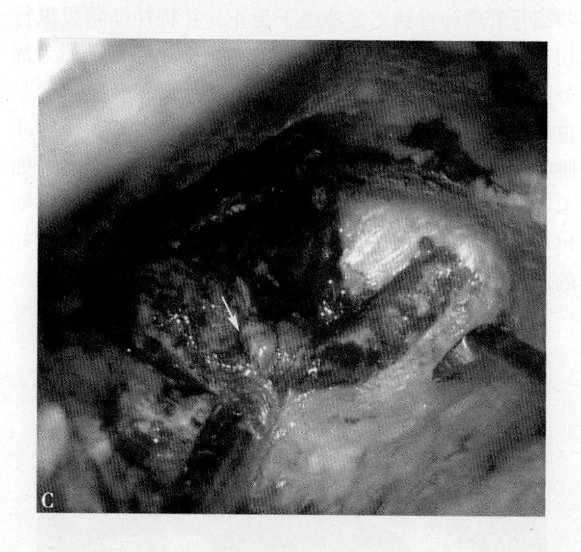
C

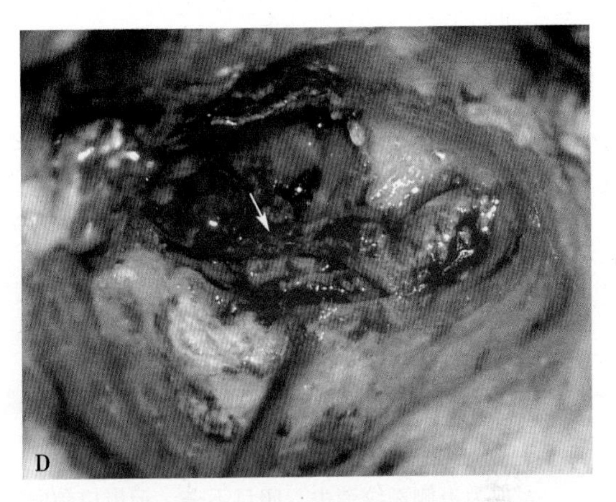

图 10-2-5　中耳乳突手术致面神经损伤

A. 中耳乳突术后，面神经水平段及外膝部管（→）显示不清　B 和 C. 面神经水肿，与周围软组织粘连（→）　D. 面神经水平段骨管及外膝部破坏（→），近中枢端神经明显增粗，膨大呈神经瘤样改变

（韩月臣）

第三节　贝尔面瘫

【概述】

贝尔面瘫（Bell's paralysis）是一种原因不明的急性周围性面神经麻痹，约占所有急性面瘫的近 3/4，可发病于任何年龄，年龄均数在 40 岁，在年龄大于 70 岁的老人及 10 岁以下的儿童发病率最高，发病在左右两侧和性别间无明显差异。贝尔面瘫病因不明，目前大多数学者认为贝尔面瘫是由于 HSV-1 病毒（单纯疱疹病毒 1 型）感染导致面神经炎造成。

【诊断要点】

（一）症状与体征

1. 突发性　突然发生且持续超 48 小时的单侧轻

瘫，约1～7天发展为完全性面神经麻痹（图10-3-1），对侧同时或迟发性受累也有报道，其进展过程不应多于3周。

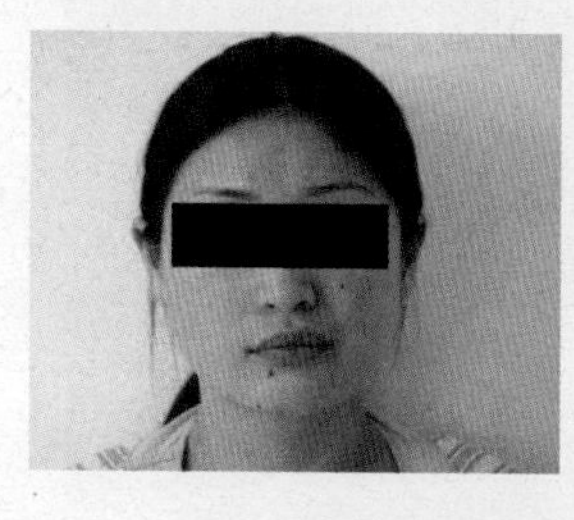
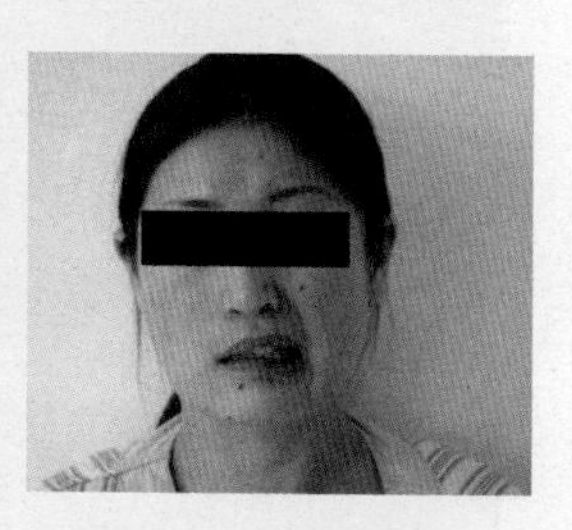

图10-3-1　右侧贝尔面瘫

表现为患侧额纹消失，闭目不全，示齿口角向健侧偏斜等周围性面瘫表现

2. 周围性面瘫　主要表现为单侧面神经麻痹所致的同侧上、下部面部表情肌的无力或弛缓瘫痪。具体表现为：静态下额纹、眼裂、鼻唇沟、口角不对称，动态下抬眉、闭眼、示齿、鼓腮等面部表情障碍。应与中枢性面神经麻痹鉴别，两者主要区别为中枢性面神经麻痹蹙额运动正常、闭眼有力、对称性眨眼。

3. 耳颞部疼痛　通常出现在同侧耳后，有时放射到面部、咽部或肩部。

4. 部分患者可能出现舌前2/3味觉减退、舌麻木及听觉过敏、眼干等。

5. 多组神经炎表现　包括三叉神经、舌咽神经等神经分布区域感觉减退或过敏、角膜反射障碍、舌咽反射不对称；前庭神经受累可引起眩晕等症状；舌下神经功能障碍可引起伸舌偏斜。

6. 病程自限性　本病可自行缓解，其进展过程不应超过3周，1年内面瘫症状能够恢复或有改善，约4/5的患者面神经功能可完全恢复。

（二）特殊检查

1. 面神经电图肌电图检查　在完全性面瘫发生后3

天至3周内进行。

2. 定位实验　可有助于确定急性面神经麻痹的损伤部位，可能出现患侧泪液分泌减少、舌前2/3味觉减退、镫骨肌反射消失等，但有研究报道称泪液实验并不能准确判断面神经损伤部位。

3. 增强MRI　可直接显示水肿变性的面神经，已作为贝尔面瘫的诊断工具，但并不是每个患者都需进行。

（三）诊断步骤

1. 排除中枢性面神经麻痹　中枢性面瘫表现为面上部肌肉运动存在，如抬眉、用力闭眼正常等；而面下部肌肉呈痉挛性瘫痪，如鼻唇沟变浅、不能示齿、不能鼓腮；泪液、味觉、唾液等功能正常。

2. 排除其他周围性面瘫　应通过详询病史及仔细的体格检查排除其他周围性面瘫。

3. 对不能确定患者应行听力学、前庭学及影像学检查。

【鉴别诊断】

1. 亨特综合征　是由带状疱疹病毒感染导致的多发性神经病变，主要表现为突发性周围性面神经麻痹，患耳疼痛。耳廓、鼓膜、外耳道疱疹，有的患者可能还有耳鸣、眩晕、听力下降等。其面瘫严重，预后较差。

2. 急、慢性中耳乳突炎　中耳炎中约有4%出现周围性面神经麻痹，是由于炎症侵犯神经所致，这种面神经麻痹起病急缓不一，根据病史、体检、影像学及听力学检查可明确诊断。

3. 占位性病变　其引起的面瘫通常有以下特点：病程长、缓慢发生；面神经功能在6个月内无恢复迹象；常伴随有面肌痉挛；可伴有其他脑神经功能障碍；长时间耳、面部疼痛。可通过影像学、病理学明确诊断。

4. 外伤性面瘫　外伤性面瘫（包括手术所致）根据损伤程度和部位不同临床表现不尽相同，可是即刻出现的，也可是延迟出现的；可以是部分麻痹，也可以是完全麻痹。通过详问病史和影像学检查可明确诊断。

【治疗要点】

（一）保守治疗

1. 糖皮质激素冲击疗法　泼尼松1mg/(kg·d)（最大不超过60mg），连续使用4天后逐渐减量，总疗程为10天。若面瘫比较严重，可连续用7～10天，之后在7～10天内逐渐减量至停用。

2. 抗病毒治疗　阿昔洛韦每天3次，每次500mg，连用10天。

3. 其他药物：血管扩张药如烟酸、右旋糖酐-40等，维生素B_1、维生素B_{12}、ATP等。

4. 保护角膜　因泪液分泌减少、眼睑闭合不全，容易发生角膜炎，严重者会造成失明。保护措施包括局部用药、佩戴防风镜，减少户外活动，睡眠时用无刺激眼药膏涂抹患侧眼裂。

5. 高压氧治疗　可改善组织微循环，纠正神经缺血、缺氧，有助于减轻神经变性。

6. 物理治疗　局部可热敷、按摩、功能训练，也可用红外线照射理疗。

（二）手术治疗

目前对面神经减压术的时机、指征、进路及减压范围仍有争议，应根据面瘫的程度，系统的电检查及定位实验结果及患者的具体情况决定。

（1）不完全性面瘫：初期可保守治疗，如发展为完全性面瘫，可按完全性面瘫处理。

（2）完全性面瘫：面瘫发生2周内无面部肌肉自主运动，且面神经电图提示神经变性超过90%及以上为手术指征。目前多采用经颅中窝入路面神经减压术，或联合乳突进路的面神经全程减压术。

（韩月臣）

第四节 耳带状疱疹

【概述】

耳带状疱疹（herpez zoster oticus）指由水痘-带状疱疹病毒侵犯面神经膝神经节以及邻近神经而出现的耳周带状疱疹、周围性面瘫、耳聋、耳鸣、眩晕等症候群，最早由 Ramsay Hunt 医师报道，因此，临床上又称为 Hunt 综合征（Ramsay Hunt's syndrome）。本病常累及一侧，受凉、疲劳、机体抵抗力下降为重要诱因。本病并不少见，青年及老年患者居多，与贝尔面瘫相比面瘫严重、预后差。

【诊断要点】

（一）症状与体征

1. 起病之初可有全身不适、低热、头痛、乏力等上感前驱症状。

2. 继而出现耳廓、外耳道内、耳周疼痛，疼痛可剧烈，并出现耳部疱疹，疱疹多分布于耳甲腔、耳屏、乳突区、外耳道等处（图 10-4-1）。

3. 面瘫初始多为不完全性，数日至 2～3 周内迅速发展为完全性面瘫。“面瘫、耳痛、疱疹”被称为 Hunt 综合征的三联征。按面神经受侵犯部位可伴发不同症状。

（1）侵犯鼓索神经则患侧舌前 2/3 味觉丧失。

（2）侵犯镫骨肌支则患侧可有听觉过敏。

（3）侵犯膝神经节可使患侧泪腺分泌减少甚至无泪。

（4）如病变累及听神经、前庭神经则可出现患侧感音神经性聋、耳鸣、眩晕、平衡失调等症状。

（5）个别患者，病变可累及三叉神经、展神经、舌咽神经、迷走神经、副神经、舌下神经，而出现相应症状。

4. 由于本病累及的范围不同，临床症状变异较大，疱疹和面瘫出现时间可先后不一，大多数患者先出现疱疹。

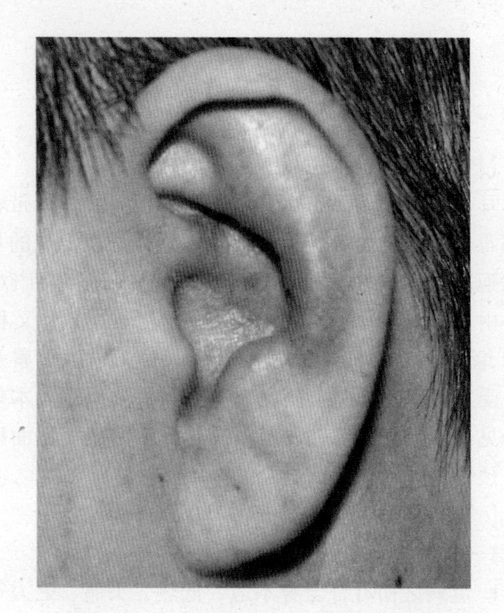

图 10-4-1　疱疹分布于耳甲腔周围，皮肤充血，可见小水泡

（二）特殊检查

主要为判断面神经病变部位定位、病变程度，以及排除性检查。

1. 泪液分泌试验、镫骨肌反射、味觉试验、唾液分泌试验可大致判断面神经的病变部位。

2. 电生理检查法如面神经电图、面肌电图、面神经潜伏期试验、感应电及直流电试验、神经兴奋性试验、最大刺激试验等，可测定面神经变性纤维所占百分比，其中面神经电图临床应用广泛，为面神经减压术提供客观数据。

3. 当病变累及听神经、前庭神经而出现听力下降、眩晕等症状时可行纯音测听、听性脑干反应、前庭功能检查。

4. 行血清水痘-带状疱疹病毒抗体滴度测定及补体结合试验可辅助诊断。

5. 症状不典型、诊断困难时，可行颞骨 CT 及 MRI

排除颅内病变。

【鉴别诊断】

1. 贝尔面瘫　以面瘫为首发症状的耳带状疱疹主要与之鉴别，无疱疹、无发热等前驱症状，无前庭及耳蜗受累，血清学检查提示单纯疱疹病毒感染。

2. 突发性聋　以耳聋、耳鸣和眩晕等第Ⅷ对脑神经受累为首发症状的耳带状疱疹需与之相鉴别，其病程中不会出现面瘫及疱疹。

3. 疱疹性咽峡炎　以咽喉疼痛、咽部疱疹为首发症状的耳带状疱疹需与相鉴别，可呈季节性流行，病程不会出现面瘫。

【治疗要点】

目前本病治疗同贝尔面瘫，主要采用糖皮质激素、抗病毒药联合治疗，另外，可联合应用扩血管、营养神经药物；不同于贝尔面瘫，该病可加用抗菌药物治疗继发细菌感染。

1. 糖皮质激素　消除面神经水肿，减轻去神经支配，抑制炎症反应，利于面瘫恢复；在没有禁忌证的情况下，在发病48～72小时内，建议开始口服泼尼松1mg/(kg·d)，最大为60mg/d，共5天，以后每天减10mg/d口服，共10天；推荐采用早晨一次顿服。

2. 抗病毒药　该病由水痘-带状疱疹病毒感染所致，常选用阿昔洛韦进行抗病毒治疗，抑制病毒复制；成人每公斤体重5～10mg溶于5%葡萄糖注射液内静脉滴注，每8小时1次，共用7天。

3. 其他可试用血管扩张药（氟桂利嗪、尼莫地平、右旋糖酐-40等）、B族维生素（维生素B_1、维生素B_{12}）、能量合剂（ATP、辅酶A）等。

4. 针对患侧眼睑闭合不全，泪液分泌减少，为保护角膜，预防眼部并发症，需采取措施如滴用人工泪液、佩戴防风眼镜，睡眠时使用无刺激的眼膏及佩戴眼罩等。

5. 物理治疗　急性期可行超短波透热疗法、红外线照射等以利于局部血液循环，消除水肿；恢复期可行针刺、电针治疗等。

6. 康复治疗　患侧面肌活动恢复时可尽早进行功能锻炼，进行皱眉、抬额、闭目、示齿、鼓腮、吹口哨等，辅以面部肌肉按摩锻炼。

7. 手术治疗　病变程度重，保守治疗恢复欠佳者可行面神经减压手术，但尚存在较大争议。如行手术，宜行全程减压。

8. 其他　对症处理如镇痛、抗眩晕治疗等，中医中药及针灸治疗可能对神经恢复有一定帮助。

【预后】

总体预后较贝尔面瘫差，面神经功能恢复情况与神经纤维变性多少有关，伴有其他脑神经受损者，面神经功能恢复更差。在完全性面瘫患者中能完全恢复的不到10%；在不完全面瘫中仅66%患者能完全恢复。

（韩月臣）

第五节　面神经瘤

【概述】

面神经瘤（facial neuroma）由Schmitt于1930年首次报道，临床上较为少见，占颞骨肿瘤的1%以下，占周围性面神经麻痹病因的5%以下。临床发现肿瘤时，面神经麻痹的发生率约为50%。肿瘤可发生于从小脑脑桥角至腮腺区的面神经任何节段和分支，膝神经节和迷路段的发生率最高，其次是水平段，垂直段和内耳道段发生率较低，颞骨外腮腺段发生率最低，大多累及2个或更多的节段。本病常见于中年人，女性略多于男性。

【病理分型】

面神经瘤多为良性，生长缓慢，原发于面神经的恶性肿瘤极为罕见。通常依据病理特征分为：面神经鞘膜瘤、面神经纤维瘤、面神经血管瘤、面神经脑膜瘤和神经肉瘤等。临床上以面神经鞘膜瘤最为常见，占面神经瘤的72%～80%，血管瘤占18%，纤维瘤和脑膜瘤各占

5%左右。面神经鞘瘤属于上皮来源良性肿瘤，从神经鞘膜的施万细胞发生，有完整包膜，生长缓慢，很少恶变。面神经纤维瘤来源于神经内膜、神经束膜或神经外膜，无包膜，常与神经纤维瘤病相关联，肿瘤与神经纤维分界不清，可为多发性，可恶变。

【诊断要点】

（一）症状与体征

1. 起病隐匿，早期可无症状。

2. 面瘫　进行性面瘫是本病的主要症状，个别可突然发生或反复发作。面瘫前可出现面肌痉挛。肿瘤位于面神经骨管内时面瘫较重，位于腮腺内时面瘫较轻或早期无面瘫。

3. 听力减退　肿瘤侵犯中耳时，耳聋可为传导性，侵犯内耳道时则为神经性，因肿瘤所在部位不同而异。常伴耳鸣。

4. 眩晕，平衡失调。

5. 其他　如面部、耳部疼痛；肿瘤位于鼓室段或乳突段并侵及中耳、乳突，合并感染时出现耳流脓。

6. 分支受累症状　岩浅大神经受侵犯时可出现溢泪；听觉过敏提示镫骨肌支受累；鼓索神经受侵犯时可出现患侧味觉异常。

7. 腮腺内面神经瘤可仅表现为耳下肿块和面瘫。

（二）特殊检查

1. 面神经检查　应观察面瘫属周围性还是中枢性，并视情况行电反应试验和定位试验。

2. 耳部检查　注意耳下和耳周有无包块。耳下或颈部上段的包块，质中等，边界清楚，合并同侧面瘫时，宜做细针穿刺细胞学检查。

（1）肿瘤发生于面神经乳突段并侵及外耳道时，外耳道后壁可见新生物。

（2）肿瘤位于鼓室而鼓膜完整时，透过鼓膜可见鼓室内有肿块影，肿块较大，鼓膜可膨出穿破鼓膜。

3. 听力学检查和前庭功能试验。

4. 影像学检查　影像学检查是诊断面神经肿瘤的主

要手段。

（1）颞骨高分辨率 CT（HRCT）可以清晰地显示面神经骨管，较小的面神经肿瘤在 CT 上表现为面神经径路上膨胀生长的肿块，而较大的面神经肿瘤在 CT 上表现为界限清楚的囊、实性病灶并伴随周围骨质的膨胀性破坏。

（2）CT（尤其 HRCT）结合 MRI 可以明确面神经肿瘤发生的部位、形态和范围，且可为面神经肿瘤的定性诊断提供一定线索。

1）面神经鞘瘤一般呈膨胀性生长，可形成较大肿块伴骨质破坏（图 10-5-1、图 10-5-2）。

2）面神经血管瘤 MRI 增强后 T_1 加权像最常见为膝神经节窝内边缘不清的强化肿物，CT 上以钙化或典型的蜂窝状骨针样结构为特征（图 10-5-3）。

3）面神经纤维瘤一般在面神经管内沿面神经长轴生长，面神经节段性棒柄状或梭形增粗。

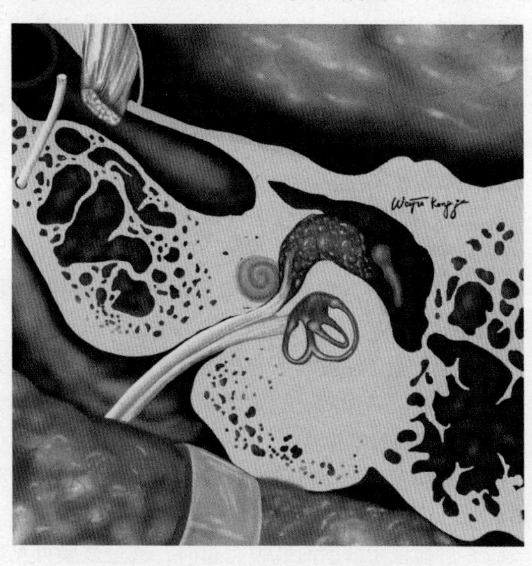

图 10-5-1　面神经鞘瘤示意图

面神经鞘瘤的典型表现为面神经肿物累及膝神经节和面神经鼓室段前部

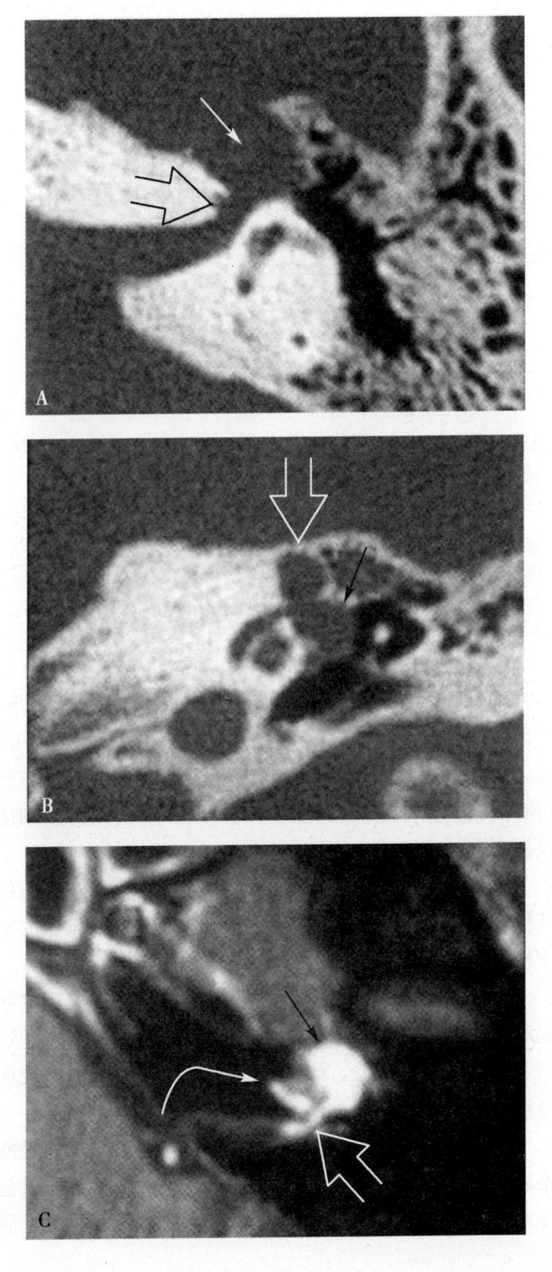
A
B
C

10

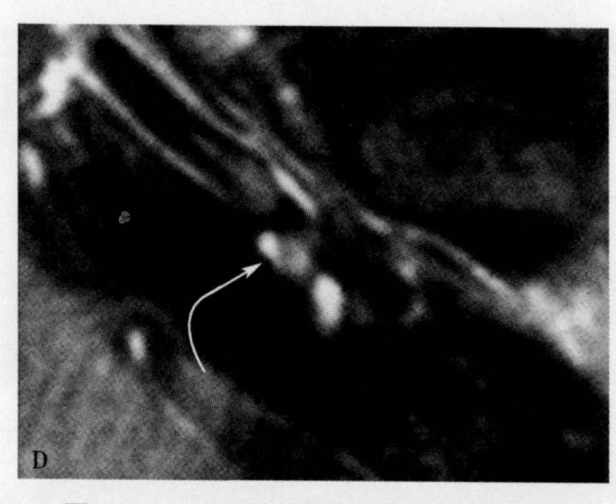

图 10-5-2 面神经鞘瘤 CT 及 MRI 表现

A 和 B. CT 轴位（A）和冠状位（B）显示面神经的膝神经节窝部（箭头）和迷路部扩大（空箭头）C 和D. 增强 MRI 轴位 T_1 加权像显示面神经鞘瘤强化累及膝神经节部（箭头）和迷路部（空箭头）；迷路瘘管：耳蜗（弯箭头）强化

【鉴别诊断】

根据临床表现、全面的神经系统检查以及听力学（必要时前庭功能）检查、影像学检查，本病诊断不难。进行性面瘫，或原因不明的完全性面瘫持续半年以上，或“贝尔面瘫”经治疗 6 个月仍无恢复迹象者，均应进行有关检查，排除本病。最后确诊及肿瘤类型的鉴别应根据病理检查结果。

本病应注意与胆脂瘤、中耳肿瘤以及小脑脑桥角的其他肿瘤鉴别。对于周围性神经麻痹，应通过详尽的临床检查及 CT、MRI 检查以避免误诊、漏诊。

1. 听神经瘤 听神经瘤一般以听力下降或前庭症状起病，肿瘤生长到一定程度压迫面神经才出现面瘫症状，但不能仅凭症状确诊，因为有些面神经肿瘤并不出现面瘫症状。

位于内耳道段的面神经肿瘤在影像学上与听神经瘤难以区分。若肿瘤向迷路段面神经方向发展甚至涉及膝神经节，则面神经瘤的可能性大；若肿瘤较小，听性脑

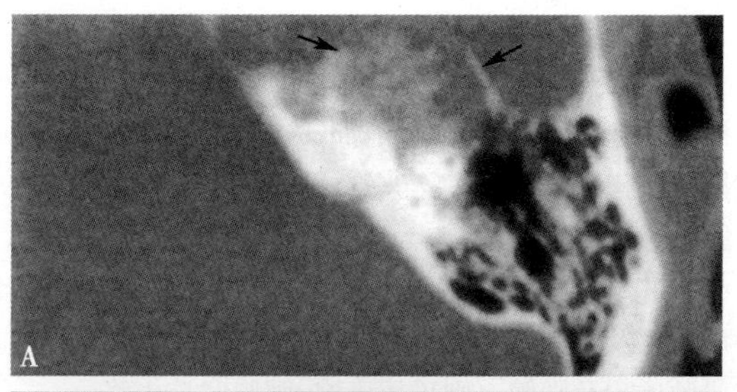

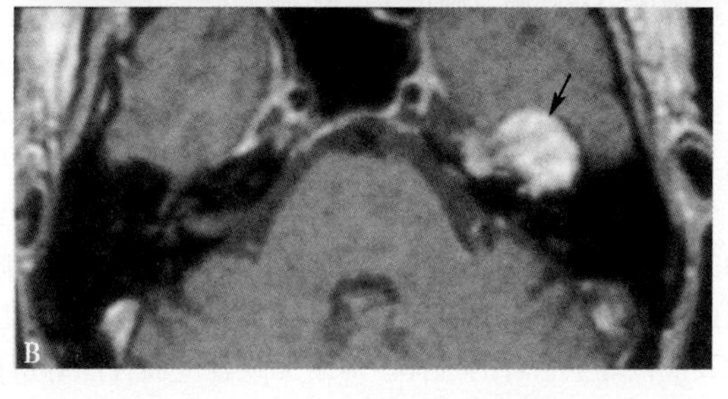

图 10-5-3　面神经血管瘤

A. CT 轴位显示扩大的膝神经节窝内有一个骨化性蜂窝状基质病变（箭头）　B. 增强 MRI 轴位 T_1 加权像显示膝神经节窝内一个高强化的肿物（箭头）

10

干反应检查异常，面神经电图正常，则听神经瘤可能性大。

最终诊断还需术中鉴定肿瘤的起源神经。

2. 岩部胆脂瘤　主要依靠增强 MRI 鉴别，面神经肿瘤强化明显或中等强化，而胆脂瘤不强化。岩部胆脂瘤患者 MRI 在 T_1 加权为低信号，T_2 加权为稍高信号，T_1 增强没有明显强化。

【治疗要点】

目前面神经肿瘤治疗以手术切除为主，在完全切除肿瘤的基础上，尽可能保存或恢复面神经功能是本病的治疗原则。手术径路应根据肿瘤的位置、大小、范围、与周围组织的关系、术前患侧听力、面瘫情况来决定。

1. 手术入路

（1）颅中窝入路：适用于面神经膝神经节肿瘤或肿瘤累及迷路段而听力正常的。当肿瘤累及面神经鼓室段时，患者听力保存较好，则采用乳突-颅中窝联合入路。

（2）乳突入路：适用于面神经乳突段肿瘤及鼓室段肿瘤未累及膝神经节并且听力正常患者。如果面神经鼓室段肿瘤累及腮腺，则采用乳突-腮腺联合入路。

（3）迷路入路：适应于面神经肿瘤侵入内耳道段面神经并且患者听力损失较重，或肿瘤侵犯 CPA。如果患侧耳是唯一有听力耳，不能采用迷路入路。

2. 手术时机　考虑到面神经瘤手术很难保留面神经的完整性，需要通过面神经重建来恢复部分面神经功能，因此，需根据肿瘤的部位、大小、发展速度综合考虑，尤其应该尊重患者的选择。对于无或轻度面神经麻痹的肿瘤，可以暂缓手术，严密随访，根据患者的要求亦可采用手术治疗。

3. 面神经的修复方法　因面神经肿瘤往往与面神经无法分离，故术中保持面神经连续性可能性较小，术后面瘫的程度有可能比术前更重。绝大数患者在术中切除肿瘤及受累面神经的同时要行面神经修复术。

面神经的修复方法有如下几种方式：面神经端-端吻合、耳大神经移植吻合、面神经-舌下神经吻合、面神经-副神经吻合等。如果术中切除面神经肿瘤后，面神经缺损在 5mm 以内，则可行面神经改道后无张力端-端吻合术。如果面神经缺损距离较长，无法行面神经改道吻合或端-端吻合术，或者端-端吻合后会增加面神经张力，则要施行面神经移植手术，常用的移植神经是耳大神经和腓肠神经。如果肿瘤切除后面神经中枢端无法利用，则要考虑使用其他神经的替代来实现面神经的重建，最常用的是面神经-舌下神经吻合术。

【预后及预防】

影响术后面神经功能恢复的因素是多方面，与全身状况、年龄、术前面神经功能、术前面瘫持续时间、面神经的是修复方式等有关。

（高志强）

第六节　半面痉挛

【概述】

半面痉挛（hemifacial spasm）是一种面部肌肉的不自主运动性疾病，表现为单侧面部表情肌肉的阵挛性或强直性抽动，通常累及单侧面部，也有先后双侧发病者，较为罕见。1875年该病最早由F. Schultze医师首次报道，1905年正式命名为半面痉挛。该病准确的发病率尚不清楚，文献报道的发病率约为9.8%～11%，女性发病率较高，男女发病比例约为1∶2。该病多为散发，没有家族聚集趋势。

【诊断要点】

（一）症状与体征

1. 发生部位　半面痉挛通常起源于单侧面部上方，大多自一侧眼轮匝肌开始，间歇性，发作没有规律，然后逐步向下发展，扩展到同侧颊肌及口轮匝肌等表情肌，但额肌一般不受累（图10-6-1）。

2. 痉挛发作不能自主控制，精神紧张、情绪激动、说话、瞬目等自主运动可诱发或使之加重，睡眠中亦可发生，患者可因抽搐而觉醒。痉挛发作频繁时可影响视力、语言与咀嚼功能。

（二）特殊检查

颞骨CT、MRI目的在于排除面神经瘤、听神经瘤等占位性病变引起的面肌阵挛。神经电图等神经电生理检查具有一定的参考价值。

【鉴别诊断】

本病需与特发性眼睑痉挛、运动性抽搐、面神经损

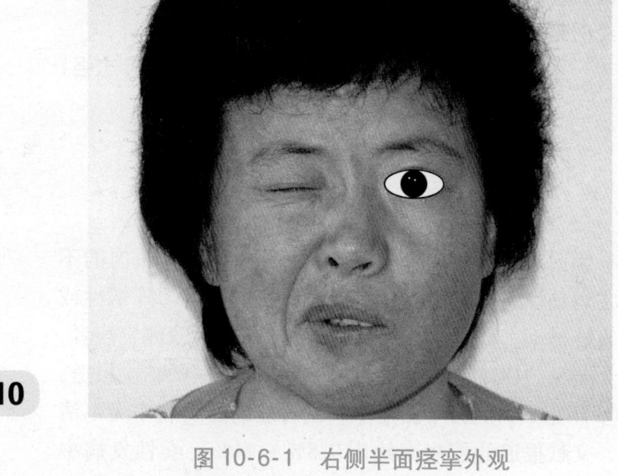

图 10-6-1 右侧半面痉挛外观

表现为右眼轮匝肌、颊肌及口轮匝肌的不规则抽动

伤后的错误修复、贝尔面瘫后遗症及儿童面肌习惯性跳动相鉴别。

【治疗要点】

目前尚无特效治疗，肉毒素注射是最常用的方法，其他药物治疗、微血管减压术可以使部分患者获益。

1. 卡马西平、苯妥英钠、地西泮等抗惊厥药物、镇静药，可以缓解部分患者症状，但疗效不肯定。

2. 面神经阻滞 肉毒素注射可以改善 75% ~100% 的临床症状，一般注射后 3 ~6 天起效，可以维持疗效 3 ~6个月。每个疗程肉毒素 A 的剂量为 10 ~34U，稀释后皮下注射。其缺点是疗效是暂时性的，需要每 3 ~6 个月重复注射，部分患者会出现轻度面瘫（23%）、复视（17%）、上睑下垂（15%）等。

3. 手术治疗 手术治疗通常选择乙状窦后入路（图 10-6-2），方法包括微血管减压术、面神经梳理术（图 10-6-3）等，可以采用锁孔技术显微镜下或内镜下完成，文献报道手术治疗半面痉挛的有效率约为90%，远期复发率约为20%。术中应用神经监测，可以帮助判断手术是否有效，可以提高手术的成功率。由于手术的有创性，主要的风险在于术后感染、脑脊液漏（2%～3%）、听力下降以及眩晕（7%～26%）等。

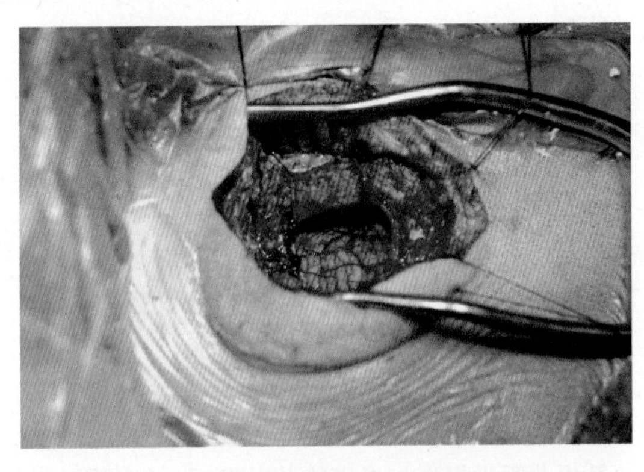

图10-6-2　乙状窦后入路手术进路

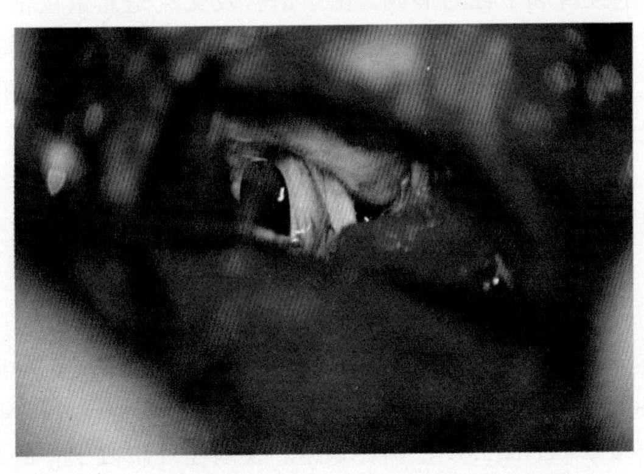

图10-6-3　术中使用显微刀梳理面神经

（韩月臣）

第十一章 感音神经性耳聋

第一节　新生儿听力筛查策略

【概述】

新生儿听力损失如果未能及时发现，将会影响其正常的发育和个性的形成，由于语言及交流是儿童正常发育的基础，因此，这一功能发育延迟会给儿童在教育、就业、社交和人格形成等方面带来一系列不良的后果。现代科学技术已经可以对新生儿及婴幼儿进行早期听力检测和诊断，新生儿听力筛查最根本的目的是“早发现、早诊断、早干预”，是一项系统化和社会化的优生工程。

【分类】

新生儿听力筛查有新生儿听力普遍筛查（universal newborn hearing screening，UNHS）和目标人群筛查（targeted screening，TS）两种策略。我国在现阶段推荐的策略首先是普遍筛查；在尚不具备普遍筛查条件的单位，也可采用目标人群筛查，将具有听力损伤高危因素的新生儿及时转到有条件的单位筛查。

1. 普遍筛查策略

（1）普遍筛查：产房和新生儿重症监护室的所有新生儿都应在出院前接受使用生理学测试方法的听力筛查。

对未通过出院前“初筛”者，应在出生后42天内（新生儿重症监护室的婴幼儿可酌情稍延）进行“复筛”。

（2）3个月内接受诊断：对所有未通过“复筛”的婴幼儿，应在3个月内开始相应的医学和听力学评价，争取尽早明确诊断。

（3）6个月内接受干预：凡符合针对性听损失诊断的婴儿，应在6月龄内接受多项跨学科的干预服务。干预应建立在家庭经济能力，家长知情选择，文化、传统和信仰的基础上。一个具有家庭特色的聋儿康复计划应在接受转诊后的45天内启动。助听器应在确诊为针对性听损失后1个月内选配和使用。对佩戴助听器的婴幼儿应连续进行听力学监测，其间隔以不超过3个月较好。对接受早期干预的听力损失婴幼儿，应每6个月进行交往能力的评估。家长和康复工作者至少每6个月检查一次康复计划。

（4）跟踪和随访：凡以通过筛查，但具有听力损失和（或）言语发育迟缓高危因素的婴幼儿，都要接受医学、听力学和交往技能的跟踪和随访。另外，具有迟发性、进行性或波动性听损伤相关指标的婴幼儿，以及听神经和（或）脑干传导障碍［如听神经病（auditory neuropathy，AN）］的婴幼儿亦应跟踪和随访。

2. 目标人群筛查策略　结合我国目前的情况，在尚不具备普遍筛查条件的单位（如在比较偏远和贫困的地区），仍可采用目标人群筛查策略，将具有下列听力损害高危因素之一的新生儿及时转到上级单位筛查。这些高危因素是：①耳聋家族史；②宫内感染（如：巨细胞病毒、风疹、弓形虫、梅毒等）；③细菌性脑膜炎；④颅面部畸形（包括耳廓和外耳道畸形等）；⑤极低体重儿（1500g）；⑥高胆红素血症（达到换血标准）；⑦机械通气5天以上；⑧母亲孕期使用过耳毒性药物；⑨阿普加评分1分钟0～4分或5分钟0～6分；⑩有与感音神经性聋或传导性聋相关的综合征临床表现者；⑪长期住在监护病房；⑫呼吸窘迫综合征；⑬晶状体后纤维组织形成；⑭窒息；⑮胎粪吸入；⑯神经变性疾病；⑰染色体异常；⑱母亲滥用药物和酒精；⑲母亲糖尿病；⑳母亲多次生育；㉑缺乏出生前监护。

3. 听力筛查模式　根据我国当前的国情，以医院为基础，采用耳声发射筛查（OAE）、自动听性脑干反应（AABR）和行为观察法相结合的一种筛查模式。

OAE 可反映耳蜗（外毛细胞）的功能状态。OAE 筛查“通过（pass）”，表示外周听力在刺激频率范围内正常。但 OAE 受到外耳道和中耳的影响较大，可出现假阳性。此外，在有些情况下（如听神经病等），耳蜗（外毛细胞）可正常，而内毛细胞和（或）蜗后异常，则不能为 OAE 查出，造成假阴性。

AABR 测试反映了耳蜗、听神经和脑干听觉通路的功能，较 OAE 有信息范围广和可以量化听力损失的优点：受外耳道和中耳的影响较小：在排除了中耳和耳蜗（外毛细胞）病变后，对诊断听神经病和神经传导障碍特别有意义。所以，是 OAE 筛查很好的补充。同样，当做 AABR 遇到“不通过”（refer）的病例时，也需要用 OAE 来评估耳蜗（外毛细胞）的功能，以区别蜗性（外毛细胞）听力损失或听神经传导障碍（听神经病等）。因此，OAE 和 AABR 是一对听力筛查的好伙伴，两者结合，是现行筛查技术的最佳选择。鉴于绝大多数新生儿的听力损失是蜗性的，所以，在普通产科病房里首先用 OAE 筛查，对“不通过（refer）”的新生儿在 29 天或 42 天用 OAE 复筛，以减少新生儿期由外耳道和中耳影响造成的假阳性。对不通过的新生儿，在 29 天或 42 天用 AABR 和 OAE 联合复筛。

（郭玉芬）

第二节　先天性聋概述

【概述】

先天性聋（congenital deafness）系出生时就已存在

的听力障碍。

【临床分类】

1. 按有无畸形分类

（1）伴先天性耳畸形的先天性聋

①先天性外耳道闭锁：是第一鳃沟发育障碍所致，常伴先天性耳廓畸形及中耳畸形，可因家族遗传或母体妊娠时感染及用药不当导致。

②先天性中耳畸形：包括咽鼓管、鼓室、乳突气房系统及面神经之鼓室部的畸形，可单独发生亦可合并出现。常导致传音功能的异常。

③先天性内耳畸形：通常由于遗传因素，母体孕期感染风疹、麻疹、腮腺炎及服用致畸药物或接受射线等引起。根据部位可分为耳蜗畸形、前庭与半规管畸形、内耳道畸形、前庭导水管异常。

（2）耳部结构正常的先天性聋：通常为由遗传因素或母体妊娠时使用耳毒性药物、外伤甚至感染等导致的感音神经性聋。

2. 按病因分类

（1）遗传性聋：指由基因或染色体异常所致的耳聋，可能是来自父母一方或双方，也可能是新发突变，常有家族史，约占耳聋的50%。按遗传方式可分为常染色体隐性遗传、常染色体显性遗传、伴性染色体遗传和母系遗传（伴线粒体遗传）。临床可仅表现为听觉系统异常，不伴有其他器官和系统的病变。也可表现为伴有其他器官或系统的异常，如皮肤异常角化、色素异常缺失或过度沉着；眼视网膜的色素沉着、高度近视、斜视、夜盲等；发育畸形，如颅面部畸形，脊柱、四肢、手指、足趾的异常；甚至可能有心脏异常、泌尿系统异常或甲状腺异常肿大等。

（2）非遗传性聋：妊娠早期母亲患风疹、腮腺炎、流感等病毒感染性疾患，或梅毒、糖尿病、肾炎、败血症、克汀病等全身疾病，或大量应用耳毒性药物均可使胎儿致聋。母子血液 Rh 因子相忌，分娩时产程过长、难产、产伤致胎儿缺氧窒息也可致聋。母体内分泌障碍（如呆小病）也会引起胎儿先天性中耳组织黏液水肿和听骨链畸形。

【诊断要点】

1. 全面的病史收集　通过专科检查明确患儿有无耳廓及外耳道畸形，仔细询问家族中至少三代人的耳聋病史，以及是否近亲结婚等。明确妊娠早期母亲是否患风疹、腮腺炎、流感等病毒感染性疾患，或梅毒、糖尿病、肾炎、败血症、克汀病等全身疾病，或大量应用耳毒性药物史，或分娩时产程过长、难产、产伤致胎儿缺氧窒息等致聋因素存在。

2. 听力学评价　进行新生儿听力筛查（详见本章第一节）。

3. 影像学检查　目前普遍采用高分辨颞骨薄层 CT 和 MRI 影像学的方法，高分辨率颞骨 CT 可了解内耳骨性结构，评估骨性解剖异常或畸形导致的听力障碍。MRI 检查可以反映听神经的发育情况，能发现 CT 易漏诊的耳蜗前庭神经异常。

4. 基因诊断　目前发现的遗传性聋致病基因近百个，可通过基因诊断描述耳聋家族各成员致病基因的携带情况，为临床咨询和产前诊断防止聋儿再出生提供准确的诊断依据。

【治疗要点】

1. 药物治疗　对于听力稳定的先天性聋目前尚无有效的药物治疗方法，先天性聋患者如果出现波动性、进行性的听力下降应尽早联合使用扩张内耳血管、营养神经的药物及糖皮质激素类药物，尽量保存残留听力。

2. 配戴助听器　助听器验配一般需经过耳科医师或听力学专家详细检查后才能正确选用。一般而言，中度听力损失者使用助听器后获益最大，单侧耳聋一般不需要配用助听器（详见本章第十一节）。

3. 外科治疗　外耳道及中耳畸形一般为传导性听力

障碍，以手术治疗为主，通过手术可建立正常的传音结构或安装助听器达到提高听力的要求。对于重度和极重度感音神经性聋患儿，经助听器训练不能获得应用听力者应视人工耳蜗植入治疗为首选。患有内耳畸形的患者需由专科医师评估能否置入人工耳蜗。

4. 听觉和言语训练　听觉训练是借助助听器或植入人工耳蜗后获得的听力，通过长期有计划的声响和言语刺激，逐步培养其聆听习惯，提高听觉察觉、听觉注意、听觉定位及识别、记忆等方面的能力。言语训练是依据听觉、视觉和触觉等互补功能，借助适宜的一起，以科学的教学法训练聋儿发声，读唇，进而理解并积累词汇，掌握语法规则，准确表达思想感情。通过听觉与言语训练，使残余听功能或人工听功能充分发挥作用，达到正常或接近正常的社会交流目的。

【预后及预防】

先天性聋治疗预后虽然不太理想，但注重防治一些致聋因素是可以减少发生的。

1. 广泛宣传杜绝近亲结婚，开展聋病婚前咨询，强化优生优育。

2. 孕期中应广泛进行卫生保健知识宣教，积极预防传染病和其他疾病，加强围生期管理。严格掌握耳毒药物的适应证和用药剂量。有计划地消灭引起先天性聋的流行病，如呆小症、梅毒和助产外伤等。

3. 大力推广新生儿听力筛查，早期发现婴幼儿耳聋，及早利用残余听力或通过助听设备进行言语训练，使患儿获得言语功能。做到聋而不哑，利于患儿今后的生活自理，提高生命质量。

（冯　永）

第三节　大前庭水管综合征

【概述】

大前庭水管综合征（large vestibular aqueduct syndrome，LVAS）是一种以渐进性波动性听力下降为主的先天性内耳畸形，可同时伴有反复发作的耳鸣或眩晕等一系列临床症候群。通常表现为感音神经性聋，也有少部分患者表现为混合性聋。

它是一种常染色体隐性遗传性聋，主要致病基因是 *SLC26A4* 基因。*SLC26A4* 基因突变是先天性聋以及儿童迟发性聋和突发性聋的主要原因之一，约占儿童和青少年感音神经性聋的15%～21%，约占先天性内耳畸形的31.5%。感冒和外伤常是发病诱因，即使轻微的头部外伤也可引起突发的重度感音神经性聋和眩晕。

【分型与特点】

按前庭水管发育异常程度及其相应特点，将其简化为三种类型。

1. 严重型　前庭水管发育异常扩大，管口多呈溶冰状裂孔样缺损，内耳结构显著畸形。特点：先天性重度耳聋，常伴智力发育不全。

2. 中重度型　前庭水管口呈放射状裂孔样缺损，少数伴有耳蜗或前庭结构与形态上发育不良。特点：①大部分患儿在婴幼儿、学龄前期或学龄期才发现听力差而引起重视，小部分出生时就表现听力差；②遇头部外伤、感冒、过度疲劳等诱因即引发或加重听力下降；③病情呈进行性发展。

3. 轻度单纯型　前庭水管口呈单个或几个裂纹状缺损，裂纹表面有膜状组织覆盖。平时听力尚可，多数在发病后经 CT 或 MRI 扫描时才发现前庭水管异常，伴发内耳畸形者较少。

【诊断要点】

（一）症状与体征

1. 可从出生后至青春期这一年龄段内任何时期发病，发病突然或隐匿。

2. 先天性或渐进性和波动性的听力下降：高频听力损失为主，混杂有低频传导性成分。

3. 双耳受累多见，听力损失多为重度至极重度，严重者可有言语障碍。

4. 大龄儿童或成年人会主诉有耳鸣。

5. 约1/3患者有前庭症状，可反复发作眩晕，也可有平衡障碍症状。

6. 部分患者有明确的发热或头部碰撞后诱发耳聋或耳聋加重的病史。

（二）特殊检查

1. 听力学检查 ①纯音测听一般为感音神经性听力下降，听力曲线呈由低频至高频阶梯状下降图形，低频常可见气骨导差（图11-3-1）；②声导抗有助于判断中耳有无异常；③听性脑干反应（ABR）对不合作的婴幼儿可在服用镇静药的情况下进行，显示听觉外周通路受阻，部分患者可见负向波；④前庭功能检查眼震电图显示对冷热实验反应低下或无反应，但此项检查不适用于年龄较小的儿童。

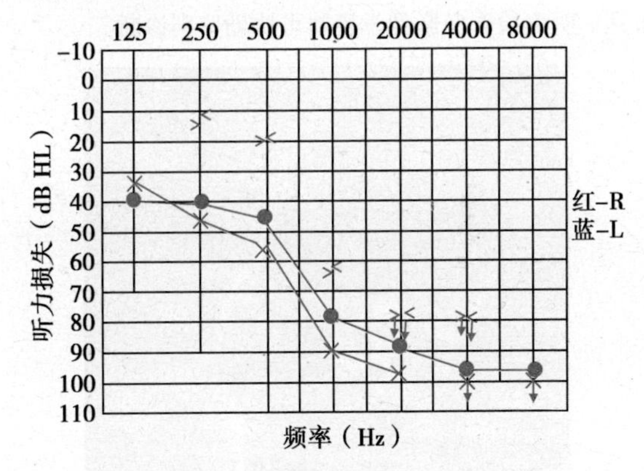

图11-3-1 大前庭水管综合征患者的纯音听阈曲线图

2. 影像学检查 包括颞骨高分辨率CT、内耳MRI扫描以及内耳影像三维重建等。颞骨高分辨率CT轴位片在外半规管层面或其相邻的上、下层面中，可见前庭水管和外口。正常情况下，其位于岩骨后缘，仅可见一浅而微小的骨性切迹。Valvassori 等于 1978 年提出了前庭水管扩大的影像学诊断标准：前庭水管外口与总脚或狭部后方中点的直径 >1.5mm 即可判断为前庭水管扩大；也有人认为 CT 横断面外口宽度应 >2.0mm。大前庭水管的 CT 特点为：岩骨后缘的外口扩大，如一深大的三角形缺损区，其边缘清晰、锐利，内端多与前庭或总脚“直接相通”，前庭水管之最大径 >1.5mm（图 11-3-2）。MRI 内耳水成像可清晰显示扩大的内淋巴管和内淋巴囊（图 11-3-3）。影像学检查是大前庭水管综合征诊断的金标准。

3. 基因诊断　可进行 *SLC26A4* 基因的筛查与检测。

【鉴别诊断】

听力存在气骨导差应与鼓室硬化、耳硬化症或中耳炎鉴别。听力下降伴有耳鸣及眩晕主诉，应与梅尼埃病鉴别。以突发听力下降为首发表现的应注意与突发性聋鉴别。听力检查及影像学资料可协助鉴别诊断。

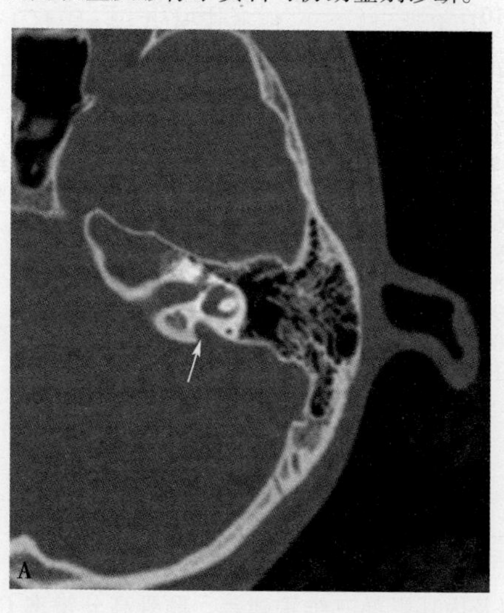

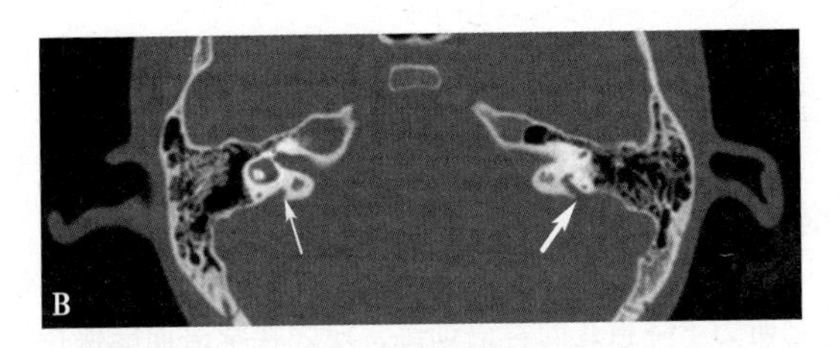

图 11-3-2 大前庭水管综合征患者颞骨轴位 CT 显示前庭水管扩大

A. 箭头示左侧扩大的前庭水管 B. 细箭头示右侧扩大的前庭水管，粗箭头示左侧扩大的前庭水管直接与半规管总脚相通

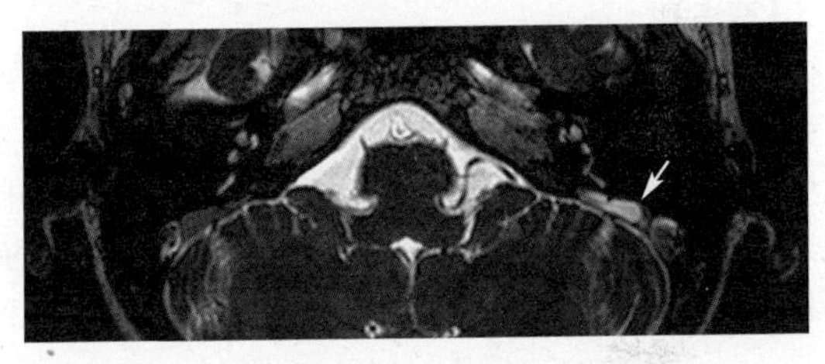

图 11-3-3 大前庭水管综合征患者颞骨轴位 MRI

可见 T_2 加权像显示扩大的内淋巴囊（→）

【治疗要点】

虽然大前庭水管综合征是一种先天发育畸形，但出生后出现的波动性或渐进性感音神经性听力下降，及时药物治疗，听力可以得到改善甚至恢复到发病前水平，因此，早期应积极药物治疗。

1. 药物治疗 听力急剧下降时可按照突发性聋治疗原则，采用激素和改善内耳微循环代谢的药物治疗，尽可能地恢复听力，争取患儿有一个较长时间维持听力的较好阶段，这对小儿语言发育非常有益。改善内耳微循环代谢药物如银杏叶提取物等，可按体重调整剂量。

2. 手术治疗 对于应用药物治疗效果不佳者，可在系统治疗的基础上观察 3 个月，如果听力无好转迹象即可选配助听器。而如果助听器无助于听力的改善，则应建议进行人工耳蜗植入等。人工耳蜗植入对大前庭水管综合征导致的重度、极重度聋患者很有帮助，术后效果比较理想。

3. 加强语言训练　根据患者的实际情况，应当酌情加强听力下降患儿的言语训练，使之在学语期能保持良好的实用听力，为言语训练创造条件。

（刘玉和）

第四节　中毒性聋

【概述】

中毒性聋是某些药物对听觉感受器或听觉神经通路有毒性作用或者接触某些生物、化学物质引起内耳发生中毒性损害，造成听力损失和前庭功能障碍。中毒性聋是耳聋的主要病因之一，婴幼儿时期发生中毒性聋不易发觉，往往造成严重的听力损伤，影响言语功能的发育。

【耳毒性药物或化学品种类】

1. 抗生素　以氨基糖苷类抗生素为主，造成听力损失的发生率较高，包括链霉素、庆大霉素、妥布霉素、卡那霉素、阿米卡星等，万古霉素、多黏菌素 B 等亦有耳毒性。

2. 袢利尿药　如依他尼酸、呋塞米等。

3. 抗疟疾药　如奎宁、氯奎等。

4. 抗肿瘤药　如顺铂、卡铂、长春新碱等。

5. 水杨酸类药物　如长期应用大剂量阿司匹林。

6. 局部麻醉药　如利多卡因、丁卡因等。

7. 重金属　如汞、铅等。

8. 中成药　如牛黄清心丸等，其中含有雄黄（砷剂）。

9. 吸入有害气体　如一氧化碳、硫化氢、三氯乙烷、四氯化碳等。

10. 其他　如乙醇、甲醇、抗惊厥药、β 受体阻滞药等。

【诊断要点】

主要依据明确的耳毒性药物用药史，注意询问所用药的品种、剂量及给药途径。对于儿童患者接诊时需详细询问家长，特别要关注患儿母亲有无家族性耳聋史。听力学检查可发现早期中毒性聋，还可明确耳聋程度。

（一）症状与体征

1. 听力损失　多于用药 1～2 周后出现症状，最长可达 1 年左右。双耳听力损失对称，由高频开始，早期听力曲线为下降型，之后为平坦型，程度逐渐加重，半年左右停止进展。个别患者听力急剧下降，就诊时表现为全聋。

2. 耳鸣　常为最早出现症状，耳鸣声通常以高频音调常见，如出现蝉鸣声。

3. 可有前庭功能下降、眩晕、步态不稳。

（二）特殊检查

1. 纯音测听检查结果为感音神经性聋，平均用药后 1 个月左右出现 4000Hz 以上高频区听力下降，后进展为中频及低频区听力下降。

2. 畸变产物耳声发射（DPOAE）可发现早期内耳损害：中毒性聋的患者 DPOAE 幅值降低或无法引出，可在临床症状出现前提示毛细胞的损伤。

3. 前庭功能检查中温度试验可表现为正常或低下，双耳可不对称。

4. 对氨基糖苷类抗生素耳毒性异常敏感的患者应进行线粒体 DNA 12S rRNA *A1555G* 和 *C1494T* 的易感基因突变检测。

【鉴别诊断】

排除其他耳聋：如先天性聋、感染性聋、老年性聋、突发性聋、耳硬化症、听神经病等。

【治疗要点】

对于中毒性聋患者需尽早诊断、尽早治疗，治疗周期至少1～2个月，一般观察随访半年以上，直至听力稳定为止。治疗原则为：

1. 病情允许的情况下立即停用耳毒性药物。

2. 促进耳毒性药物从内耳排出，应用营养神经及毛细胞的药物。早期时可应用改善微循环药物如银杏叶提取物，以及维生素、辅酶A、ATP及糖皮质激素类药物等。

3. 对于听力损失重、药物治疗后听力无改善或改善不满意的患者可选配助听器或行人工耳蜗植入术。

【预后及预防】

1. 中毒性聋防重于治，医师需严格掌握耳毒性药物的适应证，使用时采用最小有效剂量。对于有中毒性聋家族史的患者用药时要更谨慎。临床必需应用氨基糖苷类抗生素者，如有条件可在应用前进行易感基因突变检测，避免误用。

2. 对使用耳毒性药物的患者定期检测听力，用药同时加用保护内耳和神经药物，如维生素A、维生素B_{12}等。

3. 对肝肾功能不全、糖尿病或已存在感音神经性聋的患者尽量不应用耳毒性药物。对处于噪声、高温等不良工作环境人员、婴幼儿、6岁以下儿童、孕妇以及老年人等用药时需谨慎。

（刘玉和）

第五节　感染性聋

【概述】

感染性聋（infective deafness）为致病微生物，如病毒、细菌、真菌、螺旋体、衣原体、支原体、立克次体、原虫等，直接或间接引起内耳损伤，导致双耳或单耳不同程度的感音神经性聋，可伴有不同程度前庭功能障碍。现此类耳聋发生率已有明显降低，但耳聋一旦发生，极难康复，是防聋治聋的一个重要课题。

按发病时间可分为先天性与后天性感染性聋。先天性如风疹、先天梅毒等；后天性如流行性脑脊髓膜炎、流行性腮腺炎、伤寒、疟疾等。按病原微生物种类可分为细菌性、病毒性及其他特殊病原体（真菌、螺旋体、衣原体、支原体、立克次体、原虫等）感染。本节按病原微生物分述如下：

（一）细菌性脑膜炎

1. 致病微生物　多为脑膜炎双球菌、流感嗜血杆菌、肺炎链球菌、结核杆菌等。

2. 临床特点　听力下降多发生于疾病早期，多为双耳受累，单侧者少见，耳聋程度一般较重，甚至全聋，可波及所有频率，常伴有耳鸣，也可出现眩晕、平衡失调等前庭症状。听力可好转也可加重，最后听力水平稳定需在脑膜炎治愈后 1 年左右才能判定。

3. 防治要点　针对病因选择敏感抗生素是治疗的关键，耳聋一旦发生，康复十分困难，应以预防为主，普及疫苗。

（二）流行性腮腺炎

1. 致病微生物　为腮腺炎病毒经呼吸道传染所致。

2. 临床特点　耳聋进展快，常突然发生，以单侧多见，听力损失多为重度、极重度，高频区听力下降明显，亦可为全聋；累及前庭时可出现眩晕。耳聋可发生于腮腺炎早期、中期或晚期，既可与腮腺炎全身症状同时出现，亦可发生于腮腺炎全身症状出现之前或症状减轻之后；无明显症状的“亚临床型”，可表现为突然出现的感音神经性聋。

3. 防治要点　腮腺炎病毒具有强嗜神经性，易造成不可逆的病理变化，对于已发生听力损失者目前无特效治疗，早期注射腮腺炎疫苗是最有效的预防方法。

（三）风疹

1. 致病微生物　为风疹病毒经感染所致，为最常见的妊娠期致聋原因，经胎盘侵犯胎儿内耳的内淋巴系统。

2. 临床特点　表现为双耳重度感音神经性聋，听力曲线多为平坦型，或中频损伤更重，言语识别率下降；部分患儿言语识别率下降，但纯音听阈可基本正常，提示蜗后病变；部分病例可有内耳畸形，同时伴有其他如眼、心脏、头颅发育畸形及痴呆等表现。

3. 防治要点　对于已发生听力损失者目前无特效治疗，以预防孕期感染为主，若有病史，加强围生期检查，及早发现畸形胎儿，以减少残疾儿出生率。

（四）麻疹

1. 致病微生物　为麻疹病毒经呼吸道染所致，如妊娠期感染可经胎盘侵犯胎儿听觉系统。

2. 临床特点　常合并化脓性中耳炎，但化脓性中耳炎并非导致感音神经性聋的主要原因。耳聋多为双侧，亦可单耳受累。耳聋可在出疹前突然发生，轻重程度可不一致，轻者表现为高频听力下降，重者可为全频下降，严重影响平时交流；少数患者可伴有眩晕等前庭症状。

3. 防治要点　对于已发生听力损失者目前无特效治疗，以预防为主。发生麻疹后，要注意防止和及时处理中耳炎，行抗感染治疗和保持分泌物引流通畅。避免并发迷路炎。

（五）水痘和带状疱疹

1. 致病微生物　水痘和带状疱疹是由同一 DNA 病毒即水痘-带状疱疹病毒引起的两种不同临床表现的疾病。儿童初次感染引起水痘，少数病人在成人后再发而引起带状疱疹。

2. 临床特点　耳聋常发生于水痘或耳部疱疹出现以后，多为同侧，程度不等，常伴有耳鸣，亦可出现眩晕、恶心、呕吐等前庭症状，听力一般可恢复，少数可出现不可逆的感音神经性聋。

3. 防治要点　早期应用类固醇激素及抗病毒药预后较好。预防可接种水痘减毒活疫苗，必要时可注射水痘-带状疱疹免疫球蛋白，可减低发病率，减轻病情。

（六）梅毒

1. 致病微生物　为梅毒螺旋体所致性传播疾病，母体感染后可经胎盘垂直传播引起胎儿先天性梅毒。

2. 临床特点　先天性梅毒所致耳聋可见于任何年龄，以青少年多见。其耳聋程度与发病年龄有关，发病早者常为双侧突发性听力下降，程度一般较重，常伴有前庭症状，年龄较小发病者常有听力言语障碍；较晚发病者，耳聋可为突发、或呈波动性、或进行性加重，可伴有发作性耳鸣和眩晕，早期听力损失主要在低频区，晚期呈平坦型，言语识别率下降，前庭功能低下，需与梅尼埃病鉴别。

后天性梅毒二期和三期所致耳聋一般仅侵犯一侧，轻重程度不等，因其可同时侵犯耳廓、中耳、乳突和岩骨，耳聋可表现为感音神经性或混合性聋。血清学检查可协助诊断。

3. 防治要点　梅毒螺旋体对青霉素敏感，需要按梅毒规范治疗，病程第1周可同时使用较大剂量口服激素，如听力损失再发，可使用小剂量维持。

（七）伤寒

1. 致病微生物　为伤寒杆菌感染所致，经消化道传播。

2. 临床特点　耳聋常发生于病程第2、3周，缓起或突发，可侵犯前庭，部分为可逆性，但亦有不能恢复或继续加重以致全聋者。

3. 防治要点　针对原发病选择敏感抗生素治疗，同时对症支持治疗帮助清除毒素及保护神经组织。

（八）疟疾

1. 致病微生物　为疟原虫感染所致，由按蚊或输入含疟原虫滋养体的血液传播。

2. 临床特点　疟疾所致耳聋为双侧性，病情发作期加重，间歇期缓解，治愈后多能恢复，少数遗留高频听力下降，一般不发生全聋。

3. 防治要点 针对原发病选择敏感抗疟药，需注意奎宁具有明显耳毒性，青蒿素耳毒性较轻。

（九）其他

其他如乙型溶血性链球菌、白喉杆菌、布鲁杆菌、支原体、衣原体、立克次体等均可侵犯内耳或听神经造成听力下降，但多数为轻中度损伤，只要采取适当的治疗或对症处理，在疾病治愈后，听力可获得不同程度或完全恢复。

（姜鸿彦）

第六节 老年性聋

【概述】

老年性聋（presbycusis）是听觉系统退行性变而引起的耳聋或者是指在老年人中出现的非其他原因引起的耳聋，是人体衰老过程中出现的听觉系统的功能障碍。

【临床分类】

1. 病因分类 自然衰老、遗传因素和外界环境的影响。

（1）自然衰老：中枢和外周听觉系统的组织、细胞随着机体的老化出现衰老，影响了细胞的正常功能。

（2）遗传因素与基因突变：老年性聋的发病年龄及发展速度与遗传因素有关。据估计，约40%～50%的老年性聋与遗传有关。近年来的研究发现，人类*mtDNA4977*缺失突变，大鼠*mtDNA4834*缺失突变与老年性聋的发生有关。

（3）外界环境的影响：噪声、耳毒性药物或化学试剂、乙醇、血管病变及感染等外在环境因素对老年性聋的发生具有不同程度的影响。近年来研究发现，长期高脂饮食可导致大鼠听功能的损害，并且加重D-半乳糖诱导的老化大鼠内耳氧化性应激、线粒体损伤和凋亡。

2. 病理分型　感音性老年性聋、神经性老年性聋、血管性老年性聋、耳蜗传导性老年性聋、混合型老年性聋、中间型老年性聋。

（1）感音性老年性聋：以内、外毛细胞和与其相联系的神经纤维萎缩、消失为主要特点。纯音听阈主要表现为高频陡降型，早期低频听力正常。

（2）神经性老年性聋：耳蜗螺旋神经节细胞和神经纤维退行性变。临床表现为在纯音听阈的所有频率均出现提高的基础上，高频听力受损较重，言语识别能力下降，且与纯音听阈变化程度不一致。

（3）血管性老年性聋：又称代谢性老年性聋。耳蜗血管纹萎缩。纯音听阈曲线呈平坦型，言语识别率可正常。

（4）耳蜗传导性老年性聋：又称机械性老年性聋。耳蜗基底膜增厚、透明变性、弹性纤维减少。纯音听阈为高频听力下降为主的缓降型。

（5）混合型老年性聋：累及上述 4 种经典分型的 2 个以上病理改变为特征。

（6）中间型老年性聋：缺乏光镜下的病理改变但存在耳蜗亚显微结构改变。

【诊断要点】

（一）症状与体征

1. 听力下降　不明原因的且进行性加重的双侧感音神经性聋，但进展速度缓慢。听力损失多以高频听力下降为主，言语识别能力明显降低。

2. 耳鸣　多伴有不同程度的耳鸣。耳鸣多为高调性，如蝉鸣、哨声、汽笛声等，也可为多种声音混合或搏动性耳鸣。早期为间歇性，以后逐渐加重，后期为持续性耳鸣。

3. 其他症状　由于听力下降及言语识别能力的降低，可导致患者出现孤独、抑郁、反应迟钝等精神症状。

4. 鼓膜查体　无特征性改变，可有鼓膜浑浊、钙化斑、萎缩性瘢痕以及鼓膜内陷等改变。

（二）特殊检查

1. 纯音听阈 以感音神经性聋为主，部分可伴有传导性聋。纯音听阈常见陡降型、缓降型、平坦型，也可见盆型、马鞍形、轻度上升型等。

2. 言语测试 多有言语识别率降低，且与纯音听力下降的程度不一致。

3. 阈上功能试验 重振试验可阳性，短增量敏感指数试验可正常或轻度增高。

4. 扩展高频测听 可发现听觉老化的早期改变。

5. 耳声发射 可早期发现老化过程中耳蜗的损伤，有助于鉴别耳蜗性和蜗后性老年性聋。

6. DPOAEs 测试外毛细胞功能，联合 ABR 测试了解内毛细胞和听神经功能。

7. 中枢听觉功能测试 如双耳聆听测试和 ABR 测试。

【鉴别诊断】

排除其他疾病：如药物中毒性聋、噪声性听力损伤、梅尼埃病、耳硬化症、鼓室硬化、中耳粘连、听神经瘤、高脂血症、糖尿病以及自身免疫性感音神经性聋、遗传性进行性感音神经性聋等。

【治疗要点】

1. 药物治疗 衰老是一种自然规律，目前尚无有效的药物可以逆转这一过程。可给予营养神经和改善微循环的药物试图延缓衰老。

2. 佩戴助听器 建议早期佩戴助听器（图 11-6-1）。老年人的言语识别能力差可能与中枢听觉系统功能障碍以及患者的认知能力下降相关，因此，早期佩戴助听器可尽早保护患者的言语识别功能。此外，应告知患者家属，与患者交流时言语应尽量缓慢而清晰，必要时可借助于面部表情和手势，帮助患者了解语意。

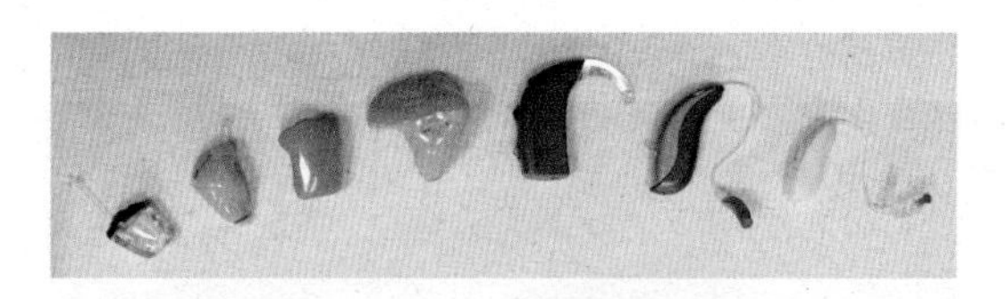

图 11-6-1　不同类型助听器

3. 手术治疗　可考虑人工耳蜗植入术（图 11-6-2）、骨锚助听器（图 11-6-3）、听觉辅助技术等。

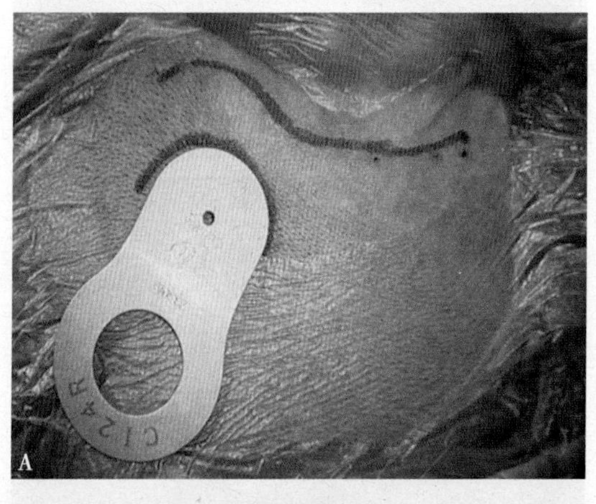

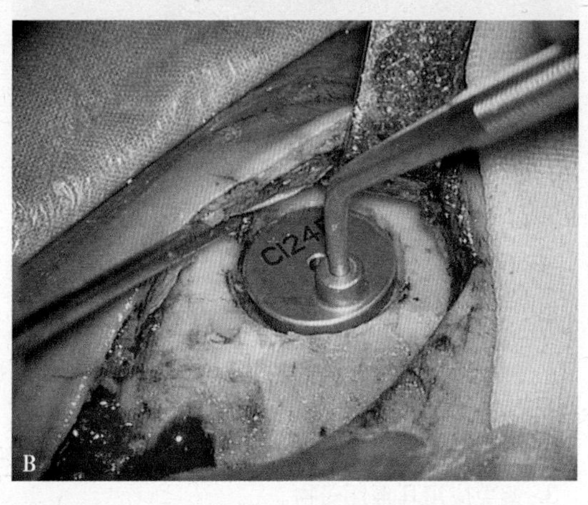

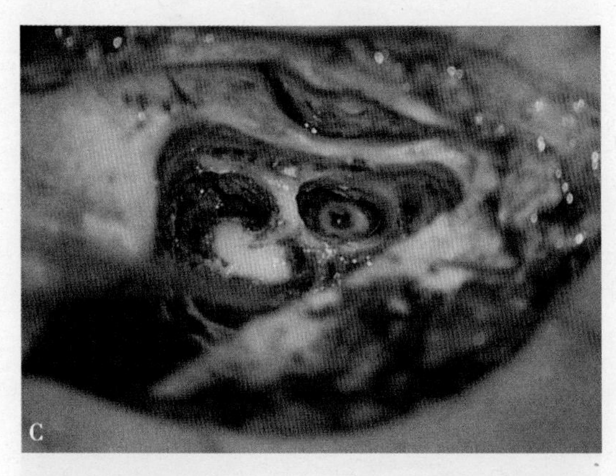

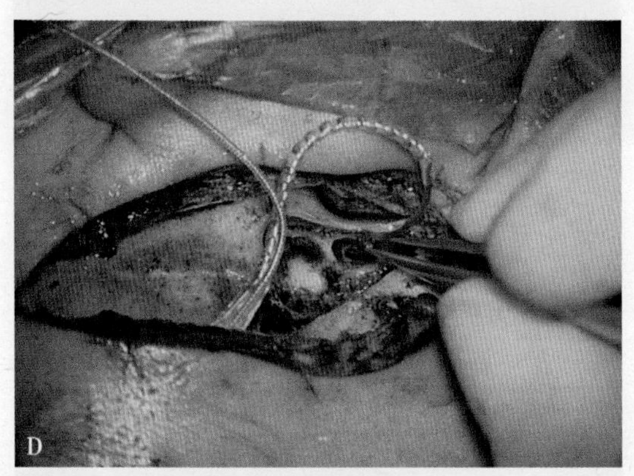

图 11-6-2　经乳突面隐窝径路人工耳蜗植入术中图
A. 切口　B. 乳突皮质切口，磨移植床
C. 耳蜗底周开口　D. 放置植入体并植入电极

【预后及预防】

1. 延缓听觉系统的退行性变，如注意饮食卫生，减少脂类食物，戒除烟酒，降低血脂，防治心血管疾病。

2. 避免长时间接触噪声。

3. 避免应用耳毒性药物。

4. 注意劳逸结合，保持心情舒畅；适当的体育锻炼。

5. 改善脑部及内耳的血液循环等。

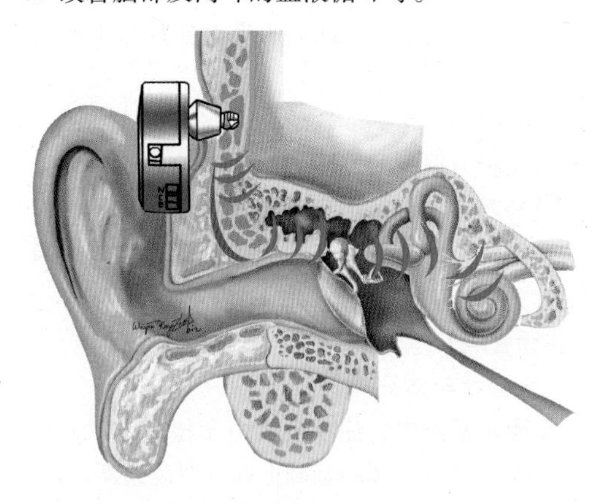

图 11-6-3　骨锚式骨导助听器示意图

（孔维佳）

第七节　噪声性及爆震性听力损失

噪声可对人体的听觉系统、神经系统、心血管系统、消化系统和内分泌系统等造成损伤，其中，以听觉系统的损害最为严重，按病程可分为急性声损伤和慢性声损伤两种类型，一般而言，急性声损伤指爆震性听力损失，而慢性声损伤则统称为噪声性听力损失。

一、噪声性听力损失

噪声性听力损失（noise-induced hearing loss）是指长期受噪声刺激而发生的缓慢、进行性的听力下降，病变部位主要在内耳，常双耳对称性发病。短时间暴露于强噪声环境会导致可逆性的暂时性听力阈移，离开噪声环境一段时间后听力可自然恢复，这种现象又称为听觉疲劳，属于功能性改变，其机制尚不清楚。若在此基础上持续暴露于强噪声，则会使内耳感受器由功能性改变发展为器质性改变，出现不可逆永久性听力阈移。噪声性听力损失是常见的职业病之一，也是一个全球性的健康问题。据估计约 7% ~21% 的听力残障与工作场所的噪声过多暴露有关。

【发病机制】

噪声性听力损失的发生与噪声强度、频谱特性、暴露时间及暴露者年龄等因素有关。其发病机制可能与机械振动性损伤、内耳微循环障碍、代谢异常等多因素共同作用有关。

【诊断要点】

（一）症状与体征

根据噪声暴露史、症状及听力学检查结果，在排除其他原因引起听力下降的基础上即可明确诊断。

1. 听力下降　噪声引起的听力下降常呈双侧对称性，缓慢发生且渐进性加重。早期主要高频受累，由于对言语交流影响不大，因此，很难被发现。随着听力损失进一步加重，听力下降有高频区向低频区扩展，但言语频率受累后，患者才发现交流困难。

2. 耳鸣　耳鸣是噪声性听力损失的早期症状之一。耳鸣通常为双侧性、高音调，开始为间歇性，逐渐变为持续性。耳鸣与听力下降可同时发生，亦可单独发生。

3. 其他症状　噪声尚可引起头痛、头晕、烦躁、失眠多梦、易疲倦、注意力不集中、抑郁、血压增高、心动过缓或过速、呼吸节奏增快，还可能出现幻听、痛听、听声耳痒、闻声呕吐等症状。

（二）特殊检查

1. 耳镜检查　外耳道及鼓膜均正常。

2. 纯音测听检查　听力曲线呈双侧感音神经性听力下降。早期为高频听力损失，其特征性表现为在 3000Hz、4000Hz 或 6000Hz 处出现 V 形凹陷。随着听力损失加重，凹陷进一步加深，可累及言语频率。

【治疗要点】

对噪声性听力损失目前尚无有效的治疗方法。

1. 对于听力损失早期的患者，应及时脱离噪声环境。

2. 可给予维生素类药物、改善微循环的药物和神经营养药等。

3. 对于晚期患者，听力损失多不可逆转，可佩戴助听器改善听力。

【预后及预防】

由于噪声性听力损失尚无确切的治疗方法，因此，有效预防噪声性听力损失的发生显得尤为重要。

1. 有效控制噪声源　控制噪声源是杜绝噪声性听力损失的最根本的措施。

2. 个人听力保护　护听器具的使用可有效预防噪声性听力损失，对在噪声环境下工作的人员加强健康教育，使其充分意识到噪声的危害，促使其自觉佩戴具有隔音功能的耳塞或耳罩。

3. 定期进行听力检查　应定期对相应人员的进行听力检查，做到对噪声性听力损失患者早发现、早脱离噪声环境。

二、爆震性听力损失

爆震性听力损失（blast induced hearing loss）系指暴露于瞬间而强烈的冲击波或强脉冲噪声所造成的急性听觉损伤，损伤部位主要在中耳和内耳，听力下降的性质可以为传导性、感音神经性或混合性听力下降。爆震性听力损失可出现在军事行动中，如各种武器发射或爆炸瞬间引起，也可出现在日常作业，如采矿爆破作业。另外，也见于某些意外，如锅炉、煤气罐爆炸等。

【诊断要点】

根据病史、症状和检查即可明确诊断。由于爆炸冲击波可能损伤多个部位、多个器官，因此，诊断宜全面。

（一）症状与体征

1. 听力损失在爆震后即刻出现，轻者仅为暂时性听力下降，重者则为永久性听力下降。

2. 常伴有耳鸣、耳痛、眩晕及外耳道少量流血等症状。

（二）特殊检查

1. 耳镜检查 可见鼓膜充血、鼓膜内出血、鼓膜穿孔等，鼓膜穿孔者在穿孔周围常有血痂。

2. 纯音测听 听力下降的程度取决于爆炸的强度、患者与爆炸源的位置关系。听力下降的性质取决于损伤部位。仅中耳受累表现为传导性听力下降，中耳、内耳二者均受累则表现为混合性听力下降。

【治疗要点】

首先应明确有无威胁生命的其他器官损伤，如存在，则应优先救治。

1. 中耳损伤 对于鼓膜穿孔的处理，其原则是保持外耳道的清洁与干燥，有明显感染征象者，如出现耳流脓，则应按急性中耳炎处理。小的鼓膜穿孔多可自愈，对于外伤后 3 个月仍未愈合的穿孔，应行鼓膜成形术。对于听骨链损伤者，应行听骨链成形术。

2. 内耳损伤 检查证实存在内耳损伤者，应尽早给予糖皮质激素、维生素、改善内耳微循环药物。伴有眩晕、恶性、呕吐者，宜卧床休息，同时适当给予镇静、镇吐及补液治疗。

【预后及预防】

1. 加强健康教育 对公众，特别是相关从业人员，应加强个人防护知识的宣教，使其认识到爆炸冲击波的危害，并掌握正确的防护方法。

2. 个人听力保护 相关从业人员平时应自觉佩戴具有隔音功能的耳塞或耳罩。

3. 意外情况下的自我保护 当意外发生时，正确地采用自我保护方法可有效地避免或减轻爆震性听力损失的发生。正确的做法是，在爆炸发生的瞬间，用手指压紧耳屏、张口、背向爆炸源迅速卧倒。

（邱建华）

第八节　自身免疫性内耳病

【概述】

自身免疫性内耳病（autoimmune inner ear disease）指内耳的自身性免疫损害所引起的感音神经性听力减退及前庭功能障碍，临床上多指未查明原因、对免疫抑制药治疗有效的感音神经性听力损失。本病多见于中年女性。目前已经证实，内耳并非“免疫豁免器官”，内耳中的内淋巴囊不仅能吸收内淋巴液，而且是内耳处理抗原并产生免疫应答的主要部位，当内耳遭到抗原刺激后，它能聚集必需的淋巴细胞以处理抗原，并能在局部产生抗体。

【诊断要点】

（一）症状与体征

1. 进行性、波动性、感音神经性听力损失，可累及单耳或双耳，双耳同时或先后发病，如为双耳，则两耳的听力损失程度常不一致，听力检查结果可为蜗性或蜗后性听力损失。

2. 可伴耳鸣，眩晕和耳内压迫感。

3. 病程数周至数年。

4. 需排除由其他原因引起的感音神经性听力损失，如突发性聋、外伤、感染、药物中毒、噪声性聋、老年性听力损失、遗传性聋、全身其他疾病引起的耳聋、小脑脑桥角占位病变及多发性硬化等。

（二）特殊检查

1. 一般项目：红细胞沉降率、免疫球蛋白、补体、循环免疫复合物（CIC）、C-反应蛋白（CRP）等。

2. 非内耳特异性自身抗体：如抗核抗体（ANA）、抗线粒体抗体（AMA）、抗内质网抗体（AERA）、抗层黏素抗体（ALA）、抗内膜抗体（ASA）、抗血管内皮抗体（AEA）、抗平滑肌抗体（ASMA）等。

3. 抗内耳组织抗体检测：采用免疫荧光法、免疫酶法和免疫印迹法，检测可疑患者血清中抗内耳组织的抗体。

目前内耳特异性抗原的分离和纯化仍未完成，因此，缺乏敏感而又可靠的实验室诊断方法。

4. 治疗反应 若试验治疗有效，可支持诊断。

总之，由于内耳无法活检，不能提供自身免疫性内耳病病理变化的确切证据；加之内耳特异性抗原的分离和纯化并未完成，缺乏敏感而又可靠的实验室诊断方法，所以，自身免疫性内耳病的临床诊断目前仅能依据症状、实验室检查和治疗反应等结果综合判断。

【治疗要点】

1. 免疫抑制药是本病的基本治疗药物，包括糖皮质激素和细胞毒性药，临床上首选泼尼松，开始用60mg/d，口服4周，若听力确有提高，可在1个月后逐渐减量，直至维持量（约10mg/d）。若在减量过程中病情出现反复，可重复前述大剂量治疗。

2. 如病情多次反复，则联合应用细胞毒性药，如环磷酰胺1～2mg/(kg·d)或甲氨蝶呤每周7.5～20mg。

3. 长期用药时宜密切观察药物反应，检测血、尿常规，肝肾功能等，确保用药安全。为减少药物的全身毒副作用，可选择局部（鼓室）给药。

4. 此外，尚可考虑血浆置换疗法等。双耳极重度聋的患者可考虑人工耳蜗植入。

（张 榕）

第九节 特发性突聋

【概述】

特发性突发性感音神经性聋（idiopathic sudden sensory hearing loss，ISSHL）简称突发性聋、特发性突聋或突聋，是指72小时内突然发生的、原因不明的感音神经性听力损失，至少在相邻的两个频率听力下降≥20dB HL（突发性聋诊断和治疗指南，中华医学会2015年修订，以下简称“突聋指南2015”)。其中原因不明是指还未查明原因，一旦查明原因，就不再诊断为特发性突聋，此时突发性聋只是其他疾病的一个症状。

【临床分型】

据“突聋指南2015”，根据听力曲线和听力损失的程度，特发性突聋分为高频下降型、低频下降型、平坦下降型和全聋型（含极重度聋）4种类型。

【诊断要点】

根据特发性突聋的定义，对患者短期内出现的感音神经性听力损失，伴有或不伴有眩晕、恶心、呕吐，要考虑为特发性突聋，但要排除病因明确的感音神经性聋。

（一）症状与体征

1. 临床上，特发性突聋的发病前多无先兆，少数患者可以追溯到轻度感冒、疲劳或情绪激动等情况。耳聋常突然发生，并于数小时或数天内迅速加重，一部分患者在早晨或午睡起床时发病；耳聋可以是轻度的耳聋，也可能全聋。特发性突聋的发生多为单侧，偶有双侧同时或先后发生。

2. 70%以上的特发性突聋患者伴有耳鸣，耳聋之前可能先有耳鸣。耳鸣程度重者，在熟睡时可因此而惊醒；有些患者可能强调耳鸣而忽视了听力损失。患者常伴有耳堵塞感。

3. 约37%～68%的患者有不同程度的眩晕，其中约10%的患者可有严重的眩晕，伴恶心、呕吐。眩晕可与耳聋同时出现，或于耳聋发生前后出现，少数患者以眩晕为主要症状而就诊于急诊科、神经内科等，易误诊为梅尼埃病；眩晕常在数日后缓解，无反复发作现象；伴有眩晕也是预后不良的因素之一。

4. 少数患者可有耳周围沉重感、麻木感、头昏和轻微耳痛等。

5. 特发性突聋患者应该进行详细的耳科学和神经耳科学检查，以排除中耳炎、耳带状疱疹等疾病，并了解其他脑神经受累的情况。

（二）特殊检查

1. 影像学检查　影像学检查的意义在于排除一些以突发性聋为首发症状的器质性病变如小脑脑桥角肿瘤等。在MRI没有普及的地方，听性脑干反应检查（ABR）在听神经瘤的诊断上具有重要价值，但是应该注意到ABR检查的假阴性。增强磁共振检查是目前诊断小脑脑桥角肿物的标准方法，还能提供更多颅内结构的信息。

2. 听力学检查　听力检查主要包括纯音测听、言语测听和声导抗。听性脑干反应和耳声发射（OAE）可以提供更多听觉完整性的信息，OAE测试可以反映耳蜗外毛细胞功能，而听性脑干反应用来评估蜗后功能。

3. 前庭功能检查　对伴有眩晕的患者，应进行自发性眼震、头脉冲试验、凝视性眼震及反向偏斜检查以排除小脑前下动脉梗死及其他中枢病变，并选择性地进行床旁Dix-Hallpike试验和（或）Roll试验以排除良性阵发性位置性眩晕。对伴有眩晕需要进一步明确诊断和治疗的患者，应在眩晕症状缓解后选择进行前庭和平衡功能检查。前庭功能检查常用冷热交替试验结合眼震电图描记。试验结果可能正常、减退或完全消失，与是否伴有前庭损害有关。

4. 实验室检查　根据病史和查体结果，进行相应的实验室检查，这些检测包括：针对自身免疫性疾病的抗核抗体、类风湿因子、红细胞沉降率；与凝血有关的国际化标准比值（INR）、激活的部分凝血活酶时间（APTT）、凝血酶原时间（PT）等；针对甲状腺疾病的促甲状腺激素（TSH）、高脂血症有关的血清胆固醇、甘油三酯等；针对感染性疾病的全血细胞计数和C反应蛋白检查及与糖尿病有关的血糖化验等。

【鉴别诊断】

1. 单侧突发性聋首先需要排除卒中、听神经瘤等严重疾病，其次，需除外常见的局部或全身疾病，如梅尼埃病、各种类型的中耳炎、病毒感染如流行性腮腺炎、耳带状疱疹（Hunt综合征）等。

2. 双侧突发听力下降需考虑全身因素，如免疫性疾病（自身免疫性内耳病、Cogan 综合征等）、内分泌疾病（甲状腺功能减退等）、神经系统疾病（颅内占位性病变、弥散性脑炎、多发性硬化等）、感染性疾病（脑膜炎等）、血液系统疾病（红细胞增多症、白血病等）、遗传性疾病（Usher 综合征、彭德莱综合征等）、外伤、药物中毒，以及噪声性聋、大前庭水管综合征等特殊耳部疾病。

【治疗要点】

到目前为止，还没有治疗特发性突聋的最佳方案，临床上，特发性突聋的治疗方案多种多样。治疗方案的选择主要基于病史、检查发现和实验室检查结果及特发性突聋发病理论的推测，治疗要针对引起特发性突聋的可能原因。根据作用机制，临床上特发性突聋的治疗的药物和方法可以分为下面几类：糖皮质激素、改善血液流变学类、营养神经类药物、以及高压氧/混合氧、血浆成分分离置换法等。

《突聋指南 2015》建议特发性突聋急性发作期（3 周以内）采用糖皮质激素 + 血液流变学治疗。具体方案详见《突发性聋诊断和治疗指南 2015》。

1. 糖皮质激素治疗　尽管各国的指南略有不同，但都推荐糖皮质激素作为特发性突聋初治的选择。“突聋指南 2015”给出的糖皮质激素治疗方案为：

（1）口服给药：泼尼松每天 1mg/kg（最大剂量建议为 60mg），晨起顿服；连用 3 天，如有效，可再用 2 天后停药，不必逐渐减量，如无效可以直接停药。

（2）静脉注射给药：按照泼尼松剂量类比推算，甲泼尼龙 40mg 或地塞米松 10mg，疗程同口服激素。激素治疗之前要排除糖尿病、活动期的十二指肠溃疡、肺结核等禁忌证。

2. 高压氧治疗　用于治疗特发性突聋的是基于高压氧可以提高血液中的氧含量的推测。高压氧的疗效国内外尚有争议。已经证实混合氧（含 5% 二氧化碳）吸入可以提高外淋巴氧的分压，有研究发现联合使用药物和混合氧治疗特发性突聋的效果优于单纯药物治疗。

3. 注意事项

（1）对于有高血压、糖尿病等病史的患者，在知情同意的情况下，与内科医师联合，密切监控血压、血糖变化的情况下，酌情考虑全身使用糖皮质激素，或者采用激素局部给药方法进行治疗。

（2）治疗过程中如果听力完全恢复就可以考虑停药，对于效果不佳者可视情况延长治疗时间。

4. 疗效判定与预后因素

根据治疗后听力提高的情况，特发性突聋的疗效可以分为四类：①痊愈，受损频率听力恢复至正常，或达健耳水平，或达此次患病前水平；②显效，受损频率听力平均提高30dB以上；③有效，受损频率听力平均提高15～30dB；④无效，受损频率听力平均提高不足15dB（《突聋指南2015》）。

【预后及预防】

大部分患者如果及时合理的治疗常能取得良好的效果，但存在以下因素提示预后不佳：①年龄大于65岁；②红细胞沉降率>25mm/h；③伴有眩晕或眼震电图检查提示前庭病变；④对侧有听力损失；⑤严重的听力损失。

对于初治效果欠佳、病程不超过3个月的患者，可以采用糖皮质激素鼓室注射和高压氧治疗等挽救性治疗。对于治疗效果不佳的患者，应该定期随访、复查听力（至发病后6个月），待病情稳定后，可以推荐患者选配助听器或人工耳蜗等听觉辅助装置，并对遗留的头晕、耳鸣等症状给予相应的处理。

（杨仕明）

第十节　听神经病

【概述】

听神经病（auditory neuropathy），又名听神经病谱系障碍（auditory neuropathy spectrum disorder，ANSD）是

一种听功能异常性疾病，表现为声音信号可以通过外耳、中耳正常地进入到内耳，但是却不能同步地从内耳传输到中枢听觉处理系统，患者主诉为可以听到声音但是对言语的辨别及理解能力异常，由此出现交流障碍。

【临床分类】

1. 病因分类　主要为遗传性因素和环境因素。

（1）遗传性因素：包括常染色体隐性遗传、常染色体显性遗传、X-连锁隐性遗传以及线粒体突变母系遗传方式等不同的遗传方式致病。与之相关的基因包括：*OTOF* 基因、*PJVK* 基因、*DIAPH3* 基因、*AIFM1* 基因以及与综合征型听神经病相关的 *MPZ*、*PMP22*、*NF-L*、*OPA*1、*TMEM*126*A* 等基因。

（2）环境因素：在新生儿期以高胆红素血症、低出生体重、早产、缺氧、感染等为主；在学龄期儿童多以免疫、感染、肿瘤和代谢性等因素为主。

2. 发病机制分类　根据累及的病变部位分为如下3型。

（1）听神经病变型：亦称为突触后型、Ⅰ型听神经病。当听神经纤维受累，而内毛细胞及其突触正常时，将其称为听神经病变，如有周围神经或脑神经受累则是最好的佐证来说明是听神经本身的病变。

（2）听突触病变型：亦称突触及突触前型、Ⅱ型听神经病。当内毛细胞和听神经突触受累，而听神经纤维正常时，将其称为听突触病变较为妥当。要证实其为周围听觉传导通路远端病变，最好的证据是没有周围神经或脑神经病变的伴发，且听神经对电刺激有阳性反应时。突触病变可能影响递质释放的时间强度和传入神经末梢的受体位点的获得。

（3）非特异性听神经病型：突触前后均受累的病变称为非特异性听神经病。

3. 临床特征分类

（1）婴幼儿听神经病：是指在婴幼儿期（3岁以内）被确诊的听神经病。患儿常可通过常规的新生儿耳声发射听力筛查，复筛和诊断型耳声发射检测亦为正常，同时检测耳蜗微音电位亦可正常引出，但其听性脑干反应检测常表现为无明显分化的波形或严重异常情况。

（2）青少年和（或）成人听神经病：亦称为迟发型听神经病，是指在青少年期或成人阶段逐渐出现听力言语交流障碍，表现为患者能够听到声音但不能理解语言，临床检查发现患者的听性脑干反应检测未引出反应或波形分化差；耳声发射筛查多表现为正常或轻度改变；纯音测听（或者行为测听）表现为轻度、中度到重度听力损失；言语测听识别率差与纯音听阈不成比例；声导抗为 A 型鼓室图而声刺激镫骨肌反射消失或阈值升高；影像学检查排除蜗后占位病变的一种耳聋疾病。

【诊断要点】

（一）症状与体征

听神经病患者的临床表现根据发病年龄和伴发症状的不同而表现多样：既可以表现为先天性的婴幼儿听神经病，也可表现为在青少年时期和成人阶段发病的迟发性听神经病；既可以单独发病，也可以合并其他周围神经病变，如遗传性感觉运动性神经病、视神经萎缩、弗里德赖希共济失调、雷夫叙姆病等；此外，还有一些特殊临床表型，如单侧发病的单侧听神经病，与体温变化相关的温度敏感性听神经病。患者也可伴有耳鸣，眩晕等症状。婴幼儿发病，因在言语语言发育期，而导致言语发育障碍，交流困难；在青少年期发病，虽然言语已经有发育，但久而久之也会出现交流困难和障碍。

（二）特殊检查

1. 听力学检查　系统的听力学检查是本病诊断的关键。

（1）纯音测听：青少年及成人听神经病多为低频上升型听力曲线，听力损失程度相对较轻，听力曲线的类型及程度各异，可表现为轻度、中度到极重度聋。

（2）行为测听：适合于婴幼儿听神经病患者，以中度和重度听力损失类型常见。

(3) 言语测听：言语识别率差，与纯音听阈不成比例。

(4) 声导抗检查：鼓室图为A型而声刺激镫骨肌反射消失或阈值升。

(5) 听性脑干反应检查：表现为各波未引出反应或波形分化差，不能识别。

(6) 耳声发射检查：多表现为正常或轻度改变，即使纯音听阈表现为重度感音神经性聋。

(7) 耳蜗微音电位：可引出；部分患者随病程延长或受中耳病变的影响，DPOAE消失，但CM仍可见。

(8) 耳蜗电图：发现特异性AP振幅降低而导致比值异常。

(9) 听觉稳态反应检查：稳态反应阈值与纯音听力不成比例。

2. 影像学检查　听神经病患者的颅脑及颞骨影像学检查未见占位病变，但有些患者可发现听神经纤细或发育不良情况。

3. 基因学检查　听神经病患者需进行相关基因检查，明确致病遗传因素。婴幼儿听神经病常常表现为隐性遗传性耳聋，约40%与*OTOF*基因突变相关，人工耳蜗效果较好。青少年或成人听神经病，可与*AIFM*1、*DIAPH*3基因突变相关。还有些伴有视觉障碍或肢体末梢神经麻木者，可能与*MPZ*、*PMP*22、*NF-L*、*OPA*1、*TMEM*126*A*等基因突变有关。

【鉴别诊断】

当发现异常的ABR波形合并有正常的EOAE/CM结果，以及发现纯音测听、镫骨肌反射、ABR及OAE存在矛盾的现象时，要考虑诊断听神经病。但需与下列疾病相鉴别。

1. 感音神经性聋　在婴幼儿中，当ABR波形异常，不能引出时，不能简单地诊断为重度感音神经性耳聋，一定要对患儿进行耳声发射、声导抗镫骨肌反射以及CM和ASSR等检查来综合判断，排除外毛细胞功能正常的情况后方可诊断感音神经性耳聋。

2. 有类似听力学特征的中枢性聋 听神经瘤、多发性硬化等在病变未侵及耳蜗时可表现类似听神经病的听力学特征。但听神经瘤的听力多为单侧性高频下降，MRI 或 CT 可显示内耳道或小脑脑桥角占位性病变，多发性硬化显示桥脑多发性硬化灶。

【治疗要点】

1. 婴幼儿听神经病的治疗康复原则 婴幼儿听神经病的动态听阈评估得出的结果和结论是决定治疗康复方案的基础。患有听神经病的孩子有发生交流困难和言语障碍的高风险，因此，需要建立一个持续的听力监测和发展交流能力的评估康复计划。

（1）在诊断过程中帮助患儿家长：为了确诊听神经病，需要进行一整套特殊的听力学检测。这可能要比诊断感音神经性聋或传导性聋花费更多的时间。应告知家长诊断过程需要花费的时间以及所做一系列检查的目的和原因。

（2）帮助患儿家长选择治疗方案：康复治疗对所有的听障儿童都是可行的。对患有听神经病的孩子的治疗方法需要一个多学科的医疗小组，这种治疗途径可以包括听力学、听力康复的药物、小儿科和儿科神经学、言语治疗、早期教育支持、耳鼻咽喉科学、遗传学、新生儿科学以及家庭教育专家。

（3）制定个性化的治疗方案：听神经病患儿受益于个性化的治疗康复。对于婴幼儿助听器及人工耳蜗植入术治疗均有成功的案例。有证据表明，相当多数量的听神经病的患儿如果同时伴有严重的听力损失，佩戴助听器对他们有很大帮助。人工耳蜗植入术在治疗一些听神经病患儿上取得了显著的成效，而另外一些患儿却没有取得显著疗效。

（4）选择一个视觉信息交流的方法：建议尽早进行通过视觉帮助唇读（CS）并提供其他视觉信号帮助患儿理解言语。在家庭生活中使用 CS 方法将有助于患儿即时学习言语并提供家庭交流的最好机会。由于一些患者可以在安静环境中理解一部分言语而在噪声环境中则变困难，因此，提高信噪比将对他们有帮助。除了对促进听觉和言语语言的考虑，患者还应该通过神经专科医师或小儿神经专科医师的评估来发现和治疗听神经病患儿的其他神经功能异常。

（5）预后评估：听神经病患儿的预后分为四类。第一类为患者病情好转，在1～2年后开始有听说能力，表现为暂时性听神经病；第二类为患者病情恶化，OAE、CM消失，言语发育障碍；第三类为患者病情稳定，未进一步进展；第四类患者出现其他外周神经病变，多见于成人听神病，或者是迟发型听神经病，多与遗传因素相关。

2. 青少年及成人听神经病的治疗原则　由于青少年及成人的言语发育已经完成，治疗上主要在动态的听力评估基础上，根据听力状况和言语辨别能力进行内科药物治疗、选择性助听器验配和人工耳蜗手术治疗。

3. 目前听神经病的预防仍然以早期发现为主，在新生儿筛查中，尤其是高危新生儿，联合应用OAE、ABR对早期发现婴幼儿听神经病起着重要的指导意义；其次，开展基因筛查，明确病因和病理机制，进行产前指导对阻断疾病的传递具有重要意义。未来的基因治疗、干细胞治疗有望对听神经病的治疗产生革命性意义。

（王秋菊）

第十一节　助听器验配

【概述】

助听器的本质是一个声音放大器，它将声音进行不同程度的放大，使听障患者能利用其残余听力实现听觉交流的改善，提高社会交往能力。助听器主要由5部分组成：麦克风、放大器、受话器、音量控制和电池仓。它先将声信号转换为电信号，放大后再转换为声信号，输送至外耳道。现代数字式助听器的放大器部分还具有处理声音信号的芯片。

【分类】

目前助听器应用得最广泛的是耳背式和定制式助听器（图 11-11-1）。

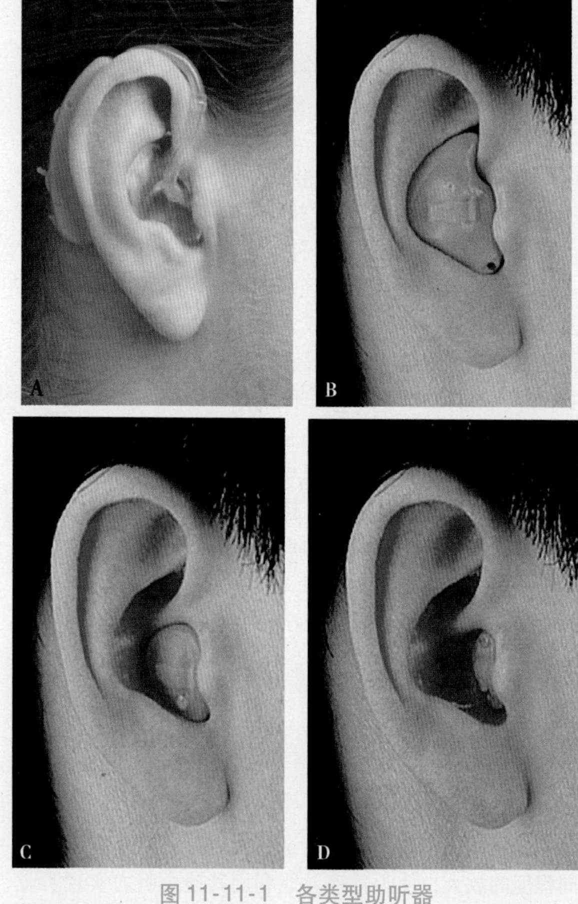

图 11-11-1　各类型助听器

A. 耳背式　B. 耳内式　C. 耳道式　D. 完全耳道式

1. 耳背式助听器戴在耳后，通过一根短塑料管与外耳的耳模相连。

2. 定制式助听器是根据患者的耳甲腔和外耳道形状

来制作的，分为耳内式、耳道式和完全耳道式。

【适应证】

绝大多数有听力损伤的人，年轻的或年老的，只要是其听力问题不能够（或者暂时不能够）通过医学手段治愈，都可以通过佩戴助听器使自己听得更好。

当确诊有听力损失时，就要尽快选配助听器。听力不好或耳聋的婴儿和儿童需要良好的听力水平来促进其言语和语言发育，所以，需要选配助听器并学会如何使用。如果有听力损失的儿童没有选配助听器，他将会错过学习语言的关键时期。成人如果听力下降不予干预，将严重影响工作、家庭生活等交流，直接或间接影响家庭幸福和工作能力。老年人听力下降，如果不及时选配助听器，就会在与人交流时变得反应迟钝。

【禁忌证】

验配师在选配助听器时，在初诊过程中如果发现有以下问题，必须转诊给耳鼻咽喉科医师。患者必须接受医师诊治后再考虑是否可以验配助听器。

（1）短期内发生的听力损失，尤其是发生在半年以内者。

（2）快速进行性听力下降。

（3）耳痛。

（4）最近发生的或仅一侧耳鸣。

（5）不明原因的单侧或双侧明显不对称的听力损失。

（6）伴有眩晕者。

（7）伴有头痛者。

（8）任何原因的传导性聋。

（9）外耳、中耳炎症，无论有无溢液（流水或流脓）。

（10）外耳道有耵聍（超过25%的外耳道空间）或异物。

（11）外耳畸形（如外耳道闭锁、小耳廓等）。

【验配机构】

选配助听器需要在进行精确的听力测试后进行，助听器（包括耳模）佩戴起来应非常合适，验配师需要详细告知助听器使用者和他们的家人如何使用和保养助听器。因此，必须是经过适当的训练、有一定经验并能进行所有选配工作的验配师才能为患者选配助听器。我国的医院、残联机构和专业验配店等，只要获得资质都可以验配助听器。

【助听效果评估】

助听效果评估结果对验配师和患者均有很大帮助。验配师通过评估结果了解患者在学习、工作、生活中是否达到预期目的，从而判断患者佩戴的助听器是否达到优化，并进一步指导下一步的康复训练。

1. 助听听阈评估　助听听阈测试是指听力障碍者佩戴助听器后，在声场中参考测试点位置，能觉察一半以上次数的最小声音强度。此方法在小儿助听效果评估时较常用，根据小儿的配合情况可分为：行为观察测听（适合于0~6个月）、视觉强化测听（适合于7个月至2.5岁）和游戏测听（适合于2.5~5岁）。

2. 言语测试　听障人群寻求帮助的最主要目的是能听清听懂言语。言语测试是一种用标准化的言语信号作为声刺激来测试受试者的言语识别能力的测听方法，是测试患者佩戴助听器后对言语可懂度的直接、客观的方法，可显示在一些特定环境中听取言语能力的情况。

常用的言语测试方法有：言语接受/识别阈、言语识别率、可接受噪声级测试、快速噪声下言语测试等。建议使用北京市耳鼻咽喉科研究所编辑的普通话言语测听材料（mandarin speech test materials，MSTMs）。

3. 问卷评估　助听效果问卷评估指的是通过验证后的助听器最终是否能起到期望的效果，验配师需对患者受益和最终效果进行严格的主观评估，通常经过临床标准化的调查问卷实现。

4. 真耳分析　真耳分析是指在真耳外耳道近鼓膜处进行的声学测量，其目的之一是估计助听器提供的实际增益值。学术界大多同意，真耳分析是助听器选配中比较可靠和有效的评估方法。

［张华（京）］

第十二节 人工耳蜗植入

【概述】

20世纪50年代末至60年代初以来，国际上开始在临床上探索应用电刺激听神经或耳蜗的方法，来帮助重度及极重度耳聋患者恢复听觉。至今，人工耳蜗植入已成为帮助重度及极重度耳聋患者重获听力的一个有价值的方法。

【人工耳蜗基本部件及工作原理】

人工耳蜗实质上是一种特殊的声-电转换电子装置，其工作原理是：将环境中的机械声信号转换为电信号，并将该电信号通过电极传入患者耳蜗，刺激病耳残存的听神经而使患者产生听觉。目前世界上人工耳蜗的种类很多，但其基本组成部分相同，部件由以下四部分组成：拾音器、言语信号处理器、传递-接收/刺激器和电极（图11-12-1）。

1. 拾音器　感受环境声波，并将声波转换为电信号后输送给言语处理器。

2. 言语处理器　将经拾音器送来的电信号进行处理，变成可刺激耳蜗残存听神经、引起听觉的特殊电信号。

3. 传递-接收/刺激器　将由言语刺激器送来的信号经颞部头皮传输至耳蜗内电极。

4. 电极　传导电信号刺激耳蜗残存听神经。

【术前检查和评估】

人工耳蜗植入候选患者在术前需接受全面而系统的检查，主要包括医疗常规检查、听力学检查、精神学检查等。

1. 医疗常规检查

（1）耳科病史：包括详细的耳聋病史、病因学分析。

（2）耳科常规检查。

（3）影像学检查：除了解中耳乳突气房发育情况外，重点了解耳蜗有无畸形、有无骨化及骨化的程度、

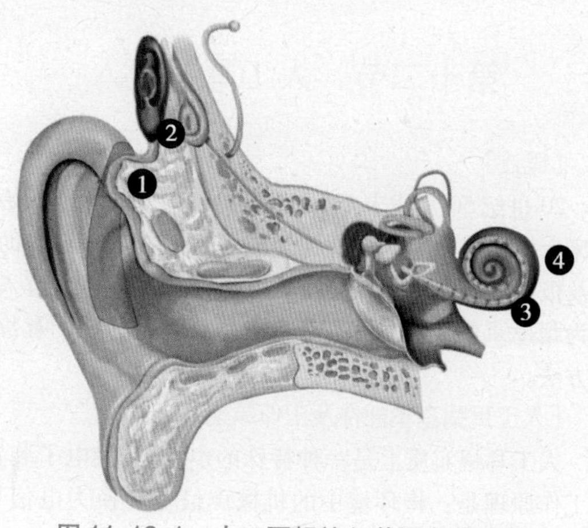

图 11-12-1　人工耳蜗植入装置及其原理

1. 拾音器，言语处理器将外界声信号转换为数字信号　2. 传递-接受/处理器将数字信号传至耳蜗内电极　3. 耳蜗内电极将数字信号转换为电信号　4. 电信号刺激耳蜗螺旋神经元和残存的听神经纤维

听神经的完整性以及排除内耳道占位性病变。

（4）全身状况检查：包括患者心、肺、肝、肾功能检查和术前常规化验检查。患者的健康状况应能耐受手术。

2. 听力学检查　旨在对患者双耳听功能状况做出全面评价，包括助听前后的听阈检测（包括声场测听、行为测听、纯音测听等）、听性脑干反应和言语测听以及必要的电诱发电位（如电刺激试验）。

3. 精神心理学及智力检查

【患者的选择标准】

世界各人工耳蜗植入小组都有本单位选择患者的标准，但其选择患者的基本原则是相同的。20 世纪 90 年代以来，随着人工耳蜗装置的不断改进，以及临床应用的不断探索，对人工耳蜗植入患者的选择标准有了改变。这些改变主要表现在如下几个方面。

1. 患者年龄　年龄≥1 岁的儿童都可作为人工耳蜗

植入的候选人。研究表明，在语言形成的早期阶段接受人工耳蜗植入有利于帮助深度聋或全聋儿童恢复言语能力，但要特别预防麻醉意外、失血过多、颞骨内外面神经损伤等并发症。目前不建议为6个月以下的患儿植人人工耳蜗，但脑膜炎导致的耳聋因面临耳蜗骨化的风险，建议在手术条件完备的情况下尽早手术。

2. 听力损失程度　语前聋患者需进行主观和客观综合听力学评估。客观听力学评估如短声ABR反应阈值>90dB nHL等，主观听力学评估如行为测听裸耳平均阈值>80dBHL；助听后言语识别率（闭合式双音节词）得分≤70%。语后聋患者双耳纯音气导平均听阈>80dBHL；助听后听力较佳耳的开放短句识别率<70%。

3. 特殊情况下人工耳蜗植入　①脑白质病变动态观察（间隔>6个月）病变无扩大，可考虑人工耳蜗植入；②对多数听神经病患者改善听觉有效，但部分患者可能无效或者效果较差，因此，术前必须告知患者和（或）监护人相关风险；③可以选择双侧同时植入或顺序植入，顺序植入两次手术间隔越短，越有利于术后言语康复；④与人工耳蜗植入相关的内耳结构异常包括共同腔畸形、耳蜗发育不良、耳蜗骨化、内耳道狭窄等，多数患者可施行人工耳蜗植入，但术前应组织病例讨论，术中谨慎处理，推荐使用面神经监测。术后效果个体差异较大。

4. 患者耳聋的性质　在早期，仅语后聋患者被作为人工耳蜗植入的对象，现将语前聋以及部分先天性聋也列为人工耳蜗植入的适应证。但须评估听神经的完整性，避免对先天性听神经缺如的患耳做人工耳蜗植入。

5. 患者全身健康状态可耐受手术、精神与智力正常、有要求和耐心能完成术后的康复训练，也是选择患者的基本要求之一。

6. 植入者本人和（或）监护人对人工耳蜗植入有正确的认识和适当的期望值。

【禁忌证】

1. 绝对禁忌证　内耳严重畸形，例如Michel畸形、听神经缺如或中断、中耳乳突急性化脓性炎症。

2. 相对禁忌证　癫痫频繁发作不能控制；严重精神、智力、行为及心理障碍，无法配合听觉言语训练。

【手术操作步骤和方法】

常规采用耳后切口、经乳突面隐窝入路、耳蜗开窗或蜗窗进路（图 11-12-2）。

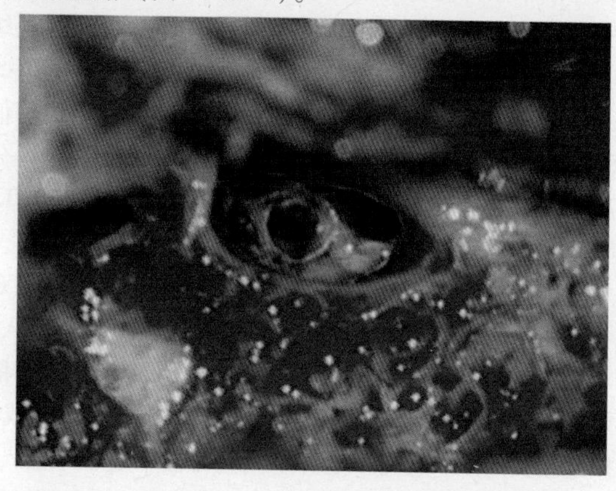

图 11-12-2　开放面隐窝及耳蜗开窗

【人工耳蜗言语处理器的调试编程】

人工耳蜗植入术后，人工耳蜗装置的言语处理器需进行调试编程，以保证人工耳蜗言语处理系统达到与患者患耳相适应的最佳工作状态。一般在术后 10 天至 4 周进行言语处理器的调试编程。人工耳蜗言语处理器调试编程的基本项目包括：检测各通道电流强度、测定反应阈、测定舒适水平、确定电听觉动态范围、测定音调感觉、选择刺激通道、以及调整输出信号范围等。

【人工耳蜗植入患者的听觉言语康复】

听觉言语康复训练有两个目的：一是重建或增进人工耳蜗植入患者的听觉能力；二是重建或改善患者的言语能力。

（孔维佳）

第十二章 耳鸣疾病

第一节 耳鸣概论

【概述】

耳鸣（tinnitus）是指非外源性的、患者自身体内产生的异常听觉感知。如无特殊说明，常指特发性耳鸣，即原因不明的耳鸣。耳鸣只是一种症状，如能找到病因，如听神经瘤，此时耳鸣只能作为症状。如接诊时还无法明确病因，则可诊断为特发性耳鸣。

【临床分类】

1. 按照是否能被外人感知或者仪器记录分类，可分为主观性和客观性耳鸣。

（1）主观性耳鸣：是指没有真正的物理性声波振动存在，无法被外人觉察或用仪器记录的耳鸣。

（2）客观性耳鸣：可被外人觉察或用仪器记录的耳鸣。又可分为肌源性、血管源性等。

2. 根据病程分类

（1）病程 <3 个月为急性耳鸣。

（2）病程为 3～12 个月之间为亚急性耳鸣。

（3）病程 >1 年为慢性耳鸣。

3. 根据病变部位分类，可分为外耳性、中耳性、耳蜗性、神经性、中枢性及混合性耳鸣。

4. 根据有无继发的注意力以及睡眠障碍、烦躁、抑郁等神经精神症状分类可分为代偿性、非代偿性耳鸣。

5. 根据发病机制分类，耳鸣的病因繁多，有1000种以上，发病机制复杂。在听觉通路及其周围的病变，包括全身病变均可引起耳鸣。主要的机制有：

（1）听觉系统老化：常出现双侧基本对称的高频听力下降为主的感音神经性聋同时伴有耳鸣。

（2）听觉系统损伤：如中耳炎、耳硬化症、突发性聋、药物性聋、噪声性聋等。

（3）自声过响：正常情况下，呼吸、血管搏动、肌肉收缩等机体活动均可产生一定响度的自体声音。由于环境噪声的存在，几乎不能感觉到自体声音的存在。当环境背景噪声降低，或听力下降时，环境噪声对于自体声音的压制掩蔽作用下降，从而听到自体声音。

（4）身体异常出现的报警：可为恶性耳鸣，病因涉及可能威胁生命的疾病，如听神经瘤、脑肿瘤、鼻咽癌等。但多为良性耳鸣，常与失眠、脑血管神经功能紊乱有关。

【诊断要点】

耳鸣病因繁多，诊断需要丰富的全科知识，仔细寻找病因。重点之一是除外颅内肿瘤等疾病引起的恶性耳鸣。如伴有听力下降，则仔细检查听觉通路病变。如无听力下降，则应排查听觉系统周围的全身病变。

（一）症状与体征

1. 症状常不典型。

2. 可突然出现持续耳鸣，也可先为阵发性耳鸣然后逐渐加重。

3. 可伴有听力下降、眩晕。很少伴有面瘫（如Hunt综合征）。严重患者可出现睡眠障碍、焦虑、抑郁、注意力无法集中，非常严重者可出现自杀倾向。

4. 耳鸣可与睡眠障碍形成恶性循环，即耳鸣越重越睡不着，越睡不着耳鸣响得越严重。

（二）特殊检查

包括耳科常规检查、听力学检查、影像学检查、血清学检查等。纯音测听和耳鸣频率匹配检查很重要。不同频率的耳鸣常代表不同机制。一般来说耳鸣频率越低，耳鸣产生的部位为外周（外耳、中耳、内耳）的可能性越大。耳鸣频率越高，蜗后（听神经及以上核团）病变的可能性越大。

【鉴别诊断】

1. 首先需要排除恶性疾病如听神经瘤、鼻咽癌、颅脑肿瘤引起的耳鸣。其他疾病：如外耳道疾病（如外耳道湿疹、耵聍栓塞等）、中耳病变（各种类型的中耳炎、耳硬化症等）、内耳病变（如梅尼埃病、波动性低频下降型感音神经性聋、噪声性聋、药物性聋、突发性聋等）、听神经病变（如第Ⅷ脑神经压迫综合征、听神经瘤等）、中枢病变（脑血管病变、偏头痛等）。

2. 其次需要排除听觉系统周围病变：如颈椎病、颞下颌关节功能紊乱、腺样体肥大、变应性鼻炎、慢性-鼻窦炎、胃食管反流等病变。

【治疗要点】

1. 病因治疗　如能找到明确病因，可行病因治疗。如甲状腺功能减退导致的耳鸣，服用甲状腺片后，耳鸣常可治愈。颈椎病引起的耳鸣，进行颈椎相关治疗，约有70%的患者耳鸣可减轻或消失。胃食管反流引起的耳鸣需要给予抗酸药物治疗。分泌性中耳炎引起的耳鸣可使用相应药物、鼓膜切开及置管等治疗。耳硬化症引起的耳鸣进行镫骨底板开窗术后，耳鸣常可消失。

2. 根据不同的发病机制进行治疗　耳鸣可以是听觉系统损伤伴发的，也有可能听觉系统正常，而由听觉系统周围的病变诱发。

（1）伴有听力突然下降的急性耳鸣，需按照突发性聋治疗原则积极治疗。

（2）伴听力下降的慢性耳鸣，首选助听器治疗，可单用助听器或加用耳鸣掩蔽器治疗。

（3）有颞下颌关节综合征的患者需相应处理，局部可用糖皮质激素封闭治疗。

（4）无听力下降的耳鸣，可能存在听觉皮层过度兴奋，可采用抑制神经兴奋的药物治疗。

3. 分期治疗

（1）急性期、亚急性期：治疗原则是尽量消除耳鸣或最大限度降低耳鸣响度，避免转变成慢性失代偿性耳鸣。急性耳鸣或慢性耳鸣急性加重，并同时伴有听力下降，应按照突发性聋的治疗方案治疗。如不伴听力下降，则需考虑听中枢过度兴奋，应努力降低中枢的兴奋性。

（2）慢性期：慢性代偿性耳鸣不需特殊治疗，但是建议患者定期复诊咨询，避免生物钟紊乱，避免发展为失代偿性耳鸣。对于失代偿性耳鸣则要努力控制其紊乱症状，如失眠、焦虑、抑郁等症状。同时采用各种形式的声治疗。

综上所述，建议耳鸣诊疗流程（图12-1-1）。

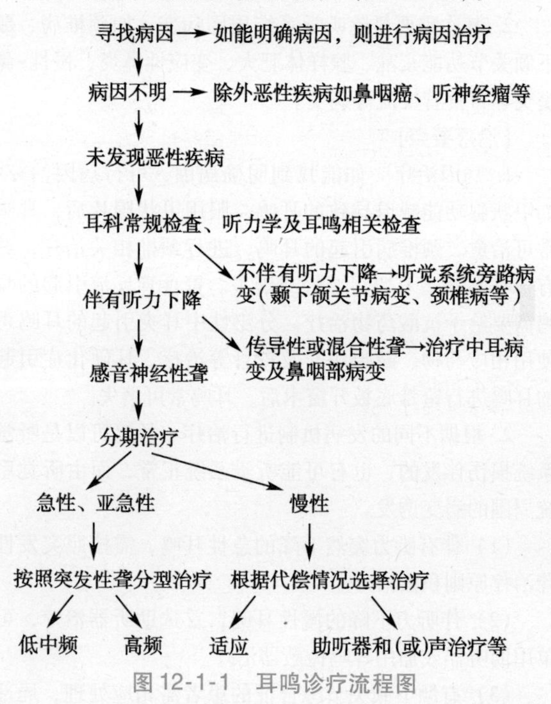

图12-1-1　耳鸣诊疗流程图

（余力生）

第二节　搏动性耳鸣的外科治疗

【概述】

耳鸣中有一类特殊的存在，由血管因素引起，其节律与心跳一致，称为血管搏动性耳鸣。其中乙状窦区病变引起的血管搏动性耳鸣，由于手术疗效确切，逐渐被人们关注。这类病变病因不明，推测与乙状窦内血流动力学紊乱引起血流声增强以及乙状窦骨壁缺损导致血流声屏蔽能力降低有关。

【分类】

乙状窦区病变有多种表现形式，包括乙状窦憩室、乙状窦骨壁缺损、乳突导静脉异常及乙状窦-横窦交界处狭窄等。前三种可通过手术治疗获得满意疗效，其具体表现如下。

1. 乙状窦憩室　乙状窦血管壁局部凸出正常血管轮廓，突出乙状窦骨壁，突入邻近乳突气房或颞骨皮质（图 12-2-1A、B）。

2. 乙状窦骨壁缺损　乙状窦骨壁局部缺损，使得乙状窦血管壁与乳突气房内空气直接接触，而乙状窦血管壁形态无明显异常（图 12-2-1C）。

3. 乳突导静脉异常　主要指的是汇入乙状窦的乳突导静脉的异常粗大（图 12-2-1D）。

【诊断要点】

（一）症状与体征

1. 节律与心跳一致的搏动性耳鸣，音调多低缓，运动或用力时可加重，患侧卧位可减轻或消失。

2. 查体可发现静脉性搏动性耳鸣典型体征：压迫患侧颈部，耳鸣声可消失或明显减轻。

（二）特殊检查

影像学检查至关重要，颞骨 CTA 结合颅脑 DSA（数字减影血管造影）是准确诊断的有效手段。有研究表明，采用颞骨双期增强 CT，能更有效更清晰显示颅骨骨质与血管形态。

【鉴别诊断】

1. 动脉性搏动性耳鸣　如动静脉瘘、动静脉畸形、颈内动脉异位、镫骨动脉永存及颈动脉粥样硬化等等。这类耳鸣节律与心跳一致，音调粗糙急促，运动时或用力时加重，患侧卧位耳鸣无变化。查体有动脉性搏动性耳鸣典型体征：压迫患侧颈部，耳鸣声无明显变化。颞骨 CTA 及颅脑 DSA 可鉴别。

2. 非血管性搏动性耳鸣　如肌阵挛。此类耳鸣节律与心跳不一致，常呈“咔哒”声，部分可自行控制耳鸣。声导抗可有特征性锯齿状波。

3. 其他病变引起静脉性搏动性耳鸣　如特发性颅内高压、颈静脉窝骨壁缺损、颈静脉球憩室及副神经节瘤等。此类耳鸣症状及体征与乙状窦区病变引起的耳鸣无明显差异，主要通过颞骨 CTA 及颅脑 DSA 进行排查，必要时补充 MRI 检查。

【治疗要点】

手术治疗疗效确切，包括乙状窦骨壁重建术及乳突导静脉结扎术。

1. 乙状窦骨壁重建术　适用于颞骨 CTA 及颅脑 DSA 发现乙状窦憩室及乙状窦骨壁缺损且排除其他可能病变的病例。

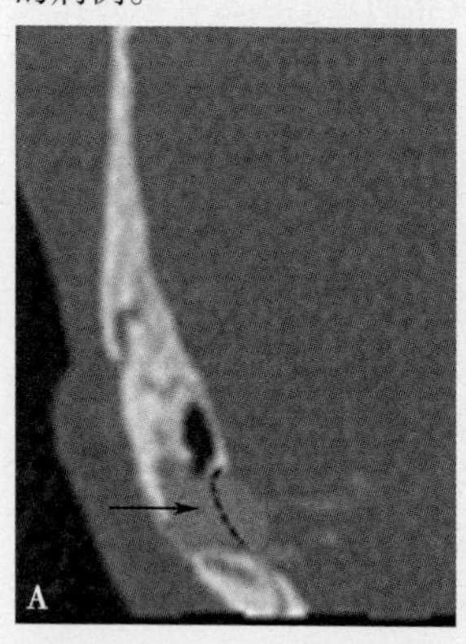

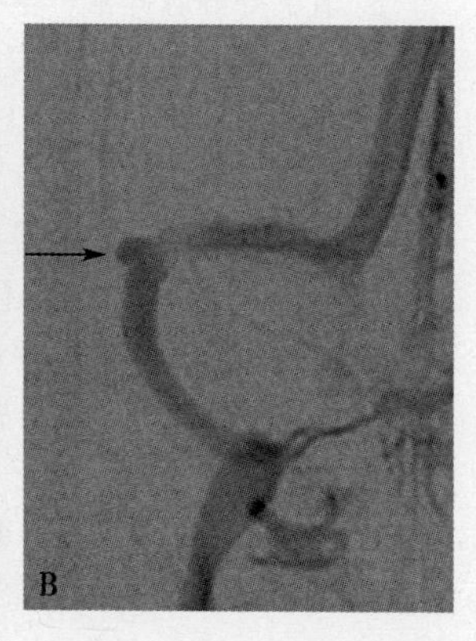

12

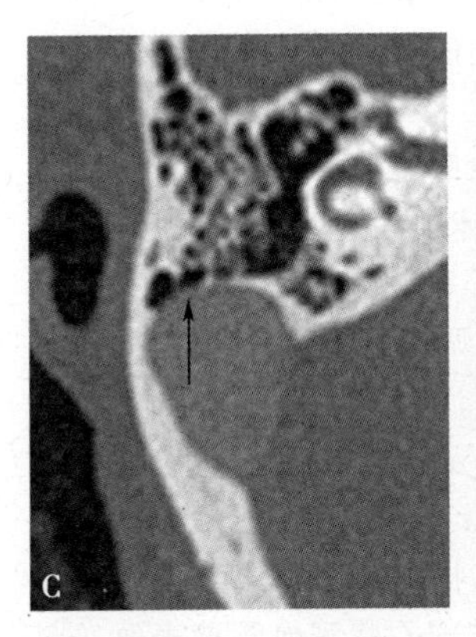

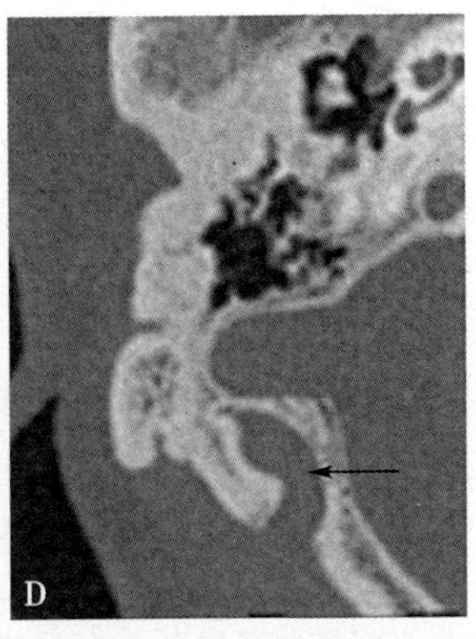

图 12-2-1　三种乙状窦相关病变轴位 CT 血管造影表现

A. 乙状窦憩室的颞骨 CTA 表现，虚线处为乙状窦正常轮廓，可见乙状窦骨壁在此处不连续，箭头处可见乙状窦血管壁局部突出正常轮廓，突入颞骨骨皮质及乳突气房　B. 乙状窦憩室的颅脑 DSA 影像，可见乙状窦血管壁局部突出，形成憩室　C. 乙状窦骨壁缺损的颞骨 CTA 表现，箭头处可见乙状窦骨壁局部不连续，乙状窦血管壁局部与乳突气房空气相接触　D. 乳突导静脉异常的颞骨 CTA 表现，箭头处可见粗大的乳突导静脉在颞骨皮质内走行，其前方与乙状窦沟通

手术方法：

（1）术前谨慎阅片，明确病变部位及范围。

（2）全身麻醉下耳后切口：手术需要充分暴露乙状窦，因此，切口起点为顶切迹，向乳突尖方向做耳后弧形切口。

（3）切开颞肌筋膜，取部分筋膜备用。

（4）电刀切开颞肌，制作肌骨膜瓣并暴露颞骨骨皮质：部分乙状窦憩室向外突入颞骨骨皮质，甚至突出骨面，暴露颞骨骨皮质即可看到骨面深方局部呈深蓝色，即为突出的憩室。遇到此类病例，分离颞肌时应轻柔，避免破坏憩室血管壁。

（5）打开乳突，充分轮廓化乙状窦，并保留骨粉：轮廓化乙状窦过程中，找到术前CTA及DSA显示的乙状窦憩室或乙状窦骨壁缺损。

（6）若为乙状窦憩室，则将其周边骨质小心磨除，暴露憩室血管壁表面硬脑膜，并找到憩室基底部，使用预留的颞肌筋膜包裹憩室，通过其基底部骨壁缺损将憩室还纳至缺损深部；若为乙状窦骨壁缺损，则充分轮廓化其周边骨质化并暴露乙状窦血管壁表面的硬脑膜，小心将颞肌筋膜覆盖在暴露的乙状窦血管壁表面（图12-2-2）。

（7）骨粉修补缺损骨壁并以耳脑胶固定，表面肌骨膜瓣覆盖，缝合切口加压包扎：注意加压力度不宜过大，避免压闭乙状窦造成颅内高压。

2. 乳突导静脉结扎术　适用于颞骨CT血管造影及颅脑DSA发现乳突导静脉异常膨大且排除其他可能病变，并且通过按压乳突尖后方乳突导静脉耳鸣可消失的病例。

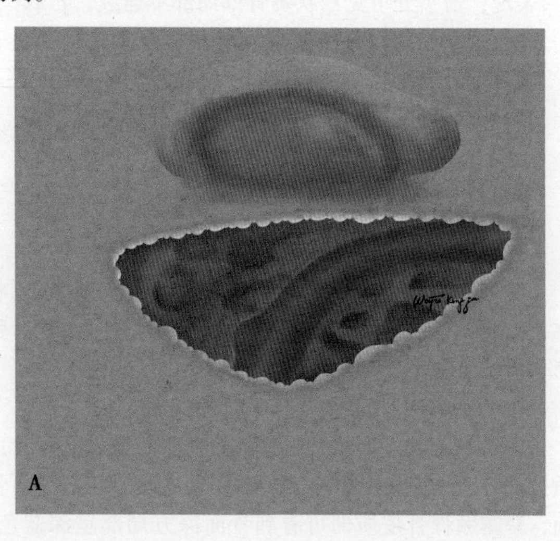

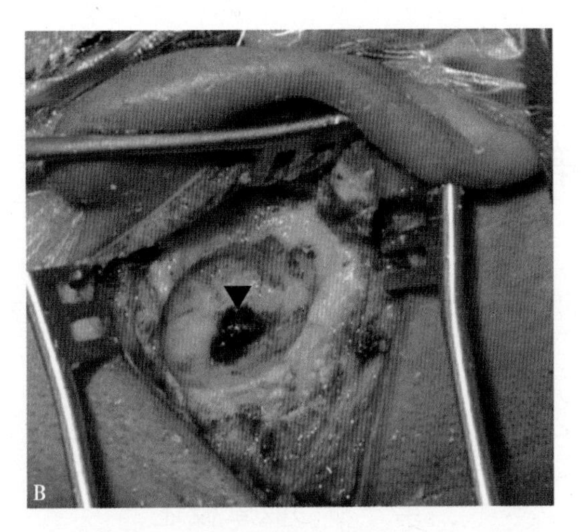

图 11-2-2　乙状窦憩室示意图及术中所见

A. 乙状窦示意图，蓝色弧线代表乙状窦，走行于耳后颞骨深部，蓝色圆点代表乙状窦局部突出形成的憩室　B. 乙状窦骨壁重建术术中所见，黑色三角形处为轮廓化乳突后暴露出来的乙状窦憩室

手术方法：全身麻醉耳后切口，暴露颞骨骨皮质，沿颞骨骨皮质往后下方探查，在乳突尖后方找到乳突导静脉出颅处并结扎。缝合切口并包扎。

（龚树生）

第十三章 眩晕疾病

第一节 眩晕概述

【概述】

眩晕（vertigo）是因机体对空间定位障碍而产生的一种运动性或位置性错觉，在主观感觉为上眩晕，客观上则表现为平衡障碍，是临床常见的症状，其临床发病率较高。Sloane 等研究表明，年轻人（25 ~ 34 岁）眩晕发病率约为 1.8%，老年人（≥65 岁）高于 30.0%；Neuhauser 等对德国的流行病学研究表明，眩晕患病率 29.3%；前庭性眩晕患病率为 7.4%。眩晕症涉及临床多个学科，由于前庭系统在平衡维持中占重要作用，耳源性眩晕疾病在眩晕症中的比例较高。

【临床分类】

眩晕的分类至今尚不统一。传统的分类包括耳源性与非耳源性眩晕；真性与假性眩晕；前庭外周性眩晕与前庭中枢性眩晕等。下面介绍按病变部位及发病原因的眩晕分类法。

1. 前庭性眩晕

（1）前庭周围性眩晕

1）耳蜗前庭疾患包括梅尼埃病等。

2）前庭疾患包括：①迷路内，如良性阵发性位置性眩晕；②迷路外，如前庭神经元炎。

（2）前庭中枢性眩晕：包括血管性、肿瘤、外伤性疾患。

2. 非前庭性眩晕　包括：①眼性眩晕；②颈性眩晕；③循环系统疾病；④血液病；⑤内分泌及代谢性疾病；⑥精神性眩晕。

此外，某些外耳和中耳疾病亦可引起眩晕症状。

【相关检查】

应进行下列各项检查，以便明确眩晕的病因及病变部位。

1. 全身一般检查。

2. 耳鼻咽喉科专科检查。

3. 神经系统检查　包括：①脑神经功能检查；②感觉系检查；③运动系检查；④过度换气试验。

4. 精神心理状态评估　应包括精神状态及心理应激状态的评估。

5. 听力学检查　可协助对眩晕进行定位诊断。

6. 前庭功能检查　平衡试验、协调试验、眼动检查、瘘管试验、甘油试验等，以及前庭诱发肌源性电位、头脉冲试验、摇头试验、前庭自旋转试验等新型前庭功能检查方法。可参见有关章节。

7. 眼科检查　有助于判断是否为眼性眩晕。

8. 颈部检查　对疑为颈性眩晕者，应进行颈部检查。

9. 影像学检查　X线、CT、MRI等检查有助于了解中耳、内耳、内耳道及颅内情况。

10. 脑电图检查。

11. 实验室检查。

【诊断要点】

眩晕的诊断应做到定位、定性、定因，方可有利于指导治疗。

（一）病史采集与分析

1. 眩晕发作的形式

（1）运动错觉性眩晕：包括：①旋转性眩晕；②直线眩晕或称移位性眩晕。

（2）平衡失调、失平衡或平衡障碍：表现为姿势及步态平衡障碍。

（3）头晕、头昏：患者常无法明确表示其不适感觉，如头昏、头重脚轻、头内麻木感、空虚感、头紧箍、头沉重压迫感、眼前发黑等。多为中枢性前庭疾患如脑血管缺血性脑病所致，或为过度换气综合征、全身性疾患累及前庭系等所致。但也不能排除前庭系病变，有可能为前庭病变处于前庭代偿阶段的表现。

2. 眩晕发作的时间特征：如发作性、迁延性，起病的速度、持续的时间。

3. 眩晕发作的次数与发作频率

（1）眩晕持续数分钟至数小时

1）特发性膜迷路积水：梅尼埃病。

2）继发性膜迷路积水：如耳梅毒、迟发性膜迷路积水等。

（2）眩晕持续数秒至约 1 分钟：常见于良性阵发性位置性眩晕等。

（3）眩晕持续数天至数周：如前庭神经炎

（4）眩晕病程不定

1）迷路瘘管。

2）内耳损伤：非穿透性内耳损伤，如迷路震荡；穿透性内耳损伤（如颞骨横行骨折波及内耳）；内耳气压伤。

3）家族性前庭病。

4）双侧前庭损伤，如氨基糖苷类药物致前庭损伤等。

不同前庭外周性眩晕疾病具有不同的眩晕病程，故按眩晕发作病程分类者，有利于外周性眩晕的鉴别诊断。

4. 眩晕发作时情况　眩晕在何种情况下，如体位改变、强声刺激、外界压力变化下发生极为重要。

5. 眩晕的伴发症状　如耳蜗症状（听力下降、耳鸣）、神经系统症状（肢体麻木、吞咽障碍、运动受限等）、自主神经症状（恶心、呕吐），尤其注意有无意识障碍。

6. 发病前的诱因　应了解眩晕发作前1天或数天内有无上呼吸道感染史，情绪激动史及重体力活动史。

7. 过去史　包括各系统病史。

（二）精神心理学评价

利于分析症状及制定治疗方案。

（三）临床检查评价

需对上述各种临床检查结果进行全面综合分析，做出诊断。周围性眩晕与中枢性眩晕的一般特性如下：

1. 周围性眩晕的一般特征

（1）眩晕为突发性旋转性，可自然缓解或恢复，但常反复发作。

（2）眩晕程度较剧烈，可伴波动性的耳鸣、耳聋，以及恶心、呕吐、面色苍白、出冷汗、血压下降等自主神经症状，而无意识障碍和其他神经系统症状。

（3）自发性眼震为旋转性或旋转水平性，Ⅰ～Ⅱ度，发病初期眼震向患侧，稍后转向健侧。各项前庭反应协调，眼震与眩晕的方向一致，倾倒与自示偏斜方向一致，前、后两者方向相反。自发反应与诱发反应以及自主神经反应的程度大体相仿。

（4）变温试验可出现前庭重振现象（一侧前庭功能减弱，增强刺激则反应正常），较少有优势偏向。

2. 中枢性眩晕的一般特征

（1）眩晕可为旋转性或非旋转性，持续时间长短不一（数天、数周或数月），程度不定，一般较轻，有时可进行性加重，与头和身体的位置变动无关。

（2）可无耳部症状，前庭其他症状也不一定齐全。自主神经反应的程度与眩晕不相协调。

（3）多伴有其他脑神经、大脑或小脑症状。眩晕发作时可有意识丧失。

（4）自发性眼震粗大，为垂直性或斜行性，也可为无快慢相的摆动性，持续久，程度不一，方向多变，甚至呈双相性。

（5）各种前庭反应有分离现象，自发与诱发反应不一致，可出现前庭减振现象（弱刺激引起强反应，强刺激引起的反应反而弱）。

（6）变温试验结果冷热反应分离，有向患侧的优势偏向。

【鉴别诊断】

1. 根据周围性眩晕与中枢性眩晕的一般特征鉴别（表13-1-1）

表13-1-1　周围性眩晕与中枢性眩晕的一般特征

鉴别点	周围性眩晕	中枢性眩晕
眩晕类型	突发性旋转性	旋转或非旋转性
眩晕程度	较剧烈	程度不定
伴发耳部症状	伴耳胀满感、耳鸣、耳聋	多无耳部症状
伴发前庭神经症状	常前庭反应协调	常前庭反应分离
体位及头位影响	头位或体位变动时眩晕可加重	一般与变动体位或头位无关
发作持续时间	持续数小时到数天，可自然缓解或恢复	持续时间长，数天到数月
意识状态	无意识障碍	可有意识丧失
中枢神经系统症状	无	常有

续表

鉴别点	周围性眩晕	中枢性眩晕
自发性眼震	水平旋转或旋转性与眩晕方向一致	粗大，垂直或斜行，方向多变
冷热试验	可出现前庭重振现象	可出现前庭减振或反应分离，有向患侧的优势偏向

2. 根据眩晕发作特征与病程鉴别（表13-1-2）

表13-1-2 眩晕疾病发作特征与病程鉴别诊断

眩晕发作	前庭外周疾病	中枢疾病	非前庭疾病
单次发作	迷路炎	多发性硬化	
持续存在	前庭功能丧失	神经系统疾病	精神性疾病
多次发作			
持续数秒	良性阵发性位置性眩晕	后循环缺血	心律失常
持续数小时	梅尼埃病	前庭性偏头痛	
持续数天	失代偿迷路炎		

【治疗要点】

包括对症治疗、病因治疗，药物、手术治疗以及前庭康复治疗等。

（孔维佳）

第二节 梅尼埃病

【概述】

梅尼埃病（Ménière disease）是一种特发性膜迷路积

水的内耳病，表现为反复发作的旋转性眩晕，波动性感音神经性听力损失，耳鸣和（或）耳胀满感。文献报道该病发病率差异较大。发病年龄高峰为40~60岁。男女发病率约1~1.3∶1。一般单耳发病，随着病程延长，可出现双耳受累。

病因迄今不明。基本病理改变是膜迷路积水。梅尼埃病发生机制主要是内淋巴产生和吸收失衡。主要学说如下：①内淋巴管机械阻塞与内淋巴吸收障碍学说；②免疫反应学说；③内耳缺血学说；此外，其他学说还包括：内淋巴囊功能紊乱学说、病毒感染学说、遗传学说、以及多因素学说。

【诊断要点】

（一）症状与体征

典型的梅尼埃病症状包括发作性眩晕，波动性、渐进性听力下降，耳鸣以及耳闷胀感。

1. 眩晕　多呈突发旋转性，患者感到自身或周围物体旋转，或感摇晃、升降或漂浮。眩晕均伴有恶心、呕吐、面色苍白、出冷汗、脉搏迟缓、血压下降等自主神经反射症状。患者神志清醒，眩晕持续时间为20分钟到12小时。在缓解期可有不平衡或不稳感，可持续数天。眩晕常反复发作。

2. 听力下降　患病初期可无自觉听力下降，多次发作后始感明显。一般为单侧，部分病例双侧受累。发作期加重，间歇期减轻，呈明显波动性听力下降。听力丧失轻微或极度严重时无波动。听力丧失的程度随发作次数的增加而每况愈下。

3. 耳鸣　多出现在眩晕发作之前。耳鸣在眩晕发作时加剧，间歇期自然可减轻，但常不消失。

4. 耳闷胀感　部分患者感耳内或头部有胀满、沉重或压迫感。

5. 梅尼埃病的特殊临床表现形式

（1）Tumarkin耳石危象：指患者突然倾倒而神志清楚，偶伴眩晕，又称发作性倾倒，发生率较低。

（2）Lermoyez 发作：患者表现先出现耳鸣及听力下降，而在一次眩晕发作之后，耳鸣和眩晕自行缓解消失。发生率极低。

（二）特殊检查

1. 耳镜检查鼓膜正常。

2. 鼓室导抗图正常，咽鼓管功能良好。

3. 前庭功能检查　发作期可观察到节律整齐、强度不同、初向患侧继而转向健侧的水平或水平性略带扭转的自发性眼震，在恢复期眼震转向患侧。间歇期自发性眼震和各种诱发试验结果可能正常，多次复发者患耳前庭功能可能减退或丧失。镫骨足板与膨胀的球囊粘连时，增减外耳道气压时诱发眩晕与眼震，称 Hennebert 征阳性。

4. 听力学检查　呈感音性聋，纯音听力图早期为上升型或峰型、晚期可呈平坦型或下降型。阈上功能检查有重振现象，音衰试验正常。耳蜗电图的 -SP 增大、SP-AP 复合波增宽，-SP/AP 比值增加（-SP/AP > 0.4）。长期发作患者的言语识别率降低。

5. 脱水剂试验　目的是通过减少异常增加的内淋巴液监测听功能的变化，可协助诊断。临床常用甘油试验。甘油试验的阳性标准可为：患耳 0.25、0.5、1.0kHz 平均听阈在服用甘油后下降 15dB；或：①任何单一频率的听阈下降≥15dB；②相邻的两个频率的听阈下降≥10dB；③有 3 个或 3 个以上频率的阈值下降≥10dB。此外，若上述频率的阈值不是下降，而是提高相应的数值，即“回跳”现象，亦可认为是梅尼埃病的特有现象。言语识别率提高 16% 以上者亦为阳性。本病患者常为阳性，但在间歇期、脱水等药物治疗期为阴性。而听力损害轻微或重度无波动者，结果也可能为阴性。

6. 颞骨 CT　偶见前庭导水管周围气化差，导水管短而直。

7. 膜迷路 MRI 成像　部分患者可显示前庭导水管变直变细。近年来应用造影剂钆（Gd），结合 MRI 进行内耳膜迷路显像，对内外淋巴液空间比较分析膜迷路积水程度。

（三）诊断标准

梅尼埃病的诊断主要依靠详实的病史、全面的检查和仔细的鉴别诊断，在排除其他可引起眩晕的疾病后，可做出临床诊断，而甘油试验阳性或耳部症状的波动性有助于本病的诊断。

2015 年 Barany 学会，对梅尼埃病诊断标准做出了新的修订。诊断分为临床诊断和疑似诊断两级。

1. 临床诊断

（1）2 次或 2 次以上眩晕发作，每次持续 20 分钟至 12 小时。

（2）至少有 1 次（眩晕发作前、中或后）听力学检查证实患耳有低到中频的感音神经性听力下降。

（3）患耳有波动性耳部症状：感音神经性听力下降、耳鸣和（或）耳闷胀感。

（4）排除了其他疾病引起的眩晕：如前庭性偏头痛、突发性聋、良性阵发性位置性眩晕、迷路炎、前庭神经元炎、前庭阵发症、药物中毒性眩晕、后循环缺血、颅内占位性病变等。

2. 疑似诊断

（1）2 次或 2 次以上眩晕发作，每次持续 20 分钟至 24 小时。

（2）患耳有波动性耳部症状：感音神经性听力下降、耳鸣和（或）耳闷胀感。

（3）排除了其他疾病引起的眩晕：如前庭性偏头痛、突发性聋、良性阵发性位置性眩晕、迷路炎、前庭神经元炎、前庭阵发症、药物中毒性眩晕、后循环缺血、颅内占位性病变等。

【鉴别诊断】

1. 良性阵发性位置性眩晕　系特定头位诱发的短暂（数秒钟）阵发性眩晕，伴有眼震，无耳蜗症状。

2. 前庭神经炎　该病可能因病毒感染所致。临床上以突发眩晕，向健侧的自发性眼震，恶心、呕吐为特征。前庭功能减弱而无耳鸣和耳聋。痊愈后极少复发。该病无耳蜗症状。

3. 前庭药物中毒 有应用耳毒性药物的病史，眩晕起病慢，程度轻，持续时间长，非发作性，可因逐渐被代偿而缓解，伴耳聋和耳鸣。

4. 迷路炎 迷路炎有化脓性中耳炎及中耳手术病史。

5. 突发性聋 约半数突发性聋患者伴眩晕，但极少反复发作。听力损失快而重，无波动。

6. Hunt 综合征 Hunt 综合征可伴轻度眩晕、耳鸣和听力障碍，耳廓或其周围皮肤的带状疱疹及周围性面瘫有助于鉴别。

7. Cogan 综合征 该病除眩晕及双侧耳鸣、耳聋外，非梅毒性角膜实质炎与脉管炎为其特点，糖皮质激素治疗效果显著，可资区别。

8. 迟发性膜迷路积水 该病患者先出现单耳或双耳听力下降，1 至数年后出现发作性眩晕。

9. 外淋巴瘘 蜗窗或前庭窗自发性、或（继手术、外伤等之后的）继发性外淋巴瘘，除波动性听力减退外，可合并眩晕及平衡障碍。可疑者宜行窗膜探查证实并修补之。

10. 听神经瘤 内耳道 MRI 可以鉴别。

11. 前半规管裂隙综合征 其发作性眩晕常有强声或外耳道压力变化引起。高分辨率 CT 有助于鉴别。

【治疗要点】

由于梅尼埃病病因不明，其治疗原则是阻止或减少眩晕发作、保存听力、减轻耳鸣及耳闷胀感，最大程度保留内耳功能。其发作期、间歇期治疗方法如下：

1. 发作期治疗 治疗原则：控制眩晕、对症处理、减轻眩晕相关症状。

前庭抑制药可有效控制眩晕急性发作，药物包括苯二氮䓬类药物（如：地西泮等），抗组胺药（如：

美克洛嗪、异丙嗪、苯海拉明、茶苯海明等），抗胆碱能类药（如：格隆溴铵等），抗多巴胺类药物（如：普鲁氯嗪、氟哌利多等）等。如恶心、呕吐症状严重，可加用镇吐药。前庭抑制药原则上使用不超过72小时。

此外，如果急性期眩晕症状严重，可酌情使用糖皮质激素。

2. 间歇期治疗　梅尼埃病间歇期治疗旨在消除、减少或预防眩晕症状的发作，并同时最大限度的保护患者的现存内耳功能。常用方法如下。

（1）患者教育：向患者解释本病相关理论，使患者认识到本病的自然病程规律、可能的诱发因素（如加班、熬夜，遭遇工作及生活压力等）、治疗方法及预后。做好心理咨询和辅导工作，消除患者恐惧心理。

（2）调整生活方式：规律作息、避免不良情绪、压力等。应鼓励所有梅尼埃病患者减少盐分摄入，避免咖啡因制品、烟草和酒精类等制品摄入。避免诱发因素，如劳累、情绪焦虑、紧张等。改善睡眠质量。

（3）倍他司汀：可以改善内耳血供，平衡双侧前庭神经核放电率，以及增加与中枢组胺受体的结合从而达到改善眩晕症状的作用。

（4）利尿药：有减轻内淋巴积水的作用，是梅尼埃病患者相对安全的治疗选择之一，应用利尿药时，需监测血钾浓度确保没有降低。

（5）中耳给药治疗：目前常用的两类鼓室注射药物是氨基糖苷类抗生素和糖皮质激素。前者通过化学迷路切除作用达到治疗梅尼埃病，后者的作用原理可能与内淋巴液调节或免疫调节等有关。

（6）中耳压力治疗：常用的方法有低压脉冲治疗，可短期及长期内控制眩晕症状。

（7）手术治疗：凡眩晕发作频繁、剧烈，长期保守治疗无效，耳鸣且耳聋严重者可考虑手术治疗。手术方法较多，宜先选用破坏性较小又能保存听力的术式。

1）听力保存手术：可按是否保存前庭功能而分二类：

①前庭功能保存类：内淋巴囊减压术、内淋巴分流术。

②前庭功能破坏类：前庭神经截除术。

2）非听力保存手术：迷路切除术。

此外，近年来出现的半规管阻塞术也可有效控制眩晕，该手术可破坏部分患者的耳蜗功能，对前庭功能有部分破坏作用。

（8）前庭康复治疗：将前庭康复理念贯穿治疗全过程，对于已化学或手术迷路切除的梅尼埃病患者，则更要重视前庭康复治疗。

本病间歇期时程变化较大，且有自愈倾向，故评价治疗效果的客观标准争论颇多。疗效评价可参照 1995 年美国耳鼻咽喉-头颈外科学会提出梅尼埃病指南，或我国 2017 年修订的梅尼埃病诊断与治疗指南。

（孔维佳　张甦琳）

第三节　良性阵发性位置性眩晕

【概述】

良性阵发性位置性眩晕（benign positional paroxysmal vertigo，BPPV）是头部运动到某一特定位置时诱发的、以短暂眩晕和眼球震颤为特征的周围性前庭疾病。可为特发性，也可为继发性，是引起眩晕的最常见内耳疾病。

【临床分类】

1. 病因分类

（1）特发性：发病原因不明，约占 50% ~97% 。

（2）继发性：继发于中耳、内耳或系统性疾病，如中耳炎、前庭神经炎、梅尼埃病、突发性聋、头部外伤、医源性（口腔颌面术后、人工耳蜗植入术后、中耳内耳术后）、耳毒性药物等。

2. 受累半规管分类

（1）后半规管 BPPV：最常见的 BPPV 类型。

（2）外半规管 BPPV：仅次于后半规管 BPPV。

（3）前半规管 BPPV：少见类型。

（4）多半规管 BPPV：单侧或双侧 2 个以上半规管同时受累。

3. 发病机制分类

（1）管结石症：耳石器的耳石颗粒脱落进入半规管管腔，当头位相对于重力方向改变时，耳石颗粒受重力作用移位，导致内淋巴流动，壶腹嵴顶偏移，从而出现眩晕及眼震。

（2）嵴顶结石症：耳石器的耳石颗粒变形沉积于壶腹嵴顶，当头位相对于重力方向改变时，耳石颗粒受重力作用移位，直接引起壶腹嵴顶偏移，从而出现眩晕及眼震。

【诊断要点】

（一）症状与体征

1. 患者突然出现发作性眩晕、视物旋转，持续时间不超过 5 分钟，大部分在 1 分钟左右。

2. 多于以下活动时眩晕发作：起床、躺下、床上翻身、弯腰屈身、仰视或仰头取物、系鞋带等。

3. 可同时伴有自主神经症状，如恶心、呕吐、出冷汗等。其他常见症状包括：头晕、头重脚轻、漂浮感或平衡障碍。

（二）特殊检查

变位试验是诊断 BPPV 的金标准，包括 Dix-Hallpike 试验和滚转试验。

1. Dix-Hallpike 试验　Dix-Hallpike 试验是确定后或前半规管 BPPV 的常用方法。具体如下：患者坐位；头向一侧转 45°；快速躺下，使头悬至床下，与床平面成 20°～30°夹角，观察有无眩晕和（或）眼震（图 13-3-1）。

2. 滚转试验　滚转试验是确定外半规管 BPPV 的常用方法。具体如下：患者仰卧，头正中前屈 20°，然后头快速向一侧转动 90°，观察有无眩晕和（或）眼震；头转回正中位，再快速转向对侧 90°，观察有无眩晕和

（或）眼震。每个体位至少保持 30 秒或眩晕眼震消失后 30 秒（图 13-3-2）。

根据试验中出现短暂性眩晕和典型的变位性眼震，可诊断为 BPPV。不同半规管 BPPV 的特异性变位试验和对应的特征性眼震可查阅表 13-3-1。

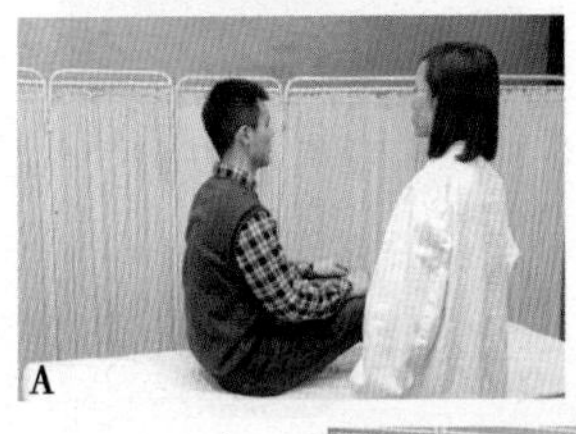

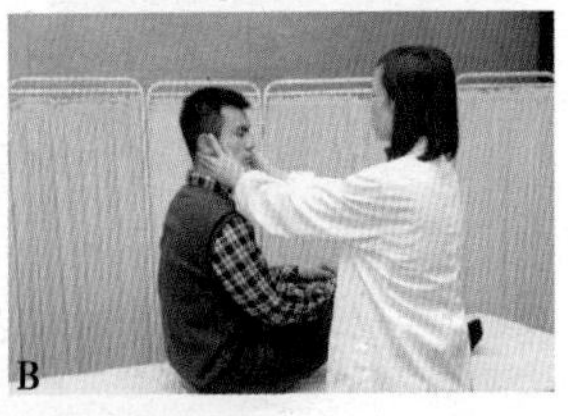

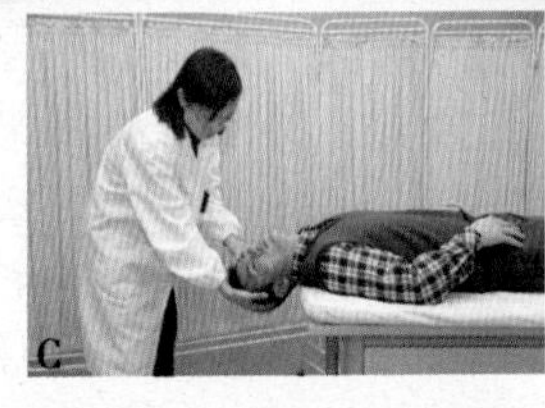

图 13-3-1　Dix-Hallpike 试验
（以检查右侧后半规管为例）

A. 患者取坐位　B. 头向右侧转 45°　C. 患者快速躺下，使头悬至床下，与床平面成 20°～30°夹角，观察有无眩晕和（或）眼震

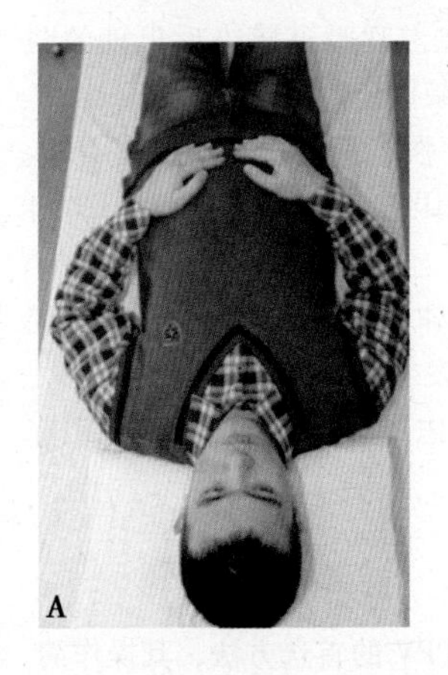

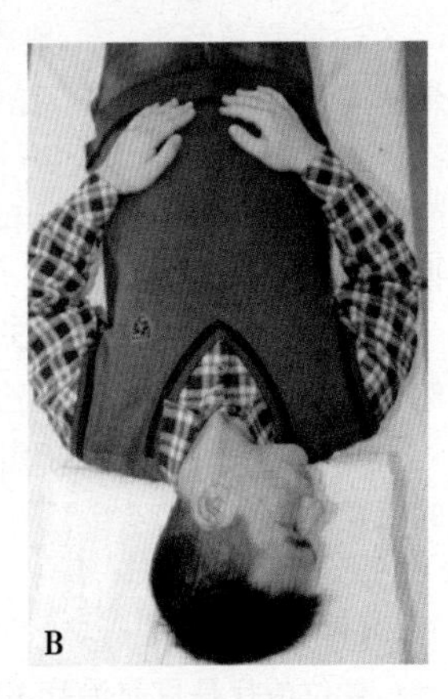

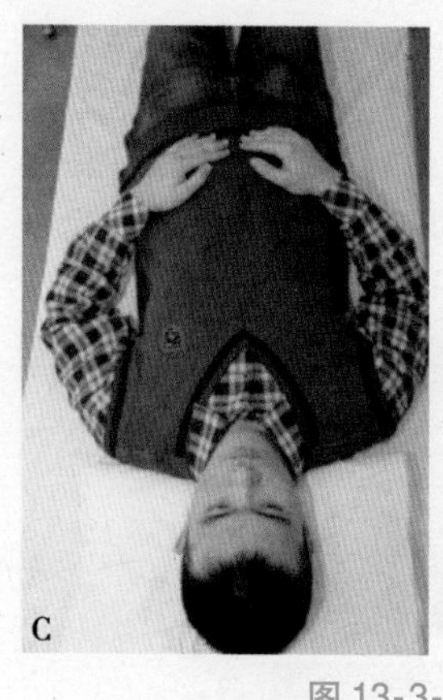

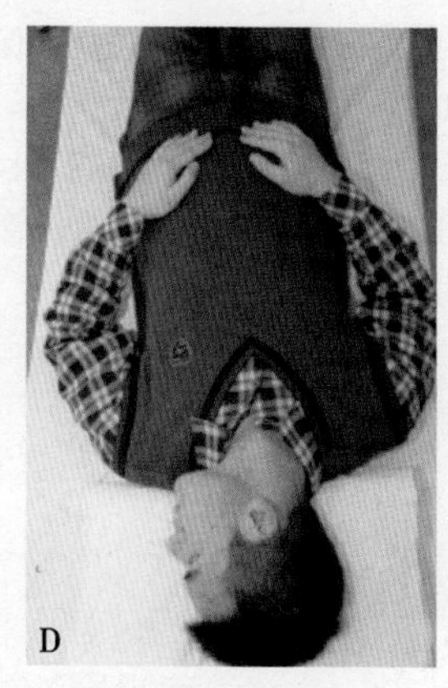

图 13-3-2 滚转试验

A. 患者仰卧，头正中前屈 20°，保持 30 秒 B. 然后头快速向一侧转动 90°，保持 30 秒，观察有无眩晕和（或）眼震 C. 头转回正中位，保持 30 秒 D. 再快速转向对侧 90°，保持 30 秒，观察有无眩晕和（或）眼震

【鉴别诊断】

1. 梅尼埃病 以反复发作性眩晕，波动性、进行性感音神经性聋，耳鸣，耳内闷胀感为主要临床表现。

2. 突发性聋伴眩晕 以突然发生的、原因不明的感音神经性聋并同时伴有眩晕为主要临床表现。

3. 前庭神经炎 一般在上呼吸道感染后出现的眩晕，无耳鸣及听力下降。眩晕持续数天或数周。

4. 前半规管裂综合征 强声刺激、外耳道或中耳、颅内压力改变时引起眩晕和眼震。颞骨高分辨率 CT 可见上半规管骨质缺损。

5. 直立性低血压 由于体位的改变，如从平卧位突然转为直立，或长时间站立发生的头晕目眩。

6. 精神性眩晕 由于焦虑及其他精神障碍疾病引起的眩晕。

【治疗要点】

（一）复位法

复位治疗是目前治疗 BPPV 的首选方法，其操作简

表 13-3-1　BPPV 诊疗特征表

受累半规管	诊断试验	眼震特征	复位手法
后半规管	Dix-Hallpike 试验	方向:垂直上跳并扭转向患侧耳 潜伏期:2～10 秒 时程:管结石症 <1 分钟;嵴顶结石症≥1 分钟	Epley 耳石复位法 Semont 耳石解脱法
外半规管	滚转试验	方向:向地性或背地性水平眼震;向地性眼震,眼震强侧为患侧;背地性眼震,眼震弱侧为患侧 潜伏期:0～5 秒 时程:管结石症 <1 分钟;嵴顶结石症≥1 分钟	Barbecue 耳石复位法 强迫侧卧体位疗法
前半规管	Dix-Hallpike 试验	方向:垂直下跳并扭转向患侧耳 潜伏期:2～10 秒 时程:管结石症 <1 分钟;嵴顶结石症≥1 分钟	反向 Epley 耳石复位法

13

便，有效率高，病人耐受性好，无严重并发症。应根据不同半规管 BPPV 选择相应方法（见表 13-3-1）。

1. 后半规管 BPPV

（1）Epley 耳石复位法主要操作步骤：①患者坐位；②头向患侧转 45°；③扶患者的头部迅速使其躺下，并且使头部置于治疗床外低于水平面 20°～30°，观察眼震，并保持 30～60 秒或患者出现眩晕，保持到眩晕停止后 30～60 秒；④将患者的头部向健侧转动 90°；⑤患者的身体向健侧转动 90°，保持 30～60 秒或患者出现眩晕，保持到眩晕停止后 30～60 秒；⑥扶患者坐起，头部转回到中线位置（图 13-3-3）。

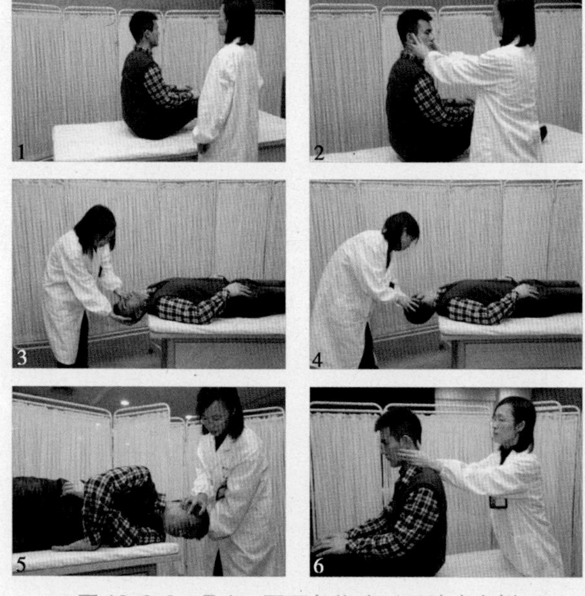

图 13-3-3 Epley 耳石复位法（以治疗右侧后半规管 BPPV 为例）

（2）Semont 耳石解脱法主要操作步骤：①患者坐于床沿，头正中位，双脚下垂，头向健侧转 45°，并在随后的步骤②和③中均维持此头位；②患者由坐位快速向患侧侧卧，维持此姿势直至眩晕和眼震消失（1～3分钟）；③随后患者迅速由患侧卧位经坐位变成健侧侧卧位，维持此姿势直至眩晕和眼震消失（1～3分钟）；④缓慢坐起，头恢复至正中位（图13-3-4）。

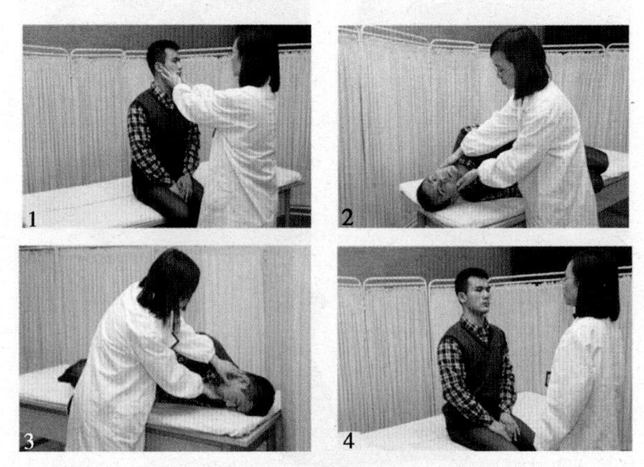

图13-3-4　Semont耳石解脱法（以治疗右侧后半规管BPPV为例）

2. 外半规管BPPV　Barbecue耳石复位法主要操作步骤：①患者坐于治疗台上，在治疗者帮助下迅速平卧；②头和身体向健侧翻转90°使侧卧于健侧；③头和身体继续向健侧翻转90°身体俯卧，鼻尖朝下；④继续向健侧翻转90°，使侧卧于患侧；⑤坐起。上述4个步骤完成头部3个90°翻滚为一个治疗循环，每一体位待眼震消失后再保持1分钟（图13-3-5）。此手法比较简单，患者易接受，因此，被大量的患者及医师作为首选。

无效者还可采用向健侧侧卧的强迫体位治疗。

3. 前半规管BPPV　尚无公认有效的治疗手法，可试用反向Epley耳石复位法。

4. 多半规管BPPV　一次管石复位仅处理一个责任半规管，眩晕症状或眼震明显的责任半规管应优先处理。

（二）前庭康复

前庭康复可作为手法复位的辅助治疗，用于复位治疗失败、治疗后残留非特异性头晕或平衡障碍的患者。应根据患者的前庭功能障碍拟定个体化的康复训练方案。

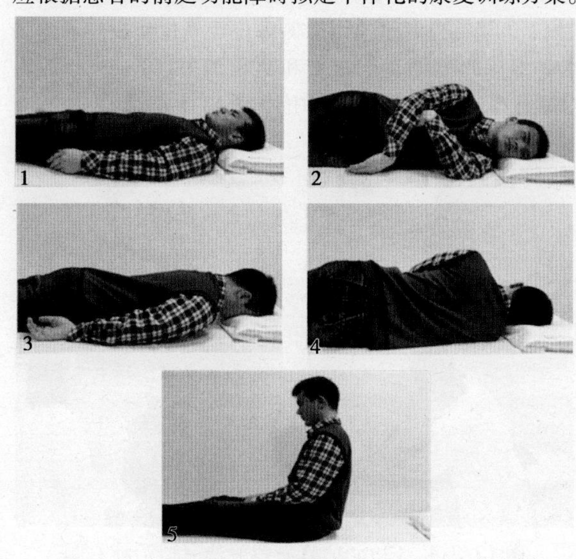

图 13-3-5　Barbecue 耳石复位法（以治疗右侧外半规管 BPPV 为例）

（三）药物治疗

有明显自主神经症状的患者可短期使用前庭抑制药。合并其他内耳病变或系统性病变，或治疗后有明显的残余性头晕、平衡障碍等症状时，可酌情给予改善微循环或营养神经类药物。

（四）手术治疗

如上述保守治疗无效，病程持续 1 年以上且影响生命质量者，可行半规管阻塞术或后壶腹神经切断术。

（殷善开）

第四节　半规管裂

【概述】

半规管裂综合征是指覆盖半规管的骨质变薄或出现

骨裂时导致前庭功能和听功能异常的综合征，其中前半规管裂（anterior canal dehiscence，ACD）最常见，由Minor及其同事最早于1998年报道。前庭耳蜗系统具有2个相互配合调节听力和平衡的骨窗，允许声音传入、由镫骨底板封闭的前庭窗和由膜性结构覆盖的蜗窗。半规管上的骨裂导致内耳产生“第三窗”的效应。前半规管裂的真实发病率并不清楚，但颞骨研究显示0.5%的标本中覆盖前半规管的骨质存在裂隙，与正常相比，1.4%的标本中覆盖前半规管的骨质非常薄（≤0.1mm）。据估计有症状的半规管裂在人群中的发病率约为0.1%。

【临床分类】

半规管裂包括前半规管裂、外半规管裂和后半规管裂等几种类型。外半规管裂常常是乳突手术的并发症。后半规管裂较罕见，多与颈静脉球高位有关，后半规管裂也能引起低频传导性聋。

【诊断要点】

对于有压力或听觉敏感的患者应该进行高分辨率的颞骨CT，以便确定半规管骨质缺损的位置。但仅凭CT检查不能确诊半规管裂，还需结合症状、听力学和前庭功能的检查结果。

（一）症状与体征

1. 头晕　患者通常都会有不稳感，活动时明显而静息时能缓解。有些人咳嗽、打喷嚏或吸鼻时症状加重，用力和活动也能加重。

2. 听力下降　许多前半规管裂的患者都有轻度的低频传导性聋。

3. 压力敏感　中耳压力变化时会影响内耳，刺激内耳的平衡和听觉器官，引起典型的临床表现。前半规管裂时，捏鼻鼓气或外耳道压力改变时能引起明显的眼震（Hennebert征）。

4. 声音敏感　前半规管裂时，常能观察到强声刺激，包括自己的声音可以诱发头晕和眼震的现象（Tullio现象）。有些患者会感觉自听增强。

5. 其他症状可能包括搏动性耳鸣、耳内闷胀感、听觉过敏等。

6. 通过 Valsalva 试验、Tullio 试验、瘘管试验等简单易行的测试，其中 Valsalva 试验最有价值，对提示进一步的 CT 扫描最有帮助。捏鼻鼓气时诱发下跳性眼震，方向与受累侧一致，最好使用 Frenzel 眼镜观察眼球运动。

（二）特殊检查

1. 听力与前庭功能检查　需要进行的听力和前庭功能方面的检查包括前庭诱发肌源性电位（vestibularevoked myogenic potential，VEMP）、纯音测听、鼓室图、耳蜗电图和眼震电图，其中 VEMP 最有价值，而耳蜗电图和眼震电图并非必需。

（1）纯音测试：前半规管裂的患者的低频骨导听阈常低于 0dB，也即低频区存在气骨导差，而在曲线上类似于耳硬化症（图 13-4-1）。

（2）声导抗检查：有助于压力变化诱发眩晕与耳硬化症的鉴别诊断。

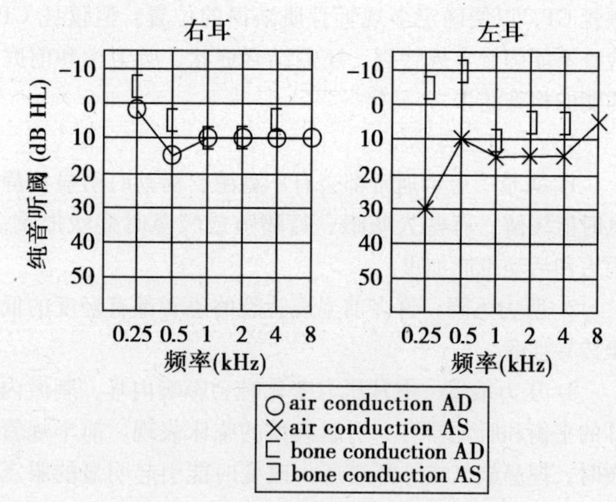

图 13-4-1　39 岁男性左侧半规管裂患者的纯音听力图

显示左侧低频侧的气骨导差更明显，且低频骨导听阈可以低于“0”dB HL

（3）前庭诱发肌源性电位：患侧的 VEMP 的阈值较低，幅度也比正常高，这种表现与“第三窗”效应有关。但 VEMP 并不总是阳性，也即 CT 上存在明显的前半规管裂而 VEMP 可能正常，可能与脑膜封闭了骨质的缺损，年龄或其他中耳疾病也会影响 VEMP 检查的结果。

2. 影像学检查

（1）颞骨薄层 CT：大部分的半规管裂都是通过高分辨率的颞骨薄层 CT 确立的，但只有 0.6mm 及以下层厚扫描并且平行或垂直于前半规管平面进行冠状位或斜位重建，才能提高诊断的阳性率。

（2）MRI：也可以提供有用的信息。3.0T 或以上、3mm 层厚的 T_2 冠状位上可以显示出充满液体的前半规管与脑膜之间相贴（图 13-4-2）。

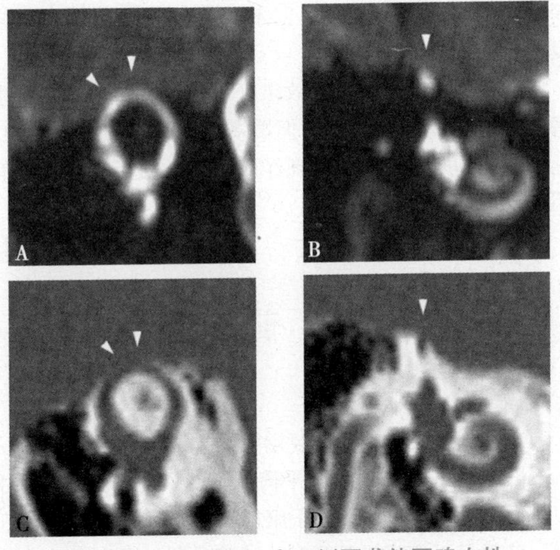

图 13-4-2　一例 35 岁双侧耳聋伴耳鸣女性患者的 MRI 和 CT 检查结果

A、B 为 MRI（FIESTA 扫描序列）检查结果，显示颅中窝和半规管之间没有前半规管裂特征性的骨质低信号环（箭头所示）。C、D 为 CT，证实了前半规管和颅中窝之间的骨质缺损（箭头所示）

【鉴别诊断】

半规管裂需要与其他引起头晕、听力下降的疾病如梅尼埃病、良性阵发性位置性眩晕、偏头痛相关的眩晕、多发性硬化、外淋巴瘘以及耳硬化症的患者进行鉴别诊断。

【治疗要点】

前半规管裂的症状不会自行缓解，如果不经手术治疗，症状还会加重，因为随着年龄的增加，半规管骨壁的厚度会变薄。但前半规管裂很少引起严重的症状，并且通过避免强声、捏鼻鼓气、抬举重物等诱发因素而减少症状的出现，故这样的患者通常无需治疗。

对慢性平衡失调、搏动性振动幻视等症状严重者，可以通过手术修补治疗。手术常规通过颅中窝入路瘘管修补，术式包括半规管填塞术和半规管封盖或表面修复术。

通常半规管填塞术的效果好于半规管封盖术，且患者的气-骨导差可能消除，但填塞后手术填塞的半规管功能减退。同时，也要注意到经颅中窝入路半规管修补有引起感音神经性聋的风险。

（杨仕明）

第五节　前庭康复

【概述】

前庭康复又称前庭康复治疗（vestibular rehabilitation therapy，VRT），是眩晕及平衡障碍类疾病除药物、手术以外的物理治疗手段，属于康复医学范畴。

眩晕及平衡障碍是耳科、神经内科、骨科等众多学科多种疾病的共有症状，病因、病理机制复杂，但主要由内耳前庭及其相关系统的病损引起，因此，前庭康复主要在耳科开展，还涉及神经科、骨科、创伤外科和老年医学科等学科的一些相关的眩晕类疾病或损伤及老年健康医学的防摔倒。

前庭康复的目标主要是促进和健全前庭中枢代偿，缓解、消除眩晕（头晕）症状，重建、提高平衡功能，恢复和保持正常的静态、动态和各种运动中的平衡能力。

【前庭康复的机制】

人体平衡中枢具有的较强适应性、可塑性是前庭康复的重要基础，前庭病损后的前庭康复涉及多种不同机制，包括细胞功能恢复、中枢兴奋冲动发放率的自发性重塑、前庭适应与习服、视觉和本体觉平衡权重调整和策略替代等。并以中枢代偿的形式呈现。前庭平衡系统功能受损经一段时间后，其眩晕、头晕及失衡等临床症状可逐渐减轻、缓解，这一过程称之为前庭代偿。眩晕及平衡障碍患者进行前庭康复目的就是发挥大脑平衡中枢适应性、可塑性，通过前庭适应、替代和习服等训练，使头、眼和身体的活动相互协调，改善前庭-眼反射和前庭脊髓反射功能，激活、促进和建立前庭中枢代偿、缩短代偿过程。

人体平衡系统包括前庭觉、视觉和本体感觉三个主要组成部分（平衡三联），其基本功能是感受、调节和维持人体在各种空间位置、状态下的身体平衡和运动中的清晰视觉。人体平衡具有解剖结构多元支持和功能后天获得两大特性，即人体的平衡感知与调节是由平衡中枢控制下的平衡三联（前庭觉、本体觉和视觉）共同参与完成，并且必须通过后天学习才能获得。正是这种多元性和后天获得性，使人体平衡系统在其功能损伤后，可以通过感觉替代及代偿作用重新构建和恢复平衡能力，前庭康复就是这种能力的修复、激发和强化过程。前庭平衡功能损伤后康复训练越早进行，功能恢复得越快。

【前庭平衡功能测评】

前庭及平衡功能准确评估是制定前庭康复计划的基本依据，包括详细的病史资料，床边及试验室的前庭平衡功能测评。临床常用的床边检查包括视觉眼动系统的眼球快速扫视、平稳跟踪、凝视、辐辏与共轭等功能检查，前庭眼动反射（VOR）系统的自发性眼震、摇头眼震试验及头脉冲试验（甩头试验）等，前庭脊髓反射（VSR）的Romberg试验、Fukuda试验等。条件许可时，可以通过眼震图技术对上述床边检测项目，以及冷热试验、主动/被动旋转试验及视频头脉冲试验、动静态姿势图等进行精确的前庭及平衡功能测评，明确前庭病损的侧别、程度（部分与完全性）、频率、代偿阶段、重心稳定状态等，老人各平衡感觉系统、器官及整体运动平衡功能的退化程度和姿态等。

【前庭康复的原则】

根据前庭及平衡功能测评结果，如前庭外周感受器病损的定位、损伤频率及代偿情况，平衡三联中前庭、本体及视觉的分别平衡权重等情况，本着能主动不被动、缺什么练什么，由静态到动态，由简单到综合，早期介入、徐徐渐进，保证安全、排除风险的原则，在积极治疗原发病的基础上进行个性化的康复锻炼。

针对患者的头晕和不稳，康复训练可有侧重，以眩晕为主的患者主要进行VOR适应性练习，平衡失调为主的患者多进行姿势重心控制练习。同时眩晕和平衡失调症状的患者进行平衡三联之间感觉交互的适应性及平衡训练，练习的难度逐渐增大。这类患者容易摔倒，有必要加强保护。

前庭康复大致可分为主动式和被动式两类。

1. 主动式全身协调康复模式　主要适用于具有一定自身活动能力的人，对不完全性前庭功能损害，特别是高频性不完全性损害效果较好。通过针对性较强的头眼和全身协调性运动训练，可有效改善和强化前庭功能，提高日常生活能力。

2. 被动式局部性辅助康复模式　适用于前庭功能受到严重损害，不能独立维持身体平衡的患者。经局部康复具备条件后，再考虑接受主动式训练。

【前庭康复技术】

前庭康复技术多样、涉及面广，临床主要从VOR与

VSR、平衡三联之间的相互作用和统合协调这三个方面进行。

1. 一般性练习　最常用是Cawthorne-Cooksey训练方法（表13-5-1），其原理是患者通过进行速度及范围递增的活动使其达到“脱敏作用”。该方法涵盖了视觉、VOR和VSR的多种功能的综合适应性训练，并且可以根据患者就诊时的代偿状态，选择适宜的训练阶段和方法。如在眩晕患者仍在急性期，则从初始的A阶段开始练习。如患者的前庭平衡功能已经部分代偿，仅仅在行走活动时仍存在头晕及不稳，则可以从D阶段开始。

还可以根据患者的眩晕症状和体征，判断病损部位、选择康复方法（表13-5-2）。如患者眩晕的主诉为向左或向右的旋转感觉，则提示病变源自外半规管系统，要在水平面上进行转头练习（yaw）；若主诉为向前或向后翻滚样旋转，则提示病变源自前后半规管系统，要进行低头-仰头（pitch）和左-右侧头（roll）的头动练习；若眩晕的主诉为坠落升腾感，最好在弹簧练习床上进行上下跳动的练习。即什么样的动作诱发晕和不稳，就针对这个动作进行练习。

表13-5-1　Cawthorne-CooKsey康复训练

A. 卧床	B. 坐位
1. 眼动：先慢后快 （1）上-下动 （2）左-右动 （3）前-后注视，先注视前方90cm处的物体，然后注视30cm处的手指 2. 头动：先慢后快，先睁眼后闭眼 （1）低头-仰头 （2）左-右转头	1. 同A1、A2 2. 耸肩和转肩 3. 向前弯腰从地上捡物

续表

C. 站立	D. 运动（训练室内）
1. 同A1、A2、A3 2. 坐下-站起，先睁眼做，后闭眼做 3. 手间传球（在眼水平面以上） 4. 手间传球（在膝盖高度以下） 5. 从坐位站起，同时转身	1. 绕一人转圈，同时进行两人间传球 2. 在室内行走，先睁眼走，后闭眼走 3. 上下坡走，先睁眼走，后闭眼走 4. 上下台阶，先睁眼走，后闭眼走 5. 做含有俯身弯腰、仰身伸腰和瞄准目标投掷的动作，如投球

引自 Dix MR. The rational and technique of vertigo. Acta Oto-Rhino-Laryng（BELG），1979，33：370

13

表 13-5-2　眩晕病损初步定位与康复方法选择

眩晕形式	病损定位分析	康复方法
左右旋转感	外半规管系统	水平面的左右转头练习（yaw）
前后翻滚感	前后半规管系统	前后（pitch）及侧方（Roll）头动练习
升腾坠落感	球囊系统	垂直方向的蹦跳练习
一侧倾倒感	椭圆囊系统	反向变换重心的身体位移练习
失衡摇晃感	双侧前庭病损	VOR-VSR的综合性锻炼
	前庭中枢性病损	VOR-VSR的综合性锻炼

对于临床常见的良性阵发性位置性眩晕（BPPV），也可以根据其眩晕及眼震形式，选择相应的位置实验和耳石复位方法，如左右旋转感多源自外半规管系统，首选 Roll 试验，Barbecue 或 Gufoni 复位法治疗；前后翻滚感多源自前后半规管系统，首选 Dix-Hallpike 试验，Epley或 Semont 法耳石复位（详见第十二章第三节）。

2. 个性化的练习　根据患者的前庭平衡功能缺陷情况及诊断拟定针对性的训练方案，并在治疗过程中根据患者的病情适时调整康复计划。训练措施主要包括前庭适应训练、前庭替代训练、前庭习服训练，静态和动态平衡以及步态练习等。对于一些慢性前庭疾病患者按个体化治疗方案进行康复训练的疗效远较一般康复训练显著。

（1）前庭适应训练：前庭接受长时间刺激引起反应减弱的现象被称为前庭适应。其形成发生在外周感受器，形成机制是前庭迷路损伤后，康复治疗过程中产生的感觉冲突是一种良性刺激，可激发受损后剩余的功能，加速前庭代偿的建立。

前庭系统适应通常在训练 1 ~ 2 分钟就可出现，但真正形成适应需要一段时间，根据患者的不适程度、忍耐力可单独制定锻炼次数和每次锻炼持续时间，以不引起自主神经症状为度。前庭适应训练针对前庭-眼反射系统，目的在于增强凝视稳定性，训练要注意速度（慢速开始）、持续时间（由短渐长）以便于患者能够承受。训练早期，建议采用头部不动，单纯用眼睛慢速跟踪水平、垂直运动的物体看。以后逐渐过渡为头眼协同运动的同时凝视移动目标，目标运动速度以患者视物稳定为宜。另一种训练方法是手持物体，头和物体运动方向相反运动，保持视物稳定。由起初在静态下练习，逐步过渡到行走中甚至跑步中保持视觉稳定。前庭适应有频率和头位依赖性，即仅对某一特定频率和头位的训练形成的适应，所以，要在多个频率范围内进行多种头位下的训练。

（2）前庭替代训练：旨在动员其他感觉信息（视觉、本体感觉）替代受损的前庭系统的信息，可用于前庭功能完全丧失患者的康复训练。前庭替代要在多种体位和运动速度下练习，既有睁眼练习又有闭眼练习，既有安静环境的练习也有噪声环境中的练习。具体方法如：患者面墙而坐，间距3m，墙上3个目标物分别是X、Y、Z。X在正前方，Y在左侧，Z在右侧。患者首先看X，然后眼睛转向Y，再转头看Y，再转动眼睛看Z，最后转头看Z，始终保持眼睛在目标物上。目标物应始终保持稳定，此训练旨在打破不同的凝视方式，头、眼、颈都得到了运动。最后一阶段的训练是患者在康复治疗师的指导下闭眼随机位移，想象着X、Y、Z目标在那个位置，闭眼动头，睁眼后看目标是否就在眼前。

去除或干扰视觉，能够更多的刺激本体感觉系统。训练本体感觉达到站立和行走稳定，再使患者在不平的路面上、海绵垫上、蹦床上、弹簧垫子及溜冰场上训练保持平衡。

（3）前庭习服训练：由于反射受到一系列相同刺激而发生反应减弱称为前庭习服，是前庭中枢对无关刺激的排除作用，属于一种抑制作用，其形成与外周感受器无关。

前庭功能受损后，信息不对称的向大脑发送，错误的前庭信息和来自正常视觉和躯体感觉系统传入的信息发生冲突，造成“感觉信息错误匹配”使患者产生眩晕症状。习服训练是通过重复锻炼使运动诱发的头晕不适感得以缓解消除。患者运动要能引发出轻度至中度症状的程度，一旦习服效果出现，可以进一步加大动作强度。一般经过4周的训练，症状开始减轻，2个月后可逐渐减轻至消失。注意此种训练不适合多感受器损伤患者，老年人动作不宜太快，立位低血压或立位耐力不良者做此练习要特别小心，一旦出现跌倒要修改训练计划。

上述方法可根据患者情况选择一种或几种方式组合使用，练习应循序渐进，多频率、多体位、多种环境中综合进行，在训练过程中对康复效果反复评估并及时调整康复计划。

【适应证】

1. 前庭周围性疾病　单侧/双侧前庭功能低下或丧失、平衡障碍。训练计划应专注于患者失衡和振动幻视的感受障碍、头部运动过程中的视敏度的降低、步行中发生的姿势不稳等。一些 BPPV 患者经过耳石复位治疗，眩晕停止后还遗留数天、数个月的不稳感需要前庭康复来解决。Brandt- Daroff 习服治疗适合一些不能进行耳石复位治疗的患者。

2. 前庭中枢性疾病　卒中与外伤性眩晕后的平衡障碍、多因素性老年人平衡失调、老年人防跌倒等，主要是缓解头晕症状和改善平衡、步态的训练，尚需结合神经、肌力、关节功能等有关康复训练。

【影响因素】

平衡是一种多感觉功能的问题，任何一感觉系统受损都可影响前庭康复的疗效。除前庭系统损害部位、范围和程度以外，视觉、本体感觉系统的状态和健全的脑功能是关键，其他还包括全身健康状况、年龄和有无心理或抑郁性疾病等。不稳定病变如：梅尼埃病、外淋巴瘘等，康复的疗效不佳，传统观点认为应采用破坏性方法获得稳定性病变，之后及早进行康复治疗。手术治疗能有效改善眩晕症状，术后进行前庭康复训练则有利于加速前庭中枢代偿的建立，提高患者平衡功能，改善生命质量。前庭康复治疗在梅尼埃病稳定期的治疗中亦有重要作用。

小脑功能障碍的中枢病变，视觉、骨骼肌或认知障碍，患者的依从性等皆能影响其效果。偏头痛患者往往不能耐受空旷或者拥挤复杂的环境，让患者逐渐暴露于其中进行习服治疗，也能起到治疗效果。在为前庭型偏头痛患者进行前庭康复时应特别小心，因为这类患者需要结合药物治疗才能使整个康复过程达到最优化。避免在进行康复时出现症状的恶化，可能导致治疗失败。前庭康复训练的强度和技巧也是前庭代偿能否成功的关键。

值得注意的是，无论外周性还是中枢性眩晕，临床许多患者因为畏惧晕而长期卧床不动，这样不但症状长期得不到缓解，还导致肢体骨骼肌萎缩、关节运动受限甚至僵化，进一步增加康复的难度。因此，对需要前庭康复的眩晕患者，首先要进行心理疏导和康复理念宣教，消除紧张恐惧心理、提高依从性，充分激活人体平衡自身修复的潜能。

【效果的评估】

1. 主观评估　患者自身感觉的改善情况，能否恢复正常生活和工作，临床上患者的自我感觉评价可能比客观评估更能决定是否结束康复。也可以应用眩晕量表，对比康复前后的症状体征情况，如 DHI 眩晕量表等。

2. 客观评估　进行前庭平衡相关的试验室测评，比较康复前后的各项测评指标，评估康复效果，如旋转试验增益改善、动态视敏度及姿势图平衡能力评分增加等。

总的来说，单侧前庭损伤的康复效果优于双侧损伤，平衡三联中单一感受器功能障碍优于两个或多个感受器障碍，前庭外周性损伤优于中枢性损伤，稳定性前庭损伤优于活动性。对于活动期或不稳定性的前庭损伤，不推荐实施前庭康复治疗，可病情稳定后进行。

（林　鹏　陈太生）

第十四章 耳部及侧颅底肿瘤

第一节　外耳肿瘤

【概述】

外耳肿瘤发病率不高，良性多见，可发生于任何年龄，男女无差异。

【临床分类】

分为良性肿瘤、恶性肿瘤。

1. 外耳良性肿瘤　常见的有血管性疾病（如血管瘤）、乳头状瘤、色素痣、耵聍腺瘤。外耳道骨瘤。

2. 外耳恶性肿瘤　常见的有鳞状细胞癌、腺样囊性癌。

【诊断要点】

（一）症状与体征

1. 外耳良性肿瘤

（1）血管瘤

1）传统上将血管瘤分为毛细血管瘤、海绵状血管瘤、蔓状血管瘤等。近年国内外多数学者采用新的分类法，将其分为血管瘤和脉管畸形，浅表（皮肤）血管瘤、微静脉畸形相当于传统的毛细血管瘤，静脉畸形、深部血管瘤相当于传统的海绵状血管瘤，动静脉畸形（图 14-1-1）相当于传统的蔓状血管瘤等。

2）血管瘤常见于儿童、可随儿童生长发育自行消退，脉管畸形为先天性，不会自行消退。

3）血管瘤发生于耳廓及外耳道，影响美观，引起局部出血、外耳道阻塞等症状。

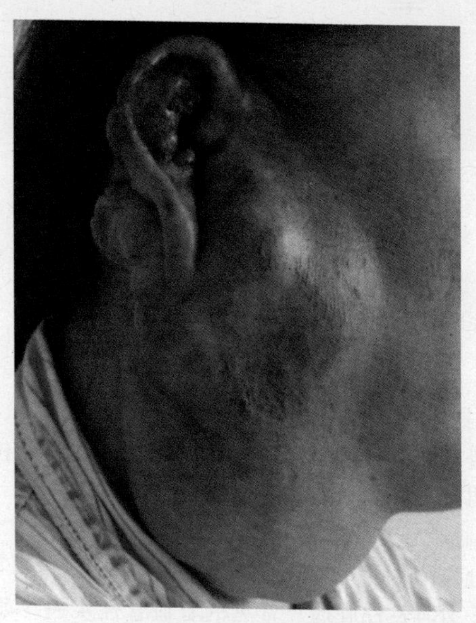

图 14-1-1　右耳颞面颈动静脉畸形
（蔓状血管瘤）

（2）乳头状瘤

1）外耳道乳头状瘤好发于男性，是反复挖耳造成的乳头状瘤病毒感染。

2）早期症状为挖耳时易出血，当肿瘤充满外耳道时有阻塞感或听力减退。

3）外耳道有多发或单发、带蒂或无蒂、大小不等棕褐色桑葚样肿物，触之较硬。血供差时可部分自行脱落，部分病例有恶变可能。

（3）色素痣：简称痣，外耳道较耳廓多见，为半圆形隆起的黑褐色新生物，表面为丘疹状，质软，早期无症状，阻塞外耳道引起相应症状，在一定条件下有转变成恶性黑色素瘤的可能。

（4）耵聍腺瘤

1）好发于外耳道软骨部后下部的耵聍腺分布区，常见的为腺瘤和混合瘤。

2）耵聍腺瘤发病缓慢，肿瘤较大时阻塞外耳道，可引起听力障碍。

3）耳部检查见外耳道后下方局限性的隆起，约为黄豆大小，表面皮肤正常，无压痛，质韧，有恶变可能。

（5）外耳道骨瘤

1）多见于冲浪和冬泳爱好者。

2）早期无症状，但肿瘤体积增大时可出现耳闷、听力下降等。

3）耳镜检查可见外耳道狭窄，正常皮肤，触之质硬。

2. 外耳恶性肿瘤　外耳恶性肿瘤发病率较低，以鳞状细胞癌、腺样囊性癌多见。

（1）鳞状细胞癌：可发生于耳廓或外耳道，约占外耳道恶性肿瘤的80%，初起为丘疹样，易出血和糜烂，继之形成结节样和菜花样肿块，阻塞外耳道并侵犯周围组织，引起外耳道血性分泌物溢出、疼痛、听力下降、面瘫等症状和体征（图14-1-2）。国际抗癌联盟（Union for International Cancer Control，UICC）尚无外耳道癌TNM分期标准，针对外耳道鳞状细胞癌，目前临床多采用2000年匹兹堡分期。

原发病灶分期：

T_1：肿瘤局限于外耳道，没有骨质侵犯和软组织浸润。

T_2：肿瘤局限于外耳道，骨质侵犯但没有突破外耳道，软组织侵犯未超过0.5cm。

T_3：肿瘤破坏外耳道骨质并侵犯中耳腔或乳突，患者可表现为面神经麻痹，软组织侵犯不大于0.5cm。

T_4：肿瘤侵犯到耳蜗、岩尖、中耳内侧壁、颈动脉

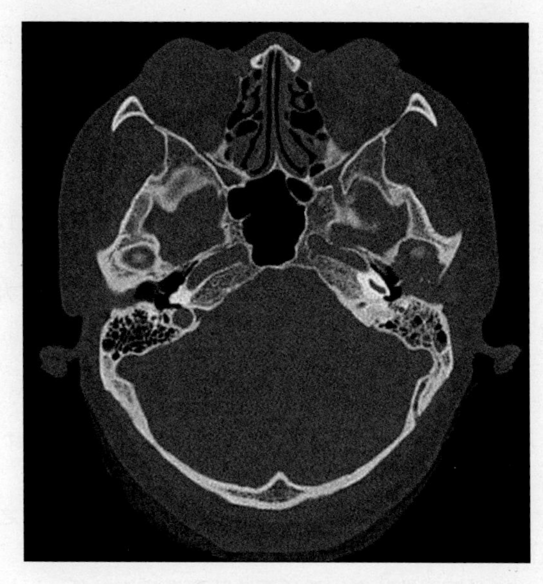

图 14-1-2　左外耳道鳞癌 CT 表现（T_4）

管、颈静脉孔或脑膜，软组织侵犯大于 0.5cm。

淋巴结转移分期：

N_0：无局部淋巴结转移。

N_1：局部单一淋巴结转移，直径小于 3cm。

N_{2a}：局部单一同侧淋巴结转移，直径 3～6cm。

N_{2b}：多个同侧淋巴结转移。

N_{2c}：对侧淋巴结转移。

N_3：淋巴结转移，直径大于 6cm。

临床分期：

Ⅰ期：T_1N_0；

Ⅱ期：T_2N_0；

Ⅲ期：T_3N_0；

Ⅳ期：T_4N_0，$T_{1\sim4}N_{1\sim3}$。

（2）腺样囊性癌：是一种低度恶性肿瘤，原发于外耳道很罕见，该肿瘤既有圆柱瘤特性又有侵犯神经和沿神经分布的特点，生长缓慢，症状不典型且持续多年，易复发。主要症状为耳痛和外耳道肿块，其他伴随症状如听力下降、耳鸣、耳流脓水及耳痒等。表现为外耳道皮下隆起，与周围组织界限不清，质地较硬，触痛明显，很少发生淋巴结和远处器官转移。

（二）特殊检查

超声、CT和MRI检查有助于了解外耳肿瘤的性质和范围，病理检查可以明确外耳肿瘤的性质，需要特别注意的是，通常外耳的囊肿不需要术前活检，色素痣无恶变迹象和血管瘤禁止术前活检。

【鉴别诊断】

1. 外耳肿瘤需注意是囊性病变、实质性包块和血管瘤的鉴别。

2. 是良性肿瘤和恶性肿瘤的鉴别。

3. 部分外耳道恶性肿瘤患者有长期的中耳炎病史，需注意防止漏诊和误诊。

【治疗要点】

1. 外耳良性肿瘤

（1）浅表（皮肤）血管瘤（毛细血管瘤）：约80%～90%的婴幼儿浅表（皮肤）血管瘤（毛细血管瘤）在2～3年内经增生期、消退期、消退完成期可自愈留下正常皮肤，少数可行激光、冷冻等治疗，效果良好。

（2）静脉畸形（海绵状血管瘤）和动静脉畸形（蔓状血管瘤）：能手术者宜首选手术彻底切除，不能手术者可行冷冻、放射、激光、局部注射硬化剂（如5%鱼肝油酸钠、无水乙醇或平阳霉素等）治疗。

（3）外耳道乳头状瘤、色素痣、耵聍腺瘤：应手术切除，术中注意保留安全边界，术中或术后送病检，有恶变时按恶性肿瘤治疗原则处理。

（4）外耳道骨瘤：无明显症状者可暂时不予处理，嘱患者忌挖耳。对于有外耳道狭窄和阻塞患者，应行手术治疗。

2. 外耳恶性肿瘤　以手术彻底切除为主，辅以放化疗和生物治疗。手术方式有：耳廓部分或全切除术、袖套式外耳道切除术、外耳道整体切除术（或外侧颞骨部份切除术）、颞骨次全切除术、颞骨全切除术等。

（张学渊）

第二节 中耳肿瘤

【概述】

中耳肿瘤为发生于中耳的良恶肿瘤，常见者为中耳癌、鼓室体瘤、面神经瘤。中耳胆脂瘤及炎性肉芽肿临床多见，但并非真性肿瘤。中耳肿瘤可向外、向前、向后、向下、向上和向内发展，引起听力下降、头痛、眩晕、耳鸣、面瘫等不同的临床症状，根据肿块大小及症状有无决定是否手术切除。

一、中耳恶性肿瘤

【分类分期】

1. 来源分类 原发性和继发性。

（1）原发性：原发于中耳，外耳道多无明显改变，早期仅有耳内发胀感，稍晚出现疼痛，晚期疼痛剧烈。

（2）继发性：由原发于外耳道、鼻咽部、颅底或腮腺等处的肿瘤侵犯而来，也可因乳腺、胃肠道等处肿瘤远处转移所致。

2. 病理分类 鳞状细胞癌、腺样囊性癌、基底细胞癌、类癌、软骨肉瘤。

（1）鳞状细胞癌：中耳癌最常见的病理类型，好发于40～60岁，性别与发病率无明显关系。

（2）腺样囊性癌：唾液腺组织来源，具有嗜神经性生长的特性，晚期易发生肺转移。中耳癌中少见。

（3）基底细胞癌：病变特点为侵蚀性溃疡，中耳癌中罕见。

3. 临床分期 目前国际通用的分期标准由Arriaga等（1990）提出，Moody等（2000）修改完善。

T_1：肿瘤局限在外耳道内，没有骨质破坏或软组织累及。

T_2：仅在外耳道内有骨质破坏或软组织侵犯小于0.5cm。

T_3：骨性外耳道全层累及，软组织侵犯小于0.5cm或中耳、乳突有肿瘤侵犯。

T_4：肿瘤侵犯耳蜗、岩尖、中耳内壁、颈动脉管、颈静脉孔、硬脑膜，或超过0.5cm的软组织累及，面神经麻痹。

【诊断要点】

（一）症状与体征

1. 多原发于中耳，外耳道多无明显改变，最早的症状为外耳道出血或有血性分泌物，是中耳恶性肿瘤的一个重要信号。晚期肿瘤侵袭骨质，破坏血管，可发生致命性大出血。

2. 早期仅有耳内发胀感，稍晚出现疼痛，晚期疼痛剧烈，疼痛的特点是持续性耳道深部刺痛或跳痛，并向患侧颞额部、面部、耳后、枕部和颈侧部放射，在夜间和侧卧时加重。

3. 早期为传导性聋，晚期迷路受侵犯后为混合性聋，多伴耳鸣。

4. 肿瘤侵犯面神经可引起同侧面神经瘫痪，侵犯迷路则引起眩晕及感音神经性耳聋，晚期可侵犯第Ⅴ、Ⅳ、Ⅹ、Ⅺ、Ⅻ脑神经，引起复视、咽下困难、声嘶、软腭麻痹、抬肩无力、伸舌偏斜等相应症状，并可向颅内转移。

5. 早期可因炎症，疼痛而反射性引起颞下颌关节僵直导致张口困难，晚期则多因肿瘤侵犯颞下颌关节、颞肌、三叉神经所致。

6. 颈淋巴结转移可发生于患侧或双侧。晚期可有远处转移。

（二）特殊检查

1. 专科检查

（1）外耳道深部或鼓室内有肉芽或息肉样新生物（图14-2-1），切除后迅速复发或触之易出血。

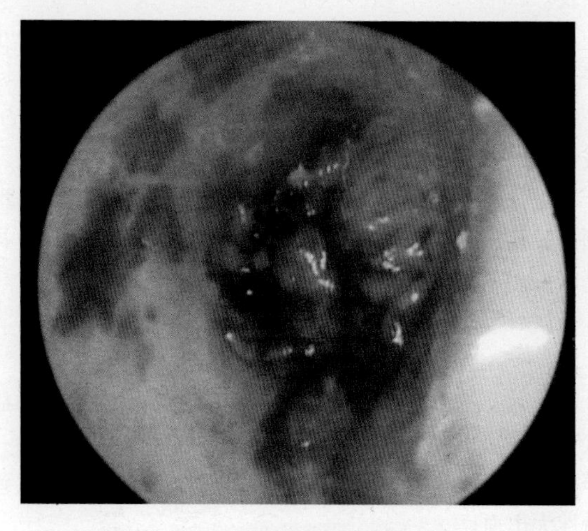

图 14-2-1　左鼓室内肉芽样新生物，膨出至外耳道深部

（2）约 80% 中耳癌患者有慢性化脓性中耳炎病史，慢性化脓性中耳炎耳流脓转变为流脓血性或血性分泌物。

（3）耳深部持续疼痛与慢性化脓性中耳炎耳部体征检查不相称。

（4）乳突根治术腔长期不愈并有顽固性肉芽生长。

（5）慢性化脓性中耳炎症状突然加重或发生面瘫。

2. 影像学检查　颞骨 CT 及 MRI 有助于确定原发部位与破坏范围，包括有无颅底和颅内结构的侵犯和破坏，有无腮腺和面神经侵犯，腮腺区和颈上深处有无转移淋巴结等（图 14-2-2、图 14-2-3）。

3. 组织活检　中耳恶性肿瘤诊断的金标准是局部组织病理活检，可根据 MRI 图像增强明显部位进行活检。

【鉴别诊断】

1. 慢性化脓性中耳炎　间歇性或持续性耳部流脓，可有不同程度的传导性或混合性听力损失。部分患者有耳鸣，较少出现疼痛、面瘫及表现血性分泌物等症状。

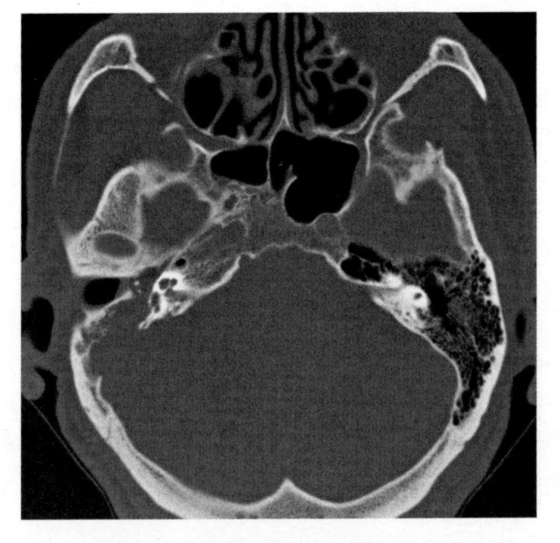

图 14-2-2　中耳肿瘤的颞骨 CT 表现
右侧中耳乳突软组织肿块伴广泛溶骨性破坏

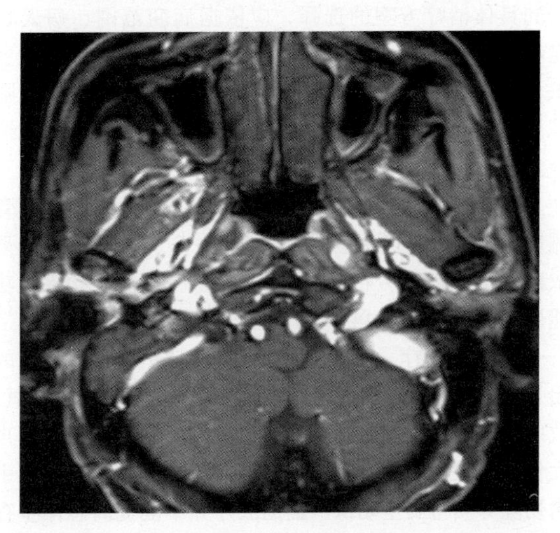

图 14-2-3　中耳肿瘤的颞骨增强 MRI 表现
右侧中耳腔明显增强软组织影，并累及咽旁间隙

2. 外耳道胆脂瘤　有耳内堵塞感、耳鸣、听力下降。外耳道深部为白色胆脂瘤堵塞，其表面可见肉芽。颞骨 CT 扫描可见外耳道软组织阻塞，外耳道骨壁有侵袭。

3. 中耳结核　好发于小儿，多为继发性，起病隐袭，可无耳痛，有耳溢液，早期即可出现明显的听力下降，并迅速加重。鼓膜的典型变化为多发性穿孔。乳突 CT 提示乳突气房模糊，可有死骨形成。

4. 颈静脉球体瘤　为单侧搏动性耳鸣，耳鸣与脉搏一致。轻度传导性聋，耳部闷胀感。肿瘤压迫颈静脉球体窝的神经血管结构并沿颅底伸展侵犯舌下神经管时可出现吞咽困难、声嘶、误吸和构音障碍等。CT 可以清楚地显示颞骨破坏的范围。

【治疗要点】

中耳恶性肿瘤的治疗原则是，经病理确诊者，应争取尽早手术切除并辅以放射、化学治疗。对每一病例的具体治疗方案的选择，应依据病变范围、病人状况和医疗条件进行综合考虑。对早期患者多采用先手术，后放射、化学治疗；晚期患者累及颈静脉孔区则采用先放射、化学治疗，后手术治疗或保守治疗等综合治疗。

1. 手术治疗　针对 T_1、T_2 期肿瘤，常规采取颞骨侧切 + 腮腺浅叶切除手术；针对 T_3、T_4 期肿瘤，常规采取颞骨次全切除 + 下颌骨髁状突切除 + 腮腺全切除 + 功能性颈清扫术（图 14-2-4）。

2. 放射治疗　术后放射治疗疗效比单纯放射治疗的治疗效果佳。主要因为中耳腔为感染灶，局部组织缺氧，放射线敏感度不理想，单纯放射治疗效果欠佳，剂量再大仍不易控制癌灶。我们的研究发现，T_1、T_2 期肿瘤手术切除并获得安全切缘，辅助放疗并不能提高总体生存率，反而极大的增加了创面愈合不佳和放射性骨坏死的概率。因此，我们建议术后放射治疗主要针对 T_3、T_4 期肿瘤。

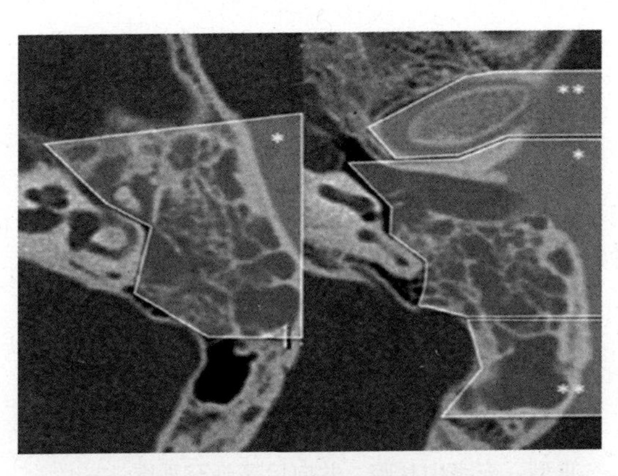

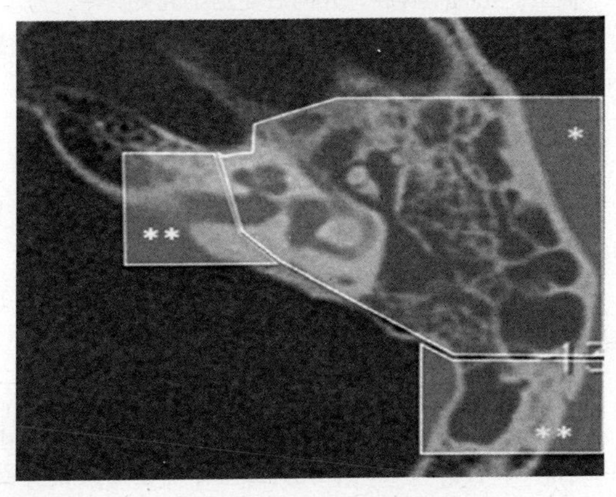

图 14-2-4 手术范围示意图
* 为 T_1、T_2 期肿瘤手术范围，
* * 为 T_3、T_4 期肿瘤手术范围

3. 化学治疗　单纯化学治疗效果存在争议。化学治疗药物依据病理诊断进行化学治疗方案制订。

【预后及预防】

原发于中耳的肿瘤良性较少见，多属恶性，约占耳部肿瘤的 1.5%，占全身肿瘤的 0.06%，其发生率虽然很低，但由于早期难以发现及准确诊断，病变本身侵蚀性及扩散性较强，故预后较差。

二、鼓室体瘤

【概述】

鼓室体瘤起源于鼓室内沿舌咽神经鼓室支及迷走神经耳支走行处的化学感受器，是起源于鼓室副神经节的肿瘤，故又称鼓室副神经节瘤。

【分型】

根据 Glasscock-Jackson 的分型标准，鼓室体瘤分为：

Ⅰ型：局限于鼓岬，不超过锥隆起。

Ⅱ型：完全充满中耳腔。

Ⅲ型：充满中耳腔，并向后蔓延至乳突。

Ⅳ型：充满中耳腔，并向后蔓延至乳突，向外充满外耳道，也可向前至颈内动脉。

【诊断要点】

（一）症状与体征

1. 搏动性耳鸣和听力下降是最常见的临床症状，其中听力下降以传导性为主。

2. Brown 征，即外耳道肿物及血性分泌物，晚期多见。

（二）特殊检查

1. 耳镜检查：多数患者鼓膜完整，鼓膜后方可见樱桃红色肿块（图 14-2-5），此为鼓室体瘤紧贴鼓膜所致。突入外耳道的肿物常呈息肉样或肉芽样，触之较硬，易出血。

2. 影像学检查：颞骨水平及冠状位 CT 平扫可表现为鼓室内边缘光滑并且孤立的软组织占位（图 14-2-6），增强 CT 可见鼓室内软组织影明显强化。

【治疗】

以手术治疗为主，根据病变部位和范围选择手术方式。

1. 若鼓室体瘤局限于鼓室内，可考虑行经外耳道入路。

2. 若患者外耳道窄，鼓室不能充分暴露，后鼓室入路能扩大手术视野，使肿瘤暴露良好便于切除。

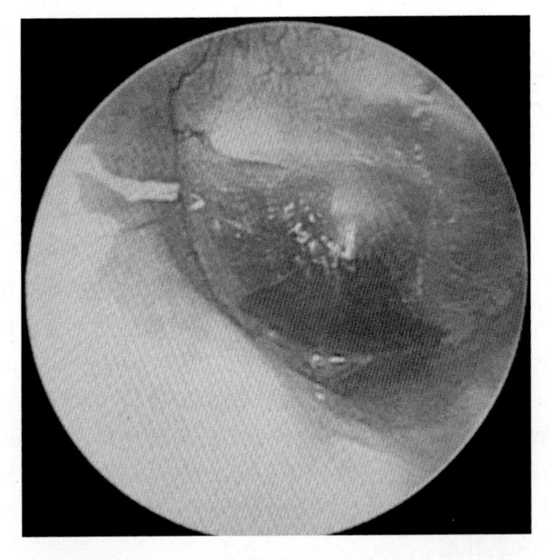

图 14-2-5　鼓膜后方见樱桃红色新生物

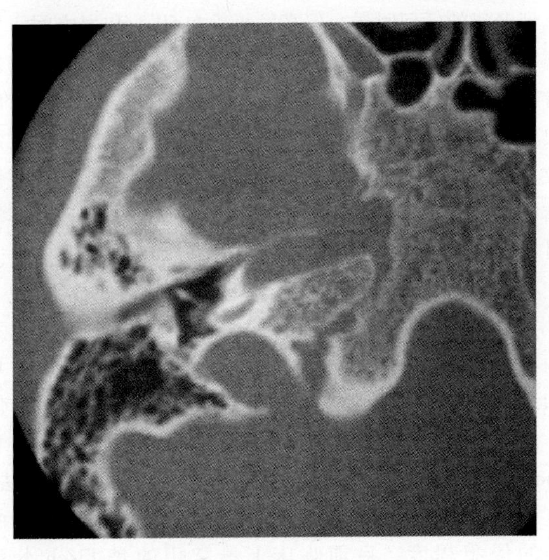

图 14-2-6　颞骨 CT 平扫表现
鼓岬表面有软组织影

3. 若病变较大扩展至乳突，行扩大后鼓室入路，可充分暴露鼓室及乳突内的肿瘤并将其彻底清除。

（戴春富）

第三节　颈静脉球体瘤

【概述】

颈静脉球体瘤（glomusjugularetumor）是一种起源于颈静脉球穹顶处化学感受器神经嵴细胞的血管瘤样肿瘤，也称为颈静脉球副神经节瘤（jugular paraganglioma）。Guild 于 1941 年最早在颈静脉球顶和中耳鼓岬发现一种血管性结构，并命名为血管球体（glomus-body），并于 1945 年由 Rossenwasser 首先报道。颈静脉球体瘤属于头颈部副神经节瘤的一种，是颈静脉孔最常见肿瘤。

本病以女性多见，男女之比约为 1∶6，可见于从婴儿到老年的任何时候，但高发年龄在 50～60 岁之间。发病年龄越小，肿瘤发展越快，越容易具有多病灶性和血管活性物质分泌性的特点。大约有 30% 的患者有家族史，其原因在于 SDH 基因遗传性突变。根据肿瘤原发部位及发展状况不同，出现的症状和体征也有异。鼓室体瘤出现症状较早，起源于颈静脉球顶部的颈静脉球体瘤可于疾病晚期才出现症状。

【临床分型】

1962 年 Alford 和 Guild 首次将颈静脉球体瘤分为两型：起源并局限于中耳的称鼓室球体瘤，累及中耳和颈静脉球两处的称为颈静脉球体瘤。随着医学影像学的发展和颅底手术技术的发展，Fisch、Glasscock 和 Jackson 分别于 1978 年和 1981 年提出了两种分型法，这两种分型法描述了肿瘤的范围及颞骨、颞下窝、颅内的侵犯程度，目前临床上最常用的是 Fisch 分型（表 14-3-1）。

表 14-3-1　颈静脉球体瘤 Fisch 分型法

分型	范围
A 型	肿瘤局限于中耳腔（鼓室球体瘤）
B 型	肿瘤局限于鼓室乳突区域，无迷路下骨破坏
C 型	肿瘤侵犯迷路下，扩展到岩尖部，并破坏该处骨质
D 型	肿瘤侵入颅内

【诊断要点】

详细的病史、典型的症状和体征是诊断的重要依据。体格检查时应进行彻底的耳科学、耳神经学和神经科学检查。现代影像学则为诊断提供了最重要的依据。凡具有与脉搏一致的搏动性耳鸣、传导性聋和耳部闷胀感的长期病史，鼓膜呈深红色或蓝色、或伴有耳内出血，尤其是外耳道内有触之极易出血的息肉样或肉芽样组织者，均应考虑本病。

（一）症状与体征

1. 疾病早期常见症状为单侧搏动性耳鸣、轻度传导性聋和耳部闷胀感，耳鸣与脉搏一致，如压迫患侧颈动脉，耳鸣立即消失，停止压迫，耳鸣迅即重现。

2. 其他症状与肿瘤侵及部位有关

（1）如肿瘤长到外耳道，可有出血，继发感染后可有流脓或流脓血性液，肿瘤压迫或继发感染可引起耳痛。

（2）肿瘤压迫颈静脉孔神经血管结构时可出现吞咽困难、声嘶、误吸和构音障碍等。

（3）肿瘤累及中耳，产生传导性听力下降和搏动性耳鸣及面瘫。

（4）肿瘤侵入咽鼓管并沿管周气房或颈内动脉管生长可进入岩尖、海绵窦和颅中窝，出现面部麻木。肿瘤沿颅底或迷路下气房生长可进入颅后窝，压迫小脑和脑干，可出现共济失调和平衡障碍。晚期肿瘤侵入颅内广泛，则出现颅内压增高症状，甚至脑疝而死亡。

3. 耳镜检查

（1）肿瘤早期可见鼓膜完整，但呈深红色或蓝色，逐渐向外隆起。

（2）以鼓气耳镜向外耳道加压使鼓膜与肿瘤相贴，可见肿物搏动，与脉搏跳动一致，进一步加压，肿瘤受压颜色转白而停止搏动，即 Brown 征。

（3）肿瘤可穿破鼓膜而突入外耳道，出现血性或脓血性分泌物，外耳道内检查可见出血性新生物，触之易出血。

（二）特殊检查

1. CT 可以清楚地显示颞骨破坏的范围。当颈静脉孔和下鼓室之间的骨性分隔尚完整时，CT 可以分辨出肿瘤是来源于颈静脉球还是中耳。CT 的特征性表现是颈静脉孔区虫蚀样骨质破坏，如肿瘤累及颈内动脉可观察肿瘤与颈内动脉的关系（图 14-3-1）。

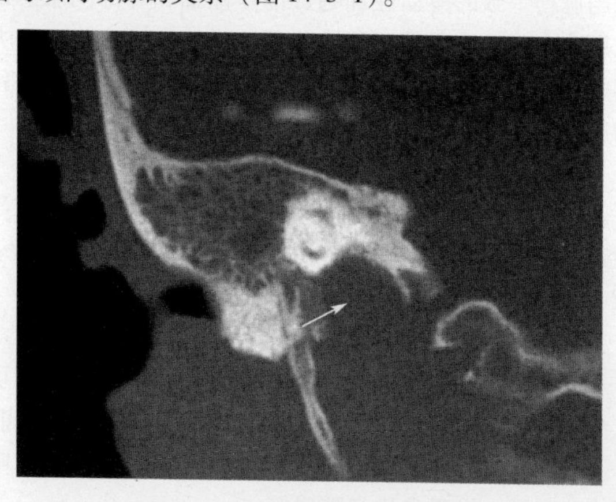

图 14-3-1 颞骨 CT 冠状位
→示颈静脉孔破坏

2. 肿瘤在 MRI 上呈等 T_1 和长 T_2 不均信号影，轮廓不规则，明显强化，且能显示肿瘤向颅内侵犯的范围，以及是硬膜外还是硬膜内侵犯。颈静脉球体瘤在 MRI 上有特征性的信号，具有诊断价值，即肿瘤内出现血管流空现象，称作“盐和胡椒征（salt and pepper pattern）”（图 14-3-2）。

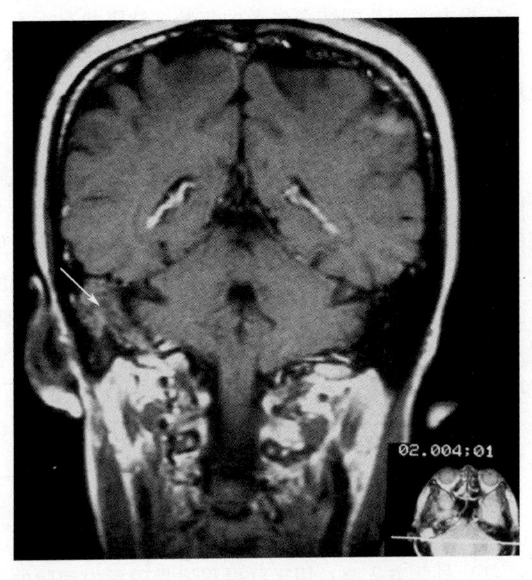

图 14-3-2　MRI 颈静脉球体瘤 T_1 加权像（中等信号）

3. 血管造影可以显示肿瘤血供情况并明确诊断，了解肿瘤供血动脉并作术前栓塞，同时可以作球囊闭塞试验以了解 Willis 环功能。

【鉴别诊断】

1. 鼓室球体瘤应与特发性血鼓室、中耳胆固醇性肉芽肿相鉴别；肿瘤穿破鼓膜者，应与中耳炎性息肉或肉芽区别。

2. 合并感染并有面瘫者，需与中耳癌鉴别。

3. 合并脑神经症状者，需与相应脑神经的神经鞘瘤或神经纤维瘤相鉴别，如听神经瘤、面神经瘤、迷走神经鞘瘤等。

4. 此外，还应与颅底脑膜瘤、转移性肿瘤、鼻咽癌、异位颈内动脉、颈内动脉瘤、先天性鼓室底壁缺损、高位颈静脉球等相鉴别。

【治疗要点】

应根据病变范围结合患者的年龄、健康状况、术后生命质量等因素综合考虑治疗方法，主要方法有手术、观察和放射治疗等。

（一）手术治疗

颈静脉球体瘤的首选方法为彻底手术切除。根据肿瘤的部位、侵犯范围，参照 Fisch 临床分期，可采用不同的手术方法。理想的手术入路选择应遵循以下两大原则：在避免损伤重要神经血管结构的前提下最大程度的显露术野、切除肿瘤。为此术前应综合考虑肿瘤类型、侵及范围、周围结构受累程度，听力、神经功能及术者经验，选择最佳手术入路，以期达到最好的治疗效果。

1. 局限于鼓室内的小型肿瘤类似中耳手术入路，如外耳道入路或耳后入路。

2. 肿瘤体积较大涉及颈静脉孔区则需要采用颅底手术入路，分为以下三类：

（1）外侧方入路：用于已侵犯岩骨段颈内动脉的大中型颈静脉球瘤，通过乳突切除从后外侧到达颈静脉孔区。

（2）后侧方入路：包括枕下乙状窦后入路、远外侧及经髁入路等，适用于以肿瘤颅内部分占优势的患者。

（3）前方入路：颞下窝入路 A 型为最主要的手术入路，此基础上可联合外侧入路，用于 Fisch 分型 C 型肿瘤，特别适用于肿瘤沿着颈动脉岩骨部或咽鼓管侵及岩尖并长入中颅底的患者。

（二）放射疗法

凡病变范围广泛、难以手术切除或手术切除不满意者，或全身情况不能手术者，均可采用放射治疗。

（三）介入治疗

术前栓塞可降低术野的出血，降低功能性颈静脉球体瘤儿茶酚氨的释放。许多学者主张术前血管栓塞，最好在术前 1 天行栓塞，2～3 天后行手术治疗。对于那些因为自身条件不能接受手术治疗的患者，介入治疗也是一种姑息治疗方式。

【预后及预防】

据文献报道，一般术后5年的治愈率为60%，复发率为25%，虽然局限于鼓室内的小肿瘤近期手术疗效满意，但有数年后复发的可能。较大的肿瘤虽经广泛切除，复发的可能性仍然存在，复发多在术后2年内。

（吴　皓）

第四节　听神经瘤

【概述】

听神经瘤（acoustic neuroma）又被称为前庭神经鞘瘤，是一种良性肿瘤，起源于第Ⅷ脑神经远端或神经鞘部的施万细胞，约占小脑脑桥角肿瘤的80%，全部颅脑肿瘤的6%。绝大多数肿瘤来自前庭神经，好发于神经鞘和神经胶质交界处，以下前庭神经最易发生，约占91%，前庭上神经较少，确切地应称为前庭神经鞘瘤（vestibular schwannoma），此概念于1992年提出并获得广泛认可。本病多发生于成年人，好发年龄为30～50岁，近年来发病年龄有逐步增加的趋势。听神经瘤发病无明显性别差异，多为单侧。双侧听神经瘤少见，多见于Ⅱ型神经纤维瘤病，又称听神经瘤病。

【诊断要点】

（一）症状与体征

听神经瘤自然病程变化不定，部分持续生长，有些生长至一定大小，进入稳定期，甚至缓慢退缩。肿瘤通常生长缓慢，约为0.9～1.2mm/年，一般情况下局限于内耳道内的肿瘤生长速率低于已经侵犯到内耳道外的肿瘤。但当肿瘤发生囊变、出血或者水肿，肿瘤可以迅速增大，而应该进行手术治疗。早期肿瘤位于内耳道底处，向内耳道口方向生长，压迫蜗神经和面神经。当肿瘤进入小脑脑桥角处超过2cm，将会压迫脑干移位，肿瘤大于4cm将影响三叉神经和展神经，甚至侵犯颈静脉孔，导致后组脑神经功能障碍。

1. 肿瘤分期和临床表现　根据肿瘤自然病程，听神经瘤分为4个时期。

（1）内耳道期：主要表现为听力下降、耳鸣和头晕。

（2）脑池期：听觉症状加重，头晕转变为平衡障碍，可能开始出现头痛。

（3）脑干压迫期：在上述症状进展的基础上，开始出现三叉神经压迫表现。

（4）脑积水期：肿瘤增大，造成第四脑室梗阻，会引起严重脑水肿，表现为头痛、面肌抽动或面瘫、视力下降或复视，后组脑神经功能障碍，最终引起小脑扁桃体疝而导致死亡。

2. 具体表现

（1）听力下降及耳鸣：最常见，大多表现为单侧进行性听力下降，约占90%，患者常有言语分辨力差的现象，约10%的患者表现为突发性聋，常伴发耳鸣。

（2）眩晕：发生率约为18%～58%，多为头晕或不稳感出现眩晕症状的患者多为肿瘤短时间迅速增大所致。

（3）平衡失调：表现为不稳感，不能平衡，提示肿瘤压迫小脑，发生于肿瘤较大的病变后期。

（4）三叉神经功能障碍：表现为三叉神经分布区的感觉减退，感觉倒错，或者疼痛，直径大于3cm的肿瘤患者，48%会出现三叉神经症状。

（5）头痛：通常表现为中等程度的钝痛，进行性加重。

（6）周围性面瘫：和肿瘤压迫有关，面神经会发生移位，甚至受压变细，但临床上面瘫却很少见。

（7）颅内压增高表现：表现为视力改变、头痛、恶心、喷射性呕吐。

（二）特殊检查

1. 听力学检查

（1）纯音测听：表现为单侧感音神经性聋，进行性加重。该检查不具有特异性，仅用于筛查，可疑患者建议进行高分辨率 CT 或 MRI 等进一步检查。

（2）言语识别率：随病程进展，言语识别率进行性下降，如术前小于 50%，术后难以保留听力。

（3）听性脑干反应：为客观检查，对听神经瘤的诊断具有一定的参考价值，通常听神经瘤患者Ⅴ波潜伏期显著延长，超过 6ms 以上，两耳Ⅴ波潜伏期差超过 0.4ms 以上，如Ⅰ波存在而Ⅴ波消失者，提示为蜗后病变，可能为听神经瘤在内的桥小脑角占位病变。该技术也用于考虑保存听力患者的术中监测。

（4）耳声发射：耳声发射正常

2. 前庭功能检查：，包括眼震电图、冷热试验、前庭肌源性诱发电位和头脉冲试验等，早期可出现快向向健侧的自发性眼震，前庭功能的改变与病变不同时期、肿瘤所在部位及大小有关。

3. 影像学检查　常选择颞骨高分辨率 CT 和 MRI 并强化。

（1）颞骨高分辨率 CT：主要表现为患侧内耳道扩大，呈喇叭口样，有时可有内耳道周围的不规则骨质破坏（图 14-4-1）。对于小的局限于内耳道内的肿瘤，可能会漏诊。结合脑池气造影，可以提高诊断率。

（2）MRI：对于听神经瘤具有很好的诊断价值，肿瘤通常呈球形或卵形，边界清楚，T_1 和 T_2 均为等信号或低信号，注射钆造影剂可以强化（图 14-4-2）。

【鉴别诊断】

需要排除其他疾病：如面神经肿瘤、脑膜瘤、桥小脑角区胆脂瘤、脂肪瘤等。尤其是孤立发生于内耳道和小脑脑桥角的面神经肿瘤，鉴别困难，有时术中才能明确肿瘤来源。

【治疗要点】

因为听神经瘤是一种进展缓慢的良性肿瘤，因此，治疗原则为尽可能保护神经功能，并提高生命质量。可以选择的治疗方式包括：随访观察、显微手术以及立体放射治疗等。

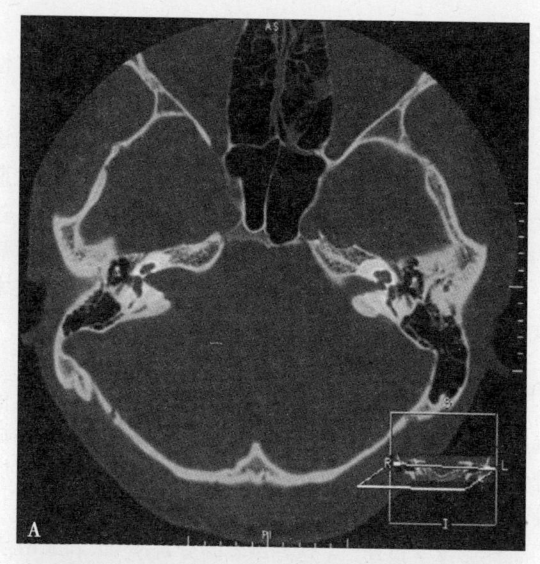

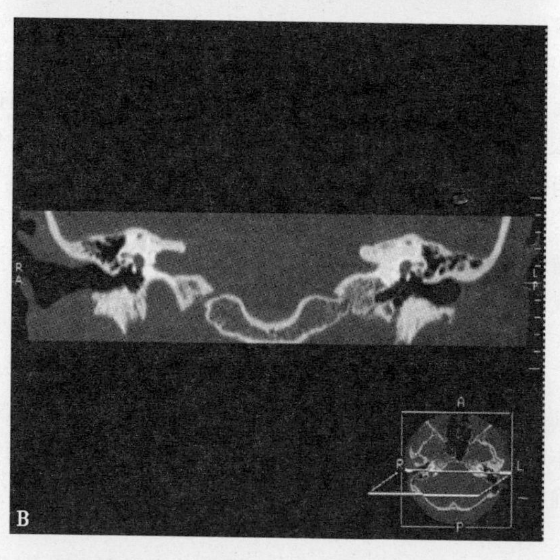

图 14-4-1　听神经瘤的颞骨 HRCT 表现
右侧内耳道扩大，呈喇叭口样，
明显较对侧增宽（A. 轴位　B. 冠状位）

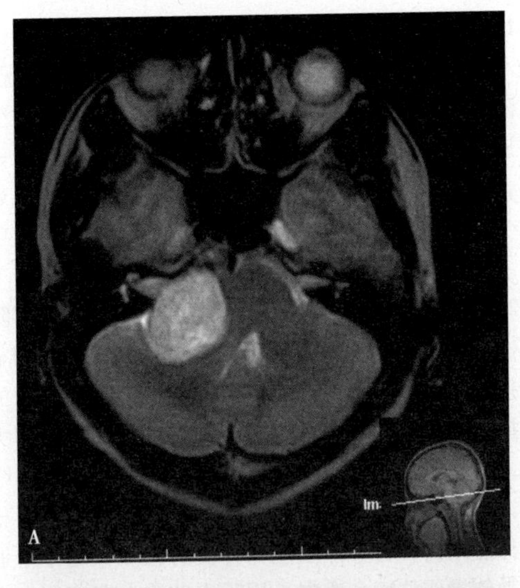

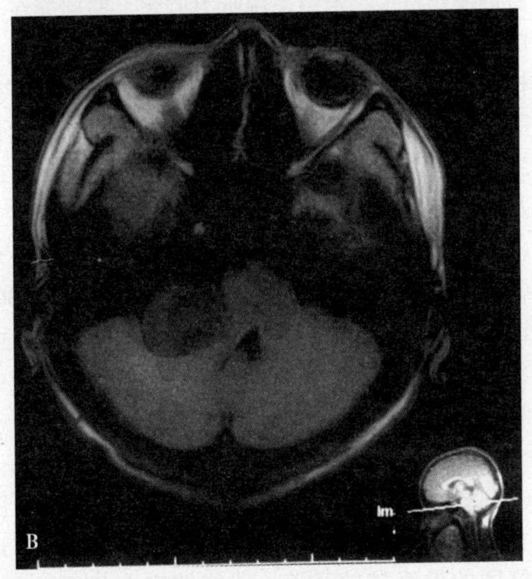

图 14-4-2 听神经瘤的 MRI 表现

右侧内耳道及桥小脑角区见占位病变，边界清楚，压迫小脑和脑干，第四脑室受压（A. 轴位 B. 冠状位）

1. 随访观察 对于老年患者，年龄大于65岁，肿瘤较小，局限于内耳道内，临床症状不明显的情况下，首选随访观察。如果患者存在基础性疾病，术后发生术后并发症的风险较大，或者患侧为听力较好耳或唯一听力耳，也可以进行观察，如果观察过程中肿瘤生长超过4mm/年，或者出现听力及前庭症状加重，则改行手术治疗。

2. 显微手术治疗 显微手术的目的为彻底切除肿瘤，保护脑神经以及小脑功能。自1960年开始采用显微手术技术以来，不考虑手术入路，文献报道的肿瘤的控制率接近90%。术后发生面神经损伤的概率和肿瘤大小有关，对于<2cm的肿瘤，面神经功能保存率约为96%，2~4cm者约为74%，>4cm者约为38%。相对于面神经来讲，听神经功能保存更为困难，近年来通过改进微创操作技术，术中采用听力监测，期望能在全切肿瘤的同时保留听功能，或者尽可能保留耳蜗神经的解剖结构完整，为进一步行耳蜗植入重建听力创造条件。

手术入路的选择要综合考虑听力水平，肿瘤的情况以及患者的意愿等，评估手术风险，神经功能保存的概率以及对患者生命质量的影响。

（1）经颅中窝入路：适用于肿瘤侵犯小脑脑桥角不超过1cm，没有脑干压迫；听力良好（纯音听阈<30db，言语识别率>70%）；MRI随访观察发现肿瘤生长或者神经功能下降，如听力下降或者眩晕加重；没有颅中窝手术的禁忌证，如年龄>69岁，ASA分级>Ⅱ级等（图14-4-3）。

（2）经扩大迷路入路：适用于术前不具有实用听力，不考虑保存听力的患者。其优势在于：①是到达桥小脑角区的最直接的径路；②能够完全暴露内耳道；③更有利于面神经的保护。当肿瘤直径>2.5cm，保留听力的可能性非常小的情况下，首选经扩大迷路入路（图14-4-4）。

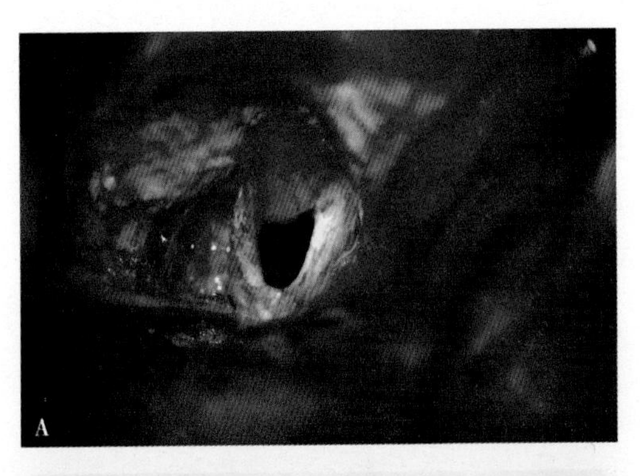

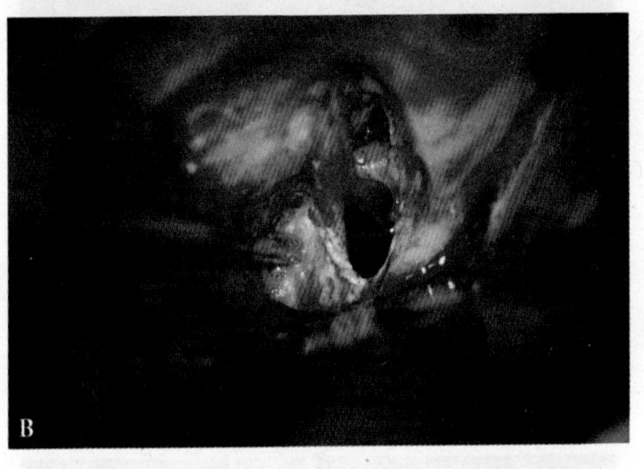

图 14-4-3　经颅中窝入路听神经瘤切除术
A. 打开内耳道脑膜，见位于内耳道底部的肿瘤
B. 切除肿瘤后，面神经、蜗神经保留

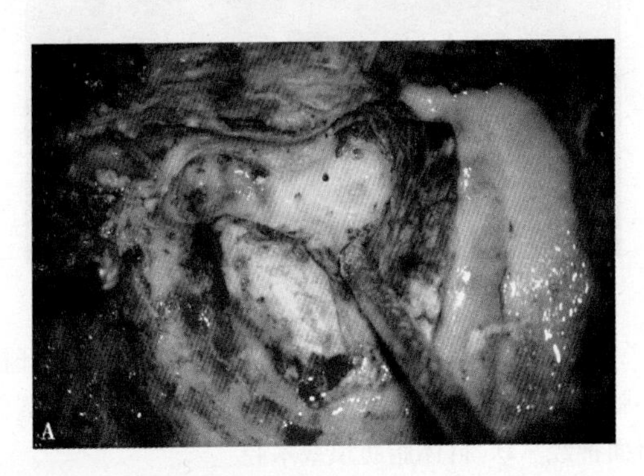

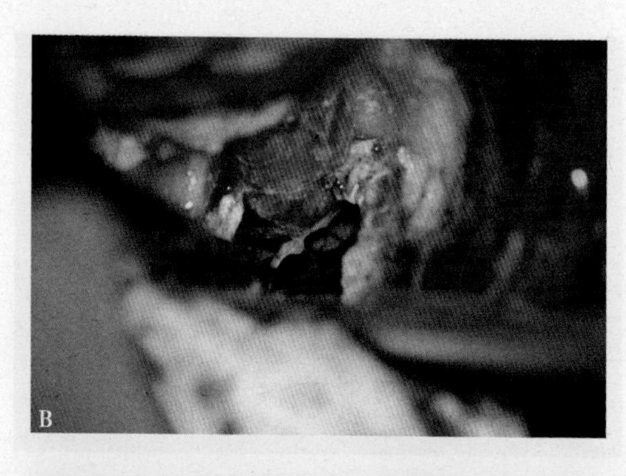

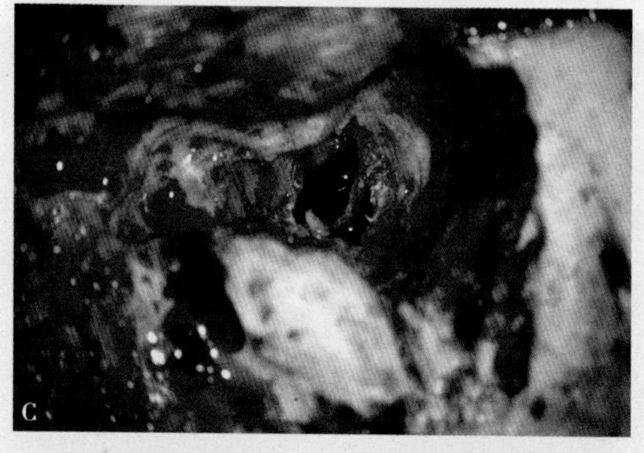

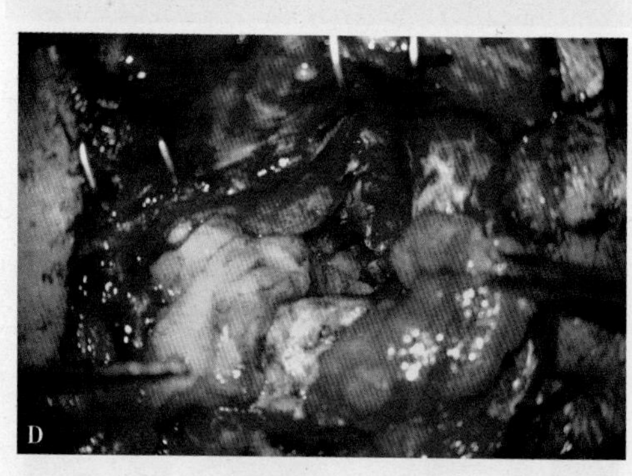

图 14-4-4　扩大迷路入路听神经瘤切除术

A. 切除迷路，暴露颅中窝和颅后窝脑膜　B. 打开桥小脑角区和内耳道可见肿瘤　C. 全切肿瘤，完整保留面神经　D. 自体脂肪填塞术腔

(3) 经乙状窦后入路：适用于所有大小的肿瘤，可能保留听力。该入路可以更好的暴露桥小脑角区和Ⅳ～Ⅻ对脑神经，对于小的肿瘤，还可以达到保存听力的目的，对于压迫脑干和周围重要血管神经粘连的巨大肿瘤切除更安全（图 14-4-5）。

3. 立体放射治疗　自 1962 年立体放射治疗开始用于听神经瘤的治疗，目的为控制肿瘤生长，主要适用于高龄患者，术后复发，以及全身一般情况不能耐受全身麻醉手术者。也有学者建议用于直径 < 3cm 的小听神经瘤治疗，以避免较大肿瘤放射治疗后造成面神经和三叉神经功能损伤，以及避免肿瘤水肿导致的颅后窝脑积水。

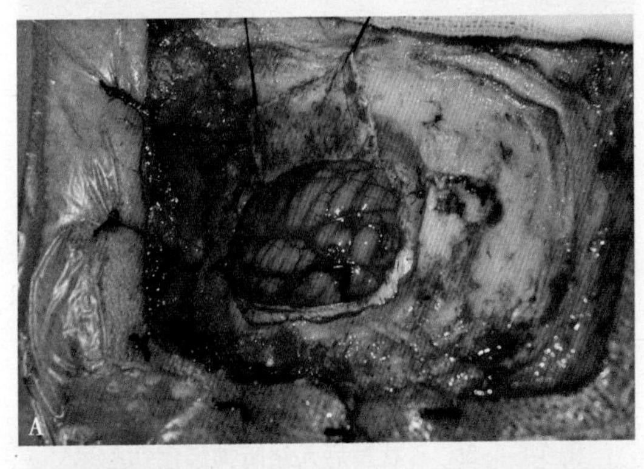

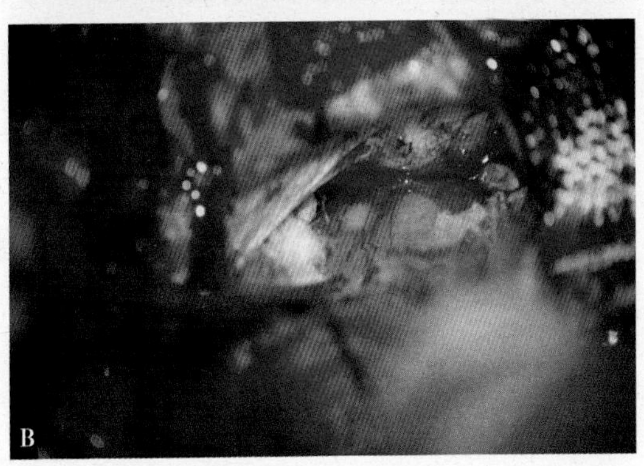

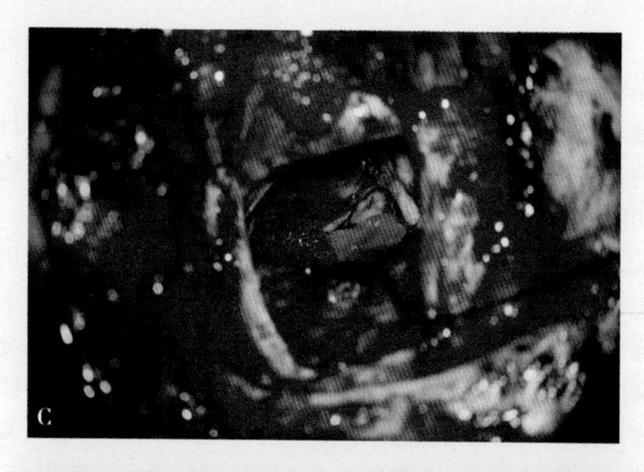

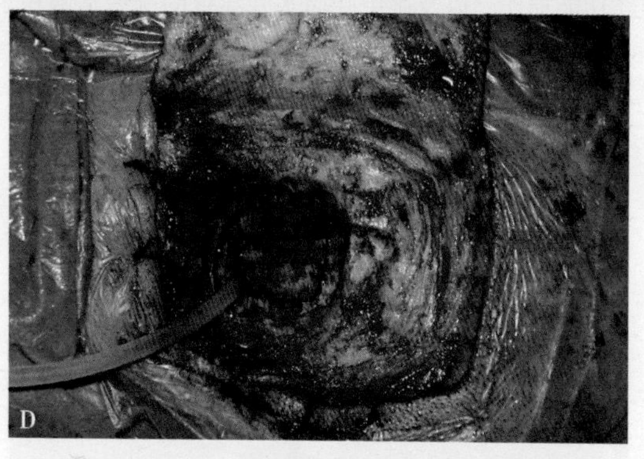

图 14-4-5　乙状窦后入路听神经瘤切除术

A. 做乙状窦后骨窗，打开颅后窝脑膜，显露小脑　B. 释放脑脊液，进入桥小脑角区，显露肿瘤　C. 全切肿瘤，完整保留面神经　D. 缝合脑膜，放引流管

（王海波）

14

第三篇

鼻及鼻颅底疾病

第十五章 鼻的先天性疾病

第一节 面部及外鼻畸形

【概述】

面部及外鼻畸形是由于遗传、内外环境等多种因素的影响，所致患者面部以及外鼻形态异常或缺失。大多数的此类患者由先天性发育异常所致，少数为后天性病因引起。

【临床分类】

1. 面部畸形

（1）唇裂：由遗传因素和环境因素相互作用所致的一种常见的出生缺陷，常伴发其他畸形如腭裂及鼻翼、鼻小柱、鼻中隔等畸形（图 15-1-1）。

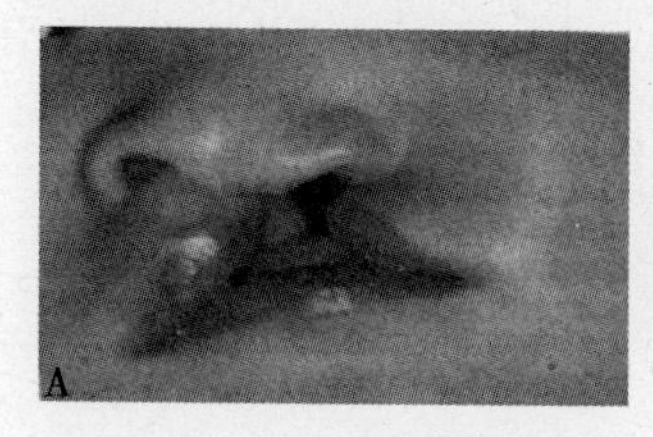

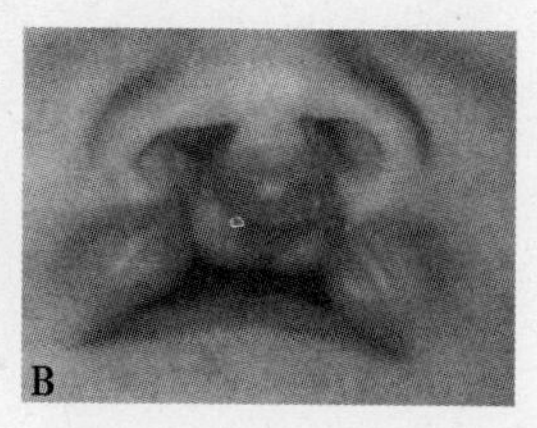

图 15-1-1 唇裂

A. 单侧唇裂 B. 双侧唇裂

(2) 先天性小颌畸形：由于妊娠期下颌发育受到障碍，如营养不良、机械压迫、放射损害等，所造成的舌在口腔的异常高位，最终导致小颌畸形，病人常伴有上呼吸道阻塞症状（图 15-1-2）。

图 15-1-2　先天性小颌畸形示意图

2. 外鼻畸形

(1) 歪鼻：由于先天性因素或者外伤所致的鼻部骨、软骨支架的偏斜，通常伴发鼻中隔偏曲或鼻中隔软骨前脱位（图 15-1-3）。

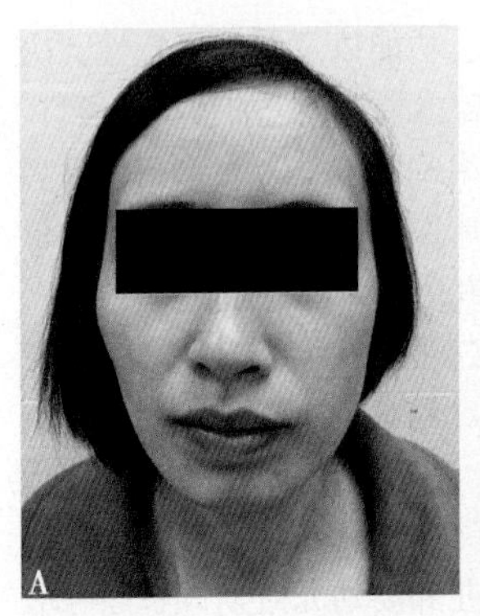

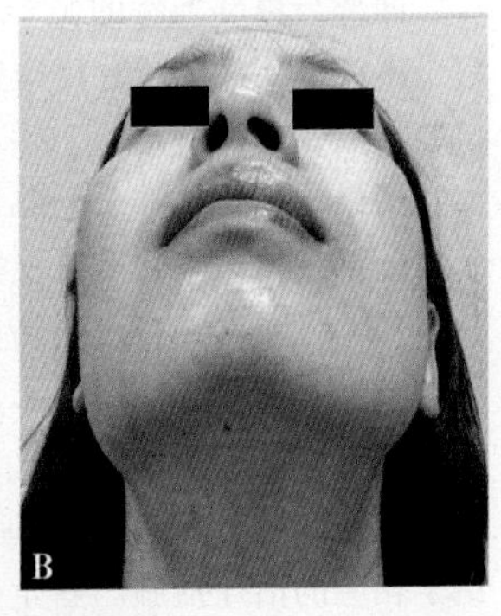

图 15-1-3 歪鼻外观

A. 正位照　B. 歪鼻鼻基底部照

(2) 鞍鼻：由外伤、感染或先天畸形所引起的鼻梁塌陷或凹陷呈马鞍状的畸形（图 15-1-4B）。

（3）驼鼻：是一种常见的外鼻畸形，轻度者表现为鼻骨棘状突起，严重者呈鹰钩状。多为先天发育所致，外伤亦可引起（图 15-1-4C）。

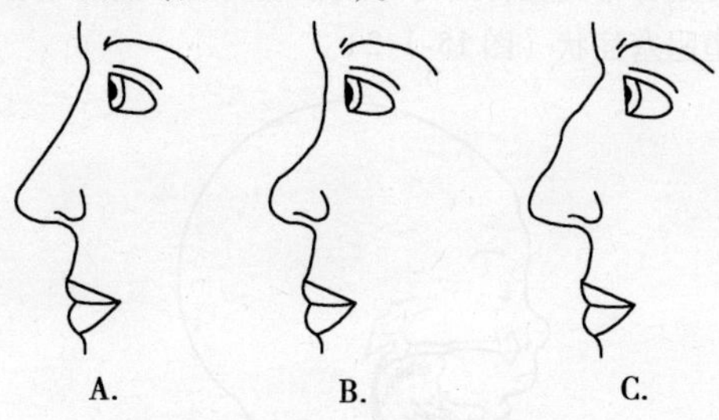

图 15-1-4　正常外鼻与常见外鼻畸形示意图

A. 正常鼻　B. 鞍鼻　C. 驼鼻

【诊断要点】

由于此类患者均具有特征性的临床表现，故通常不难诊断。但需注意，对于先天性小颌的婴幼儿患者，应注意与后鼻孔或鼻咽闭锁、下颌面骨发育不全、舌根囊肿、会厌畸形、颈椎前凸、气管食管瘘等进行鉴别。

【治疗要点】

面部与鼻部独特的美学、功能以及解剖学特性，决定了本类型疾病的治疗可覆盖多个学科，如耳鼻咽喉科、口腔科以及烧伤整形科。手术整形修复为改善此类患者症状的最佳治疗选择，但临床医师也应充分认识到整形手术的挑战与风险，严格把握适应证与禁忌证。

1. 唇裂　单侧唇裂，宜在 3～6 个月时手术；双侧唇裂宜在 6～12 个月时手术。但对于血红蛋白过低或胸腺肥大者应推迟手术。

2. 先天性小颌畸形　应根据其所处的不同年龄段，给予相应的治疗措施。新生儿和婴幼儿时期以解除呼吸困难和进食障碍为主；出牙以后的儿童以解除呼吸困难为重点；接近成年以后的患者，则以矫正畸形为主。应当注意的是，由于该病患者常出现吸入性呼吸困难与喘鸣，故必要时可行气管切开术以解除上呼吸道阻塞。

3. 外鼻畸形　考虑患者面部骨骼发育，18 岁以下患者不宜手术。同时，对瘢痕体质以及对鼻外形改善要求过高者，临床医师应在术前对其进行充分的心理评估和情感支持，不宜积极手术。

（刘世喜）

第二节　鼻前庭囊肿

【概述】

鼻前庭囊肿（nasal vestibular cyst）是位于鼻前庭底部的皮肤之下、上颌骨牙槽突浅面软组织内的囊性肿块。其成因有二：一是鼻前庭底部皮肤与黏膜交界处黏膜的黏液腺腺管堵塞，腺体分泌物潴留并逐渐积累增多而形成囊肿；二是由于胚胎期球状突和上颌突融合部残留或迷走的上皮细胞及其代谢物发展而成囊肿。后者又称为球颌突囊肿（globulomaxillary cyst）。鼻前庭囊肿发展缓慢，绝大多数为单侧发生。囊肿多呈圆形或椭圆形，大小不一；囊肿较大时，可导致其后下方的骨质吸收，使上颌骨牙槽突表面形成圆盘状的凹陷。囊壁坚韧而富有弹性，囊液为黄色或棕色，浆液性或黏液性（或稀薄或黏稠），若并发细菌感染则变为脓性。

【诊断要点】

（一）症状与体征

1. 囊肿较小时无任何症状或不适，患者发现时一般已有一定的体积（如黄豆或蚕豆大小）。

2. 肿块长大后，使一侧鼻前庭和鼻翼附着处隆起。

3. 较大的囊肿可引起鼻前庭或上唇胀痛，部分病人出现同侧上颌或额部的反射性疼痛。

4. 若并发感染，囊肿迅速增大，并会出现局部红肿热痛的急性炎症表现。

5. 检查时可见一侧鼻前庭和鼻翼附着处隆起；囊肿较大者，鼻唇沟变浅或消失。在鼻前庭底部或唇龈沟处（翻起上唇）可触及肿块，其质感软中偏硬、有弹性，一般无压痛，边界清楚。合并感染时，局部压痛明显。

（二）特殊检查

用较粗的穿刺针头经唇龈沟向囊肿内穿刺，抽出囊肿液，即可做出临床诊断。

【治疗要点】

治疗鼻前庭囊肿的唯一途径就是手术切除。

1. 如果囊肿过大，不便于手术操作，可先经穿刺抽出少部分液体以减压；但不能抽出过多液体，否则造成手术剥离的困难。

2. 手术要点　翻起上唇，取唇龈沟横切口（切口离牙龈约 5mm 以上，以便缝合）；沿囊肿壁外剥离囊肿，以彻底切除囊肿壁为原则。术后局部加压包扎，术后6 ~ 7 天拆除缝线。

（孙 虹）

第三节　鼻孔畸形

【概述】

鼻孔畸形（nasal deformity）是由于多种原因导致鼻孔解剖形态异常，进而影响其外观和（或）生理功能的一组临床表现，并非独立的疾病。

引起鼻孔畸形的原因主要有以下几个方面：

1. 先天性鼻部发育异常　由于鼻部胚胎发育异常导致的先天性鼻孔畸形有多种形态，有时伴有先天性小耳畸形或后鼻孔闭锁。较常见的情况是在两个基本正常的鼻孔周围（两鼻孔之间或一侧鼻翼上方）出现一个形态较小的类似鼻孔的孔洞；有时罕见单鼻孔畸形（此类病例可能合并大脑畸形）。目前，先天性鼻孔畸形的命名和分类尚不统一，比较常见的名称主要有“三鼻孔畸形”、“副鼻畸形”、“先天性鼻窦道”等，分别描述形态不同的畸形。如“三鼻孔畸形”主要指多出的鼻孔具有鼻翼软骨或鼻小柱结构，鼻孔内壁皮肤上有鼻毛，其鼻孔形态虽然异常（通常很小），但具有鼻孔的基本结构；

“副鼻畸形”一般指虽然有一个通向鼻腔的小孔，但缺乏鼻翼软骨或鼻小柱结构；“先天性鼻窦道”则指那些只在鼻尖或鼻翼周围有通向外界的皮肤孔洞，但其深部为盲端的类似窦道的畸形。由于鼻翼或鼻小柱发育异常而引起的鼻孔畸形也属于先天性鼻孔畸形范畴。

2. 外伤　鼻部烧伤、烫伤、化学药品腐蚀伤、机械性外伤（如车祸、刀枪伤）在愈合过程中可出现鼻孔畸形。

3. 其他疾病　如天花、鼻硬结病等可引起鼻孔狭窄；偶然可见由于长期未得到有效治疗的严重鼻前庭炎引起的鼻孔瘢痕狭窄，现已少见。

4. 医源性因素　较常见的是唇裂修复手术后引起的鼻孔狭窄畸形。鼻部接受放射治疗后也可形成放射性瘢痕狭窄。

【诊断要点】

（一）症状与体征

1. 先天性鼻孔畸形主要是鼻部外形异常而影响美观，一般没有明显症状。

2. 有时多出的鼻孔会有鼻涕流出，给病人带来不适。

3. 若鼻孔通气道狭窄，可出现鼻塞和张口呼吸。

4. 由于先天性鼻孔畸形可能合并耳鼻或头面部其他部位的畸形，体查时需要注意观察，以免遗漏。

（二）特殊检查

1. 外观摄影　尽可能征得患者或家属的同意，为患者畸形的外鼻和鼻孔拍摄各种体位的清晰的彩色照片，以便术前设计和术后比较、观察，同时也是重要的病历资料。

2. 鼻镜检查　最好使用鼻内镜检查，不但可看清鼻孔内的形态，还可观察鼻腔、后鼻孔和鼻咽部的形态，并可留下影像资料。如果没有鼻内镜，则需要用前鼻镜和鼻咽镜分别观察前鼻孔、鼻腔、后鼻孔和鼻咽部。

3. 耳镜检查　观察是否同时合并外耳道狭窄。

4. 影像学检查　主要观察有无合并的鼻腔、鼻窦、外耳、中耳、颅底和大脑的畸形。

【治疗要点】

手术矫正是鼻孔畸形的唯一有效治疗。鼻孔畸形的矫治有一定难度，术者如果缺乏此类手术经验，不要轻易单独处理。需要请有经验的医师主刀，或转送上级医院。由于鼻部和鼻周围血管丛直接通向海绵窦，素有“危险三角”之称，加之鼻部手术为二类切口，术后可适当使用抗生素。

（孙　虹）

第四节　脑膜脑膨出

【概述】

脑膜脑膨出（meningoencephalocele）是指颅内组织通过颅底的骨性缺损突出颅外形成疝。根据疝出的结构可分为：脑膜膨出（先天性软脑膜突出）、脑膜脑膨出（软脑膜和脑组织突出）以及积水性脑膜脑膨出（脑膜脑膨出加部分脑室突出）。多数脑膜脑膨出是由于先天性发育缺陷引起，但是也有很少数病例继发于外伤后，尤其是前颅底骨折。

【临床分类】

前颅底脑膜脑膨出可分为两类：

1. 囟门型　骨性缺损位于筛骨鸡冠前方盲孔处，脑膜脑膨出肿块可见于眉间、前额或眼眶附近的中线旁。

2. 颅底型　骨性缺损位于筛骨鸡冠之后，脑膜脑膨出肿块主要可见于鼻腔和鼻咽部。

【诊断要点】

（一）症状与体征

1. 鼻外型　对应于囟门型脑膜脑膨出，新生儿前额、眉间、或外鼻上方近中线处圆形肿块，伴宽鼻背或眼距增宽，肿块表面光滑，质软，可有波动性，啼哭或压迫颈内静脉时肿块变大。

2. 鼻内型　对应于颅底型脑膜脑膨出，新生儿鼻不通气，哺乳困难，或婴幼儿鼻腔或鼻咽部检查时可见表面光滑的肿块。位于鼻腔者很像鼻息肉，但往往为单侧，根蒂来源鼻顶部。伴有鼻内水样分泌物是重要体征，说明有可能伴有脑脊液漏。

（二）特殊检查

1. 鼻颏位 X 线可见前颅底骨质缺损或鸡冠消失。

2. CT 和 MRI 检查可显示脑膜脑膨出肿块的位置和范围以及相应的颅底骨性缺损。应用冠状位 CT 骨窗可显示前颅底的骨性缺损，而 CT 软组织窗可显示脑膜脑膨出肿块。

【鉴别诊断】

要特别注意与鼻息肉和鼻腔肿瘤相鉴别。新生儿或婴幼儿如有鼻塞、哺乳困难，检查发现鼻腔或鼻咽部表面光滑的圆形肿物，应首先考虑脑膜脑膨出，切不可试行穿刺或取活检，以避免造成脑脊液漏和颅内感染。

【治疗要点】

脑膜脑膨出需要手术治疗。手术原则是切除膨出物，闭合硬脑膜，修补骨质缺损。手术时机以 2～3 岁为宜：过早手术，患儿耐受性差；过晚手术，膨出物及颅底骨性缺损会逐渐增大，增加手术难度，同时所引起的颅面畸形也难以矫正。

（杨蓓蓓）

第五节　颅面囊肿

【概述】

颅面囊肿（cranio-facial cyst）是胚胎发育发育过程中，颅面部各突起接合或融合处上皮组织残留而逐渐形成的囊肿。常见的鼻前庭囊肿就是由于胚胎期球状突和上颌突融合处残留的上皮细胞发展而形成囊肿，因此，又称为球颌囊肿。

颅面囊肿多发生于鼻腔各壁、鼻颅底交界处或鼻周软组织内。根据发生的部位，除鼻前庭囊肿外，还有发生于上颌正中缝上的正中囊肿，发生于鼻泪沟的鼻筛面裂囊肿，以及唇腭裂囊肿、鼻额囊肿、切牙孔囊肿等。颅面囊肿早期多无症状，后期随囊肿体积增大，可突出于颅面，引起颅面畸形；囊肿突入鼻腔、上颌窦、眼眶甚至颅内，引起局部受压的临床表现，如鼻塞、酸胀、疼痛及功能障碍。

耳鼻咽喉科临床最常见的是鼻前庭囊肿（见第十五章第二节鼻前庭囊肿）

（杨蓓蓓）

第十六章 外鼻及鼻前庭疾病

第一节 酒渣鼻

【概述】

酒渣鼻（rosacea），又称玫瑰痤疮，是一种主要发生于面部中央的红斑和毛细血管扩张的慢性炎症性皮肤病。此病好发油脂分泌较多部位。毛囊虫及局部反复感染是发病重要因素。烟酒、吸刺激性饮食、消化道功能紊乱、内分泌功能失调（尤其绝经期）等可诱发或加重本病。

【诊断要点】

皮肤表现可分为3期。

1. 红斑与毛细血管扩张期　初为暂时性红斑，反复发作后患处出现浅表树枝状毛细血管扩张，可伴有鼻部毛囊孔扩大和皮脂溢出。

2. 丘疹期　在红斑与毛细血管扩张基础上反复出现痤疮样毛囊样丘疹，脓疱（图16-1-1）。

3. 肥大期　又称鼻赘期。仅见于男性为主的少数患者，鼻部结缔组织增生，皮脂腺异常增大，鼻端肥大暗红，甚至形成鼻赘。

【治疗要点】

由于病因不明，治疗多为对症。

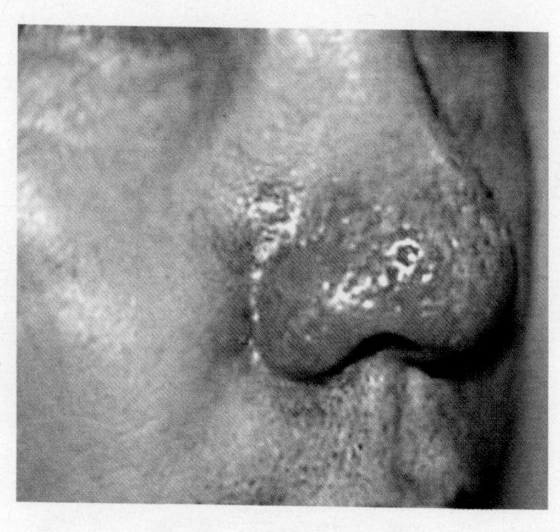

图 16-1-1　酒渣鼻外观

1. 系统治疗　甲硝唑、四环素、克拉霉素等抗生素口服。

2. 局部治疗　克林霉素凝胶、莫匹罗星软膏、甲硝唑凝胶、低浓度维 A 酸制剂等。维持用药可减少复发。

3. 物理和手术治疗　毛细血管扩张者可采用激光治疗。鼻赘期可采用手术达到美容效果。

（王秋萍）

第二节　鼻疖

【概述】

鼻疖（furuncle of nose）是鼻腔前半部皮肤的毛囊、皮脂腺或汗腺局限性的急性化脓性炎症，致病菌多为金黄色葡萄球菌。常因不良习惯如挖鼻、拔鼻毛造成皮肤损伤发炎，或因患糖尿病抵抗力弱而引发。

【诊断要点】

鼻内或鼻外出现小疖肿，局部红、肿、热、痛，疖肿成熟后顶口可出现黄色脓栓。血常规检查白细胞计数可增高。少数可能发热（图 16-2-1）。

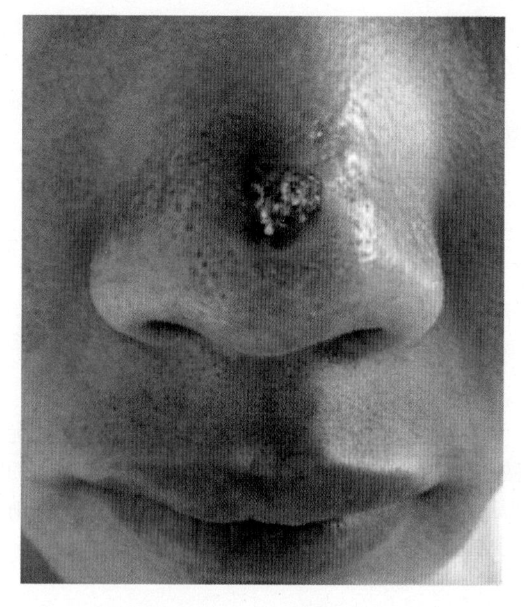

图 16-2-1 鼻疖外观

【治疗要点】

鼻疖位于鼻面部危险三角区内，该区的静脉没有静脉瓣膜，血液可通过内眦静脉、眼静脉汇入颅内海绵窦。若挤压疖肿，使细菌和脓栓循血流逆向流入海绵窦，引发严重的颅内并发症如海绵窦栓塞性静脉炎，此病死亡率高。所以，鼻疖一旦形成，严禁挤压，对未成熟者禁行切开，以免炎症扩散。如鼻疖出现下列症状时应考虑发生颅内并发症：高热、寒战、剧烈头痛、患侧眼睑及结膜水肿、眼球突出固定甚至失明。

1. 局部治疗

（1）鼻疖未形成脓头者，可涂用抗生素软膏。

（2）鼻疖已形成脓栓而未溃破者，可使用 50% 硝酸银烧灼促使破溃出脓。

（3）该部位疖肿不做切开引流，禁止挤压排脓。

2. 全身治疗

（1）有全身症状者需细菌培养，给予口服抗生素治疗。

（2）并发海绵窦血栓性静脉炎，全身使用大剂量抗生素。

3. 辅助治疗　鼻疖肿初期未形成脓头者，可给予热敷、理疗。

（王秋萍）

第三节　鼻前庭炎

【概述】

鼻前庭炎（vestibulits of nose）是鼻腔内分泌物尤其是脓性分泌物经常刺激鼻前庭皮肤所致。长期有害粉尘（如烟草、皮毛、水泥、石棉等）刺激，挖鼻致鼻前庭皮肤损伤继发感染也是本病病因之一。

【诊断要点】

鼻前庭炎分为急性鼻前庭炎与慢性鼻前庭炎。

1. 急性表现为鼻前庭疼痛，检查见鼻前庭内皮肤弥漫性红肿，或有皲裂及浅表糜烂，鼻毛上附有黏脓块。

2. 慢性表现为鼻前庭发热、干燥、痒以及触痛，检查见鼻前庭鼻毛稀少、皮肤增厚、痂皮形成。

【治疗要点】

1. 去除鼻腔内分泌物的病因、避免有害粉尘的刺激、改正不良挖鼻习惯。

2. 用3%过氧化氢溶液清除鼻前庭结痂，局部涂1%~2%黄降汞软膏或抗生素软膏。

（王秋萍）

第四节　鼻前庭湿疹

【概述】

鼻前庭湿疹（eczema of nasal vestibule）是发生在鼻前庭皮肤的过敏性损害。鼻前庭湿疹为过敏性皮肤病，属于Ⅳ型变态反应。也可能是面部或全身湿疹的局部表现。鼻炎、鼻-鼻窦炎分泌物的经常刺激、浸渍是鼻前庭湿疹的主要诱发原因，搔抓、摩擦、局部刺激亦可诱发本病。胃肠功能紊乱、新陈代谢障碍和内分泌失调等均可产生或加重湿疹病情。

【诊断要点】

1. 急性期具有明显渗出倾向的皮肤炎症反应，瘙痒较剧，皮疹多样性。慢性期则主要表现为局部皮肤渗液和肥厚。

2. 皮肤损害可蔓延至鼻翼、鼻尖及上唇等处皮肤。

3. 检查可见：局部渗液、皮疹、瘙痒及烧灼感为主要症状。合并有感染时可形成脓疱，表面结痂。反复发作不愈可转为慢性，局部表现为鼻前庭部皮肤增厚、浸润或皲裂，表面粗糙，覆以少许糠秕样鳞屑，或因抓破而结痂，自觉症状主要为明显瘙痒。

【治疗要点】

1. 全身治疗　抗组胺药在早期使用效果较好。常用的有苯海拉明、赛庚啶、氯苯那敏、氯雷他定、西替利嗪等。抗组胺药对疾病的过程大多没有明显的影响，但能缓解瘙痒，减少因搔抓而造成的刺激和损害。积极治疗急、慢性鼻炎及鼻-鼻窦炎及其他病因明确的诱发疾病。

2. 局部治疗　皮质类固醇激素霜剂，如复方醋酸地塞米松霜、氟轻松霜等，酌情交替使用抗生素软膏。可用炉甘石洗剂局部处理。

3. 注意要点　局部用药前先洗净皮肤表面的结痂，使药物更好的接触患病皮肤。该病常与过敏有关，所以极易反复，维持治疗时间应适当延长。治疗期间尽可能减少进食辛辣食物，避免搔抓。

（王秋萍）

第十七章 鼻中隔疾病

第一节 鼻中隔偏曲

【概述】

鼻中隔偏曲（deviation of nasal septum）是指鼻中隔向一侧或两侧弯曲，或鼻中隔一侧或两侧局部突起，引起鼻腔、鼻窦生理功能障碍并产生症状（如鼻塞、鼻出血、头痛等）。如无鼻功能障碍的鼻中隔偏曲称为“生理性鼻中隔偏曲”。鼻中隔偏曲的常见病因为鼻腔生长发育不均衡、外伤以及鼻腔、鼻窦肿瘤。

【诊断要点】

（一）症状与体征

1. 鼻塞　为鼻中隔偏曲最常见的症状，多呈持续性鼻塞。C形偏曲或嵴突引起同侧鼻塞，对侧鼻腔长期承担主要通气功能，鼻黏膜持续处于充血状态而出现下鼻甲代偿性肥大，又称结构性鼻炎，进而出现双侧鼻塞。S形偏曲多为双侧鼻塞。鼻中隔偏曲患者如患急性鼻炎，则鼻塞更重，且不容易康复。鼻塞严重者还可出现嗅觉减退。

2. 头痛　如偏曲部位压迫下鼻甲或中鼻甲，可引起同侧反射性头痛。鼻塞重，头痛加重。鼻腔滴用血管收缩药或应用表面麻醉药后，则头痛减轻或消失。

3. 鼻出血　鼻出血部位多见于偏曲的凸面或棘、嵴处，因该处黏膜张力较大、且薄，常直接受气流及粉尘刺激，黏膜干燥结痂，易发生糜烂，加之鼻中隔软组织血供丰富，故较容易出血，擤鼻、挖鼻或低头用力常为诱因。如鼻出血发生在50岁以上年龄组，血管弹性差，则难以用凡士林纱条填塞治愈，多需要手术切除、矫正偏曲部位。有时鼻出血也可见于鼻中隔凹面。

4. 邻近器官受累症状　如高位鼻中隔偏曲妨碍鼻窦引流，可诱发化脓性鼻-鼻窦炎或真菌感染。如影响咽鼓管通气引流，则可引起耳鸣、耳闷。长期鼻塞、张口呼吸，易发生感冒和上呼吸道感染，并可在睡眠时发生严重鼾声。

5. 前鼻镜检查　显示鼻中隔弯向一侧，两侧鼻腔大小不等。鼻中隔凸面可见利特尔区充血、糜烂，对侧下鼻甲代偿性肥大。注意鉴别鼻中隔黏膜增厚（探针触及质软）和是否同时存在鼻内其他疾病，如肿瘤、异物或继发病变，如鼻-鼻窦炎、鼻息肉等。

（二）特殊检查

1. 鼻内镜检查　鼻内镜下检查使鼻中隔偏曲的检查和诊断更为准确。偏曲的鼻中隔可以表现为各种形状，如C形（图17-1-1）、S形（图17-1-2），但也可以是复杂的混合形态，如局部呈尖锥样突起者称棘突（图17-1-3），如呈由前向后条状山嵴者称骨嵴（图17-1-4）。鼻腔前部表面麻醉后，用0°、30°硬性鼻内镜观察。然后，在充分收缩鼻黏膜后检查鼻腔深部，观察鼻中隔与鼻腔、鼻道和鼻甲的解剖结构关系及对鼻腔、鼻窦通气引流产生的影响。

2. 鼻窦CT扫描　参考水平位和冠状位CT鼻窦扫描，在了解鼻中隔偏曲形态的同时，可清晰观察鼻中隔与相邻结构的解剖关系，并了解鼻中隔形态异常与鼻窦疾病的相关性（图17-1-5）。鼻窦CT扫描对鼻中隔偏曲的评估的意义是：①鼻中隔与其相邻结构的解剖关系及临床症状的相关性；②鼻中隔偏曲与鼻-鼻窦炎的相关性；③提示手术矫正的部位和范围；④可能影响鼻内镜下的手术操作；⑤影响术后鼻腔鼻窦通气引流及导致术后鼻腔粘连的可能性。

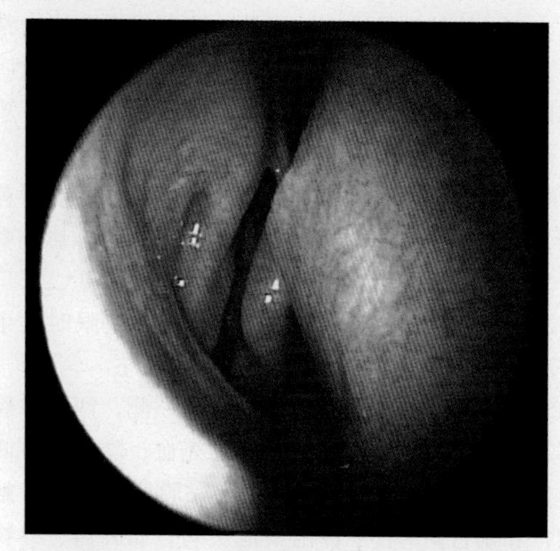

图 17-1-1　鼻中隔 C 形偏曲的鼻内镜检查表现

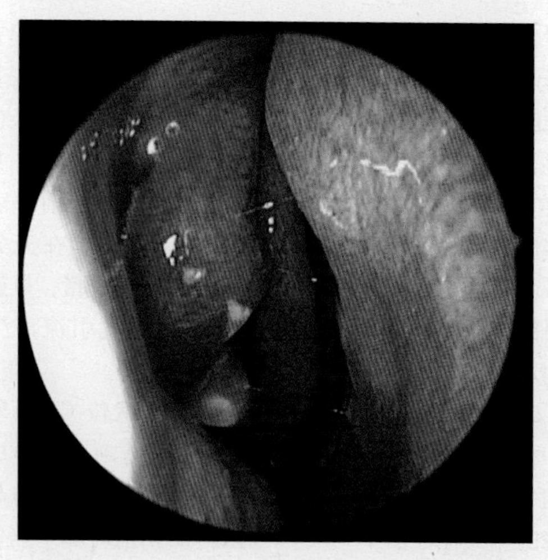

图 17-1-2　鼻中隔 S 形偏曲的鼻内镜检查表现

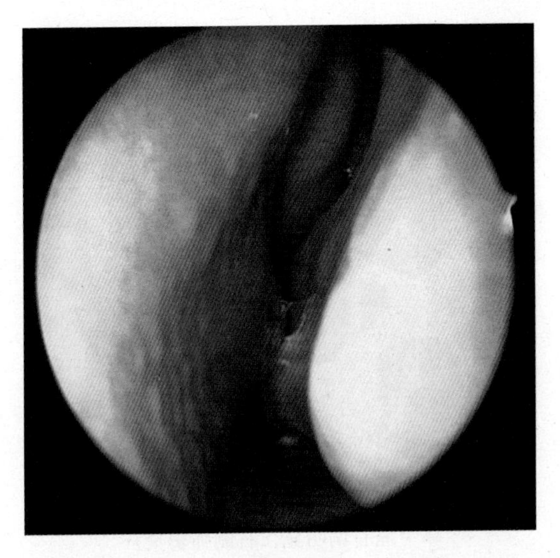

图 17-1-3　鼻中隔棘突的鼻内镜检查表现

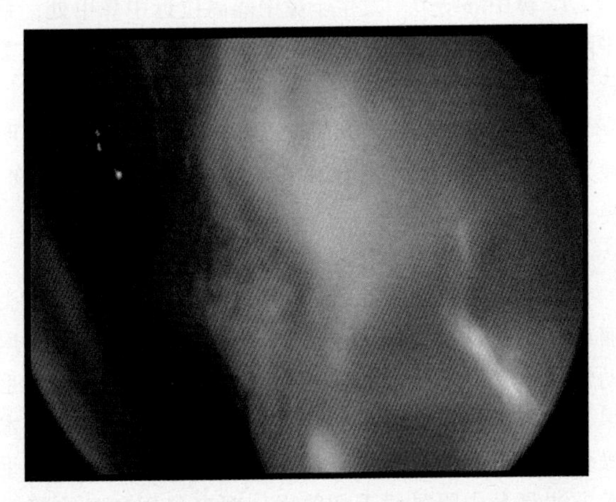

图 17-1-4　鼻中隔嵴的鼻内镜检查表现

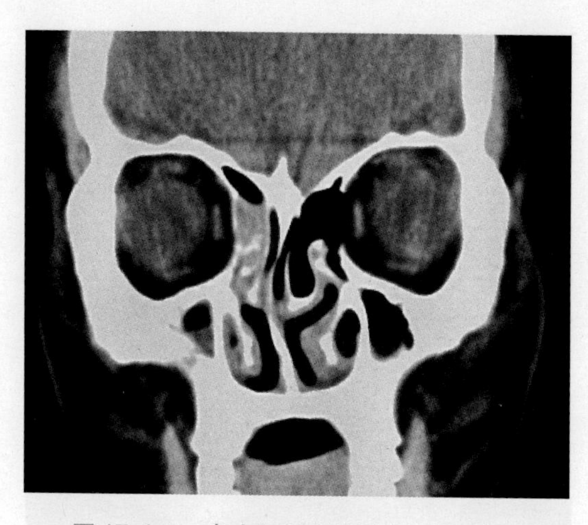

图 17-1-5　鼻中隔偏曲的冠状位 CT 表现
鼻中隔右偏明显，右侧筛窦炎症

【鉴别诊断】

1. 鼻中隔结节　发生于鼻中隔高位近中鼻甲处，系中隔黏膜局限性肥厚形成的突起，以探针触及，质地柔软。鼻中隔结节的形成与脓性鼻涕的慢性刺激有关。

2. 鼻中隔梅毒瘤　其质地虽亦较硬，但该处黏膜明显充血。还有是否同时存在其他疾病，如肿瘤、异物、鼻-鼻窦炎、鼻息肉等。

【治疗要点】

鼻中隔偏曲诊断明确，且患者有明显的鼻塞、头痛或鼻出血症状，应给予治疗。变应性鼻炎和血管运动性鼻炎伴有鼻中隔偏曲者，或拟行鼻内镜下蝶鞍手术、经鼻内镜泪囊手术而合并鼻中隔偏曲、影响手术操作者，可酌情行鼻中隔偏曲的手术治疗。经典的手术方法是鼻中隔黏膜下切除术。现多采用经鼻内镜黏膜下鼻中隔成形术，只将偏曲的部分鼻中隔切除，尽可能保留鼻中隔软骨支架作用。手术通常在左侧鼻腔鼻中隔软骨最前缘作纵行切口，务必切开软骨膜，分离时在软骨膜下进行。分离双侧鼻中隔软骨和软骨膜，去除偏曲的部分软骨和骨质。为避免术后鼻梁塌陷，必须保留四方软骨前缘和鼻梁侧软骨宽度至少2mm以上（图17-1-6、图17-1-7）。

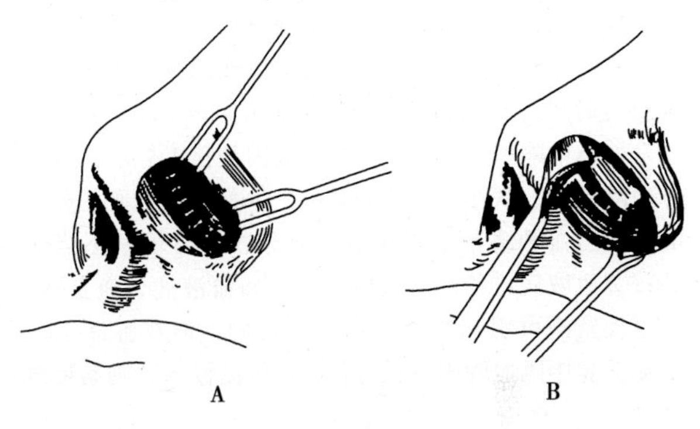

图17-1-6　鼻中隔黏膜下切除术切口
A. 常规切口　B. 向鼻腔底延长切口

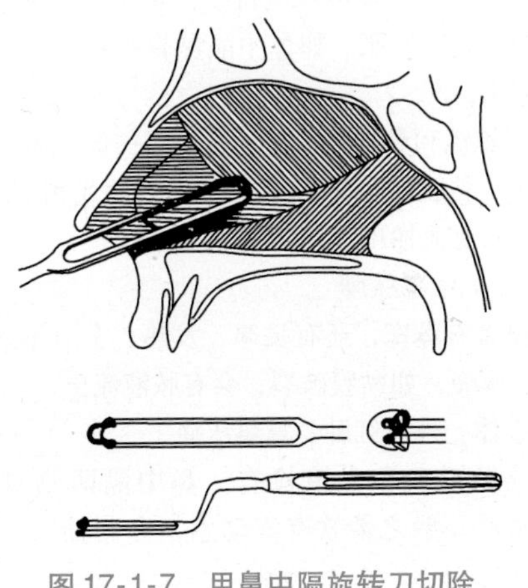

图17-1-7　用鼻中隔旋转刀切除鼻中隔软骨部（附旋转刀）

（张　剑）

第二节　鼻中隔血肿和脓肿

【概述】

鼻中隔血肿（nasoseptal hematoma）是指鼻中隔软骨膜或骨膜下的积血，可发生在一侧或两侧。当血肿发生感染时可导致鼻中隔脓肿（nasal septal abscesses），原发性鼻中隔脓肿较少见。常见病因是：①外伤，包括鼻中隔手术、跌伤、击伤等都可产生黏膜下出血。鼻中隔手术后血肿多与术中止血不充分或术后填塞不当有关；②血液病：各种出血性疾病，如血液病、血友病、血管性紫癜可引起原发性鼻中隔血肿，但在临床上较少见。鼻中隔血肿内一旦有化脓性细菌侵入，则易形成脓肿。

【诊断要点】

（一）鼻中隔血肿

1. 患者常有单侧或双侧持续性鼻塞，逐渐加重，前额部痛伴鼻梁部发胀。如鼻中隔黏膜有裂口常出现血性分泌物流出。

2. 前鼻镜和鼻内镜检查　鼻中隔一侧或者两侧有半圆形隆起，黏膜颜色暗红或正常，表面光滑触之柔软，穿刺回吸时有血抽出（图 17-2-1）。

（二）鼻中隔脓肿

1. 患者有鼻塞，还有畏寒、发热、全身不适，鼻梁及鼻尖部压痛，如黏膜破裂，会有脓液流出。

2. 查体　外鼻红肿、鼻梁压痛。

3. 前鼻镜和鼻内镜检查　鼻中隔两侧对称性膨隆，色暗红，触之柔软有波动感，穿刺抽吸有脓性分泌物。

【鉴别诊断】

根据手术及外伤等病史、典型临床表现，一般诊断不难，二者的区别主要靠鼻中隔穿刺证实。若用呋麻滴鼻剂进行鼻黏膜收缩时，则可见其膨隆处的黏膜几乎无

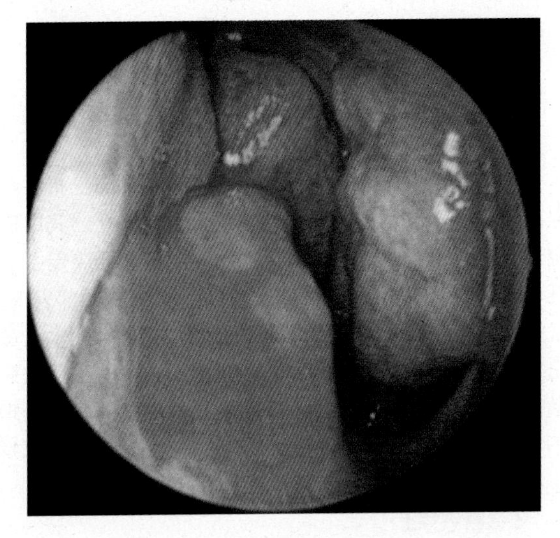

图 17-2-1　鼻中隔血肿

变化，可与鼻中隔黏膜肿胀鉴别。

【治疗要点】

1. 鼻中隔血肿　小血肿可穿刺抽出积血，双侧局部填塞压迫止血。面对较大的血肿或已形成血凝块时，须行血肿下部切开黏软骨膜或黏骨膜，吸除血液及血凝块。鼻中隔手术后发生的血肿可经手术切口处进入术腔清除积血及血块，充分止血。双侧对称性填塞压迫止血，填塞物 48 小时后取出。鼻中隔处理后应用止血药物及抗生素预防再出血和感染。

2. 鼻中隔脓肿　应及时切开排脓引流，防止鼻中隔软骨坏死出现塌鼻畸形及鼻中隔穿孔。在脓肿最突出的一侧下部做一横切口，充分清除脓液及坏死的碎骨片，用过氧化氢、含有抗生素的生理盐水反复冲洗术腔，需放置橡皮引流条，每日换药一次，同时全身应用足量广谱抗生素控制感染，防止感染加重及扩散。

（张　剑）

第三节　鼻中隔穿孔

【概述】

鼻中隔穿孔（perforation of the nasal septum）指各种原因导致的鼻中隔贯穿两侧鼻腔的永久性穿孔，其中医源性因素最为常见。鼻中隔穿孔病因的多样性决定了它既可表现为一独立疾病，也可作为某一疾病的局部表现。常见病因为：①外伤，如鼻面部外伤、鼻中隔手术及鼻出血或鼻腔、鼻窦手术后；②理化因素，如腐蚀性或刺激性物质、激素使用不当；③感染，如鼻中隔脓肿处理不当及特殊感染（其中梅毒最多见）；④其他，如原发于鼻中隔肿瘤、恶性肉芽肿、鼻腔异物或鼻石。

【诊断要点】

（一）症状与体征

根据穿孔的病因、大小和部位而不同。

1. 小穿孔　若在鼻中隔前段，呼吸时常发生吹哨声；若位于鼻中隔后段，则无吹哨声。

2. 穿孔过大　可伴有鼻塞、鼻内异物感、干燥感及鼻出血等鼻腔黏膜萎缩表现。结核和梅毒等引起脓痂有臭味。

3. 前鼻镜检查　可见鼻中隔贯穿性穿孔，穿孔处结痂，穿孔边缘糜烂、易出血（图 17-3-1）。有时较小的穿孔常被结痂覆盖而忽略，应除去结痂仔细检查其穿孔大小、位置、形状。

（二）特殊检查

必要时可加做鼻内镜检查，对于鼻中隔后端小穿孔可观察更清楚。

【治疗要点】

1. 保守治疗　针对穿孔的病因，尽可能去除，如避免接触、吸入有害化学物质，治疗全身性疾病如抗结核、抗梅毒治疗等。保持鼻腔湿润清洁，每日用温盐水冲洗鼻腔。穿孔边缘有肉芽组织者，可用 10% 硝酸银烧灼，

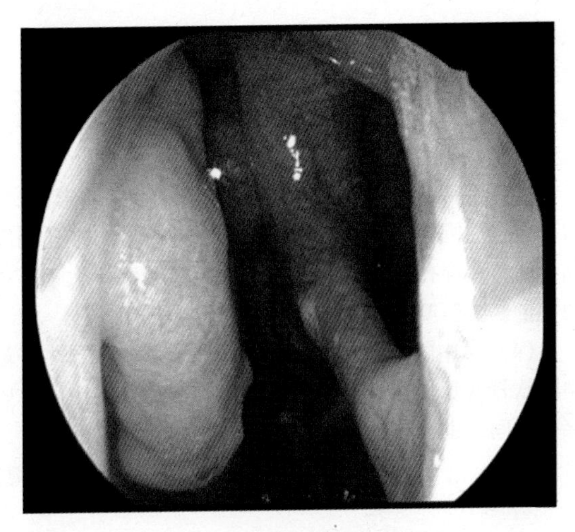

图 17-3-1　鼻中隔前后端均有一大穿孔（右侧鼻腔）

然后每日涂以 2% 黄氧化汞或 10% 硼酸软膏，直到穿孔愈合为止。

2. 手术治疗　在上述感染因素已除外或已治愈的基础上，或鼻中隔黏膜健康的情况下可进行鼻中隔穿孔修补术，常用方法有以下几种。

（1）黏膜移位缝合修补术：又名减张缝合法，适用于发生在鼻中隔前下方的穿小孔，方法如下：用尖刀切除穿孔边缘少许黏膜，以形成新鲜创缘，用剥离子剥离两侧穿孔周围的软骨膜。在穿孔之上（距穿孔前缘 1 ~ 2cm）做一弧形切口，切开一侧黏-软骨膜，将此黏膜瓣向下拉，与穿孔的下缘黏膜缝合；再于鼻中隔之另一侧穿孔下方 1 ~ 2cm 处，做一同样长弧形切口，将黏膜瓣向上拉，与穿孔的上缘黏膜缝合。

（2）带蒂鼻黏膜瓣修补术：先切除穿孔四周边缘形成新鲜创面，然后在同侧做相应的带蒂鼻黏膜瓣（可取自鼻中隔本身，也可取自鼻底、中鼻甲或下鼻甲），如取下鼻甲黏膜瓣，需将下鼻甲向内上翻转骨折，下鼻甲原外侧面制成带蒂黏-骨膜瓣，并向下翻转遮盖穿孔，妥善填塞两侧鼻腔，固定黏-骨膜瓣。1周后，黏-骨膜与鼻中隔穿孔完全粘连后，再将黏-骨膜瓣蒂部从平齐鼻中隔处切断，最后将下鼻甲回位。

（3）黏膜片修补法：在穿孔的边缘做一梭形切口，切去穿孔周围瘢痕组织，形成新的创面。游离穿孔周围黏骨膜，在穿孔后方，大于穿孔的距离，取一大于穿孔的菱形黏骨膜瓣，取下后缝合于穿孔周围。

（4）鼻中隔骨性支架回置或颞肌筋膜支架：可将鼻中隔软骨或筛骨垂直板修整处理后，回插入鼻中隔黏膜穿孔之间，也取颞肌筋膜做支架，封闭穿孔。

（张 剑）

第十八章 鼻腔炎性疾病

第一节 急性鼻炎

【概述】

急性鼻炎（acute rhinitis）是由病毒感染引起的鼻黏膜急性炎症，俗称“伤风”“感冒”，四季均可发病，秋冬及季节交替变化时多见。

【诊断要点】

（一）症状与体征

潜伏期约1～3天，病程可分为三期：

1. 前驱期　1～2天，鼻内有干燥感、灼热感、异物感、痒感等；部分患者有畏寒、全身不适。鼻黏膜充血、鲜红、干燥。

2. 卡他期　2～7天，鼻塞并逐渐加重，喷嚏，清水样涕，伴嗅觉下降，闭塞性鼻音，部分患者有鼻出血；全身症状可有发热、倦怠、食欲缺乏、头痛等。鼻黏膜弥漫性充血、肿胀，总鼻道或鼻底较多水样或黏液性分泌物，鼻前庭红肿、皲裂。

3. 恢复期　清涕减少，逐渐变为黏脓性，若合并细菌感染，则为脓性涕；全身症状逐渐减轻。无并发症者，7～10天痊愈。

（二）并发症

1. 经窦口向鼻窦蔓延，引起急性鼻-鼻窦炎，以上颌窦炎和筛窦炎多见。

2. 经咽鼓管向中耳蔓延，引起中耳炎。

3. 感染向下扩散，并发急性咽炎、急性喉炎、急性支气管炎或气管炎，小儿或老年患者抵抗力低下，可并发肺炎。

4. 较少患者还可因炎症经鼻泪管蔓延引起结膜炎、泪囊炎。

【鉴别诊断】

1. 流行性感冒　全身症状严重，可有高热、寒战、全身关节及肌肉疼痛等，上呼吸道症状不明显。

2. 变应性鼻炎　无发热等全身症状。鼻部症状的发作与接触变应原有关，鼻黏膜苍白、水肿，鼻涕呈清水样；可合并哮喘等其他变应性疾病。鼻腔分泌物细胞学检查、变应原皮肤试验、血清特异性 IgE 检测有助于鉴别。

3. 血管运动性鼻炎　症状与变应性鼻炎相似，发作突然、消退迅速。变应原检测为阴性。

4. 急性鼻-鼻窦炎　急性鼻炎病程延长，恢复期内症状不减反而加重、头痛明显、脓涕增多，中鼻道或嗅裂有脓性分泌物，鼻窦区压痛；血中白细胞增多、中性粒细胞比例增加；鼻窦影像学检查提示鼻窦内密度增高，黏膜增厚，或有液平出现。

5. 急性传染病　许多急性传染病早期有类似急性鼻炎症状，如麻疹、猩红热、百日咳等，可通过详细体检和对病程的严密观察进行鉴别。

【治疗要点】

因呼吸道病毒感染常有自限性，因此，病毒感染引流的急性鼻炎主要是支持、对症治疗并预防并发症。

1. 全身治疗　大量饮水、清淡饮食、疏通大便、注意休息。高热患者可予以解热镇痛类药物对症治疗；合并细菌感染并疑有并发症者，可全身应用抗生素。

2. 局部治疗　鼻黏膜充血明显，鼻塞严重者，可给予短疗程血管收缩药改善鼻腔通气，血管收缩药应用一般不超过1周。鼻用激素亦可缓解鼻腔炎症。

（张革化）

第二节 慢性鼻炎

【概述】

慢性鼻炎（chronic rhinitis）是指鼻黏膜及黏膜下的慢性炎症，主要症状常表现为鼻腔分泌物增多、鼻塞、头痛。一般分为慢性单纯性鼻炎和慢性肥厚性鼻炎。常伴有不同程度的鼻-鼻窦炎。主要是由于急性鼻炎反复发作，鼻腔解剖异常，鼻腔异物等局部因素，以及全身免疫系统疾病所致免疫功能低下和各种污染，尤其是粉尘挥发性农药等污染所致。

一、慢性单纯性鼻炎

慢性单纯性鼻炎（chronic simple rhinitis）是一种以鼻黏膜肿胀、分泌物增多为主要症状的鼻腔慢性炎症。

【诊断要点】

1. 表现为间歇性和（或）交替性鼻塞。

（1）间歇性鼻塞特点：白天、运动后及温度高时鼻塞症状轻；夜晚、静卧、寒冷时加重。

（2）交替性鼻塞特点：两侧鼻腔交替鼻塞，侧卧时尤其明显。常常侧卧时上侧鼻腔通气好，下侧鼻塞明显。

2. 鼻腔分泌物增多，主要是黏液性分泌物，伴有细菌感染时可呈黏脓性或脓性分泌物。可伴有不同程度的鼻后滴漏，引起咽部不适及咳痰。

3. 前鼻镜检查可见双侧下鼻甲肿胀，鼻黏膜呈淡红色，黏膜表面光滑，有弹性。如伴有细菌感染，黏膜可有明显充血表现。鼻黏膜对血管收缩药反应敏感，下鼻甲可快速收缩变小。鼻底总鼻道可见不同程度黏液性分泌物或黏脓性分泌物。

【鉴别诊断】

与慢性肥厚性鼻炎相鉴别，后者对麻黄素等鼻黏膜收缩剂反应不良。

【治疗要点】

1. 去除病因，提高免疫系统功能，去除环境污染因素。

2. 局部可短期使用血管收缩药，如：0.05%羟甲唑啉2次/日，5~7天。萘甲唑啉及含萘甲唑啉制剂禁用，儿童慎用。

3. 皮质类固醇激素类鼻喷剂：糠酸莫米松、丙酸氟替卡松、布地奈德鼻喷剂。每侧鼻腔1~2喷，1次/日。2~3周后评估。

4. 局部还可以鼻腔冲洗治疗及物理治疗。

二、慢性肥厚性鼻炎

慢性肥厚性鼻炎（chronic hypertrophic rhinitis）是以黏膜、黏膜下，甚至骨质局限性或弥漫性增生肥厚为特点的鼻腔慢性炎症。

【诊断要点】

1. 多以持续性鼻塞为主要症状，可有量黏液性或黏脓性分泌物。多有头痛、嗅觉减退等症状。

2. 前鼻镜检查 下鼻甲肿大肥厚，表面不平，触之质地韧，对血管收缩药收缩效果不明显。鼻腔可见黏脓性分泌物。

【鉴别诊断】

1. 药物性鼻炎 与慢性肥厚性鼻炎症状相似，但有长期使用血管收缩药病史。

2. 结构性鼻炎 由于鼻中隔偏曲、反向中鼻甲等鼻腔解剖结构异常，引起的通气功能障碍。但下鼻甲黏膜对血管收缩药敏感。

【治疗要点】

1. 早期治疗方法主要包括皮质类固醇激素类鼻喷剂、鼻腔冲洗、物理治疗等保守治疗方法。

2. 保守治疗无效时采用手术治疗，原则是改善通气，保护鼻腔黏膜。可采用下鼻甲低温等离子射频黏膜下消融术，下鼻甲黏膜下组织切除，切除包括增生肥厚的黏膜下软组织和（或）下鼻甲骨。

（朱冬冬）

第三节　变应性鼻炎

【概述】

变应性鼻炎（allergic rhinitis，AR），亦称为过敏性鼻炎，是特应性个体接触变应原后由 IgE 介导的鼻黏膜非感染性炎性疾病。AR 主要症状为频繁鼻痒、打喷嚏、清水样涕与鼻塞，部分患者还可伴有眼痒、流泪、结膜充血等症状。AR 不仅明显影响患者生命质量，还与鼻-鼻窦炎、鼻息肉、支气管哮喘、结膜炎、分泌性中耳炎等疾病关系密切。流行病学研究显示 AR 患者以儿童及青壮年居多，男女发病比率无明显差异。欧美国家 AR 患病率约为 15% ~30%，我国 11 个中心城市调查显示成人 AR 自报患病率约为 8% ~21.4%，平均为 11.2%。

【临床分类】

1. 传统分类　依据发病有无季节性规律分为季节性变应性鼻炎和常年性变应性鼻炎，前者主要是由于植物花粉季节性播散引起，又称为花粉症，后者由常年存在的变应原（如尘螨、蟑螂、真菌等）所引起。

2. 世界卫生组织推荐的分类方法　根据症状持续时间分为间歇性变应性鼻炎（症状 <4 天/周，或 <连续 4 周）和持续性变应性鼻炎（症状≥4 天/周，且≥连续 4 周）。根据症状严重程度和对生命质量（睡眠、工作学习及日常生活）的影响程度，分为轻度（症状对生命质量未产生影响）与中-重度（症状明显，影响生命质量）。

【诊断要点】

本病诊断需要结合病史、查体和特异性辅助检查。

准确采集病史对于诊断非常重要，需要询问症状、发病时间规律、诱因及病情严重程度；家族及个人过敏史；有无生活和工作环境相关诱发因素；有无鼻-鼻窦炎、哮喘、过敏性皮炎、中耳炎等合并症情况。

（一）症状与体征

1. 临床症状　具有鼻痒、打喷嚏、清水样涕、鼻塞等症状（2 项以上），每天症状持续或累计 1 小时以上。部分患者伴有咽痒、耳痒、眼干、眼痒、流泪、结膜充血等症状。

2. 体征　典型体征为鼻腔黏膜苍白水肿，下鼻甲肿胀，可见大量清水样分泌物。

（二）特殊检查

变应原皮肤试验或血清变应原特异性 IgE 检测阳性。

【鉴别诊断】

1. 急性鼻炎　俗称“感冒”，一般为病毒感染导致，发病早期有打喷嚏、流清涕等症状，一般症状持续 7 ~ 10 天后好转，常伴有发热、乏力等全身症状。

2. 血管运动性鼻炎　其发病机制可能与鼻腔自主神经调节紊乱有关。临床表现与 AR 相似，许多患者诉环境温度骤然变化时症状明显。检查可见鼻腔黏膜无明显苍白水肿，变应原皮肤试验或变应原特异性 IgE 检测阴性。

3. 非变应性鼻炎伴嗜酸性粒细胞增多综合征　症状与 AR 相似，但皮肤试验和血清 IgE 检测均为阴性，其重要特点为鼻分泌物中存在大量的嗜酸性粒细胞。

【治疗要点】

患者教育、变应原避免、药物治疗、免疫治疗是 AR 治疗的主要方法。治疗原则是避免接触变应原，根据患者症状严重程度个性化选择治疗方法，药物治疗首选抗组胺药、鼻用糖皮质激素，药物治疗效果欠佳者可考虑行变应原特异性免疫治疗。

1. 避免接触变应原　对已经明确的变应原，避免与之接触是预防 AR 的重要方法。花粉症患者在春秋季花粉播散季节尽量减少外出及开窗，出门可佩戴口罩；对真菌、灰尘过敏者应注意室内通风、保洁；对尘螨过敏者应注意经常晾晒床单被褥；对动物皮屑、羽毛过敏者应避免接触宠物、禽鸟等。

2. 药物治疗　是治疗本病的首选措施，可根据患者实际情况予以个性化的选择。

（1）抗组胺药：推荐应用中枢镇静作用较小的第二代抗组胺药（如西替利嗪、氯雷他定等），包括口服或鼻用剂型，疗程不少于2周。

（2）糖皮质激素：推荐应用鼻用糖皮质激素，可以有效缓解AR症状，对于中-重度持续性患者疗程不少于4周。

（3）抗白三烯药：对于变应性鼻炎及哮喘均有效，推荐用于合并哮喘的患者。

（4）减充血药：鼻内局部应用可以缓解鼻塞症状，疗程不超过7天。

（5）鼻内抗胆碱能药物：用于流涕严重者，如异丙托溴铵喷鼻剂可明显减少鼻腔水样分泌物。

（6）色酮类药物：常用为色甘酸钠，对于缓解鼻部及眼部症状有一定作用。

上述各类药物在应用时需注意药物的不良反应。妊娠期患者应慎用各种药物。对于季节性变应性鼻炎患者而言，建议患者在发病前1～2周开始预防性用药，可选用鼻用糖皮质激素或抗组胺药，此方法可使患者在花粉播散期症状明显减轻。

3. 变应原特异性免疫治疗　变应原特异性免疫治疗常用皮下注射和舌下含服两种方法，一般总疗程不少于2年。主要适用于常规药物治疗无效的成人和儿童（5岁以上）、由尘螨导致的AR患者。

4. 外科治疗　主要适应证为应用药物或免疫治疗效果不佳者，可进行选择性鼻内神经切断术（如翼管神经切断术、高选择性鼻后外侧神经切断术），但长期疗效有待进一步考证。对于鼻塞症状严重，明显影响生命质量者；鼻腔有明显解剖学变异者；合并有鼻-鼻窦炎鼻息肉者，可选择应用鼻内镜手术治疗，如鼻窦开放术、息肉切除术、鼻中隔矫正术、鼻甲射频消融或下鼻甲黏骨膜下部分切除术等。

【预后】

对患者进行积极的宣教，提高其对变应性鼻炎的正确认识，加强对治疗的依从性，对于良好控制AR具有重要意义。综合应用上述治疗策略可以改善患者生命质量，并且有效地预防或减轻哮喘等并发症的出现。

（张 罗）

第四节 非变应性鼻炎伴嗜酸细胞增多综合征

【概述】

非变应性鼻炎伴嗜酸细胞增多综合征（nonallergic rhinitis with eosinophilia syndrome，NARES）是一类在临床上与变应性鼻炎症状相似，但变应原检查为阴性，同时鼻腔局部嗜酸粒细胞显著增高的鼻炎。该疾病发病机制不明，一般认为与阿斯匹林三联征（鼻息肉、哮喘、阿斯匹林敏感）有关，被认为是其前期阶段。流行病学调查表明，NARES约占非变应性鼻炎的13%～33%。

【诊断要点】

NARES在临床上以中年发病者居多，多为常年性发作且无特定诱发因素，其诊断要点如下。

1. 症状亦以鼻高反应性如喷嚏、清涕、鼻塞、鼻痒为主，可伴嗅觉减退。其症状程度常较变应性鼻炎和血管运动性鼻炎更为严重。部分患者亦可伴有下呼吸道症状如咳嗽、胸闷、喘息等。

2. 行鼻腔局部检查，可见鼻黏膜表现与变应性鼻炎相似，亦呈苍白或淡白水肿，多有较多透明黏性分泌物（图18-4-1）。

3. 行鼻分泌物涂片检查，可见嗜酸性粒细胞大量聚集，一般以计数大于20%白细胞总数作为标准（图18-4-2）。

4. 行变应原皮肤试验或血清特异性IgE检测多为阴性。

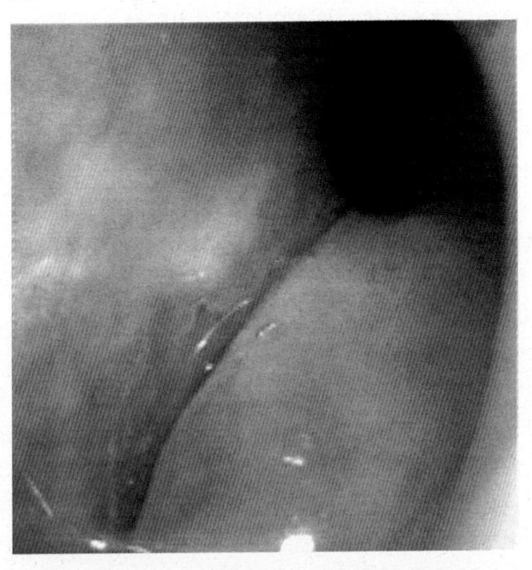

图18-4-1　NARES鼻黏膜局部表现

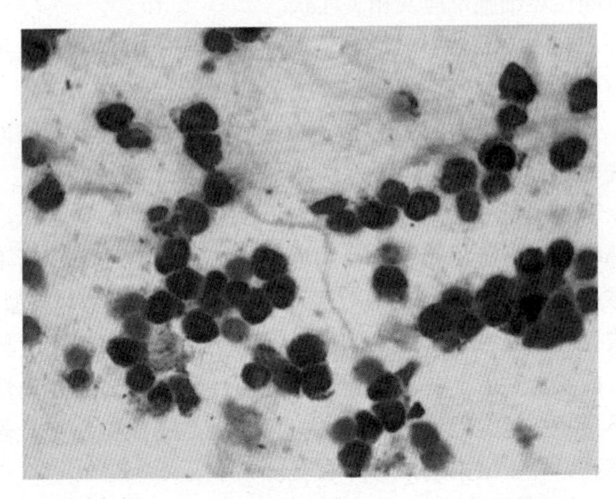

图18-4-2　NARES鼻分泌物嗜酸粒细胞表现

【鉴别诊断】

1. 变应性鼻炎　症状、局部检查及鼻分泌物检查均与 NARES 相似。但变应性鼻炎日常生活中可能对某些变应原物质较为敏感，且变应原检查为阳性。如受变应原检查种类所限未能查出明确变应原，血清总 IgE 增高亦可有一定辅助诊断价值。

2. 血管运动性鼻炎　病史与症状与 NARES 亦较为相似，但鼻分泌物检查无明显嗜酸粒细胞浸润。

3. 急性鼻炎　病程较短，一般有较为明确的受凉等诱因。在发病数天后，鼻分泌物可转为黏性或黏白性。

其他如慢性鼻炎、鼻-鼻窦炎及鼻息肉等，亦可根据相应临床表现及检查进行鉴别。

【治疗要点】

NARES 在使用对症药物治疗后，患者症状通常可得以显著改善，但需注意持续治疗，使局部炎症尽可能减至最低，以减少或减轻复发时程度。一般 1 个月左右复诊，必要时可重复进行鼻分泌物涂片检查，通过鼻分泌物中嗜酸粒细胞改变，辅助药物调整。

1. 鼻内糖皮质激素为首选药物。其可显著减轻局部嗜酸性粒细胞反应及相关症状。

2. 如局部症状较重，同时亦可配合使用抗组胺类及白三烯受体拮抗剂类药物。

3. 非特异性治疗包括避免接触诱发性刺激和鼻腔冲洗，如合并鼻息肉可手术切除。

4. 注意要点　典型的 NARES 根据典型的症状，局部嗜酸粒细胞浸润，以及阴性的变应原检查结果诊断不难。但临床上亦存在部分患者症状和局部表现不典型，或变应原检查显示为弱阳性，但病史追述该阳性变应原与症状无关者。在诊断上可与变应性鼻炎和血管运动性鼻炎相混淆。但治疗原则上，只要局部嗜酸粒细胞显著增高，鼻喷激素通常可以取得较好疗效。

【预后及预防】

该疾病虽可控制，但一般不能完全治愈或自愈。因此，需要定期复查，有效控制局部炎症，提高生命质量。同时，需要监测局部鼻息肉产生，以及下呼吸道的症状迹象，如出现相关表现，亦应及时处理。

（陈建军）

第五节　血管运动性鼻炎

【概述】

血管运动性鼻炎（vasomotor rhinitis，VMR）是非变应性鼻炎中最常见的类型，37%～61%的鼻炎患者属于VMR，多见于中青年，且女性患者居多。美国报道VMR的患病率约为4%，国内尚无流行病学资料。其发病机制尚不十分清楚，一般认为VMR属非免疫性和非感染性因素，通常与鼻嗜酸粒细胞无关。近年来的研究提出可能与鼻黏膜上皮渗透性增加、神经源性反应（交感神经和（或）副交感神经功能障碍引起的一种高反应性鼻病，和鼻腔黏膜局部炎性反应密切相关。

【诊断要点】

由于没有确切的病因以及缺乏特异性诊断方法，VMR主要是通过病史和排除其他已知原因而进行诊断，

（一）症状与体征

1. 鼻塞、流涕、喷嚏等症状反复发作，交替存在，每天累计持续1小时以上。

2. 物理、化学（温度、湿度、气压、刺激性气味等环境因素）或精神心理因素可以诱导症状发作，其中干冷空气被认为是血管运动性鼻炎的一个典型诱发因素。

3. 体征　鼻黏膜一般呈充血状态，也可表现为苍白；下鼻甲肿胀或肥大，可以伴有清水样或白色黏性分泌物。

（二）特殊检查

1. 变应原皮肤点刺试验和、或变应原血清特异性IgE检测阴性。

2. 血常规检查嗜酸粒细胞比例<5%，鼻分泌物涂

片（瑞氏染色）嗜酸粒细胞计数比例<5%。

【鉴别诊断】

主要与变应性鼻炎鉴别，VMR与季节无关且变应原检测均为阴性、外周血及鼻分泌物中嗜酸粒细胞计数不升高。此外还应除外感染性、职业性、妊娠性、激素性、药物性及非变应性鼻炎伴嗜酸粒细胞增多综合征等其他类型的鼻炎。

【治疗要点】

（一）规避诱发因素

血管运动性鼻炎发病可有多种诱发因素，应仔细询问病史，关注环境温度和湿度的变化、患者的精神状态、其他疾病治疗及现在服用的药物等对病情的影响，避免诱发因素，制订合理的个体化治疗方案。

（二）药物治疗

1. 鼻用糖皮质激素　首选，具有显著的局部抗炎、减轻鼻黏膜水肿的作用，可有效改善鼻部症状，对缓解鼻塞效果较好。治疗血管运动性鼻炎的用药剂量可参考其治疗变应性鼻炎的剂量。

2. 抗组胺药　具有一定的抗炎作用，鼻用或口服抗组胺药物有助于缓解部分临床症状，对缓解喷嚏、流涕效果较好。可与鼻用糖皮质激素联合应用。

3. 鼻用抗胆碱能药　主要用于缓解严重的流涕症状，但对鼻塞无显著改善作用。

4. 减充血剂　鼻用减充血剂可减轻鼻塞症状，但长期使用会导致药物性鼻炎，建议连续用药不超过7天。禁用萘甲唑林。口服减充血剂可引起全身不良反应，不推荐使用。

5. 鼻腔冲洗。

（三）外科治疗

伴有鼻腔结构异常的（鼻中隔偏曲、鼻甲肥大等）VMR，并经规范化药物治疗，主要症状无明显缓解，可考虑外科干预，纠正引起鼻腔阻塞的异常结构。下鼻甲黏膜下部分切除或减容术对改善鼻腔通气和降低鼻腔黏膜反应性有一定效果。慎重选择翼管神经切断术等以阻断神经传导为主的手术方式。

（四）其他治疗

中医中药、理疗等方法，临床疗效有待进一步观察。

［**张华**（疆）］

第六节 萎缩性鼻炎

【概述】

萎缩性鼻炎（atohpic rhinitis）是一种发展非常缓慢、弥漫性、进行性鼻腔疾病，鼻黏膜、黏膜下腺体、血管，甚至鼻甲骨均可出现萎缩。本病分为原发性与继发性二类，原发性者病因不明，继发性者病因多与长期鼻炎、鼻腔治疗不当有关。女性多见，男女比例约为1∶3。

【诊断要点】

（一）症状与体征

1. 鼻及鼻咽干燥感　由于鼻黏膜腺体萎缩，分泌物减少和长期张口呼吸所致。

2. 鼻塞　鼻腔内脓痂阻塞，空气不能通过，或因鼻黏膜萎缩，神经感觉迟钝，虽有空气通过，但不能感知。

3. 鼻出血　出血量少，多由于鼻黏膜萎缩变薄和干燥，或因挖鼻和用力擤鼻致毛细血管损伤所致。

4. 头昏、头痛　因鼻黏膜萎缩，鼻腔过度宽大，鼻腔的加温加湿功能减退，鼻黏膜受吸入冷空气刺激；亦可因鼻腔内大量脓性结痂压迫鼻黏膜所致。疼痛部位常位于前额、颞侧或枕部。

5. 嗅觉障碍　鼻腔内脓痂堆积、空气中含有气味的分子不能到达嗅区；或因嗅区黏膜/嗅神经萎缩而致嗅觉丧失。

6. 恶臭　患者呼气带有特殊的腐烂臭味，是由于臭鼻杆菌等细菌使鼻内分泌物和结痂内的蛋白质分解产生吲哚所致。在耳鼻咽喉科疾病中，常见有三种有臭气性疾病：①萎缩性鼻炎，患者自己闻不到臭味，他人能闻到；②鼻-鼻窦炎，患者自己闻到臭味，他人闻不到；③胆脂瘤型中耳炎，患者自己和他人均能闻到臭味。

7. 其他症状　萎缩性鼻炎患者病变累及鼻咽部和咽喉部时，患者常有咽喉干燥不适，声嘶和刺激性干咳；经咽鼓管累及中耳时，可导致分泌性中耳炎，患者常有耳鸣、听力减退等。

8. 体征

（1）外鼻：自幼发生者，外鼻发育受影响，呈鞍鼻——鼻梁宽平，少数患者鼻尖上方轻度凹陷，前鼻孔扁圆、鼻翼上翻。

（2）鼻腔：鼻腔宽敞、鼻甲缩小，可自前鼻孔窥及鼻咽部。轻者下鼻甲和中鼻甲的前端或嗅裂处可见少许痂皮，鼻黏膜轻度萎缩。重者鼻黏膜覆盖一层灰绿色脓痂，可闻及恶臭味，痂下见少许积脓，黏膜色红或苍白，发干（图 18-6-1）。

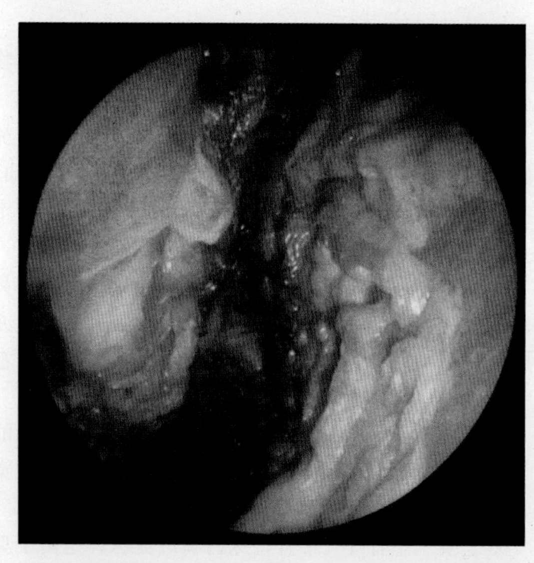

图 18-6-1　萎缩性鼻炎鼻内镜下观

可见鼻黏膜覆盖一层灰绿色脓痂，黏膜色红，发干

（3）鼻咽与咽喉部：鼻咽部或口咽部黏膜干燥、萎缩、表面有脓痂附着。

【鉴别诊断】

1. 干燥性鼻炎　患者可有鼻腔干燥、鼻出血等症状，鼻黏膜干燥；但无嗅觉减退，无鼻黏膜和鼻甲的萎缩及鼻腔内恶臭味的结痂。

2. 鼻硬结病　本病无臭味，鼻分泌物或组织可培养出鼻硬结杆菌，组织病理学检查有泡沫细胞和品红小体的特征性改变。

【治疗要点】

目前尚无特效治疗方法。

1. 全身治疗　加强营养，改善生活环境，提高生命质量。

（1）维生素疗法：补充维生素A、B、C、D、E，尤其是维生素 B_2、维生素C和维生素E。

（2）微量元素疗法：适当补充铁、锌等微量元素。

2. 局部治疗

（1）鼻腔冲洗：生理盐水冲洗鼻腔，清除鼻腔内痂皮及臭味。

（2）鼻内用药：①复方薄荷油滴鼻剂、植物油、鱼肝油、石蜡油等滴鼻，润滑鼻黏膜，软化干痂，便于清除痂皮，改善鼻干症状；②50%葡萄糖滴鼻，可能具有刺激黏膜腺体分泌的作用；③复方雌二醇滴鼻剂，有抑制鼻分泌物分解的作用。

（3）手术治疗：手术的目的是缩小鼻腔，减少鼻腔通气量，降低鼻黏膜水分蒸发，减轻黏膜干燥及结痂形成。主要方法有：①鼻腔缩窄术，于鼻内孔后方的黏膜下埋藏人工生物陶瓷、人工骨、自体骨或软骨、硅橡胶等，缩窄鼻腔；②前鼻孔闭合术，分为前鼻孔部分闭合或完全闭合术，可分期或同期进行，待鼻黏膜基本恢复后，可重新开放前鼻孔；③鼻腔外侧壁内移固定术，手术破坏性较大，目前临床较少应用。

（张革化）

第十九章 鼻窦炎性疾病及鼻息肉

第一节 急性鼻-鼻窦炎

【概述】

急性鼻窦炎（acute rhinosinusitis，ARS）是鼻窦黏膜急性炎症性疾病，多继发于急性鼻炎。其病理改变主要是鼻窦黏膜的急性卡他性或化脓性炎症；严重者可累及骨质和鼻窦周围组织、器官，甚至引起颅内、眼眶内等重要部位的严重并发症。婴幼儿鼻窦发育不全，周围骨缝和组织间隙的屏障作用较弱，引起颅内或眶内严重并发症的可能性更大，应予以重视。急性鼻-鼻窦炎时，感染的细菌多为化脓性球菌，其次为杆菌。可引起急性鼻-鼻窦炎的病因或诱因很多，主要为：全身抵抗力下降、鼻腔疾病基础上发生的鼻窦黏膜急性炎症、鼻窦外伤导致细菌污染或鼻腔内填塞物留置过久、游泳或高空飞行时迅速下降细菌进入鼻窦。

【诊断要点】

（一）症状与体征

1. 全身症状　多数急性鼻-鼻窦炎患者有不同程度的全身症状，如畏寒、发热、食欲缺乏、全身不适等；儿童较明显，除上述症状外，还可出现呕吐、腹泻、咳嗽，甚至高热惊厥。

2. 局部症状

（1）鼻塞：由鼻黏膜肿胀和分泌物堵塞所致，多为患侧持续性鼻塞。

（2）脓涕：鼻腔内有大量黏液脓性鼻涕，有时涕中带血。厌氧菌或大肠埃希菌感染时，脓涕带有恶臭。

（3）头痛：头痛或鼻窦投影区疼痛为急性鼻-鼻窦炎最常见的症状。前组鼻窦炎（额窦、上颌窦、前组筛窦）引起的头痛部位多在额部和颌面部；后组鼻窦炎（后组筛窦和蝶窦）引起的头痛多位于枕部或头顶。

急性鼻-鼻窦炎的头痛，因罹患炎症的鼻窦不同，头痛的部位和特点不一样。了解这些规律，在缺乏CT等影像学检查条件的情况下，对判断鼻-鼻窦炎的发生部位有帮助。

1）急性上颌窦炎：疼痛多位于颌面部眶下区或上颌磨牙区域；晨起轻，午后重。

2）急性筛窦炎：头痛多局限于两眼内眦之间或鼻根处，有时头顶痛；前组筛窦炎的头痛有时与急性额窦炎难以区分，后组筛窦炎头痛有时与急性蝶窦炎难以区分。

3）急性额窦炎：急性额窦炎可表现为典型的周期性头痛。患者晨起即感头痛，以后逐渐加重，接近中午时达到高峰，午后疼痛逐渐减轻，甚至完全消失，但次日又重复出现上述过程。

4）急性蝶窦炎：颅底或眼球深处钝痛，也可出现头顶、耳后和枕部痛。一般为早晨轻、午后重。

（二）特殊检查

1. 鼻窦投影区检查　急性上颌窦炎以同侧眶下区压痛为主，有时可见此处皮肤红肿；急性额窦炎多表现为眶内上角（额窦底）压痛和额窦前壁（眉弓）叩痛；急性筛窦炎严重时，可在鼻根或内眦处出现红肿、压痛。

2. 前鼻镜或鼻内镜检查　鼻腔黏膜充血肿胀，鼻腔内可见大量黏液脓性鼻涕，炎症所在鼻窦的引流道附近黏膜肿胀尤其明显：前组鼻窦炎时，中鼻道可见脓性分泌物；后组鼻窦炎时，分泌物见于嗅裂中。若见不到脓性分泌物，可先用鼻黏膜减充血药喷鼻，随即做体位引流，5～10 分钟后再用鼻镜观察。在没有影像学检查条件的情况下，用这种检查可基本确定罹患炎症的鼻窦之所在。

3. 影像学检查　鼻-鼻窦炎的影像学检查，首选 CT 扫描。CT 可清楚地显示罹患炎症的鼻窦及其他影像学改变，如黏膜增厚、积脓、外伤及异物等。

根据鼻塞、脓涕、头痛和查体所见，临床诊断基本可以确定。CT 检查对了解鼻-鼻窦炎的累及范围和严重程度有帮助，但不是必须，在缺乏 CT 检查条件的基层医院可以不做。

【治疗要点】

1. 足量、有效的全身抗生素治疗　是最重要的治疗方法，用以控制感染和防止并发症的发生，必须尽早使用。有条件的医院应在给予抗生素之前取鼻腔内脓性分泌物做细菌培养和药物敏感试验，以便有针对性地选择敏感的抗生素；若无条件做细菌培养，应选择抗革兰阳性细菌的抗生素或广谱抗生素；脓涕有恶臭者，可使用替硝唑等抗厌氧菌抗生素。

2. 鼻内减充血药治疗　减充血药滴鼻或鼻内喷雾，可减轻鼻黏膜肿胀，通畅鼻道窦口的引流，帮助鼻窦的脓性分泌物排出，同时可在很大程度上缓解患者的症状。减充血药和抗生素是治疗急性鼻-鼻窦炎必不可少的两种最有效的措施，最好都使用。为了防止患者产生对减充血药的依赖性，减充血药的使用一般不超过 1 周，症状缓解后尽早停用。

3. 其他治疗方法　鼻内糖皮质激素喷雾、体位引流、鼻腔冲洗和上颌窦穿刺冲洗等方法对治疗急性鼻-鼻窦炎均有一定的疗效，可根据所在医院的条件和患者的配合程度选择使用。

（孙　虹）

第二节　慢性鼻-鼻窦炎

【概述】

慢性鼻-鼻窦炎（chronic rhinosinusitis，CRS）是指鼻窦与鼻腔黏膜的慢性炎症，病程超过12周。几乎各国专家都认为CRS是一种高患病率疾病。在美国，CRS在所有的慢性疾病中排第一位，在北苏格兰和加勒比海地区的患病率分别为9.6%和9.3%。我国7个医学中心的流行病学调查显示CRS的发病率在8%。

【临床分类】

临床上习惯对慢性鼻-鼻窦炎进行分类，目前的分类方法主要以临床特征为基准，分为两型：①慢性鼻-鼻窦炎不伴鼻息肉（chronic rhinosinusitis without nasal polyps，CRSsNP）；②慢性鼻-鼻窦炎伴有鼻息肉（chronic rhinosinusitis with nasal polyps，CRSwNP）。

一、慢性鼻-鼻窦炎不伴鼻息肉

【诊断要点】

诊断时依据临床症状、鼻内镜检查和（或）鼻窦CT扫描结果进行。

（一）症状与体征

1. 主要症状为鼻塞、黏性或黏脓性鼻涕。

2. 次要症状包括头面部胀痛、嗅觉减退或丧失等。

诊断时以上述两种或两种以上相关症状为依据，其中主要症状中的鼻塞、黏性或黏脓性鼻涕必具其一。头面部胀痛相对更为常见。

（二）特殊检查

1. 鼻内镜检查　来源于中鼻道、嗅裂的黏性或黏脓性分泌物，鼻黏膜充血、水肿。

2. 鼻窦CT扫描　显示窦口鼻道复合体和（或）鼻窦黏膜炎性病变（图19-2-1、图19-2-2）。

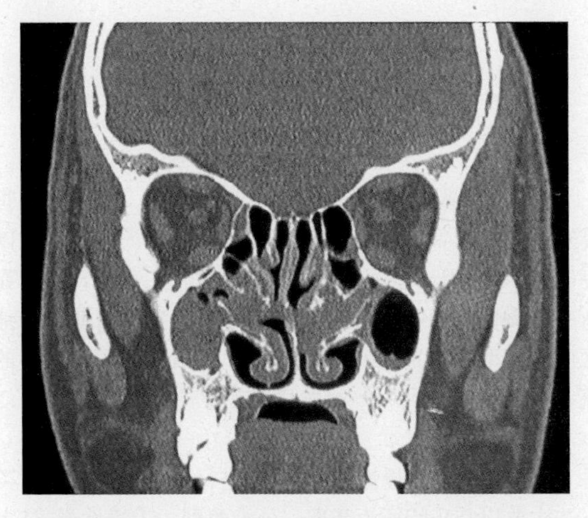

图 19-2-1　鼻窦 CT 冠状位示筛窦、上颌窦炎

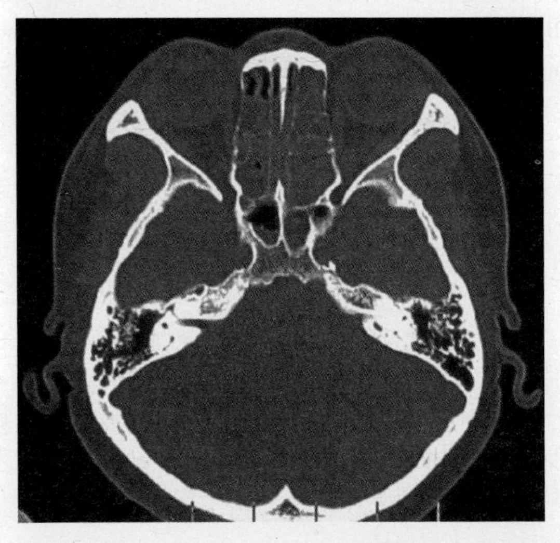

图 19-2-2　鼻窦 CT 水平位示双侧筛窦、蝶窦炎

【鉴别诊断】

有鼻塞、流涕主要与非变应性的慢性鼻炎、真菌性鼻-鼻窦炎及鼻腔鼻窦肿瘤如鼻腔内翻性乳头状瘤、鼻腔

鳞癌等鉴别。还有与引起头痛的其他疾病相鉴别，如偏头痛、颅内肿瘤等。

【治疗要点】

（一）治疗策略

根据欧洲鼻-鼻窦炎临床诊疗指南（EPOS）的建议，CRSsNP 症状轻度者，先行鼻用糖皮质激素 + 鼻腔冲洗治疗 3 个月，治疗若失败加用大环内酯类药物治疗 3 个月，若失败则行手术治疗。中重度患者直接行鼻用糖皮质激素 + 鼻腔冲洗 + 大环内酯类药物治疗 3 个月，若失败则行手术治疗。术后随访，并给予鼻用糖皮质激素 + 鼻腔冲洗，视情况加用大环内酯类药物。

（二）药物治疗

1. 抗炎药物

（1）鼻用糖皮质激素：具有抗炎、抗水肿作用，疗程不少于 12 周。

（2）大环内酯类药物：14 元环大环内酯类药物具有抗炎和免疫调节作用，主要用于 CRSsNP、常规药物治疗效果不佳、无嗜酸粒细胞增多、IgE 值正常、变应原检测阴性的非变应性慢性鼻-鼻窦炎患者。推荐小剂量（常规剂量的 1/2）长期口服，疗程不少于 12 周。鼻内镜手术后不常规使用大环内酯类药物，如果术后 4 周以上的鼻黏膜仍呈持续性充血、肿胀并伴有脓性分泌物，也可以考虑使用。

2. 抗菌药物　慢性鼻-鼻窦炎伴急性感染时，可以根据细菌培养和药物敏感试验结果选择敏感的抗菌药物进行治疗，常规剂量，疗程不超过 2 周。

3. 黏液溶解药　可稀化鼻腔和鼻窦分泌物并改善鼻黏膜纤毛活性，有促进黏液排出和有助于鼻腔鼻窦生理功能恢复的作用，推荐使用。

4. 抗过敏药物　对伴有变应性鼻炎和（或）哮喘的患者可应用抗过敏药物，包括口服或鼻用抗组胺药、口服白三烯受体拮抗药，疗程不少于 4 周。对于伴有哮喘的患者，首选口服白三烯受体拮抗药。

5. 鼻腔冲洗：是治疗慢性鼻-鼻窦炎的有效手段，也是鼻内镜手术后常用的辅助治疗方法。

（三）手术治疗

CRSsNP 有以下情况之一者可行鼻内镜手术治疗：①影响窦口鼻道复合体或各鼻窦引流的明显解剖学异常；②经药物治疗症状改善不满意；③出现颅内、眶内等并发症。

对儿童慢性鼻-鼻窦炎手术适应证应严格限制，12岁以下原则上不宜手术。

围术期处理是以手术为中心，原则上应包括手术前1～2周至手术后3～6个月的一系列用药策略及处理原则。

1. 手术前期（1～2周）　处理原则是减轻鼻腔和鼻窦黏膜炎性反应，控制全身相关疾病，为提高手术质量和安全性创造理想的条件。

2. 手术期　处理原则为合理、微创的鼻-鼻窦手术，主要包括结构修正、病变清除、引流通畅、黏膜保留等。例如采用可以减少术中出血的操作方式，手术完毕术腔尽量使用止血效果好、可吸收、生物相容性和保湿功能好、能促使上皮愈合的填塞材料。

鼻内镜鼻窦手术通常包括以下两种术式：

（1）从前向后进路：亦称为 Messerklinger 手术。目前临床上施行鼻内镜鼻窦手术多采用从前向后进路。手术步骤如下。

1）切除钩突：以剥离子或镰状刀自钩突附着处插入（图19-2-3），沿钩突与鼻腔外侧壁附着缘自上而下划开（图19-2-4），剪开上下两端与鼻腔外侧壁切除钩突。

2）开放/切除前组筛窦（切除筛泡）：使用筛窦钳或咬切钳从前向后开放前组筛窦（图19-2-5），可使用动力系统切除筛窦气房，注意避免损伤正常黏膜。

3）开放上颌窦：70°鼻内镜下寻找上颌窦自然口，咬切钳咬除后囟，反张钳向前及前下咬除前囟，扩大上颌窦自然口（图19-2-6）。

4）后组筛窦切除术（打开中鼻甲基板）：穿透中鼻甲基板内下方，开放后组筛窦，清除残余气房，注意勿向外损伤眶纸板及向上损伤前颅底。

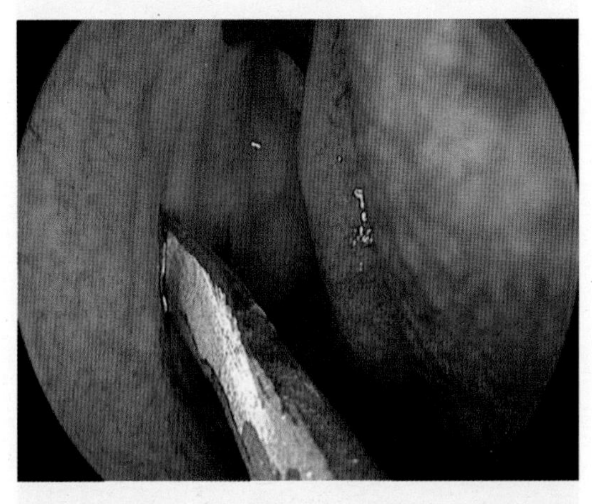

图19-2-3　以剥离子自钩突附着处插入

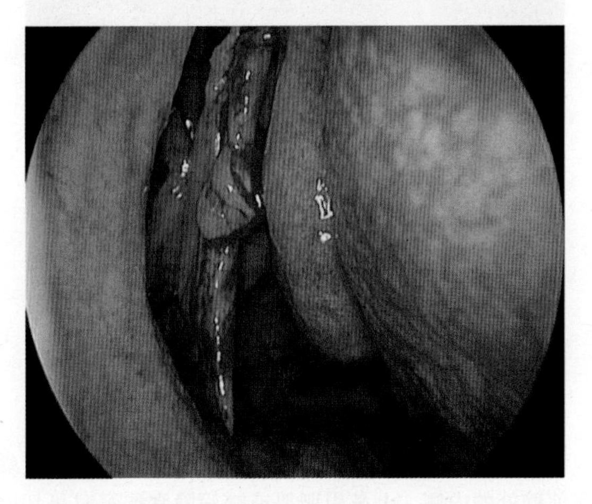

图19-2-4　沿钩突与鼻腔外侧壁附着缘自上而下划开

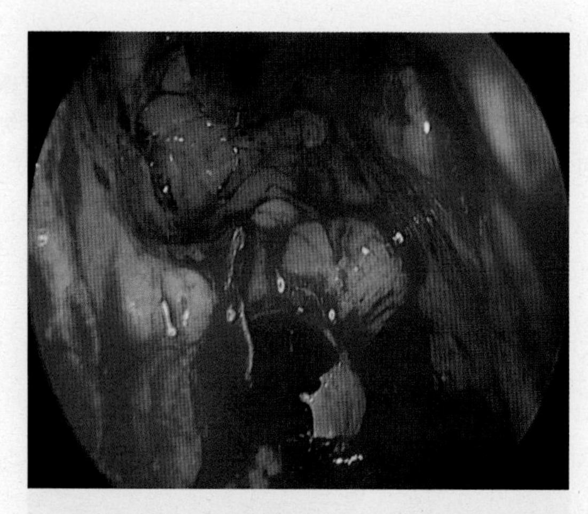

图 19-2-5 从前向后开放前组筛窦

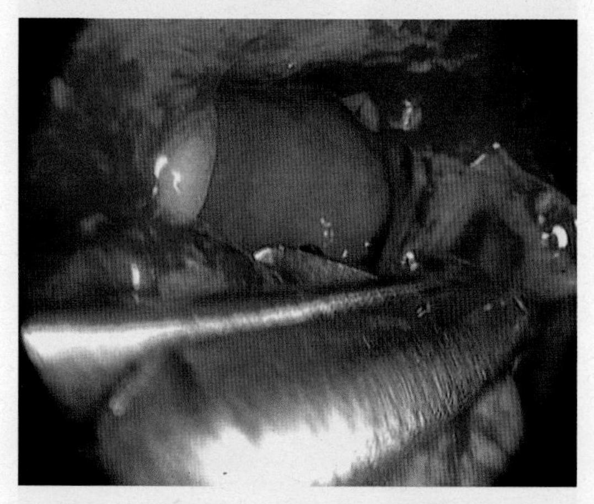

图 19-2-6 70°镜下咬除后囟，反张钳咬除前囟，扩大上颌窦自然口

5）开放蝶窦：蝶窦自然口位于上鼻甲下缘附着蝶窦前壁处的内侧，上鼻甲肥厚或蝶筛隐窝狭窄时可切除上鼻甲后下部分暴露蝶窦自然口，可使用蝶窦咬骨钳或筛窦钳扩大蝶窦口。

6）开放额窦：70°鼻内镜下清除筛窦前上方残余筛房，根据CT所示钩突上部附着方式和额隐窝气房分布情况，定位额窦开口。以钩突残端为参考标志，清除额窦底残余筛房，开放额窦。

（2）从后向前进路：又称为Wigand手术。常用于既往接受过手术，鼻腔正常解剖标志丧失，如中鼻甲缺失，钩突残缺等，或鼻息肉，鼻-鼻窦炎病变严重者。手术步骤如下。

1）检查鼻腔，清除中鼻道有息肉以充分显露中鼻甲和中鼻道，蝶窦前壁的解剖标志。

2）切除中鼻甲的后1/2。

3）在蝶筛隐窝处寻找蝶窦自然开口并扩大。

4）用45°和90°筛窦咬钳自后向前清理全部筛窦气房。

5）找到额窦开口，清除额隐窝病变。

6）找到上颌窦自然开口并扩大，清理上颌窦内病变。

3. 手术后期（3～6个月）　处理原则是抗炎、加快术腔清洁、减少术腔粘连、减少术腔囊泡和息肉形成、保持窦口开放引流、加速黏膜上皮化。应针对不同的病变或手术后恢复状况进行个性化治疗。手术后用药原则与上述药物治疗的原则基本相同，综合药物治疗时间不少于12周。

手术后不宜频繁进行鼻内镜检查和对术腔进行外科干预。术后局部处理时间可限定为：术后1～2周内进行首次术腔清理，以清除陈旧性积血和分泌物为主，以后根据术腔恢复情况确定随访处理的间隔时间，每次处理的间隔时间一般不少于2周，持续3～6个月。

二、慢性鼻-鼻窦炎伴有鼻息肉

【诊断要点】

（一）症状与体征

1. 主要症状为鼻塞、黏性或黏脓性鼻涕。

2. 次要症状包括头面部胀痛、嗅觉减退或丧失等。

诊断时以上述两种或两种以上相关症状为依据，其中主要症状中的鼻塞、黏性或黏脓性鼻涕必具其一。嗅觉减退相对更为常见。鼻内镜检查：来源于中鼻道、嗅裂的黏性或黏脓性分泌物，鼻黏膜充血、水肿及有息肉。

（二）特殊检查

鼻窦 CT 扫描显示窦口鼻道复合体和（或）鼻窦黏膜炎性病变。

【鉴别诊断】

需要与鼻腔鼻窦肿瘤如鼻腔内翻性乳头状瘤、血管瘤、纤维血管瘤、鼻腔鳞癌以及出血坏死性息肉、脑膜脑膨出等鉴别。

【治疗要点】

（一）治疗策略

轻度和中度 CRSwNP 患者，先行鼻用糖皮质激素治疗 3 个月，治疗有效则维持治疗，每 6 个月复诊。若失败则采用和重度 CRSwNP 同样治疗策略，即采用口服激素 + 鼻用糖皮质激素治疗 1 个月，治疗若有效则采用鼻用糖皮质激素维持，每 6 个月复诊；若失败则行手术治疗。术后随访，并给予鼻用糖皮质激素 + 鼻腔冲洗，视情况加用口服激素、大环内酯类药物。

（二）药物治疗

1. 抗炎药物糖皮质激素。

（1）鼻内糖皮质激素：具有抗炎、抗水肿作用，疗程不少于 12 周。

（2）全身糖皮质激素：主要用于 CRSwNP，尤其是严重和复发性或伴有过敏的鼻息肉患者，可以短期并减量口服。需注意同期补钙，以及全身使用激素的禁忌证，密切观察用药过程中可能发生的不良反应。不推荐全身或鼻内注射糖皮质激素。

2. 大环内酯类药物　伴有鼻息肉的鼻-鼻窦炎，包括手术后，不常规使用。如果术后 4 周以上的鼻黏膜仍呈持续性充血、肿胀并伴有脓性分泌物，同时，结合血液常规检查，嗜酸性粒细胞不高，且不伴有过敏因素者，可以考虑使用。推荐小剂量（常规剂量的1/2）长期口服，疗程不少于12周。

3. 鼻腔冲洗　是治疗慢性鼻-鼻窦炎的有效手段，也是鼻内镜手术后常用的辅助治疗方法。持续时间可以依据症状改善程度决定。

4. 抗过敏药物　对伴有变应性鼻炎和（或）哮喘的患者可应用抗过敏药物，包括口服或鼻用抗组胺药、口服白三烯受体拮抗药，疗程不少于4周。对于伴有哮喘的患者，首选口服白三烯受体拮抗药。

5. 其他治疗　黏液溶解剂、鼻减充血药和中药等。

（三）手术治疗

经药物治疗无效的患者或存在影响窦口鼻道复合体或各鼻窦引流的明显解剖学异常的患者可行鼻内镜鼻窦手术，手术方式同CRSsNP。术后药物治疗原则同术前药物治疗，术后需定期清理术腔。

（周　兵）

第三节　小儿鼻-鼻窦炎及婴幼儿急性上颌骨骨髓炎

一、小儿鼻-鼻窦炎

【概述】

鼻-鼻窦炎被广泛认为是鼻及鼻窦的炎症和感染。鼻-鼻窦炎是指鼻腔及鼻窦黏膜的炎症，由于鼻腔黏膜与鼻窦黏膜相连续，鼻炎时，鼻窦黏膜常有不同程度的炎症。儿童鼻-鼻窦炎是儿童临床常见多发疾病，易患年龄多为5岁以上。因筛窦发育最早，所以2～3岁时即可发生炎症；此后上颌窦及蝶窦也常被感染发炎。额窦6～10岁开始发育，多于7岁后易发炎。其中以上颌窦炎和筛窦炎发病率较高。

19

【临床分型】

1. 急性鼻-鼻窦炎 指鼻腔和鼻窦黏膜病毒或细菌感染后的急性炎症，鼻部症状持续10天以上，12周内完全缓解。

2. 慢性鼻-鼻窦炎 指鼻腔和鼻窦黏膜的慢性炎症，鼻部症状持续12周以上，症状不能完全缓解甚至加重。

【诊断要点】

（一）症状与体征

1. 主要症状为鼻塞、脓涕、鼻后滴涕、咳嗽（通常在睡觉及起床时较重）、呼吸有臭味、头痛、生活习惯改变，可出现因鼻塞引起的张口呼吸、气促或夜间睡眠打鼾等。

2. 可同时伴有中耳炎、腺样体炎、哮喘和支气管炎。

3. 儿童急性鼻-鼻窦炎症状明显，早期症状与急性鼻炎或感冒相似，但全身症状较成人明显。

（1）除鼻塞、脓涕多外，较大儿童可能主诉头痛或一侧面颊疼痛。

（2）可有发热、脱水、精神萎靡或烦躁不安，同时伴有咽痛、咳嗽，也可伴发急性中耳炎、鼻出血等。

4. 慢性鼻-鼻窦炎症状较轻，无症状者接近50%。

（1）主要表现间歇性或经常性鼻塞、黏液性或黏脓性鼻涕。

（2）可能伴有腺样体肥大、慢性中耳炎、贫血、风湿病、关节痛、感冒、胃肠或肾脏疾病等全身性疾病。

5. 查体 鼻腔可见鼻黏膜充血肿胀，中鼻道有黏脓性分泌物，咽后壁淋巴组织增生，并可见黏脓性分泌物附着，鼻窦区压痛阳性。

（二）特殊检查

1. 纤维鼻咽镜检查 下鼻甲充血、肿大，鼻底、下鼻甲表面有黏脓性分泌物，多来源于中鼻道或嗅裂，也可以见到来源于中鼻道的息肉。

2. 鼻窦CT 窦口鼻道复合体或鼻窦黏膜病变，密度增高。但是由于儿童鼻腔、窦口鼻道复合体及鼻窦开口相对狭窄，炎症发生时容易造成通气与引流受阻。儿童黏膜对炎症反应明显，儿童鼻-鼻窦炎一旦发生，尽管病程不长，CT 常显示为全鼻窦不透光现象。因此，对儿童慢性鼻-鼻窦炎的诊断显然不宜仅凭 CT 扫描来判定，而要根据症状和体征做综合分析。同时鼻窦 CT 不透光也不能成为手术适应证的唯一依据。

【鉴别诊断】

排除其他疾病，如先天性单/双侧后鼻孔闭锁、先天性鼻咽闭锁、后鼻孔息肉、腺样体肥大、脑膜脑膨出。

【治疗要点】

（一）保守治疗

1. 鼻腔冲洗　鼻腔盐水冲洗是目前最受认可的治疗方法，也是唯一能达到资料级别Ⅰa 和推荐力度 A 的治疗儿童慢性鼻-鼻窦炎的方法。使用生理盐水或高渗盐水（2%左右）进行鼻腔冲洗，可改善症状、缓解鼻黏膜水肿、刺激鼻黏膜黏液纤毛活性和增加清除速率、改善鼻腔局部微环境。

2. 鼻用糖皮质激素　无论急性还是慢性鼻-鼻窦炎，其都是一线治疗药物。使用时间：①急性鼻-鼻窦炎 2～4 周，症状控制后继续用药 2 周；②慢性鼻-鼻窦炎 8～12 周，症状完全控制后进行临床评估，可继续使用 2～4 周，对于需要长期使用鼻用糖皮质激素的患儿，建议使用生物利用度低的品种。

3. 黏液溶解药　有利于促进纤毛活动和稀化黏稠分泌物，利于排出，使用时间至少 2 周。

4. 抗生素　急性鼻-鼻窦炎建议使用青霉素类抗生素，首选阿莫西林 + 克拉维酸，头孢类以二代头孢菌素较好，也可根据细菌培养及药敏试验结果选用抗菌药物。疗程建议在脓性引流消退后继续用药 1 周。

5. 抗组胺药　对伴有变态反应者可全身和（或）局部使用第二代或新型 H_1 抗组胺药。

6. 鼻用减充血药　伴有持续性严重鼻塞的急性鼻-鼻窦炎患儿可以短时间（ <7 天）、低浓度用药。推荐使用赛洛唑啉或羟甲唑啉，禁止使用萘甲唑啉。

7. 负压置换术和上颌窦穿刺术 儿童鼻-鼻窦炎的治疗效果不明显，甚至无效。

（二）手术治疗

1. 腺样体的处理 腺样体增生可能与儿童鼻-鼻窦炎相关。腺样体被认为是细菌隐藏的聚集场所，也是引起鼻阻塞和鼻分泌物滞留以及纤毛活动减低的主要原因。对迁延不愈而且合并腺样体肥大的患儿进行腺样体切除再配合药物治疗是理想有效的方法。

2. 鼻息肉的处理 鼻息肉和鼻-鼻窦炎互为因果，相互影响，对影响通气和引流的鼻息肉可采取手术治疗。

（1）手术适应证：药物保守治疗时间应至少为6～8周，效果不满意。

（2）切除鼻息肉时最好使用切割器及儿童专用器械，尽量保护鼻腔的正常结构和黏膜，防止发生粘连。

（3）只限于鼻息肉切除，不必开放鼻窦。

（4）对于不影响鼻腔通气的中鼻道单发息肉不建议手术切除，可采用局部糖皮质激素治疗及随访观察。

3. 经鼻内镜功能性鼻窦微创手术 由于儿童鼻腔和鼻窦均处于发育阶段，黏膜在手术后的炎性反应重，术腔护理患儿不易合作，鼻腔狭窄易发生粘连，因此，对儿童慢性鼻-鼻窦炎实施功能性鼻内镜手术应严格掌握手术适应证。

（1）手术适应证：已经做了充分的药物和前期治疗但效果不佳，有明确的鼻息肉阻塞了鼻腔通气或多发性息肉和严重的鼻腔鼻窦解剖结构异常，同时伴有哮喘并伴有高抗药性细菌群存在，或鼻-鼻窦疾病出现眼眶或颅内并发症时。

（2）手术范围和手术方式与成人有所区别

1）最好使用儿童专用的精细微小手术器械。

2）在大多数情况下只要求切除钩突和开放前筛，尽量不要开放其他鼻窦。

3）术中对中鼻甲的处理十分重要，尽量完整保留中鼻甲，对泡状中鼻甲适当挤压使其缩小，对过度肥大的中鼻甲可做黏膜下鼻甲骨部分切除，注意保留双侧黏膜，以确保术后鼻腔鼻窦功能最大限度地恢复和为再次手术提供方便。

4）对弯曲的鼻中隔通常不做矫正处理，对特别严重的鼻中隔弯曲及棘突，年龄较大者可给予适当的局部小范围解决。

（3）手术后定期复查和按时换药不可忽视，术后的鼻腔冲洗和局部糖皮质激素的使用应持续3个月以上。

二、婴幼儿急性上颌骨骨髓炎

【概述】

婴幼儿急性上颌骨骨髓炎（acute osteomyelitis of the superior maxilla in infants）是化脓性细菌特别是金黄色葡萄球菌经脐带感染（败血症）、黏膜创伤（人工喂养奶嘴创伤等）及皮肤疖肿等侵入上颌骨骨髓腔内滋生繁殖，当机体抵抗力下降时引起的上颌骨化脓性炎症。婴幼儿上颌骨骨髓炎多见于新生儿及3岁内的幼儿，尤其以新生儿多见。其常见病因为血行性感染、局部感染、鼻源性感染。

【诊断要点】

（一）症状与体征

1. 起病急，发展快，突发高热，腹泻、拒食及全身并发症。

2. 患侧鼻塞，流黏脓性涕或脓血涕。

3. 患侧鼻旁软组织、牙龈、硬腭及下眼睑可出现红肿，感染波及眶内时眼球突出，活动受限，有时自眼内眦或眶下区皮肤穿破流脓。继之口内前庭沟及硬腭黏膜出现红肿，可穿破流脓，有时鼻腔内有脓性分泌物流出。

4. 慢性期局部脓肿穿破或切开引流后，全身及局部症状逐渐减轻，遗留长期不愈合的瘘管，探查瘘管可触及粗涩骨面或感染的牙。

（二）特殊检查

1. 细菌培养　如有脓肿形成可根据脓液培养及药敏

实验结果调整抗生素。

2. X线或鼻窦CT 病程后期可示上颌骨骨质疏松、破坏或死骨形成。

【鉴别诊断】

根据年龄、病史及临床表现诊断，X线检查在早期诊断上意义不大。需与鼻-鼻窦炎、急性泪囊炎、眼眶蜂窝织炎及面部蜂窝织炎等鉴别，上述疾病局部软组织红肿相对较局限，且很少发生于3个月以内婴儿，尤其罕见于新生儿。

1. 眶内蜂窝织炎 常见于6个月以上的婴儿，仅眼睑肿胀，无口内及牙龈或硬腭部肿胀，多为链球菌感染，双侧流涕早期即出现，且常为首见症状。

2. 急性鼻-鼻窦炎 新生儿上颌窦非常小，似一裂隙，单纯感染较少见，多为邻近感染波及所致。上颌骨骨髓炎感染可扩散进入上颌窦，鼻腔流脓往往出现于眶部及口内肿胀之后。

3. 急性泪囊炎 泪囊炎一般发病较轻，发病部位较局限，且无口内变化。

【治疗要点】

1. 及时、适当、足量的抗生素使用 应首选广谱抗生素静脉滴注，再根据细菌培养及药敏试验结果调整抗生素。临床症状完全消退后仍须继续用药1周，以免复发。

2. 脓肿的处理 脓肿形成应及时切开排脓，切口应尽量选择在口内进行，以免造成面部遗留瘢痕。死骨须取出，切开时不宜搔刮，以免损伤牙胚和骨质，切开后应每日用血管钳分离扩张伤口至脓液消失为止。如在下睑或内、外眦部形成脓肿，应及时穿刺抽脓或切开排脓。可经切开处用稀释抗生素溶液行局部冲洗。

3. 局部治疗 早期可用局部热敷、物理治疗，保持鼻腔和口腔清洁，吸出鼻腔及口腔分泌物。

4. 支持治疗 注意营养和补液充足及全身电解质的平衡。全身中毒症状重者可使用糖皮质激素，对病情严重或体弱患儿可多次少量输鲜血或血浆及注射丙种球蛋白。

5. 并发症治疗　注意并发症，积极专科治疗。

（倪　鑫）

第四节　真菌性鼻-鼻窦炎

【概述】

真菌性鼻-鼻窦炎（fungnal rhino-sinusitis，FRS）过去也称为霉菌性鼻-鼻窦炎，是由真菌感染引起的鼻及鼻窦的疾病，又称鼻-鼻窦真菌病。传统观点认为，FRS 多在机体长期使用抗生素、糖皮质激素、免疫抑制剂或接受放射治疗等情况下发生，也可在一些慢性消耗性疾病如糖尿病、烧伤致机体抵抗力下降时发生。然而近年来发现，在健康个体体检和免疫力正常的人群中亦发现 FRS。

近 20 年来，FRS 的发病率有逐年上升趋势，这与抗生素的广泛使用及环境污染有关，与国民健康意识提高以及细菌学、组织病理学、分子生物学和影像医学技术的进步有关，使其成为临床较为常见的一种特异性感染性疾病。

较常见的致病真菌是曲霉菌、念珠菌、Seeber 鼻孢子菌、毛霉菌等。曲霉菌为条件致病菌，属于子囊菌类真菌，在机体抵抗力下降或鼻腔鼻窦抵御侵袭能力降低时致病。致病的曲霉菌主要有烟色曲霉菌和黑色曲霉菌，以前者最常见，亦可两种或两种以上曲霉菌混合感染。曲霉菌感染与职业有关，较多见于家禽饲养员、园艺工、粮仓管理员、农民、酿造业工人等。毛霉菌致病虽较少见，但鼻脑毛霉菌病，死亡率高。

【临床分类】

FRS 是一组广泛的鼻窦真菌感染引起的疾病，其临床类型按照组织病理学分类，可以分为侵袭性和非侵袭性真菌性鼻窦炎。真菌感染不仅侵犯鼻窦同时侵犯鼻窦黏膜和骨壁，并向眼眶、颅底和翼腭窝等周围结构和组织侵犯，称为侵袭性真菌性鼻-鼻窦炎（invasive fungal rhino-sinusitis，IFRS）。真菌感染局限在鼻窦黏膜表面，黏膜内及骨壁无侵犯，称为非侵袭性真菌性鼻-鼻窦炎（noninvasive fungal rhino-sinusitis，NIFRS）。这些类型依赖于宿主的免疫健康，IFRS 分为急性侵袭性真菌性鼻-鼻窦炎（acute invasive fungal rhino-sinusitis，AIFRS）和慢性侵袭性真菌性鼻-鼻窦炎（chronic invasive fungal rhino-sinusitis，CIFRS）；非侵袭性真菌性鼻-鼻窦炎分为：真菌球型（fungus balls，FB）和嗜酸性真菌性鼻-鼻窦炎（eosinophilic fungal rhinosinusitis disease，EFRS）前者免疫反应正常，后者继发于变应性或非变应性真菌所致的过敏反应。非侵袭性嗜酸性真菌性鼻-鼻窦炎又分为变应性真菌性鼻-鼻窦炎（allergic fungal rhinosinusitis，AFRS）和非变应性嗜酸性真菌性鼻-鼻窦炎（nonallergic eosinophilic fungal rhinosinusitis，NA-EFRS）。AIFRS 易发生在严重免疫缺陷的患者，CIFRS 和 NIFRS 可发生于免疫功能正常的患者。

【诊断要点】

真菌性鼻-鼻窦炎先单侧鼻窦起病，以上颌窦发病率最高，其次为蝶窦、筛窦，额窦罕见。进一步发展累及多窦。其临床表现视不同临床类型和严重程度而异，各类型诊断依据如下：

（一）急性侵袭性真菌性鼻-鼻窦炎

1. 起病急骤、病程短、进展快、免疫功能低下或缺陷病史。

2. 临床表现为剧烈头痛、发热无力、眶周及面颊部肿胀、突眼、视力减退或眶尖综合征，可迅速累及眼眶、颅内和面部、口腔、肝、脾、肺等组织，严重者呕吐、昏迷。

3. 鼻窦 CT 显示累及鼻腔和多个鼻窦，广泛的骨壁破坏，侵犯面部、眼眶、颅底或翼腭窝，不难作出诊断。

4. 病变组织和鼻窦黏膜活检在组织中发现菌丝和组织培养发现菌属是最终诊断的关键病理学依据。

（二）慢性侵袭性真菌性鼻-鼻窦炎

1. 起病隐匿，进展缓慢。

2. 临床表现为间歇性血涕、脓血涕，可伴有头痛、眼胀或视力下降等周围器官和组织受侵犯。

3. 鼻窦 CT 表现多窦受累或骨质破坏。

4. 病变组织和鼻窦黏膜活检在组织中发现菌丝和组织培养发现菌属是最终诊断的关键病理学依据。

（三）真菌球型鼻-鼻窦炎

1. 临床表现为反复发作的单侧鼻塞、流脓涕或脓血涕、可有臭味、头痛及面部不适等，如压迫骨质可出现眼球及面部突出等。

2. 鼻窦 CT 检查是术前重要诊断参考，鼻窦 CT 显示单窦不均匀密度增高，伴有不规则钙化斑或点，可有窦壁膨隆或吸收（图 19-4-1）。

3. 最终诊断依据病理。

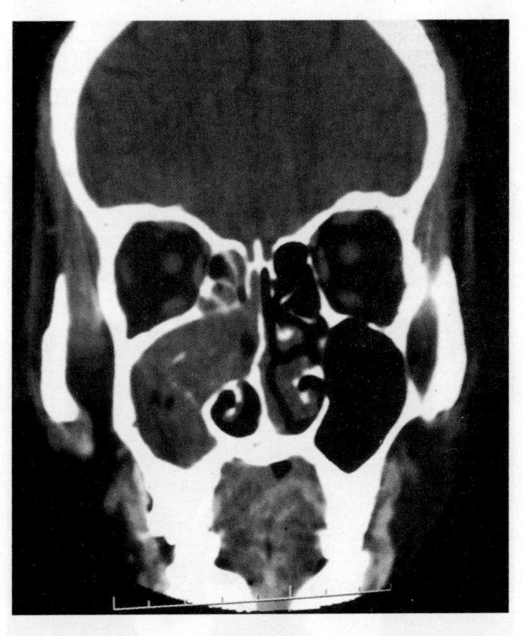

图 19-4-1　真菌球型鼻-鼻窦炎 CT

可见上颌窦不均匀密度增高，伴有不规则钙化斑或点，可见窦壁吸收

（四）变应性真菌性鼻-鼻窦炎（AFRS）

1. 本病发病隐袭，进展缓慢，多累及一侧多窦，常发生在有免疫能力的成人和青年人，患者多有特应性体质，常伴有反复发作的鼻-鼻窦炎或鼻息肉史或合并哮喘病。

2. 临床表现为眶侧或颌面部缓慢无痛、固定、质硬和呈不规则形隆起，压迫眼眶则引起眼球突出、移位，活动受限、复视、上睑下垂等。严重者可出现眶周软组织肿胀、疼痛，累及眶内和视神经可致视力减退或失明。

3. 鼻窦 CT 显示额窦、筛窦和上颌窦常被累及，窦腔扩大，窦壁压迫性吸收；窦壁变薄，病变中央为散在变应性粘蛋白影，较均匀且高密度毛玻璃状或极不规则的线状（图 19-4-2）。

4. 组织病理学检查 Gomori 染色可见病变组织中有真菌菌丝，但鼻窦黏膜和骨质中无真菌侵犯，或真菌培养结果阳性。

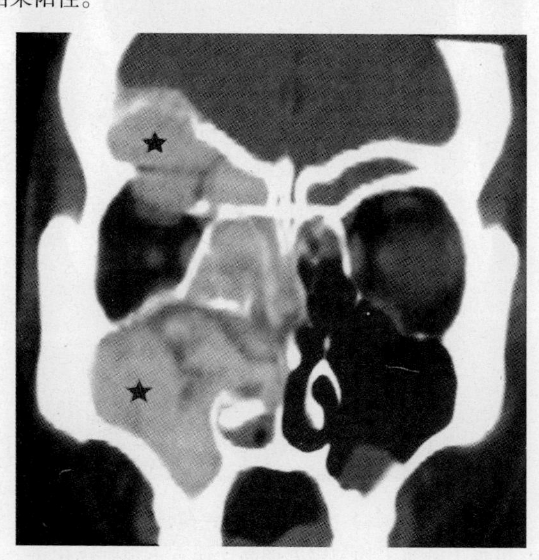

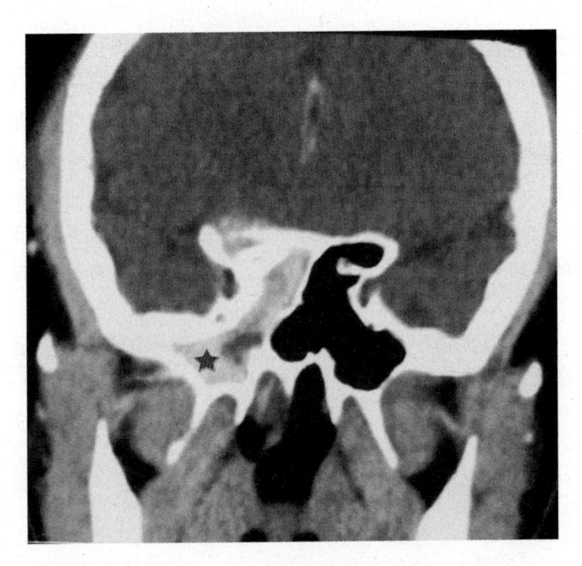

图 19-4-2 变应性真菌性鼻-鼻窦炎 CT
可见全组鼻窦被累及，窦腔扩大，窦壁压迫性吸收；窦壁变薄，病变中央为散在变应性黏蛋白影（★），较均匀毛玻璃状或极不规则的线状高密度影

【治疗要点】

FRS 的治疗原则：一是首选手术治疗，IFRS 一经确诊，应尽早手术；二是药物治疗，IFRS 手术后需抗真菌治疗，AFRS 术后需糖皮质激素治疗。

1. 手术治疗 NFRS 可行鼻内镜手术，彻底清除鼻腔、鼻窦内病变，建立鼻窦宽敞永久性引流，保留鼻窦黏膜和骨壁。IFRS 则应行鼻窦清创术，根据病变范围选择传统术式或鼻内镜手术。广泛彻底清除鼻腔和鼻窦内病变组织外，广泛切除受累的鼻窦黏膜和骨壁，确保术腔的充分引流。

2. 药物治疗 FB 术后一般不需配合抗真菌药物治疗。AFRS 术后应用糖皮质激素控制病情，目前多采用围手术期口服强的松或鼻内用人工合成长效糖皮质激素喷雾。长期口服强的松时应注意并发症。IFRS必须用抗真菌药物，常用的抗真菌药物为两性霉素B（amphotericin B）和伊曲康唑（itraconazole），IFRS首选广谱抗真菌药物两性霉素B（amphotericin B），对AIFRS者静脉点滴，可获得良好的控制，但副作用较大。伊曲康唑（itraconazole）对曲霉菌敏感，副作用较小。术后应用抗真菌药物两性霉素B灌洗术腔，对控制复发有一定的作用。

3. 其他治疗　增强抵抗力、提高免疫功能，改善全身状况。对IFRS可用高压氧疗法。

（王彦君）

第五节　鼻窦炎的并发症

【概述】

鼻窦的急、慢性炎症经局部孔隙或组织间隙，或借助炎性分泌物向周围蔓延，可引起包括中耳炎、支气管炎、眼眶蜂窝织炎、脑膜炎等一系列并发症，其中以眶内和颅内并发症最为严重。鼻窦与眼眶、颅底的解剖关系极为密切，是鼻窦炎并发症的发病基础，而机体抵抗力下降、鼻窦引流不畅是重要诱因。随着医疗条件的改善，抗菌药物的广泛应用，鼻窦炎引起的并发症显著减少，但是一旦发生可导致严重后果，临床应给予足够的重视。

【临床分类】

1. 眶内并发症　按疾病的发生和演变发展过程，可分为眶内炎性水肿、眶壁骨膜下脓肿、眶内蜂窝织炎、眶内脓肿、球后视神经炎。

2. 颅内并发症　按鼻源性感染途径和病情严重程度，主要有硬脑膜外脓肿、硬脑膜下脓肿、化脓性脑膜炎、脑脓肿、海绵窦血栓性静脉炎。

【诊断要点】

（一）症状与体征

1. 眶内并发症　患者通常既有鼻窦炎的症状，又有眼眶内受累的相应表现。

（1）眶内炎性水肿：主要症状为眼睑水肿、充血和压痛，眼球活动正常、无眼球突出、移位和视力减退等表现。

（2）眶壁骨膜下脓肿：根据受累鼻窦的部位而不同，临床症状包括眼睑充血、肿胀和压痛，眼球突出、活动障碍，视力减退，以及眶尖综合征等。后者表现为眶周皮肤感觉障碍、上睑下垂、眼球固定、复视甚至失明。

（3）眶内蜂窝织炎：是儿童鼻窦炎最常见的并发症，局部表现为眼球明显突出、活动受限，视力明显减退，球结膜水肿和眶深部剧痛，可出现畏寒、高热、精神萎靡等全身症状。

（4）眶内脓肿：是最严重的眶内并发症，是病情进一步发展的结果，全身症状较重。炎症侵犯眼球，则导致全眼球炎，引起失明。炎症可沿着眶内静脉发展引起海绵窦血栓性静脉炎和颅内感染。

（5）球后视神经炎：多由蝶窦和后组筛窦的炎症引起。临床表现为眼眶痛、视力急剧下降，可在1～2天内出现视力严重障碍，甚至失明。

2. 颅内并发症　患者除有鼻窦炎的一般表现，更有颅内感染和相应脑神经受损的表现。

（1）硬脑膜外脓肿：多继发于急性额窦炎和额骨骨髓炎，除原发病灶症状外，头痛加重，卧位尤剧，并有呕吐、脉缓、抽搐等颅内压增高的表现。

（2）硬脑膜下脓肿：为硬脑膜下腔弥漫性或包裹性积脓，常同时合并化脓性脑膜炎或其他颅内感染，表现为头痛、发热、颅内压增高等。

（3）化脓性脑膜炎：由鼻窦炎并发者，一般起病较慢，但临床表现与其他原因引起的脑膜炎相似，包括全身症状（高热、头痛、呕吐等），脑膜刺激征，以及精神和神经症状。

（4）脑脓肿：以额窦炎引起的额叶脑脓肿较多见，

而蝶窦炎引起颞叶脑脓肿少见。临床表现可分为一般炎症症状、颅内压增高症状及局灶性症状。脓肿位于左侧额叶前部累及额叶小脑束时，可出现小脑症状如眩晕、平衡失调、自发性眼震等。脓肿位于额叶后段影响前中央回时，则出现对侧肢体抽搐或瘫痪。

（5）海绵窦血栓性静脉炎：蝶窦炎和鼻源性眶内并发症可引起本病。先出现脓毒血症症状，进而出现眼静脉回流受阻症状和第Ⅱ～Ⅵ脑神经麻痹症状。因两侧海绵窦互相交通，晚期可累及对侧。如合并化脓性脑膜炎，死亡率较高。

（二）特殊检查

1. 鼻窦、颅脑 CT 扫描对诊断有重要价值。表现为受累鼻窦密度增高，发生眶内并发症时，患侧眶骨膜及眶组织呈炎性改变，可显示眶骨膜下脓肿的部位；发生颅内并发症时，能够明确显示脑脓肿、硬膜外或硬膜下脓肿。

2. 必要时行腰穿取脑脊液生化检查。但腰穿应慎重选择适应证，以免发生脑疝。

【鉴别诊断】

并发症的各个阶段、各种类型之间需相互鉴别，还需与眶内、颅内良性和恶性肿瘤进行鉴别诊断。

【治疗要点】

鼻窦炎眶内和颅内并发症是后果比较严重的疾病，一经确诊，应联合应用外科和内科手段，同时针对原发病灶和并发症进行治疗。

（一）手术治疗

1. 原发病的处理　鼻窦病灶应首先进行鼻内镜或鼻外切开手术予以清除。

2. 眶内并发症的处理　眶壁骨膜下脓肿一经形成应切开眶骨膜引流。眶内蜂窝织炎和眶内脓肿应在施行鼻窦手术的同时，广泛切开眶骨膜以利引流，同时要加强全身抗炎治疗。球后视神经应及早行筛窦和蝶窦开放术，术后不作鼻腔填塞，以利引流。重症者须同时行视神经减压手术。

3. 颅内并发症的处理　如有手术适应证，应及时请神经外科协助处理，使脓肿得到充分引流。

（二）药物治疗

1. 抗感染　及时给予足量、敏感的广谱抗菌药物，迅速控制感染，防止并发症的发展和加重。对于任何颅内并发症，均应选择能透过血脑屏障的抗菌药物。

2. 支持疗法　根据病情需要补液，给予充足的营养物质，保持水和电解质平衡。

3. 其他药物　球后视神经炎手术前后应给予糖皮质激素和神经营养药治疗。对海绵窦血栓性静脉炎，需考虑使用抗凝血药。

（程　雷）

第二十章 嗅觉及鼻颅底相关疾病

第一节 脑脊液鼻漏

【概述】

脑脊液鼻漏（cerebrospinal rhinorrhea）是指脑脊液经破裂或缺损的蛛网膜、硬脑膜和颅底骨板流入鼻腔或鼻窦，再经前鼻孔或鼻咽流出。脑脊液鼻漏的潜在危险在于上呼吸道感染后可继发严重的颅内感染。其病因基本上可分为外伤性和非外伤性两类，进一步可分为如下几类：外伤性脑脊液鼻漏、自发性脑脊液鼻漏、脑膜脑膨出并脑脊液鼻漏、医源性脑脊液鼻漏。

【诊断要点】

（一）症状与体征

1. 主要表现为鼻腔间断或持续性流出清亮、水样液体，多数为单侧，流出的液体干燥后不呈痂状。

2. 在低头、用力、压迫双侧颈静脉时可诱发流出量增多。

3. 如为外伤所致，鼻漏多在伤后即发生，鼻内有血性液体流出，后渐变为清亮如水。

4. 迟发性者伤后数天至数周才发生，极少数可在伤后数年发生。

5. 部分患者可能表现为反复发生细菌型脑膜炎。

6. 鼻腔检查多无异常发现，头部外伤者可有鼻出血或其他外伤表现。

（二）特殊检查

1. 鼻漏出液的葡萄糖定量分析　漏出液葡萄糖定量在 1.7mmol/L 以上。但应注意若混入泪液或血迹可因含有少量葡萄糖而致假阳性。

2. β_2 转铁蛋白（β_2-T）试验　该蛋白仅存在于脑脊液、眼玻璃体和内耳外淋巴中，具有特异性。

3. 漏口部位定位

（1）CT 扫描：鼻窦高分辨薄层扫描，依据不同病因及临床表现，仔细寻找前中颅底骨质缺损部位。也可观察鼻窦内液体情况，以判断是否由于漏液导致鼻窦区域的模糊影像（图 20-1-1、图 20-1-2）。

（2）MRI 检查：如果 CT 未发现漏孔部位，则可行高分辨磁共振检查，T_2 加权像可显示鼻窦内积液征象，如果患者在 MRI 检查时存在脑脊液漏，脑脊液水成像可定位漏孔位置（图 20-1-3）。

（3）鞘内荧光素：将荧光素注射蛛网膜下腔，鼻内镜下观察荧光素从鼻腔漏出的部位，观察时可让患者行瓦尔萨尔瓦动作，也可压迫双侧颈内静脉或头低位进一步检查。

（4）同位素放射性核素扫描（ECT）法：漏口定位准确性较差。

（5）鼻内镜手术探查：高度怀疑脑脊液鼻漏，上述方法无法确定漏口，可考虑鼻内镜下手术探查，主要观察鼻腔顶前部、后部、蝶筛隐窝、中鼻道和咽鼓管咽口 5 个部位仔细观察，进一步可探查筛板及蝶窦口情况。

【鉴别诊断】

应与变应性鼻炎相鉴别。根据变应性鼻炎与脑脊液鼻漏的特征性临床表现、鼻流出液葡萄糖定量、皮肤点刺试验、特异性 IgE 检测、鼻分泌物涂片等可鉴别，确诊脑脊液鼻漏需做磁共振脑脊液水成像。

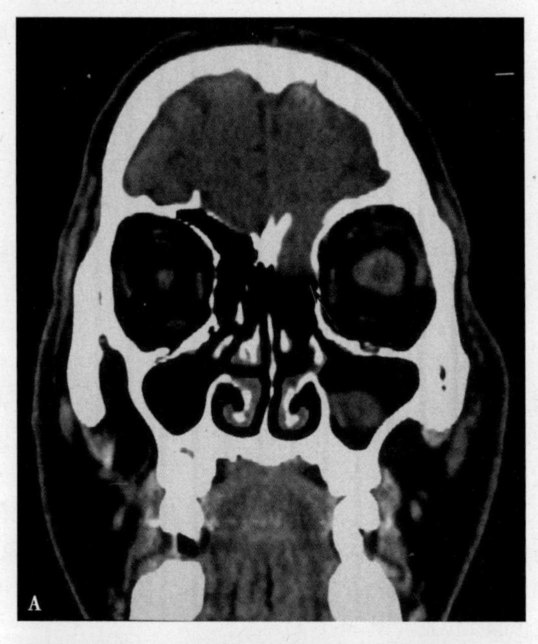

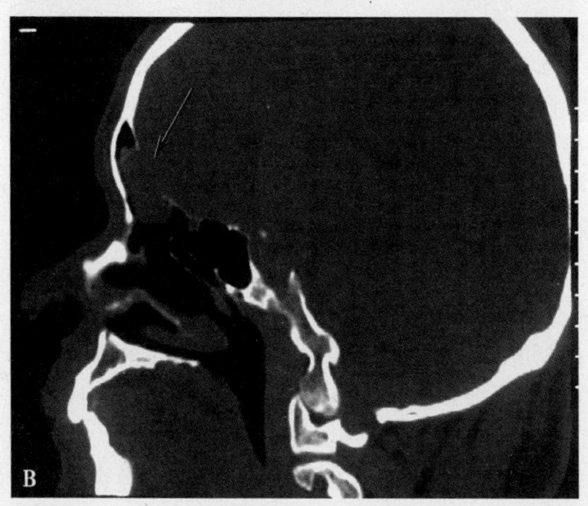

图 20-1-1　脑脊液鼻漏的鼻窦冠状位 CT 表现
可见左侧前颅底缺损及脑组织膨出

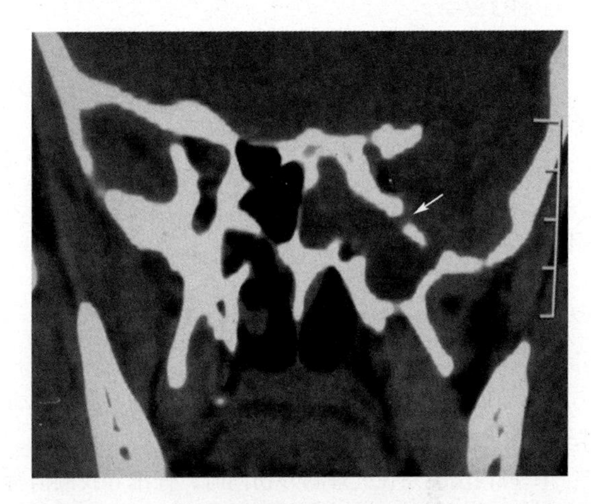

图 20-1-2 蝶窦侧壁脑脊液鼻漏的鼻窦 CT 表现
可见左侧蝶窦侧壁骨质缺损

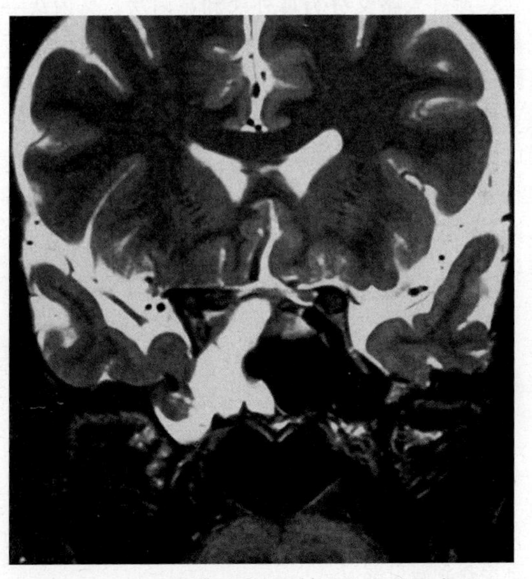

图 20-1-3 脑脊液鼻漏的 MRI 水成像表现

【治疗要点】

（一）保守治疗

外伤性脑脊液鼻漏大都可用保守疗法治愈。一般观察4～6周，如不见好转，则行手术治疗。

1. 预防感染。

2. 降低颅内压，创造条件促使漏口自然愈合，如头高卧位。

3. 限制饮水量和食盐摄入量。

4. 镇咳通便，避免喷嚏和用力擤鼻。

（二）手术治疗

手术中损伤导致的脑脊液鼻漏可及时修补。手术方式分颅内入路和颅外入路两种。

1. 颅内法多系在处理脑外伤同时，仔细寻找颅前窝底的漏口，发现硬脑膜裂口给予紧密缝合，颅底漏口以自体肌肉块及筋膜填塞。

2. 颅外入路又分为鼻外法和鼻内法，鼻内法一般在鼻内镜下进行，对于鼻内镜难以到达或鼻内镜下反复修补失败的患者仍可考虑鼻外法或颅内入路。鼻内镜下找到漏口后可直接修补，即在鼻内镜直视下扩大漏口处的骨质形成新鲜创面，并用自体肌肉、脂肪或筋膜封堵压紧即可，亦可视情况采用带蒂鼻中隔黏骨膜瓣修补，颅底缺损较大时同时行颅底重建及修补，手术完毕后填塞止血材料及碘仿纱条，达到止血和支撑作用。

3. 手术要点

（1）确定漏口部位：通过CT、MRI或鼻内镜检查确定漏口位置。

（2）寻找漏口

1）充分止血，保持视野清晰。

2）术中彻底清理筛窦，探查筛顶。

3）术中见清亮液体流下，可用吸引器边吸引边追踪直至找到漏口部位。

4）如术前已经确定漏口部位在蝶窦，采用Wigand术式，直接进入蝶窦，寻找漏口。

5）发现可疑漏口时，可压迫患侧颈内静脉以促使脑脊液外流。

6）病史较长者，漏口区常有黏膜肥厚、粘连或粉红色肉芽生长。

（3）处理漏口：去除漏口区肉芽和炎性组织，搔刮漏口周围的黏膜，松解粘连，适当扩大漏口，直视脑脊液搏动性涌出，扩大漏口周围颅底骨质在2mm以上，有利于填塞的肌肉和筋膜易于黏附。

（4）漏口填塞：填塞物可以用自体游离组织，如大腿外侧肌肉、颞肌、筋膜、鼻腔黏膜、鼻甲骨、鼻中隔，以及人工高分子材料、钛金属板等，根据漏口大小来选择填塞材料。

4. 术后处理

（1）抗感染：手术后应用有效广谱抗生素1～2周。

（2）降低颅内压：低盐饮食，限制饮水量，头高脚低位卧床1周；避免便秘，避免用力擤鼻、喷嚏及用力咳嗽。颅压高时静脉注射25%甘露醇250ml，每天2次，视情况持续5～7天。

（3）鼻腔填塞碘仿纱条，手术后10天取出，止血材料酌情清理，但勿依照慢性鼻窦炎术后原则清理修补区域。

（乐建新）

第二节　嗅觉障碍性疾病

【概述】

嗅觉障碍（dysosmia）是嗅觉通路中因气味传导、感觉以及对气味分析整合的各级神经中枢发生器质性或功能性病变，而导致嗅觉过敏、减退、丧失、倒错或幻觉等功能异常。嗅觉障碍的发病率约为1/5，70岁以上的老年人群发病率增高，约为30%。与听力和视力减退有所不同的是，嗅觉障碍常常被忽视，因此，极易导致误食腐败食物、火灾等危险事件的发生。嗅觉障碍不仅会严重影响人们的生命质量，还可能导致抑郁等精神疾病，同时也是神经退行性疾病的早期预警信号。

【临床分类】

1. 炎症性嗅觉障碍　临床最为常见的一类嗅觉障碍性疾病。

(1) 上呼吸道感染后嗅觉障碍：约占各类嗅觉障碍的11%～40%，好发于40～80岁人群，多为女性患者(70%～80%)。病理机制可能为病毒感染导致嗅上皮表面嗅觉受体的部分缺失，临床表现为嗅觉减退或丧失，至少50%的患者可出现嗅觉倒错。

(2) 慢性鼻-鼻窦炎伴嗅觉障碍：慢性鼻-鼻窦炎是嗅觉障碍的最常见的病因之一，其中鼻息肉、哮喘以及鼻腔手术后等是这类患者的危险因素。慢性鼻-鼻窦炎患者中60%～80%有嗅觉障碍主诉。

(3) 变应性鼻炎、嗅裂病、萎缩性鼻炎等鼻腔炎症性疾病也是导致嗅觉障碍的原因之一。

2. 外伤性嗅觉障碍　通常是由颅面外伤引起的嗅感觉异常，是三大常见的导致嗅觉障碍的原因之一，约占嗅觉障碍患者的17%～24%。头部外伤后嗅觉障碍的发生率约为4.6%～7.5%，其中枕部、颞部受撞击后嗅觉障碍的发生率较高，分别为28.0%和5.4%。

3. 先天性嗅觉障碍　发病率约为5/10 000，患者自幼不能闻及任何气味。主要分为综合征型和孤立型两种类型，其中综合征型常常伴有除嗅觉障碍外的其他症状。目前认为，先天性失嗅是一种由遗传缺陷导致的常染色体遗传性疾病，从而导致先天性鼻腔结构异常、嗅觉信号传导异常或嗅中枢发育畸形等。

4. 神经退行性疾病和嗅觉障碍　嗅觉障碍是许多神经退行性疾病的临床表现之一，如帕金森病、阿尔茨海默症等。嗅觉障碍常常出现在典型躯体症状和认知功能减退发生之前，可作为该类疾病的预警信号。

5. 其他　鼻腔及颅内肿瘤所致嗅觉障碍、药物及有毒物质接触所致嗅觉障碍、特发性嗅觉障碍、神经退行性疾病导致的嗅觉障碍、内分泌性嗅觉障碍等。

【诊断要点】

（一）症状与体征

1. 患者突然或者逐渐出现难以或者不能闻及香臭等气味。

2. 根据发病原因的不同，可伴有其他症状，包括：鼻塞、流涕、喷嚏、鼻出血、鼻干、头面部外伤等。患者病史的询问十分重要，常可提示嗅觉障碍的类型。

（二）特殊检查

1. 临床对于嗅觉障碍的患者，首先进行耳鼻咽喉科常规检查，包括前鼻镜、鼻内镜、鼻声反射、鼻阻力检查，可疑鼻腔鼻窦炎症或肿瘤的患者，可行鼻窦 CT 或 MRI 检查，排除鼻腔堵塞引起的嗅觉障碍。

2. 主、客观嗅觉功能检查

（1）主观嗅觉功能检查：Sniffinsticks 嗅觉测试、T&T 嗅计测试、UPSIT 测试、静脉嗅觉测试等，通过测试患者的气味阈值、气味辨别能力和识别能力，判断患者嗅觉功能的受损程度。

（2）客观嗅觉功能检查：包括嗅觉事件相关电位、鼻腔鼻窦 CT、嗅通路磁共振、功能性磁共振成像等。通过测试嗅觉信号通路结构的完整性和异常表现，判断嗅觉受损的部位和原因。

【鉴别诊断】

通过仔细的询问病史、常规检查和辅助检查，准确判断嗅觉障碍的严重程度和病因是决定个体化治疗方案的关键。

【治疗要点】

嗅觉障碍性疾病的诊疗流程见图 20-2-1。

1. 根据发病原因治疗原发疾病，其中炎症性嗅觉障碍的诊疗流程见图 20-2-2。

2. 药物治疗　常用的药物有鼻用或者口服激素、抗生素、银杏制剂、维生素类药物、锌剂等。具体使用

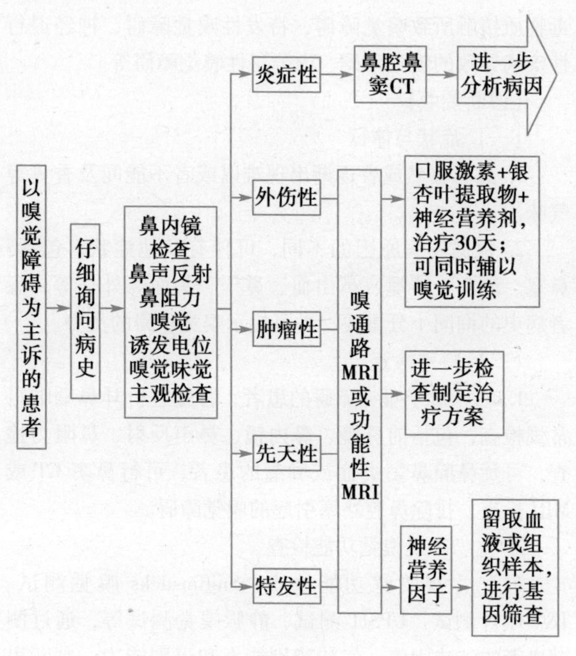

图 20-2-1　嗅觉障碍的诊疗流程

方法。

3. 嗅觉训练　研究发现嗅觉训练对上呼吸道感染后、外伤性等嗅觉障碍有较为明显的效果。具体方法是使用 4 种不同嗅剂，分别为苯基乙醇、桉油精、香茅醛、丁香精，每天早晚各一次，训练时每种气味深吸气闻 10 秒，嗅觉训练时间 3 ~6 个月。

4. 手术治疗　对于部分的慢性鼻窦炎患者或者因鼻腔结构异常导致嗅觉障碍的患者，如上述保守治疗无效，可行鼻内镜手术，解除鼻腔结构对气流的阻塞，改善患者嗅觉。

【预后及预防】

约 1/3 的上呼吸道感染后嗅觉障碍患者的嗅觉功能可在 3 年内自发好转。外伤性嗅觉障碍患者中约 15% ~42% 的嗅觉功能会有所提高。

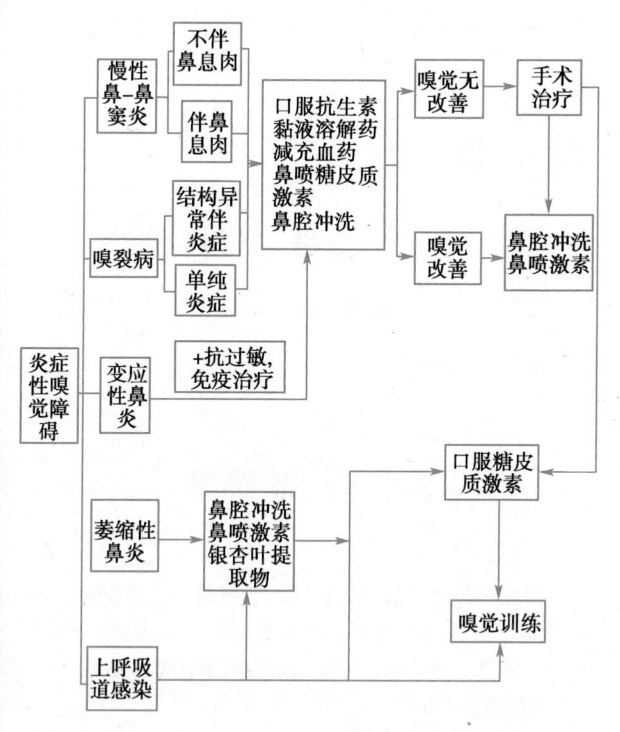

图 20-2-2　炎症性嗅觉障碍的诊疗流程

（魏永祥）

第二十一章 鼻腔及鼻窦良性肿瘤

第一节 血管瘤

【概述】

鼻腔和鼻窦血管瘤为黏膜的脉管组织良性肿瘤，多见于鼻腔前部与上颌窦。其生长缓慢，易出血、感染、坏死。多见于青壮年，近年儿童发病率有增高趋势。

【病理分类】

1. 毛细血管瘤　最为多见，常见于30～50岁，男性多于女性，多发于鼻中隔前部和下鼻甲前端，体积小，直径多在1.5cm以下，常为有蒂的息肉样，表面光滑或形成溃疡，易出血。病理表现为富于血管的黏膜肉芽组织。

2. 海绵状血管瘤　多见于上颌窦和鼻骨。瘤体大小不一，基底一般较广，色红，质软，常无包膜，可直接侵犯周围骨质。镜下见组织内充满均匀的相互沟通的血窦，窦壁间质甚薄。

3. 静脉血管瘤　少见，肿瘤由小的厚壁静脉组成。

4. 良性血管内皮瘤　肿瘤一般较小，息肉样，紫红色、质软。病理见毛细血管密集。

5. 血管球瘤　在鼻腔极罕见，由高度特殊的外皮细胞组成。

【诊断要点】

根据症状及检查结果、性别、年龄，对典型病人多能诊断。鼻窦内镜检查具有重要诊断作用；但确诊往往只能通过手术探查和术后病理检查证实。

（一）症状与体征

1. 鼻出血反复发作，每次出血量不等，出血侧鼻腔进行性鼻塞。

2. 肿瘤较大可压迫致鼻中隔偏向对侧，进而双侧鼻塞。

3. 继发感染者鼻腔有臭味，出血多者继发贫血，严重者并致休克、死亡者少见。

4. 肿瘤向后突出入鼻咽可造成咽鼓管阻塞，出现耳鸣、听力下降。瘤体生长较大后可致面部隆起、眼球移位等类似鼻窦恶性肿瘤的表现。

5. 查体　如有继发感染，其表面糜烂、坏死和伴有息肉。若病变只限于窦内，鼻腔可无改变，故往往不易诊断。穿刺上颌窦，针管内可流出血液。

（二）特殊检查

1. 鼻内镜检查　可于鼻中隔前部和下鼻甲前端看到深红色新生物，瘤体质软，多有压缩性和推让性，触之易出血，但无浸润表现。

2. 鼻窦 CT 或 MRI　可显示单侧鼻腔或鼻窦软组织肿块，伴局部骨质吸收，鼻腔外侧壁内移。CT 对肿瘤大小、扩展方向和范围，有一定诊断价值。

3. 由于此瘤极易出血，一般不做活检。

【鉴别诊断】

本病具有特征性临床表现，但须与鼻咽部恶性肿瘤、纤维性鼻息肉和后鼻孔息肉相鉴别。恶性肿瘤临床表现与本病不同，肿瘤发展快，有早期颈淋巴结转移，活检可确诊。鼻息肉质较软，不易出血，触诊易活动，多有蒂发源于鼻腔或鼻窦。

【治疗要点】

鼻内镜下手术切除为主要治疗手段。

1. 对鼻中隔毛细血管瘤（亦称鼻中隔出血性息肉）或原发于鼻腔内较小的血管瘤，可经鼻内镜下电凝烧灼。手术中应将肿瘤基底所附软骨膜一并切除，同时对创面做电凝固，以期止血和防止复发。

2. 对于较大、基底较宽及容易出血的鼻腔、鼻窦血管瘤，可通过面中部脱壳手术加以切除，或另取鼻外途径进行手术，必要时尚需先行上颌动脉造影与栓塞术，以便了解病变范围和减少术中出血。术前放射治疗亦可减少术中出血，术后放射治疗有防止复发之效。

（王德辉）

第二节 乳头状瘤

【概述】

鼻腔鼻窦乳头状瘤（papilloma）是常见的鼻及鼻窦良性肿瘤之一，占鼻腔肿瘤的0.4%～4.7%。鼻腔鼻窦乳头状瘤主要发生于鼻腔侧壁、上颌窦、筛窦、额窦，呈侵袭性生长，常破坏邻近骨质及组织器官。虽为良性肿瘤但其具有侵袭性，恶变倾向，易复发性，而且对放射治疗不敏感。因此，治疗上以手术治疗为主，切除不彻底、残留病变组织生发部位往往是术后复发的主要原因。

【病理分类】

1. 外生性乳头状瘤 外生性乳头状瘤属于硬性外生性瘤，鳞状上皮向体表增生，瘤体较小，质硬，色灰；呈桑椹状，或如疣状，或如蕈花状，常局限单发，好发于鼻中隔，亦可发于鼻前庭或硬腭等处。该乳头状瘤易于切除，很少恶变。

2. 内翻性乳头状瘤 内翻性乳头状瘤质软，瘤体较大，色红，常多发，外观呈息肉样或分叶状，表面粗糙，具细蒂或广基，呈弥漫性生长，有破坏力，可侵入颅腔，手术后易复发，且有恶变倾向（恶变率约为10%）。其上皮向基质内呈乳头状增生，上皮向内翻转，形成实体性细胞巢或细胞团块，而上皮基底膜完整。内翻性乳头状瘤多生于鼻腔外侧壁及鼻窦内，特别是筛窦。

【临床表现与分级】

临床上以内翻性乳头状瘤最为常见，Krouse 在 2000 年曾提出了一套分级标准（表 21-2-1）。

表 21-2-1　鼻内翻性乳头状瘤 Krouse 分级系统

分级	肿瘤范围
T_1	局限于鼻腔内
T_2	局限于筛窦、上颌窦内侧及上部
T_3	累及上颌窦外、下、前壁及后壁，蝶窦及额窦
T_4	超出鼻腔鼻窦（侵入眼眶、颅底）或肿瘤恶变

【诊断要点】

（一）症状与体征

1. 乳头状瘤常为单侧患病，少数可为双侧患病。

2. 患者可表现为鼻塞及鼻内肿块感，可伴有流涕，有时带血，也可有头面部疼痛和嗅觉异常等，随着肿瘤扩大和累及部位不同，可出现相应的症状和体征。

3. 检查见肿瘤外观呈息肉样，表面不平，质较硬，触之易出血，其中外生性瘤体较小，质地较硬色灰，内翻性瘤体较大，质软色红。

（二）特殊检查

1. 对单侧鼻息肉的病人应怀疑其是否是乳头状瘤，组织学检查是乳头状瘤诊断的金标准。手术时应该尽可能送较多的组织进行病理检查，以便于诊断或排除恶变。

2. CT 结合 MR 检查对于肿瘤范围的评价有一定价值（图 21-2-1）。

（1）鼻窦 CT 扫描表现为单侧鼻窦软组织密度影，鼻腔外侧壁可有骨质破坏，鼻窦间隔模糊。肿瘤起源处骨质增生。CT 对于骨性结构显示较好，但难以区分肿瘤组织与周边的炎症组织及潴留分泌物。

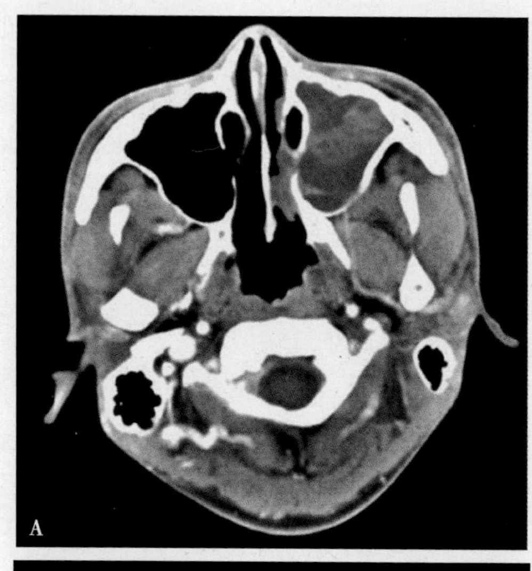

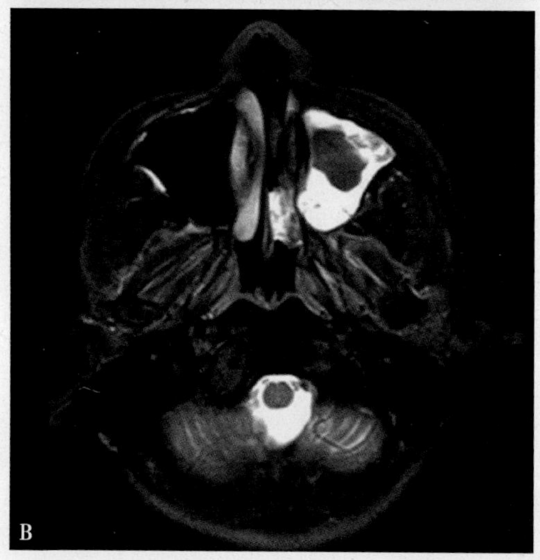

图 21-2-1 鼻腔乳头状瘤的 CT 和 MRI 表现

A. 鼻窦 CT 轴位，左侧上颌窦及鼻腔可见软组织密度影 B. 鼻窦 MRI，横断面 T_2 加权像，可见鼻内翻性乳头状瘤表现为中等信号，而鼻内翻性乳头状瘤周边的炎症表现为高信号

（2）MRI 对明确肿瘤起源和范围有很大的作用。一般情况下，在 T_2 像上，鼻内翻性乳头状瘤表现为中等信号，而鼻内翻性乳头状瘤周边的炎症表现为高信号，据此可以明确 CT 上鼻窦内的阴影是黏液还是乳头状瘤。

【治疗要点】

鼻腔鼻窦乳头状瘤对放射治疗不敏感，主要以手术治疗为主。近年来，随着鼻内镜手术的进步，多数鼻腔鼻窦乳头状都可以在鼻内镜下手术切除。

1. 手术务求彻底切除，切除不彻底是术后复发的根本因素。对其基底及浸润组织周围的正常组织应切除足够的安全界，并对肿瘤基底部的骨质以电钻进行部分磨除，同时辅以电凝。

2. 肿瘤部位不同，手术入路也多种多样，入路的选择以暴露充分、操作方便、无碍面容以及尽量不影响鼻腔功能为原则。

3. 手术切除的范围及术式的选择取决于肿瘤基底部位置，肿瘤范围及性质（有否为恶性）等情况。手术术式可分为小范围肿瘤切除、全蝶筛切除术、上颌窦（扩大）内壁切除术、Draf Ⅲ型额窦手术及鼻外进路与鼻内镜下联合进路手术等。单纯鼻内镜下经中鼻道手术常常难以彻底切除。此时可采用经下鼻道开窗、经上颌窦前壁开窗、经泪前隐窝入路等，如肿瘤范围巨大，可结合鼻侧切开或上颌窦根治术的变通术式进行。

4. 术后患者应每 3 ~6 个月进行鼻内镜随访。

【预后】

鼻腔鼻窦内翻性乳头状瘤术后易复发，反复复发易发生恶变。彻底的切除是减少复发的关键。

（王德辉）

第三节　骨　瘤

【概述】

骨瘤（osteoma）是最常见的面部骨肿瘤。它是一种良性的、生长缓慢的肿瘤，大多起源于额窦（70%），其次为筛窦（25%），上颌窦及蝶窦较少（5%）。骨瘤可发生于任何年龄，但多在20到40岁之间。骨瘤的增长率从0.44～6.0mm/年不等，成年后有自行停止发展的趋势。未见有关骨瘤恶变的报道。

【临床分类】

骨瘤病理分类：

（1）密质型（硬性或象牙型）：由致密骨皮质构成，也被称为象牙形骨瘤。

（2）松质型（软性或海绵型）：质松软，由骨化的纤维组织形成，广基、体积较大，生长快，有时中心可液化成囊肿，表面为较硬的骨囊，常见于筛窦。

（3）混合型：为密质型骨瘤和松质型的混合体。

【诊断要点】

（一）症状与体征

1. 骨瘤增长缓慢，小者多无症状，常于鼻窦或头颅CT检查中偶然发现。

2. 大的额筛窦骨瘤易发生鼻窦炎、黏液囊肿、脑积气、颅内感染、脑脊液鼻漏等并发症。

3. 多数额窦骨瘤患者的首发症状为头痛（多达60%），亦可伴有额窦黏液囊肿，致额窦前壁渐渐隆起。

4. 并发症　如向其底部突出，常将眼球向前、向外下推移，引起突眼和复视等症状。肿瘤增大可能会阻塞鼻窦引流通道，从而导致慢性鼻-鼻窦炎。骨瘤进行性生长可能导致眼部症状，如复视、溢泪、面部变形，甚至失明等。当骨瘤侵犯硬脑膜时可导致颅内并发症，如颅内囊肿、脑脊液漏、脑膜炎、脑脓肿等。

（二）特殊检查

CT扫描是诊断骨瘤的首选方法，骨瘤的CT扫描显示为圆形、均匀、致密、界限清晰的高密度影（图21-3-1）。

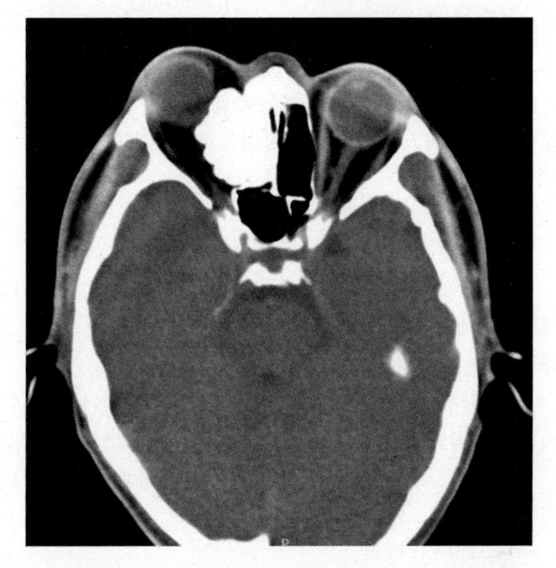

图 21-3-1　右鼻筛窦骨瘤，压迫右侧眼眶

【治疗要点】

1. 大多数研究者认为小的和无症状的病灶不需要手术，可以选择“影像学检查和随访”的对策。

2. 快速增长的肿瘤及有症状的患者，肿瘤阻塞引起慢性鼻-鼻窦炎，较严重头痛或面部畸形，需手术治疗。手术进路大致可分为三类：经鼻、开放入路或联合入路。术中注意保留窦腔黏膜和鼻额管，勿损伤硬脑膜。如已侵入颅内，行颅面联合手术。如手术中撕裂硬脑膜，可用阔筋膜修补。术后如遗留畸形，日后可行整形手术。

（王德辉）

第四节　纤 维 瘤

【概述】

纤维瘤（fibroma）由纤维结缔组织发生，是由纤维细胞或成纤维细胞组成的良性肿瘤。鼻及鼻窦真性纤维瘤极为少见，常常把炎性假瘤或神经纤维瘤误诊为纤维瘤。本病多发于下鼻甲、中鼻道及鼻中隔等处。发病率女性多于男性，以青年人较为多见。发生于鼻窦者，可存在多年而病人不自知，或因诱发鼻窦炎来就诊。

【诊断要点】

（一）症状与体征

1. 主要表现为一侧进行性鼻塞、鼻出血、头痛。

2. 肿瘤若侵犯鼻窦、口腔，可致硬腭隆起，面颊部畸形；侵犯眼眶，可有流泪、眼球移位、复视、视力下降等。

3. 肿瘤多呈红色或灰白色，广基，肿物多呈多孔骨质，较大者无法从前鼻孔取出者可破碎后取出。

4. 发生于鼻中隔者，多呈圆形、表面光滑，覆盖正常黏膜。

（二）特殊检查

病理检查：肿瘤外观呈圆形或卵圆形、分支状或息肉样，表面光滑，有包膜，可为广基，亦可带细蒂。硬度和颜色随其组成成分而异，细胞少而胶原纤维多者质硬而白灰色；细胞多而胶原纤维少者质软，血管丰富而呈红色。纤维瘤分为两型，硬型：质硬，灰白色，细胞少，胶原纤维多；软型：血管丰富呈红色，胶原纤维少。鼻腔鼻窦纤维瘤多属后者。

【治疗要点】

本病的治疗以手术切除为主。根据肿瘤生长的部位及大小，采用不同的手术方式，如经鼻内镜肿瘤切除术、上颌窦根治术、鼻正中翻揭术或鼻侧切术。彻底切除肿瘤，防止复发及恶变。

（娄卫华）

第五节　其他良性肿瘤

【概述】

鼻及鼻窦良性肿瘤少见，但种类繁多，最常见的有血管瘤、乳头状瘤和骨瘤。某些肿瘤似乎与炎症、感染、创伤和先天发育障碍有关。鼻及鼻窦乳头状瘤与病毒感染有关；鼻神经胶质瘤认为系发育缺陷所致的脑组织在鼻部的异位，并非真正的肿瘤。有些鼻及鼻窦良性肿瘤的发生原因迄今未定，甚至是否能归入真性肿瘤尚有疑问。

【组织学分类】

1. 上皮性肿瘤

（1）乳头状瘤：鳞状细胞乳头状瘤、外生性乳头状瘤、内翻性乳头状瘤。

（2）腺瘤：嗜酸性腺瘤、多形性腺瘤（混合瘤）。

2. 软组织肿瘤

（1）血管瘤：毛细血管瘤、海绵状血管瘤、血管纤维瘤、良性血管内皮瘤、良性血管外皮瘤。

（2）淋巴管瘤

（3）脂肪瘤

（4）纤维瘤

（5）纤维组织细胞瘤（纤维黄色瘤）

（6）黏液瘤

（7）平滑肌瘤

（8）横纹肌瘤

（9）神经鞘瘤

（10）神经纤维瘤

（11）副神经节瘤（化学感受器瘤）

3. 骨和软骨的肿瘤

（1）软骨瘤

（2）骨瘤

（3）骨化纤维瘤

（4）良性骨母细胞瘤（巨大骨样骨瘤）

4. 淋巴和造血组织肿瘤　淋巴样组织错构瘤。

【诊断要点】

根据形态可初步判断类型，如血管瘤、乳头状瘤，CT 检查和 MRI 检查主要用来确定病变部位，了解病变范围及骨质破坏情况，以利手术方式选择。确诊靠术后病理检查。

【治疗要点】

主要是手术治疗，目前一般采取鼻内镜下肿物切除术，尽量避免鼻侧切肿物切除术，可根据 CT 检查确定肿瘤范围，如为血管瘤肿瘤范围较大，可行颈外动脉结扎术减少术中出血。手术方式尽量以保护面容为主。

（娄卫华）

第六节　颅面骨纤维异常增殖症

【概述】

骨纤维异常增殖症（osteodysplasia fibrosa），又名纤维性骨结构不良（fibrous dysplasia of bone）是一种病因不明、缓慢进展的自限性良性骨纤维组织非真性肿瘤性疾病。颅面骨纤维异常增生症多见于青少年，男女发病为1∶2。病变可只累及颅面骨，也可同时累及身体其他部位的骨骼。其中极少数还伴有皮肤黄褐色素沉着和性早熟，又称 McCune-Albright 综合征。本病的主要病理改变为骨髓腔内纤维组织增生，髓腔扩大使骨皮质变薄而无骨膜反应。

【诊断要点】

（一）症状与体征

1. 主要为缓慢进行性增大的局部肿块，以及因肿块压迫邻近器官所产生的各种畸形与功能障碍。

2. 最常见的临床表现为头面部非对称性隆起畸形，颅骨各部均可受累，多见于额骨、顶骨、颌骨和颞骨。

3. 可出现眼球突出或移位、视力下降、流泪、复视、鼻塞、外耳道狭窄、听力下降、牙槽畸形或牙齿松动和腭部隆起等症状。

4. 多骨型较单骨型常见，有单侧发病倾向。

（二）特殊检查

1. 影像学检查对本病诊断有特殊意义，根据发展阶段及病变内骨基质量不同，表现不同的放射学特征。

（1）CT检查能明确病变的位置和范围，CT的典型是受累骨增生膨胀，根据其骨组织及软组织所占比例不同而发现为囊性的、等密度、或“毛玻璃样”改变，骨皮质膨胀（图21-6-1～图21-6-3）。发生在鼻窦或颞骨

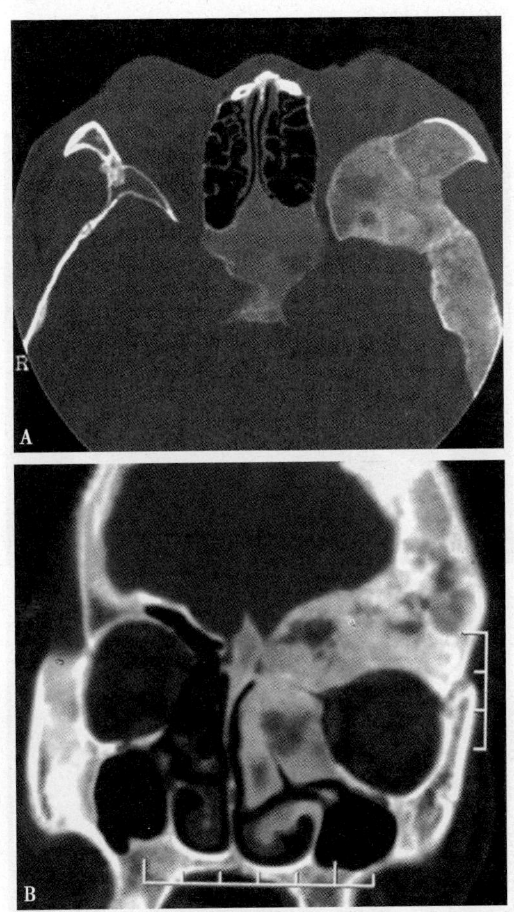

图21-6-1　颅面骨纤维异常增殖症CT表现
A为轴位CT，B为冠状位CT。可见左侧颞骨、额骨、颧骨、眶内壁、中下鼻甲和蝶骨广泛性毛玻璃样膨胀性改变，其中间有低密度的囊性改变

时，病变呈骨瘤样改变，表现为均质高密度骨性膨胀区（图21-6-4）。纤维组织、钙化及骨组织在 T_1 加权像呈等信号，在 T_2 加权像上多表现为不均匀低信号影（图21-6-5），可见 T_2 加权像高信号，静脉注射Gd-DTPA后呈中度到明显增强。

2. 实验室检查 血中碱性磷酸酶轻度或中度的升高对颅骨纤维异常增生症的诊断有参考意义。

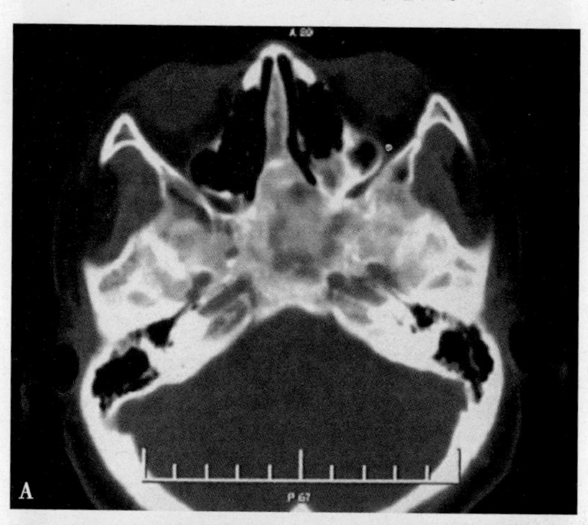

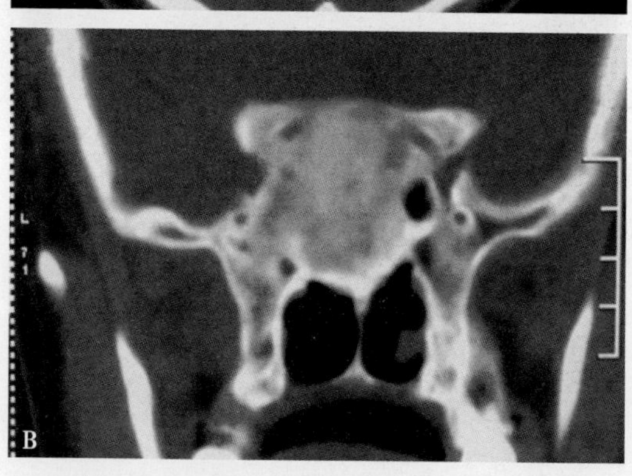

图21-6-2 颅面骨纤维异常增殖症CT表现
A为轴位CT，B为冠状位CT。可见蝶骨体、蝶骨大翼和翼突及鼻中隔毛玻璃样膨胀

【鉴别诊断】

1. 骨化纤维瘤　CT 检查表现为蛋壳样骨化边缘、边界清楚、瘤体内密度不均，内有斑片状骨样结构或条索状间隔；可呈多结节或低密度囊性区（图 21-6-6）。

2. 骨瘤　骨瘤是良性的骨形成的肿瘤，几乎只发生在颅面骨。最常见与额窦和筛窦。CT 显示为边缘锐利的均匀高密度病变（图 21-6-7）。

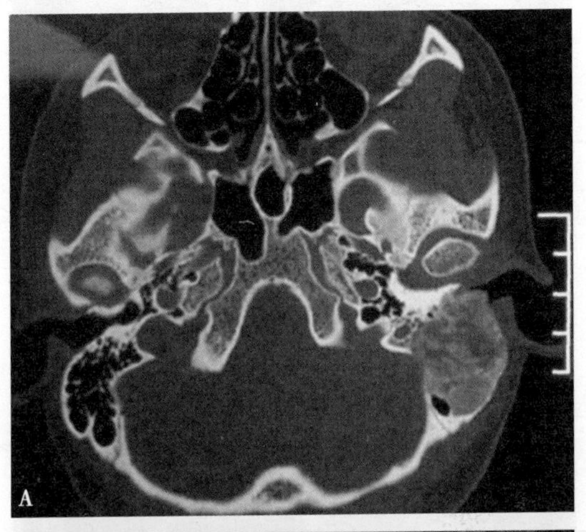

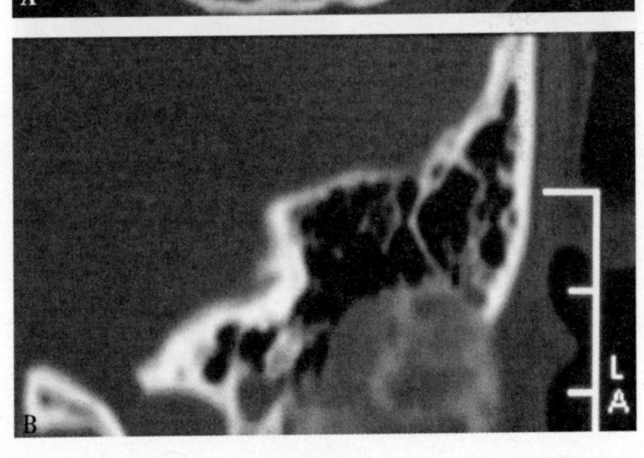

图 21-6-3　颞骨骨纤维异常增殖 CT 表现

A 为轴位 CT，B 为冠状位 CT。可见左乳突毛玻璃样膨胀性改变，中间有低密度的囊性改变，外耳道受压闭锁

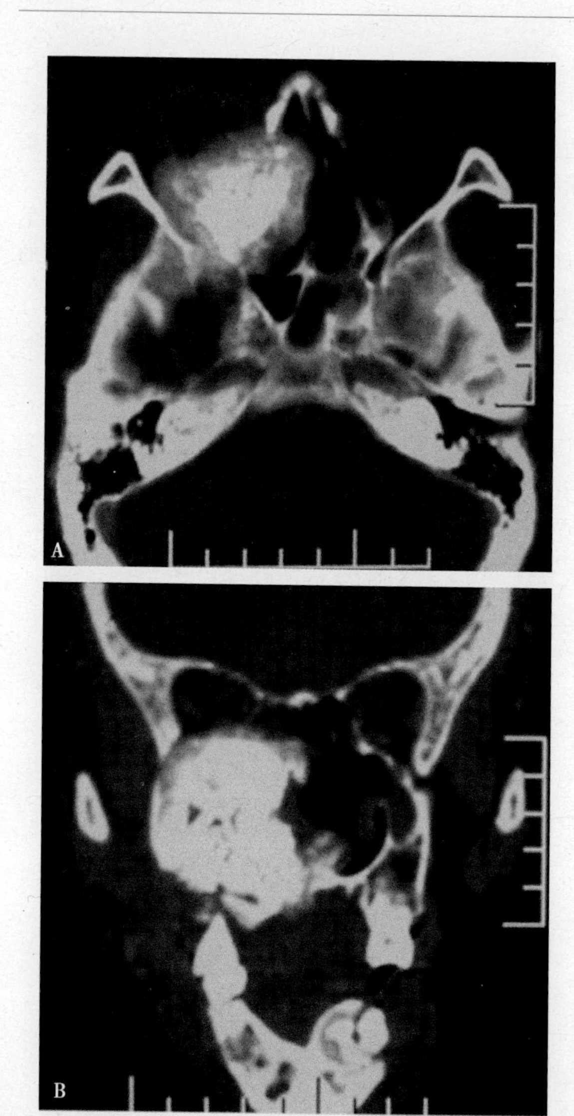

图 21-6-4　鼻窦骨纤维异常增殖 CT 表现
A 为轴位 CT，B 为冠状位 CT。可见病变呈骨瘤样改变，表现为均质高密度骨性膨胀区

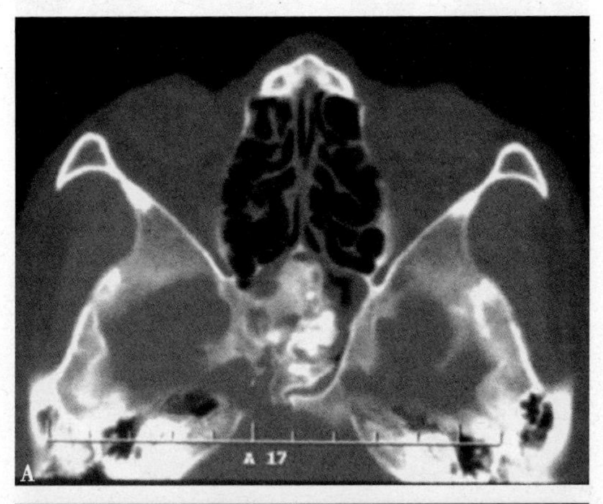
A
A 17

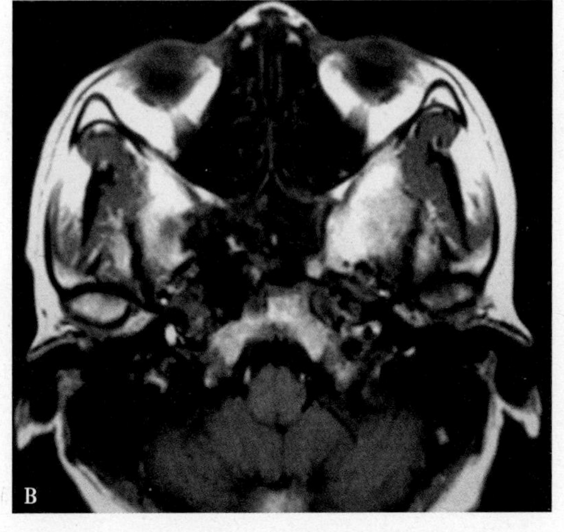
B

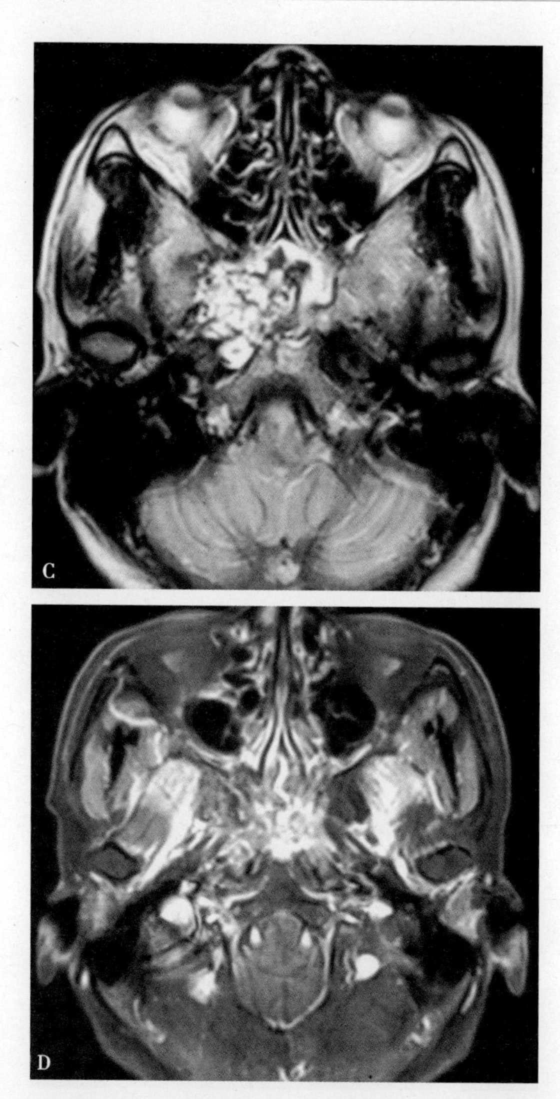

图 21-6-5　颅面骨纤维异常增殖症 CT 和 MRI 表现
A. CT 示蝶窦和蝶骨膨胀，密度不均匀，骨皮质变薄　B. MRI 示蝶窦和蝶骨 T_1 加权像等信号　C. MRI T_2 加权像可见高信号　D. MRI 增强 T_1 加权像呈不均匀强化

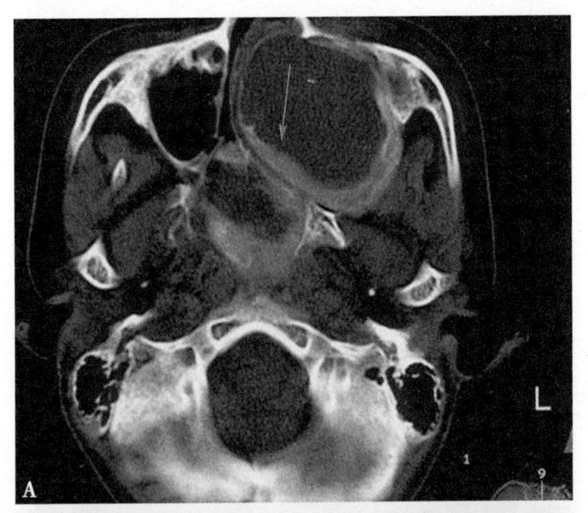

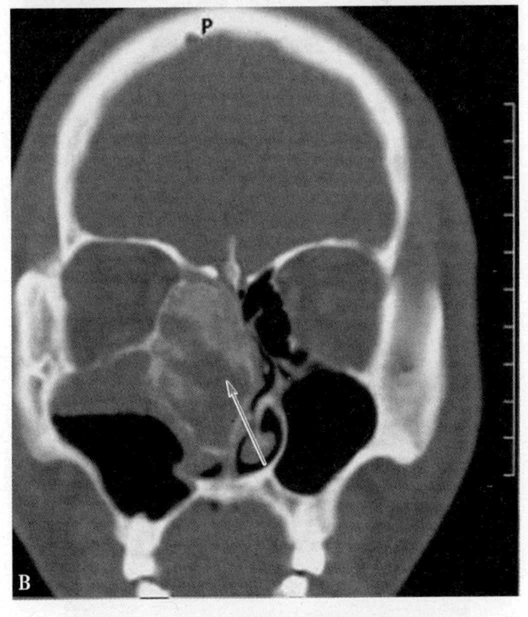

图21-6-6　骨化纤维瘤CT表现
可见蛋壳样骨化边缘、内有斑片状骨样结构或条索状间隔；可呈多结节或低密度囊性区。其中A为上颌窦骨化纤维瘤，B为筛窦骨化纤维瘤

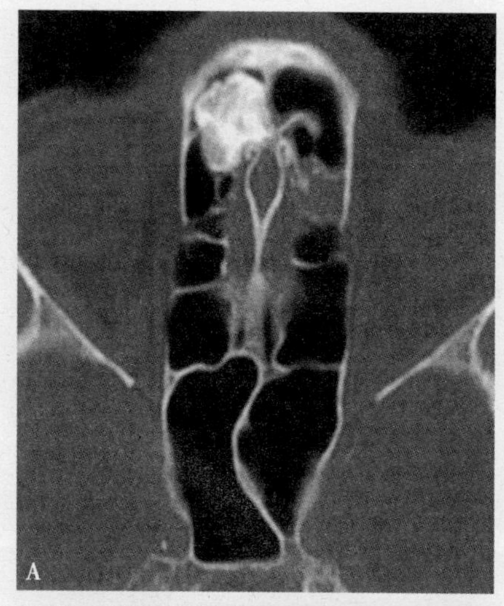

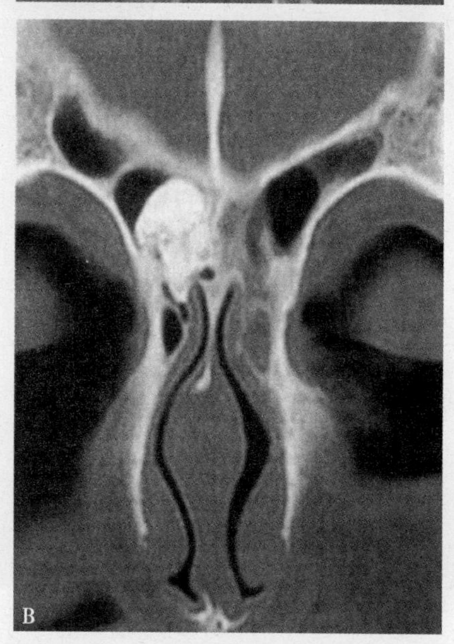

图 21-6-7　右侧额窦内骨瘤 CT 表现
可见右侧额窦内边缘锐利的均匀高密度病变，其中 A 为轴位 CT，B 为冠状位 CT

3. 嗜酸性肉芽肿　为一良性孤立的颅骨非肿瘤性溶骨囊状破坏。本病起于板障，其内外板在X线片上产生地图样缺损，边缘锐利、整齐，似鼠咬木箱状。常见于颞骨、额骨、顶骨和下颌骨（图21-6-8）。

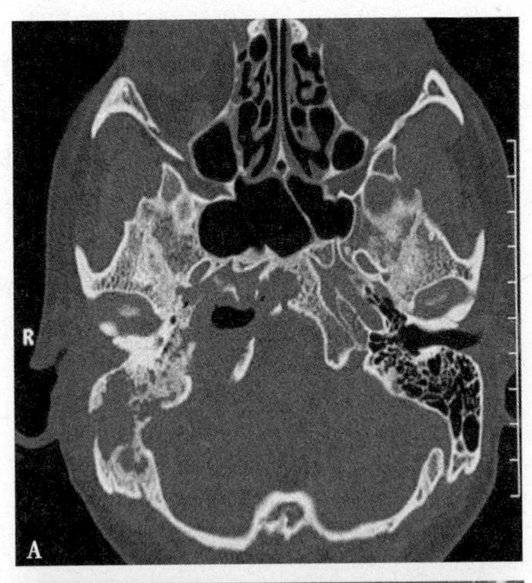

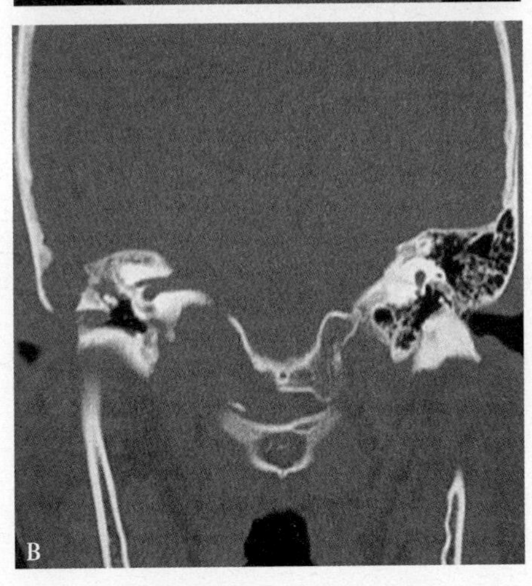

图21-6-8　右侧颞骨嗜酸性肉芽肿CT表现
A为轴位CT，B为冠状位CT。可见内外板地图样缺损，边缘锐利、整齐，似鼠咬木箱状

【治疗要点】

本病有自愈倾向，成年后且有停止发展的可能。无症状者不需特别治疗；如有严重畸形或对邻近组织压迫明显出现症状或易发病理性骨折、疑有恶变倾向时，以手术治疗为主。手术在保护重要解剖结构的前提下，恢复受累器官生理功能及外观为原则。可根据肿块的大小及其侵犯部位，选用不同手术径路和方式（传统手术或内镜下手术）。对邻近颅底及颅内的重要神经、血管部位病变，不要过分切除，以免发生意外。本病术后预后较好。

（孙敬武）

第二十二章 鼻及鼻窦恶性肿瘤

第一节 外鼻恶性肿瘤

一、基底细胞癌

【概述】

外鼻基底细胞癌（basal cell carcinoma on external nose）常发生于中老年人，部位常为鼻尖和鼻翼。紫外线是基底细胞癌发病的最主要环境因素。

【诊断要点】

1. 症状 患者发现鼻尖或鼻翼部位无痛性肿块就诊，有时会有少量出血。

2. 体征 鼻尖或鼻翼等部位皮肤出现结节，且逐渐长大，部分中心易发生溃疡，伴有痂皮，无痛，无波动感。溃疡边缘常较硬，较整齐，与健康皮肤分界明显。部分可有色素沉着，呈棕色或蓝色。晚期肿瘤也可累及颊部、上唇等软组织，并可以沿骨膜、软骨膜扩散。此肿瘤极少侵犯黏膜，极少转移。

3. 病理活检 通过病理活检可以明确病理性质，直接取肿物组织送病理，一般出血不多。

【鉴别诊断】

1. 黑色素瘤 当基底细胞癌合并有色素沉着时易与

黑色素瘤混淆。

2. 外鼻乳头状瘤　常为单发结节，质地硬，呈桑葚状，一般无溃疡，少数有少许痂皮。

【治疗要点】

根据肿瘤切除原则，在安全边界及切除深度的基础上完整彻底切除肿瘤是防止复发的关键。

如果肿瘤范围较小，可以一期行外鼻整形；如果切除范围过大，在优先保证切除干净肿瘤的前提下，1 年后经观察确无复发或转移者，行二期外鼻成形术。

【预后】

基底细胞癌恶性程度不高，发展较慢，极少转移，预后较好。

二、鳞状细胞癌

【概述】

外鼻鳞状细胞癌较基底细胞癌少见。

【诊断要点】

1. 早期可呈疣状突起或皮肤溃疡，基底常有肉芽，溃疡难以愈合，边缘不整齐，触之易出血，可有明显疼痛。发展较快，可向耳前、下颌下淋巴结转移。

2. 病理活检明确诊断是最重要的诊断依据。

【鉴别诊断】

根据临床表现、体征、影像学检查、病理检查可确诊。需要与基底细胞癌、黑色素瘤、疖肿等鉴别。

【治疗要点】

根据肿瘤累及范围，确定合适的手术方案，将病灶按照肿瘤手术原则彻底切除，可一期修复者术后即可行外鼻成形，不能一期修复者，1 年后经观察确无复发或转移者，行二期外鼻成形术。恶性程度高、累及范围广泛者，术后需加以放射治疗。部分患者不能接受手术治疗者，可考虑放射治疗。但对范围广泛的肿瘤，综合治疗的疗效好于单纯手术。

【预后】

鳞状细胞癌有复发及转移可能，早期手术彻底切除者预后较好。

三、恶性黑色素瘤

【概述】

外鼻恶性黑色素瘤非常少见。多数在色素病变基础上发生，少数可发生于正常皮肤色素细胞。紫外线、遗传、外伤及内分泌等可能对本病的发生有影响。

【诊断要点】

1. 如外鼻部位的皮肤的色素痣在短期内变大、变硬，颜色变深，痒、痛，表面湿润或有痂皮，出现溃疡，容易出血，或者周围出现卫星结节，则需考虑是否为黑色素瘤可能。

2. 黑色素瘤一般不做钳或咬取活检，因为有引起肿瘤细胞迅速扩散的可能，影响患者的预后。一旦怀疑此病，尽量做切除活检，但活检与根治性手术衔接时间越短越好。

3. 一旦确诊，相关的全身检查必不可少，以确定有无全身转移情况。

【鉴别诊断】

需与外鼻部位发生的基底细胞癌、鳞状细胞癌等鉴别，认真仔细的病史询问及体征检查是诊断的基础条件。

【治疗要点】

1. 病理确诊后，需将病变组织彻底广泛切除，病灶范围广泛，可疑有淋巴结转移者，应加行颈淋巴结清扫术。

2. 恶性黑色素瘤对化学治疗和放射治疗都不敏感，近些年来，免疫治疗及靶向药物治疗给此类患者带来新的治疗方向。

【预后】

恶性黑色素瘤预后较差，手术切除时充分留出安全缘亦不能防止肿瘤转移。

（文卫平）

第二节 鼻腔及鼻窦恶性肿瘤

【概述】

鼻腔及鼻窦恶性肿瘤占耳鼻咽喉恶性肿瘤的21.74%~49.22%，在北方，发病率仅次于喉癌，在南方，发病率仅次于鼻咽癌。癌与肉瘤发病率之比约为8.5∶1。癌大多发生于40~60岁之间，肉瘤则多见于年轻人以及儿童。此部位恶性肿瘤的病因大致包括：长期慢性炎症刺激、经常接触致癌物质、良性肿瘤恶变、免疫功能低下、外伤史等。其病理类型中鳞状细胞癌居首位，约占鼻腔鼻窦恶性肿瘤的70%~80%。腺癌、腺样囊性癌次之。还有淋巴上皮癌、移行细胞癌、黏液表皮样癌等，好发于上颌窦和筛窦；肉瘤占鼻腔鼻窦恶性肿瘤的10%~20%，好发于鼻腔及上颌窦，以恶性淋巴瘤最多见（超过60%）。

【临床特点】

1. 大多原发，极少自远处转移而来。

2. 发病部位隐蔽深在，不易及早发现，肿瘤常伴炎症，不易确诊。

3. 鼻腔鼻窦与眼眶、颅底及颅内相邻，易向这些部位侵犯，影响治疗及预后。

【诊断要点】

（一）症状与体征

1. 大多原发，极少自远处转移而来。

2. 发病部位隐蔽深在，不易及早发现，肿瘤常伴炎症，不易确诊。

3. 鼻塞、鼻出血、涕中带血、痰中带血、嗅觉下降或丧失、鼻内异味。

4. 易侵犯眼眶、颅底及颅内，影响治疗及预后。出现头面部疼痛（牙痛、头痛、眼眶痛、面颊部痛等）、流泪与复视（压迫鼻泪管、压迫眼球及眼肌）、视力下降（侵犯眶尖）、多发脑神经损害（主要为第Ⅰ~Ⅵ脑神经）、张口困难（侵犯翼腭窝、颞下窝等）、恶病质等表现。

5. 查体

（1）外鼻：肿瘤较大者可致使外鼻隆起变形，一侧鼻背隆起常见。鼻中隔发生的肿瘤可形成“蛙鼻”。肿瘤如果向前生长，自鼻前庭有时可以看见肿物。发生于额窦时，肿瘤可导致前额部及眶内上缘隆起，有时可触及质硬肿块或骨质缺损。也可出现上睑皮肤肿胀、眼球运动障碍等。

（2）前鼻镜及间接鼻咽镜检查：鼻腔外侧壁、鼻中隔、鼻腔底部、鼻前庭、各个鼻道需重点检查，是否存在可疑肿物，肿物的颜色、有无出血、有无溃疡及表面坏死，肿瘤的大概来源部位。

（3）侵犯上颌窦可能出现的体征：Ohngren 将上颌窦分为 4 个象限，自内眦和下颌角之间做一斜面，于瞳孔处做一垂直平面，将上颌窦分为 4 个象限。前内象限的肿瘤易侵犯筛窦，后外象限的肿瘤易侵犯后外壁，侵犯翼腭窝，也可以通过侵犯颞下窝而侵犯颅中窝。Sebileau 自中鼻甲下缘做一水平线，将上颌窦分为上下两部分。上部分发生的肿瘤，易侵犯筛窦和眼眶以及颅底。肿瘤累及牙槽突及硬腭会出现磨牙痛、松动，牙龈肿胀溃疡，硬腭及唇龈沟隆起。

（4）侵犯筛窦、额窦可能出现的体征：鼻顶部塌陷状改变，中鼻甲下移，鼻腔外侧壁饱满，中鼻道及嗅裂有血性分泌物。中鼻甲可伴有息肉样变，可合并鼻窦感染出现脓性分泌物。

（5）侵犯蝶窦可能出现的体征：肿瘤累及范围广，可出现展神经麻痹、滑车神经麻痹、动眼神经麻痹、视神经受损出现失明、眼球移位及运动障碍等。

（二）特殊检查

1. 鼻内镜检查　可以更仔细的观察肿瘤的部位、大小、形状、质地、累及范围，鼻窦引流情况，有无支持诊断的体征。

2. CT 检查　对于肿瘤，需要 CT 平扫加增强扫描，显示肿瘤的大小、范围、骨壁破坏情况、血供情况，并对手术进路的选择提供参考。三维重建使得立体感更强。

3. MRI 检查　MRI 的软组织分辨率更优秀，可以更好地显示肿瘤的范围，对周围组织的侵犯情况，如周围的血管、神经、脑膜等侵犯情况。这在肿瘤累及颅底、眶内、翼腭窝时比较有效。现在的 MRI 新技术例如 DWI 弥散水成像技术使得 MRI 对肿瘤的判断、颅内侵犯等情况更加清楚地显示（图 22-2-1）。

4. 病理检查　鼻腔肿物明显，可前鼻镜或鼻内镜下取肿物活检。如高度怀疑鼻窦肿瘤，可鼻内镜下开放鼻窦取活检。必要时需多次活检。取活检要视具体情况做好止血准备，必要时填塞止血。

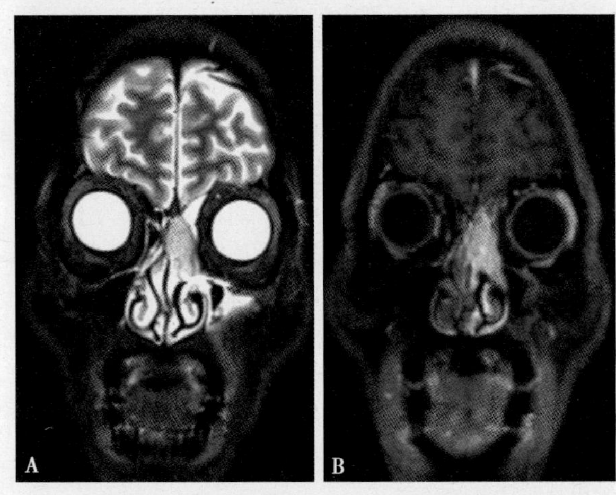

图 22-2-1　鼻窦恶性肿瘤 MRI 表现

A. T_2 加权像　B. T_1 加权像。左侧筛窦长 T_1 长 T_2 信号影，边界不清，鼻中隔受累

（三）TNM 分类

现在鼻腔鼻窦恶性肿瘤的 TNM 分类是按国际抗癌协会（UICC）1997 年的第 5 版分类标准，主要根据肿瘤的生长范围和扩散程度来进行区分。

1. TNM 临床分类（表 22-2-1）

表 22-2-1　鼻腔鼻窦恶性肿瘤的 TNM 分类

原发肿瘤（T）	淋巴结转移（N）	远处转移（M）
T_x：原发肿瘤不能确定。	N_x：颈部淋巴结转移不能确定。	M_x：远处转移的存在不能确定。
T_0：无原发肿瘤的证据。	N_0：无颈部淋巴结转移。	M_0：无远处转移。
T_{is}：原位癌。	N_1：同侧单个淋巴结转移，最大直径等于或小于 3cm。	M_1：有远处转移。
● 上颌窦		
T_1：肿瘤局限于黏膜，无骨质侵蚀和破坏。	N_2：同侧单个淋巴结转移，最大直径大于 3cm，不超过 6cm；或同侧多个淋巴结转移，最大直径不超过 6cm；或双侧或对侧淋巴结转移，最大直径不超过 6cm。	
T_2：肿瘤侵犯或破坏下部结构，包括硬腭和（或）中鼻道。		
T_3：肿瘤侵犯下列任一部位：面颊部皮肤、上颌窦后壁、眶底或前组筛窦。	N_{2a}：同侧单个淋巴结转移，最大直径大于 3cm，不超过 6cm。	

续表

原发肿瘤（T）	淋巴结转移（N）	远处转移（M）
T_4：肿瘤侵犯眶内容物和（或）以下任一结构：筛板、颅底、蝶窦、鼻咽、额窦。	N_{2b}：同侧多个淋巴结转移，最大直径不超过6cm。	
● 筛窦	N_{2c}：双侧或对侧淋巴结转移，最大直径不超过6cm。	
T_1：肿瘤局限于筛窦，伴或不伴有骨质侵蚀。	N_3：颈部淋巴结转移，最大直径大于6cm。	
T_2：肿瘤侵犯鼻腔。		
T_3：肿瘤侵犯眶前部或上颌窦。		
T_4：肿瘤侵犯颅内，眼眶后及外侧包括眶尖，侵犯蝶窦和（或）额窦，和（或）鼻部皮肤。		

2. 临床分期

0 期：T_{is}，N_0，M_0

1 期：T_1，N_0，M_0

2 期：T_2，N_0，M_0

3 期：T_1，N_1，M_0

T_2，N_1，M_0

T_3，$N_0 \sim N_1$，M_0

4 期 A：T_4，$N_0 \sim N_1$，M_0

4 期 B：任何 TN_2M_0，任何 TN_3M_0

4 期 C：任何 T，任何 NM_1

【鉴别诊断】

1. 先天性、牙源性或潴留性囊肿　增强 CT 扫描及 MRI 可以做出判断。囊肿 CT 表现为单房、边缘光整的卵圆形，腔呈均一低密度。

2. 鼻窦良性出血性或者血供丰富新生物　血管瘤、出血坏死性息肉、坏死性上颌窦炎等。CT 表现为鼻窦内团块样肿物，骨质破坏多限于内侧壁。

3. 真菌性鼻窦炎　也有上述类似症状。鼻窦 CT 显示病变区域密度增高，伴有不规则斑点状钙化灶，鼻窦窦壁膨隆或局部骨质吸收。

4. 骨纤维异常增殖症　多见于年轻女性常见面部无痛性隆起，渐增大，可有鼻塞、突眼等，X 线可见密度均匀肿物，边缘不规则，可呈毛玻璃样外观，和正常骨无明显界限。

5. 乳头状瘤　病理活检进行鉴别，但需注意约 10% 乳头状瘤可发生癌变。

【治疗要点】

治疗方法的选择所根据的原则：肿瘤的性质、类型，肿瘤的侵犯范围，患者的全身情况等。目前认为鼻腔鼻窦恶性肿瘤是以手术治疗为主的综合治疗疗效及预后最佳。多学科会诊制度对于指定合理的治疗方案大有益处。手术与放、化疗结合的综合治疗方法，具体方案需要根据肿瘤性质和类型、侵犯范围和部位而确定。根据肿瘤治疗的循证医学证据制定方案。

（一）单纯放射治疗

单纯放射治疗对于鼻腔鼻窦恶性肿瘤的总的生存率仍较低，约20%～30%。对于中、晚期肿瘤，单纯放射治疗很难控制其发展，远期疗效仍较差。对于晚期患者无法手术，可采用姑息性放射治疗。术后复发及不能耐受手术患者，也可考虑进行放射治疗。

（二）手术治疗与放射治疗结合

1. 术前放射治疗　对于肿瘤范围广泛，彻底手术切除有困难，术前放射治疗可以作为综合治疗的一部分。但对于放射治疗后需要手术切除的部位，一般认为还是应包括放射治疗前肿瘤侵犯累及的范围。尤其对于中、晚期肿瘤，术前放射治疗的价值有待商榷。

2. 术后放射治疗　手术切缘阳性，临床分期较晚且手术切除不够满意，此类患者可加做术后放射治疗。与鼻窦相邻的颅底和眼眶等部位有时彻底切除干净存在困难，对于中、晚期的鼻窦恶性肿瘤，常术后加以放射治疗以减少肿瘤的局部复发率。

3. 手术治疗联合放、化疗　它包括手术之前进行的新辅助化学治疗（诱导化学治疗），与放射治疗结合的同步放射治疗化学治疗等。对于有些肿瘤累及范围比较广泛，或者侵犯颅内、眶内或邻近视神经等比较重要的解剖结构，手术彻底切除有难度，先行化学治疗可以观察对化学治疗的疗效，视肿瘤对化学治疗的效果，再行手术治疗，术后必要时可以加做放射治疗，以期进一步增加肿瘤控制率及患者的生存率，部分患者甚至可以减少对重要器官的损伤带来的生命质量的严重下降。

（三）常用的手术方法

鼻腔鼻窦恶性肿瘤的切除手术类型较多，手术目的一是切除肿瘤，二是尽量保护重要器官功能。需要制定周密的治疗方案和手术计划。

1. 鼻侧切开术　主要用于切除范围较广的鼻腔恶

性肿瘤。延长切口可以切除累及鼻窦的部分肿瘤（图22-2-2、图22-2-3）。

（1）切口：自一侧内眦与鼻根之间开始，向下沿鼻侧绕鼻唇沟及鼻翼达鼻前庭。至鼻前庭处切口需垂直向下，勿损伤外鼻软骨。

（2）进入鼻腔：用剥离器将切口处皮肤、软组织连同骨膜向两侧分离，保持骨膜完整，充分暴露鼻骨、上颌骨额突、泪骨及梨状孔骨质边缘，保护泪囊。用小剥离器将梨状孔周围骨质与鼻腔黏膜分离，咬出患侧鼻骨、上颌骨额突及梨状孔边缘骨质。沿新骨孔边缘切开鼻腔黏膜，将鼻背及鼻翼向对侧掀起，显露鼻腔内肿瘤。如果肿瘤累及上颌窦，可扩大骨性边缘到尖牙窝。

（3）切除肿瘤：需要根据肿瘤的切除原则进行。对于深部难以窥见的部位，可以结合鼻内镜，在内镜下逐步开放并切除相关鼻窦及肿瘤组织，并可以用来观察深部肿瘤有无切除干净，安全边界是否足够。

（4）填塞与缝合：术腔止血，检查有无肿瘤残留，有无脑脊液漏迹象，术腔填塞碘仿纱条，逐层缝合切口，眼内涂眼膏，切口加压包扎。

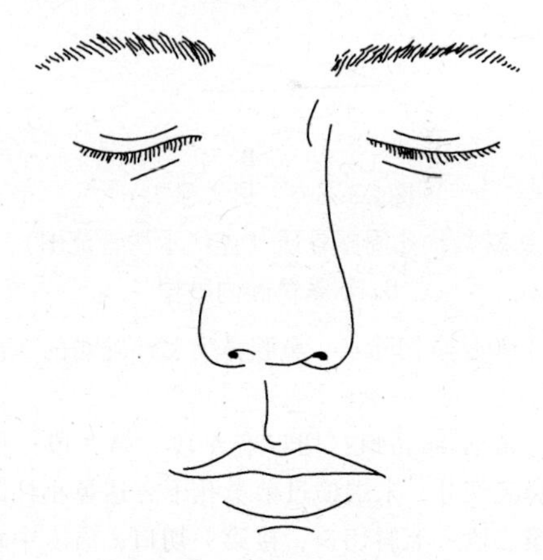

图22-2-2　鼻侧切开术切口

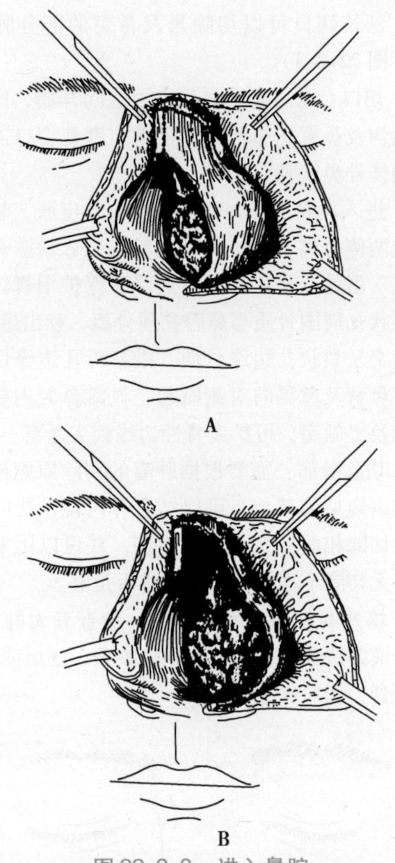

图 22-2-3　进入鼻腔

A. 暴露梨状孔周围骨质（虚线示凿骨范围）
B. 暴露鼻腔内肿瘤

2. 上颌骨全切除术　鼻腔鼻窦恶性肿瘤的常用手术（图 22-2-4）。

（1）做面部切口：切口有 4 段。第一段：鼻侧切口，同鼻侧切开，末端横过前鼻孔下方达鼻小柱附着处下方；第二段：上唇切口，接第一切口，沿人中垂直向下，正中切开上唇，上唇系带保留在健侧；第三段：唇龈沟切口，接第二切口沿患侧唇龈沟上 2～3mm 向后外达第三磨牙后缘，切开黏膜及牙槽突骨膜；第四段：下睑切口，鼻侧切口起点向外与下睑平行，且与下睑缘相距约2mm，做弧形切口达外眦下方，切开皮肤，向后下对准眶下缘分层切开皮下软组织及眶下缘骨膜，切口与眼轮匝肌纤维走向一致（图22-2-5）。

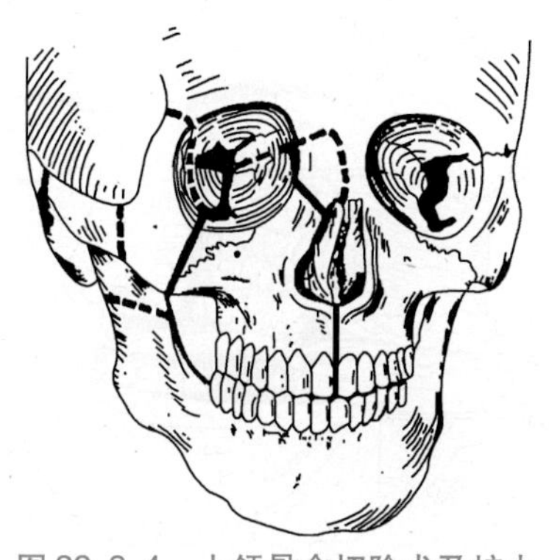

图22-2-4　上颌骨全切除术及扩大上颌骨切除术的切骨范围示意图
实线所示为上颌骨全切除术切骨范围，虚线所示为扩大上颌骨切除术的切骨范围

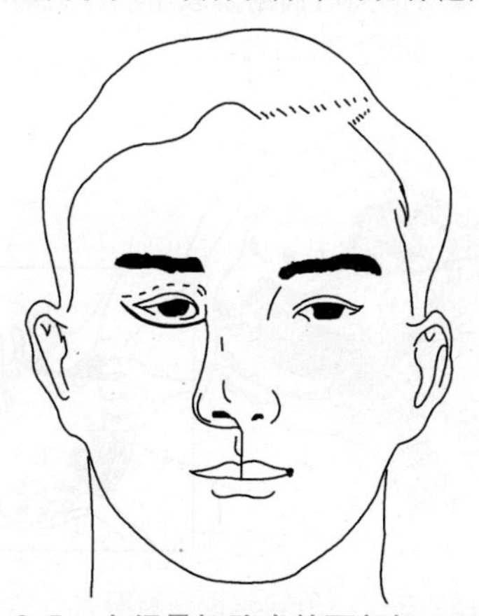

图22-2-5　上颌骨切除术的面部切口示意图
实线所示为一般上颌骨切除术的面部切口，虚线所示为需行眶内容切除术时的上睑切口

（2）掀开面颊部皮瓣：沿切口将面颊部软组织皮瓣从上颌骨前面及后外面进行骨膜外分离，形成面颊部皮瓣，向外掀起，暴露尖牙窝、牙槽突、眶下缘、颧骨及上颌骨的部分后外壁。按鼻侧切开方法暴露和咬除同侧鼻骨、上颌骨额突及梨状孔边缘骨质，切开鼻腔黏膜，暴露鼻腔（图 22-2-6）。

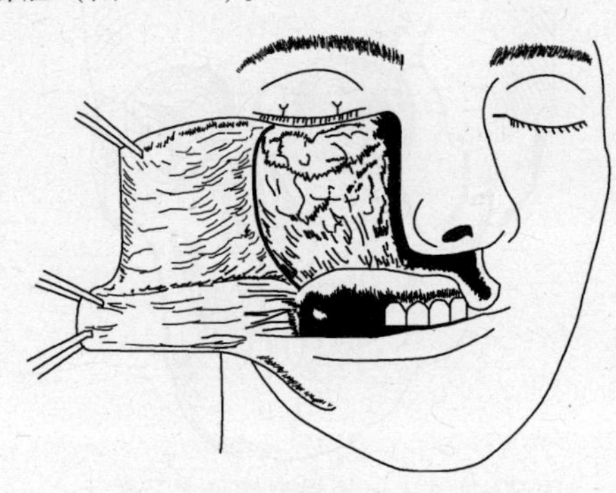

图 22-2-6　掀起面颊皮瓣示意图

（3）切断颧骨：找到眶下裂前端，从骨膜下分离上颌骨颧突及颧骨的内后面附着软组织，用钢丝锯从眶下裂前端穿入，切断（图 22-2-7）。

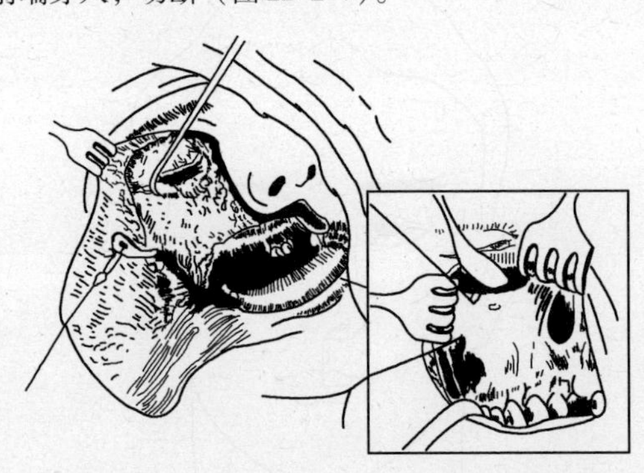

图 22-2-7　用钢丝锯锯断颧骨示意图
左上示钢丝穿入法

（4）切断鼻腔外侧壁：将眶内侧壁骨膜自骨壁分离，直达眶尖，骨剪尽量向上剪断鼻腔外侧壁，不要超过瞳孔平面。如筛窦受侵，则切除部分尽量贴近颅前窝底（图 22-2-8）。

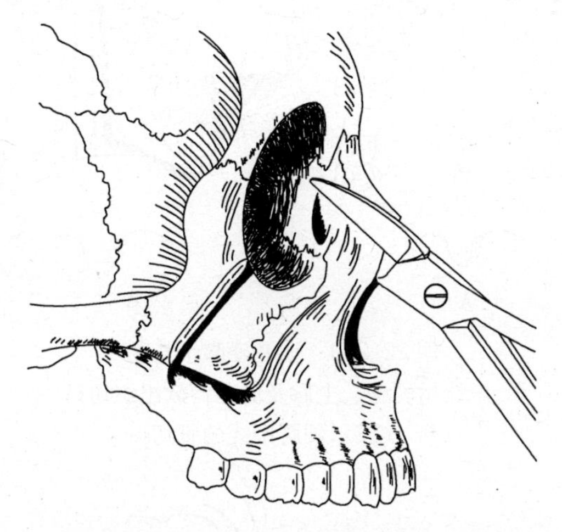

图 22-2-8　用骨剪尖端鼻腔外侧壁示意图

（5）切开硬腭：沿硬腭中线纵行切开硬腭黏骨膜，达软腭交界处，与此切口垂直切开同侧软硬腭交界处直达第三磨牙后缘，与唇龈沟切口末端汇合。拔出患侧中切牙，自两侧中切牙之间中线剪开硬腭，不要损伤鼻中隔及软腭（图 22-2-9）。

（6）切除眶内容物：沿眶周切口，将眼眶内容物连同骨膜从眼眶分离，直达视神经孔，在近眶尖处剪短视神经和眼动脉，将眶内容物翻向下方。填压创面（图 22-2-10）。

（7）切断上颌结节与蝶骨翼突之间的联系：以手指在第三磨牙后方摸清上颌结节，用骨凿向上内方将上颌结节与蝶骨翼突之间的联系切断（图 22-2-11）。

（8）取下上颌骨：即以热盐水纱布填塞术腔止血。严格对齐伤口对位缝合（图 22-2-12）。

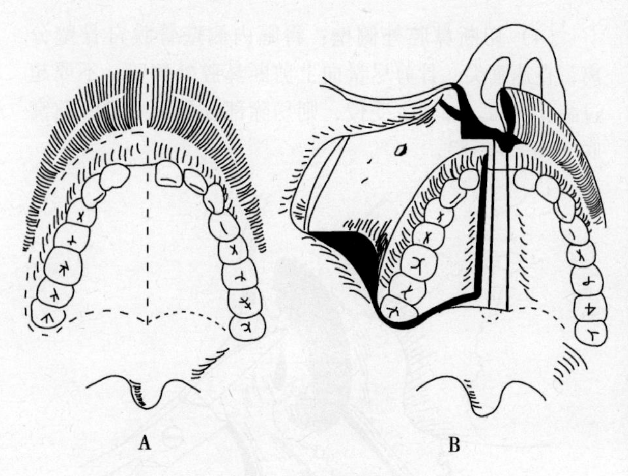

图 22-2-9　切开硬腭示意图

A. 虚线示硬腭、上唇及唇龈沟软组织切口

B. 实线示硬腭中线的骨切口

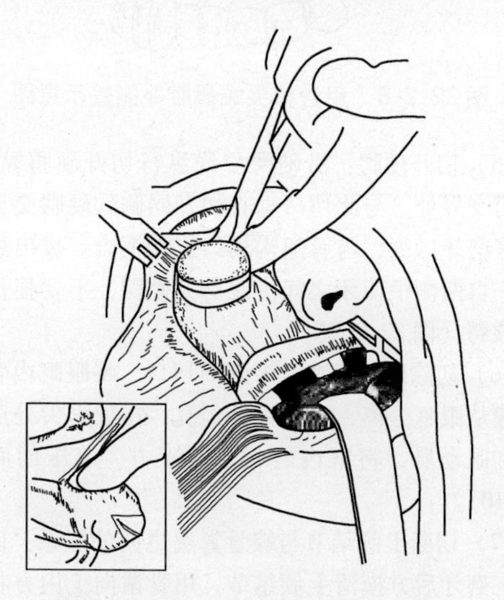

图 22-2-10　眶内容物切除示意图

此步骤需加作上睑切口，

左下小图为视神经剪断法

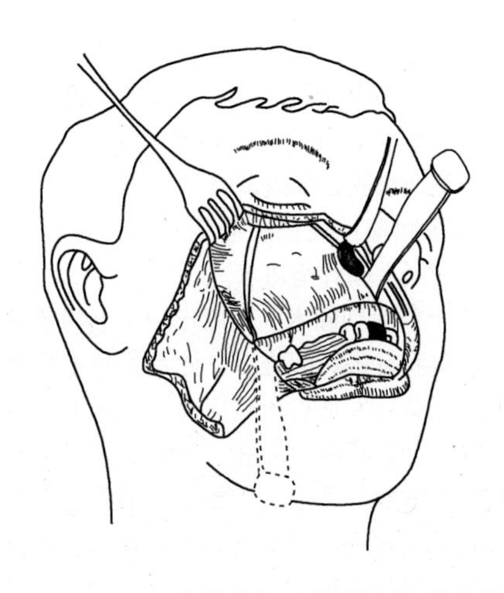

图 22-2-11　用骨凿切开硬腭和切断上颌结节与蝶骨翼突的联系示意图

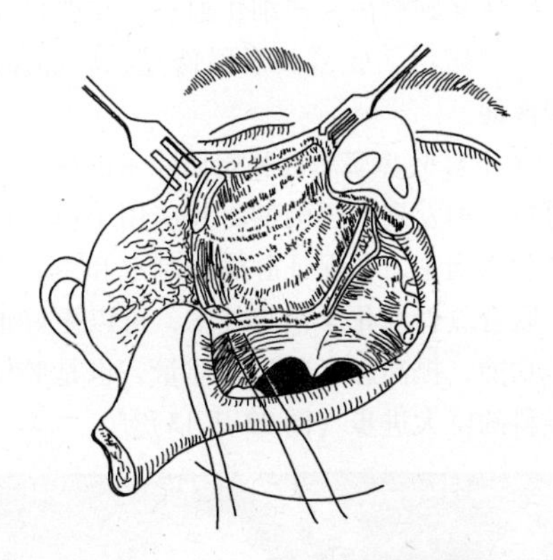

图 22-2-12　术腔填塞示意图

3. 上颌骨部分切除术　适用于局限在上颌窦窦腔内，局限于上颌窦底壁的肿瘤，包括上颌骨牙源性恶性肿瘤，局限于牙槽突或硬腭肿瘤侵犯上颌窦的底壁者。如肿瘤已侵犯上颌窦的前壁、下壁、内侧壁，但未侵犯筛窦、蝶窦或眶底者，可行上颌骨次全切除术。

（1）做切口：与上颌骨全切除术基本相同，只是不需下睑切口。

（2）暴露鼻腔和上颌窦：沿鼻骨及上颌骨额突咬除该处骨质，至眶内侧缘，保留眶底，凿开上颌窦前壁，切开鼻腔外侧壁黏膜，暴露鼻腔。

（3）切除肿瘤：根据肿瘤的范围，选择切除的范围。术腔处理同上颌骨全切术。

4. 扩大上颌骨切除术　适用于侵犯上颌窦的肿瘤已经累及颞下窝而有张口困难者。此术式与上颌骨全切相比，下睑切口向后方延长达耳屏前颞下颌关节处，需暴露下颌骨升支，结扎颌内动脉，切断下颌骨升支，切断颧骨、鼻腔外侧壁、硬腭、上颌结节与蝶骨翼突的联系。

5. 颅面联合进路　此进路对于侵犯颅底的鼻窦恶性肿瘤进行根治性切除的方法。切口包括发际冠状切口、鼻侧切开鼻部切口，需要暴露前颅底、硬脑膜及额叶脑组织，完整切除肿瘤后，仔细止血后，需要修复缺损的硬脑膜，采用帽状筋膜或阔筋膜修复，局部涂生物胶，防止脑脊液漏。

6. 内镜下鼻腔鼻窦恶性肿瘤切除术的应用　随着鼻内镜外科技术的发展，逐渐的将其应用于鼻腔鼻窦恶性肿瘤的切除术当中，在保证肿瘤控制率和患者生存率的情况下，联合放射治化学治疗技术，可以更好地保存患者的器官功能，提高患者的生命质量，也是腔镜外科在耳鼻咽喉科的巨大进步（图 22-2-13）。

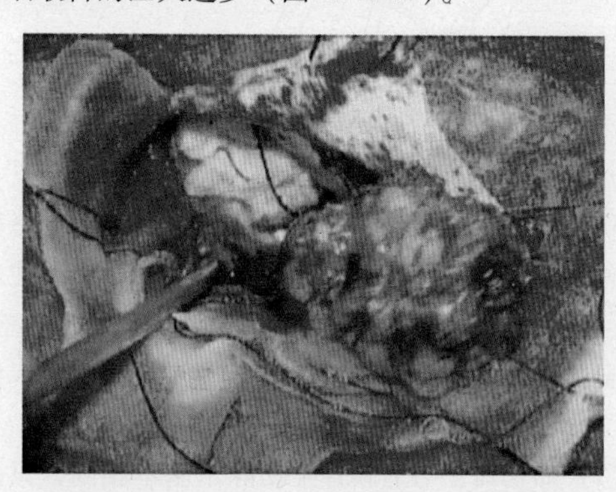

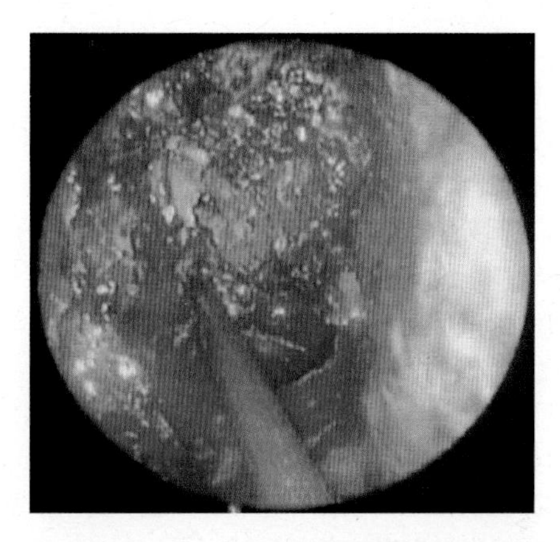

图 22-2-13　鼻内镜联合开颅手术切除鼻腔鼻窦嗅神经母细胞瘤

7. 免疫治疗以及靶向药物治疗　免疫治疗一般用于术后辅助治疗，鼻窦鳞状细胞癌放疗期间常同期联用 EGFR 靶向治疗药物。如病情进展，可酌情考虑使用免疫治疗药物。

【常见鼻腔鼻窦恶性肿瘤特点】

1. 鳞状细胞癌

（1）鼻腔鼻窦恶性肿瘤中最常见，占头颈部恶性肿瘤的 0.2%，发病年龄 60～70 岁居多。内翻性乳头状瘤中约 10% 会伴有鳞状细胞癌恶变。

（2）肿瘤生长隐蔽，经常发现属于晚期，影响预后。常侵犯骨质以及周围结构才被发现。

（3）有报道筛窦癌 2 年生存率约 45.7%，5 年生存率约为 18.7%；上颌窦癌 2 年生存率为 55.9%，5 年生存率为 45.2%。有淋巴结转移的患者，生存率下降约一半左右。

（4）CT 和 MRI 结合可以很好地明确肿瘤的范围和毗邻关系，三维 CT 血管造影重建为颅底部位与颈内动脉的关系提供参考。

（5）无论何种手术方式，术后转归及预后均与是否彻底切除肿瘤有关。

2. 腺癌

（1）该肿瘤常发生于男性，有报道认为和木尘和皮革尘等有关。

（2）部分腺癌具有侵袭性，局部复发率大约50%，淋巴结转移率约10%，远处转移率约20%。5年累积生存率约40%～60%。

3. 腺样囊性癌

（1）鼻腔鼻窦最常见的涎腺恶性肿瘤，常发生在上颌窦和鼻腔。

（2）主要症状为单侧鼻塞和鼻出血，疼痛、感觉异常和感觉缺失发生率较高。

（3）常易侵犯神经，长期生存率低，10年生存率仅约7%，大多病例死于局部复发。

（4）治疗的要点在于预防局部复发，因此，治疗的关键主要是切除肿瘤，并保证切缘干净，而这经常取决于肿瘤的部位。

（5）治疗可以采用鼻内镜手术或者联合颅面联合进路，要视肿瘤累及的范围而定。大多研究支持术后放射治疗，手术加放射治疗可以使得此类病人的3年生存率达72%，5年生存率达60%。

4. 嗅神经母细胞瘤

（1）肿瘤生物学特性变化大，可以惰性生长，可以带瘤生存多年，也可以高度恶性迅速转移，部分患者的生存期只有几个月。

（2）发病年龄跨度大，3～90岁都可发病。

（3）Kadish分期：A、B、C、D四类，A：肿瘤局限在鼻腔；B：肿瘤侵犯鼻腔和鼻窦；C：肿瘤侵袭超过鼻腔和鼻窦，累及筛板、颅底、眼眶或颅内；D：肿瘤转移至颈部淋巴结或者有远处转移。

（4）嗅神经母细胞瘤的病理诊断常需免疫组化、超微结构来支持诊断。

（5）治疗主要是手术和放射治疗的综合运用。

（6）有约5%的患者会出现颈部转移，需要接受颈淋巴结清扫术或者局部放射治疗。

5. 恶性黑色素瘤

（1）起病隐匿，早期诊断困难，确诊常已晚期，生存率低。

（2）原发鼻鼻窦和颅底区域的黏膜恶性黑色素瘤大约占所有恶性黑色素瘤的0.3%-2%，占头颈部恶性黑色素瘤的4%。平均发病年龄约64.3岁。

（3）1/3的患者存在颈部转移，且通常发生于远处转移之前，而远处转移常使病情快速恶化导致死亡。

（4）大约80%发生于鼻瓣区，20%发生于鼻窦，最长发生部位是鼻腔外侧壁，特别是中、下鼻甲，其次是鼻中隔。也可能发生于上颌窦和筛窦。几乎均是原发肿瘤。

（5）Ballantyne分期：1期，肿物局限于原发部位；2期，肿物位于原发部位并伴有区域淋巴结转移；3期，伴有全身转移。

（6）Prasad分期：1期，原位恶性黑色素瘤，无伴浸润或微浸润；2期，肿瘤仅侵犯黏膜固有层；3期，肿瘤侵犯深层组织。

（7）治疗方法首选手术切除肿瘤以及较宽的局部切缘。

（文卫平）

第三节　鼻NK/T淋巴瘤

【概述】

鼻NK/T淋巴瘤（NK/T cell lymphoma，nasal type）指发生在鼻、鼻窦、鼻咽、软/硬腭、扁桃体等“中线”部位的淋巴结外非霍奇金淋巴瘤，曾被称为“中线恶网”。早期表现为鼻塞、可有鼻涕、臭味；下鼻甲和鼻中隔多先受累，出现肉芽肿性溃疡；继而中线部位黏膜、软骨、骨质广泛严重损毁，患者全身衰竭终致死亡。该病恶性程度高，进展迅速，易侵犯血管发生播散，预后差，男性多于女性，与EB病毒感染有关。

【诊断要点】

（一）症状与体征

1. 临床症状不特异，早期表现为间歇性鼻塞，可伴有水样、血性分泌物或发热。

2. 随症状加重，可出现脓涕、臭味、咽痛，食欲缺乏；鼻中隔、鼻腔及邻近组织结构损毁，面中部畸形。

3. 晚期患者全身衰竭死亡。

4. 前鼻镜检查早期多见鼻中隔、下鼻甲黏膜肿胀，肉芽肿性糜烂、溃疡，可有鼻腔干燥结痂；继而局部可见灰白色坏死，鼻中隔穿孔；累及腭部、咽部可见肉芽肿性溃疡、坏死及结构破坏，畸形或消失。

（二）特殊检查

1. 鼻窦CT检查早期以增殖、浸润为特点，中晚期出现病变部位溶解、坏死，骨质破坏常见。

2. MRI在T_1加权像多为低或等信号，T_2加权像为等或高信号，多不均匀，增强后有不同程度强化。CT显示骨质破坏优越，MRI更易鉴别肿瘤与炎症组织（图22-3-1）。

3. 病理活检　可取肉芽性溃疡周围增厚黏膜，以多部位、深处、足量为原则，常需多次取检，送检病理及免疫组织化学检查。凝固性坏死和炎细胞浸润，肿瘤性淋巴细胞散布或弥漫性分布为主要病理改变，部分病理可见血管浸润，呈葱皮样增厚。免疫组化目前多采用SP法，常有CD3、CD45RO等T细胞分化抗原阳性，TIA-1、*grazymeB*等细胞毒性颗粒相关蛋白强阳性表达，NK相关抗原CD56高表达，还需结合EB病毒编码RNA（Epstein-Barr virus-encoded small RNA，EBER）及B淋巴细胞和组织分化细胞抗原的表达情况。

【鉴别诊断】

1. 韦格纳肉芽肿病　病因不明，多认为与免疫反应有关的坏死性肉芽肿，以坏死性多血管炎为主要病理改变。多表现为中鼻甲、下鼻甲和鼻中隔破坏而无硬腭损毁，且该病常累及肾出现局灶性坏死性肾小球炎。

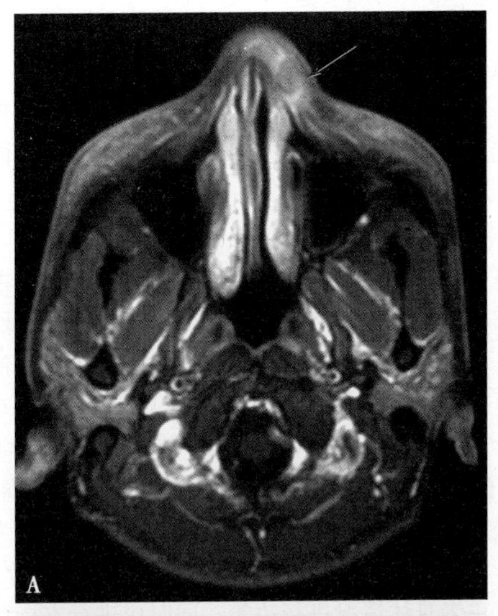

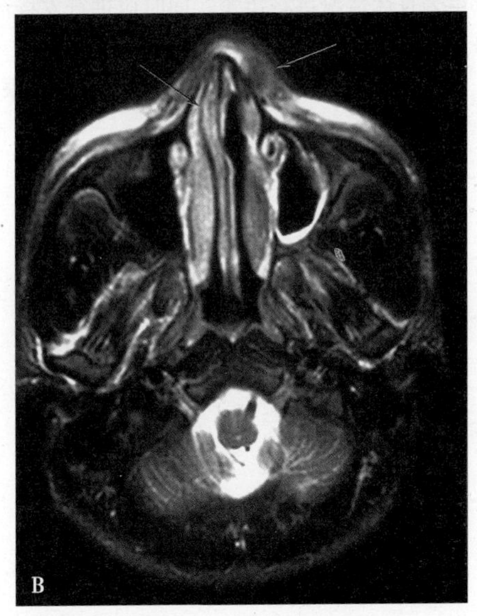

图 22-3-1　鼻腔淋巴瘤 MRI 表现

A. T_1 加权图像　B. T_2 加权图像。鼻前庭鼻中隔右前缘、左侧鼻背部皮下结节影

2. 感染性肉芽肿　非全身性损害，病理上为非特异性的急性与慢性感染。

3. 非特异性慢性溃疡　口腔、硬腭、咽部的良性溃疡，无进展性与破坏性。病理为慢性炎性坏死性肉芽肿组织，无异型淋巴细胞。

【治疗要点】

鼻 NK/T 淋巴瘤以放射治疗化学治疗联合为主要治疗方案。该病对放射治疗敏感，对化学治疗中、低敏感。

1. 病灶局限患者，放射治疗成为首先考虑的治疗方法，可采用大剂量连续性放射治疗，总剂量为 50～60Gy。

2. 伴全身多处转移患者应考虑联合化学治疗，CHOP 化学治疗方案（环磷酰胺、多柔比星、长春新碱、泼尼松）为主，或以 L-asp（左旋门冬酰胺酶）为基础的化学治疗方案为主。目前尚无标准的联合治疗方案，应依据患者具体情况进行决策。同时应进行支持治疗并保持鼻腔局部清洁。

（朱冬冬）

第四篇 咽部疾病

第二十三章 咽的先天性疾病

第一节 鼻咽囊肿

【概述】

鼻咽囊肿（rhinopharyngocele）系指位于鼻咽部黏膜下，蝶骨体、枕骨基底部、第1、2颈椎浅面软组织内的囊性肿物，临床上很少见。鼻咽囊肿根据胚胎组织来源不同可分为以下3种类型：①垂体囊肿，也叫潴留囊肿，位于鼻咽顶部中线，位置较高，在腺样体的上缘，由垂体组织或鼻咽垂体遗留组织发生的囊肿；②咽中线隐窝囊肿，又称腺样体内囊肿，在胚胎发育过程中，中线合拢时可在腺样体内形成囊肿；③咽囊囊肿，位于鼻咽顶部在咽颅底筋膜深部，为脊索顶端退化回缩时，咽部上皮向内凹陷形成囊性盲隐窝，隐窝外口堵塞形成囊肿。

【诊断要点】

（一）症状与体征

鼻咽囊肿体积小时，大多数情况下无明显症状，产生临床症状后一般体积较大。主要表现为：

1. 鼻咽部异物感　吞咽时较明显，鼻咽部可有压迫胀满感。

2. 头痛　头痛部位位于枕后部，与蝶窦炎头痛的位置相似，囊肿一旦破裂，头痛症状则迅速减轻。

3. 脑神经症状　囊肿较大者可压迫舌下神经，引起舌肌震颤，影响说话发音。

4. 其他症状　囊肿较大堵塞后鼻孔，则引起鼻塞。其囊液自溢或一旦引起鼻窦炎所致鼻腔脓涕流向口咽部时，引起晨起干呕，并能自嗅出鼻腔臭味。当囊肿位置或其分泌物堵塞咽鼓管咽口时，可出现耳闷、耳鸣和听力下降。

（二）特殊检查

1. 鼻内镜或纤维鼻咽镜检查　可见鼻咽部圆形隆起肿物，表面光滑，黏膜充血（图 23-1-1），探针探入囊内有落空感，伴褐色或淡黄色液体流出。囊肿合并感染时可以有脓痂附着，常可因炎症、手术或外伤阻塞咽囊开口而形成咽囊囊肿或脓肿，清理后可见瘘口和脓性物溢出。

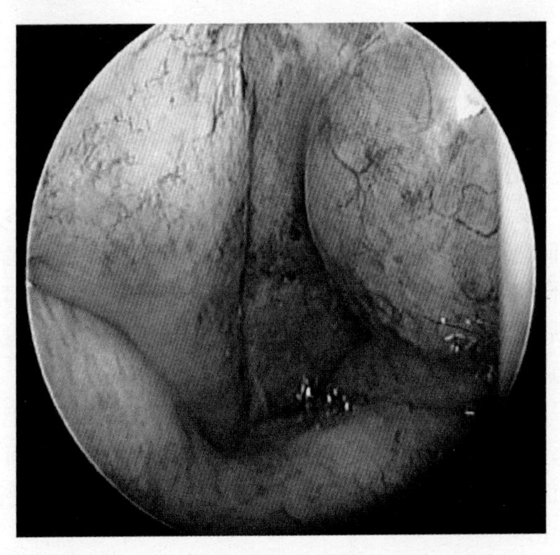

图 23-1-1　鼻咽囊肿纤维鼻内镜检查所见
可见鼻咽部一呈圆形隆起的肿物，
表面光滑，黏膜充血

2. 影像学检查：鼻咽部 CT 和 MRI 扫描对诊断意义较大，且 MRI 有较高的软组织分辨率和清晰的三维成像的特点，可以多方位从不同角度观察病变，为手术、穿刺提供良好的依据并能做出准确的定位，如果不考虑经济因素，MRI 当是首选（图 23-1-2）。

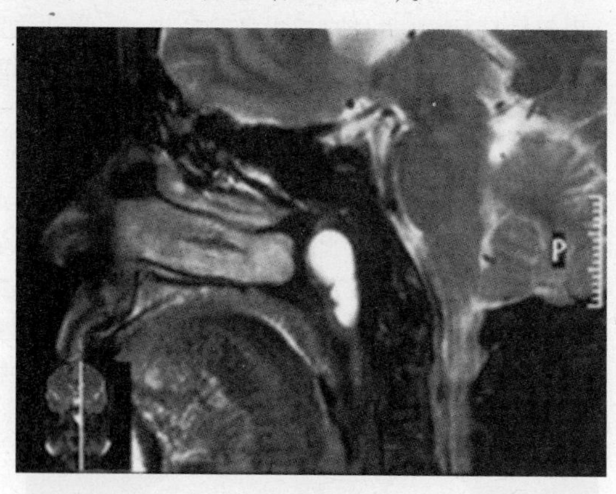

图 23-1-2 鼻咽囊肿 MRI 表现

可见鼻咽部一密度均匀影，边界清楚，包膜完整

【鉴别诊断】

随着鼻内镜和影像学技术的发展，鼻咽囊肿漏诊率降低，对经常鼻后部流脓及枕部持续性头痛，尤其是有腺样体手术史的患者，在排除了鼻窦炎症状和鼻咽部肿瘤后，应考虑鼻咽囊肿的可能。本病应与下列疾病相鉴别。

1. 脊索瘤　低度恶性肿瘤，较少见，好发于中年男性，可有鼻塞、耳鸣、耳闷等症状，查体见肿物表面覆有正常黏膜，CT 检查可见蝶骨区、上部颈椎有广泛骨质破坏。

2. 鼻咽癌　发于咽隐窝，可有涕中带血、耳鸣、听力减退、颈部淋巴结肿大等症状，查体见肿物表面粗糙不平，易出血，但也可表现为黏膜下隆起，表面光滑，病理可资鉴别。

3. 鼻咽纤维血管瘤　常见于青年男性，多表现为阵发性鼻出血、鼻塞、闭塞性鼻音、嗅觉减退等，纤维鼻咽镜见鼻咽部圆形或分叶状肿瘤，表面光滑且富有血管。

4. 颅咽管瘤　好发于儿童，临床多表现为内分泌失调，视力下降、视野缺损，颅内压增高。颅底 CT 扫描可现实鞍区骨质破坏，瘤内可见钙化点，其中近半数出现沿肿瘤边缘壳状钙化影，是诊断颅咽管瘤的重要依据。

【治疗要点】

1. 药物治疗　穿刺抽吸并向囊内注入硬化剂，但此方法容易复发，目前已不被广泛采用。

2. 手术治疗　手术治疗以彻底切除囊体及其囊内黏膜，防止复发为原则。手术径路有经口、经腭及经鼻 3 种方式，鼻内镜下经口、经鼻径路较常用。如体积小尚未侵犯重要组织结构，并未引起打鼾、呼吸困难等症状时可暂不手术，但要定期进行鼻内镜检查。经口腔进路适用于切除咽后侧壁近口咽部的囊肿，经腭进路创伤较大已基本不采用。应用内镜经鼻切除鼻咽囊肿术野清晰，创伤小，对位于鼻咽顶后壁的囊肿较经口进路切除更为方便。

（刘　鸣）

第二节　咽 囊 炎

【概述】

咽囊炎（pharyngeal bursitis）是指咽囊感染，脓肿破溃后可形成脓性瘘管。本病又叫做咽黏液囊炎、鼻咽部正中瘘或鼻咽囊肿，由 Thornwaldt 于 1885 年首次报道此病，故又称桑汶地病，是一种少见疾病。流行病学调查显示，发病率低，多见于儿童，成人极少见。

其病因与先天发育不良有关。咽囊是鼻咽顶后壁脊索残余和咽外胚层之间由于呼吸上皮长入而形成的上皮囊。咽囊位于鼻咽顶部中央，开口于咽扁桃体下端，向后上扩展，成袋状或憩室状，囊的深浅大小不一，内被覆黏膜，其分泌物引流到鼻咽部，该部位若发生感染，则形成咽囊炎。

【诊断要点】

（一）症状与体征

1. 患者多有黏稠或脓性分泌物经口或经鼻排出，偶可见干酪样分泌物，以清晨居多，可伴有异味或腥臭味，患者可自觉呼吸有臭味。少量患者可自觉头痛、咽部异物感、单侧耳部闷胀感，偶有涕中带血。

2. 查体可见黏性或脓性分泌物经咽后壁向下流出，通过间接鼻咽镜见鼻咽部正中黏膜局限性隆起，表面皮肤充血水肿。但由于患者配合不佳，或软腭较低，多不用此项检查。

（二）特殊检查

鼻内镜检查可见鼻咽部正中黏膜局限性隆起，可见咽囊开口，咽囊表面黏膜可呈慢性充血或水肿，部分患者咽囊开口处可见到脓性分泌物，挤压咽囊见分泌物排出，可通过此方式来确诊。

【鉴别诊断】

1. 慢性鼻炎　可见鼻腔黏膜慢性充血，患者有长期病史，鼻腔可有黏性或脓性排出但较少经口排出。可以通过病史及查体相鉴别。

2. 蝶窦炎　患者可有枕后痛病史。可通过影像学检查或鼻内镜检查相鉴别。

3. 腺样体肥大　患者多仅有打鼾病史，无脓性分泌物排出。可通过病史相鉴别。

【治疗要点】

1. 药物治疗　急性期多采用全身应用抗生素治疗。

2. 手术治疗　早期多采用烧灼搔刮等治疗方法，现多在鼻内镜下进行微波或等离子完整切除咽囊壁，防止疾病复发。

（刘　鸣）

第三节　舌及头颈部异位甲状腺

【概述】

异位甲状腺（ectopic thyroid gland）是指在甲状腺正常位置以外出现的甲状腺组织，系由于胚胎时期部分或者全部甲状腺胚基离开原位发育而成，通常位于中线部位。多见于女性，男女比例约为1∶4.5。

在胚胎发育时期的第4周，于第1与第2咽囊之间的咽腹侧，中线部位的内胚层增生，形成甲状腺中位始基。该始基随心脏和大血管下降时，其仍借甲状舌管与咽底（相当于舌盲孔）相连。人胚第7周始基尾断，到达气管前面，逐渐发育成甲状腺峡部及左右两则叶。随后，甲状舌管开始退化在胚胎，甲状腺下移过程中发生异常，是发生异位甲状腺的主要原因。

【临床分类】

按部位大致分为以下4种类型。

1. 下降不良型　多位于中线甲状腺的下降路上，此型最多，如舌根部、舌内、舌下、喉前、喉咽或口咽后壁。

2. 内侧迷走型　较少见，包括气管内、气管旁、食管旁。

3. 外侧迷走型　出现于颈部甲状腺外侧部位的甲状腺组织。

4. 远处　包括纵隔腔、甚至隔膜以下部位与甲状腺下降无关的异位甲状腺。

【诊断要点】

（一）症状与体征

本病是先天性疾病，但多数是在性成熟期、经期、妊娠、哺乳时甲状腺代偿性增大时发现，多见于27～37岁女性，约占95%。早期肿块较小时无自觉症状，肿块发展到一定大小可随位置不同表现相应症状。

1. 阻塞性症状　吞咽不畅、咽异物感、呼吸不畅等。气管内、气管旁异位可表现为呼吸困难，大的舌根部或气管内异位甲状腺可突然阻塞呼吸道而致命。

2. 咽痛及出血 大的舌根异位甲状腺表面可溃烂而致咽痛，有时首发症状为出血。

3. 甲状腺样疾病表现 主要为甲状腺功能减退，有少部分病人表现为甲状腺功能亢进。

4. 其他 约70%的舌根甲状腺病人表现为不同程度的甲状腺功能减退，表现为慢性便秘、发育和生长延迟。约10%的年轻人有黏液性水肿或克汀病。

（二）特殊检查

对于没有任何症状的异位甲状腺，难以检查，即使有症状也往往被忽视，极易误诊因此，对可疑的病例，可考虑进行下列检查。

1. X线片 颈胸部的正侧位X线摄片，可显示纵隔及气管内的肿块，为进一步的检查提供依据。

2. B超检查 可显示正位甲状腺及直径>1.0cm的异位包块的部位、大小及部分性状。位于颈区的异位甲状腺，超声对其形态学诊断具有快速、简便、无创伤、无辐射危害的优越性，检出率高，可作为一种筛查的方法，发现异常后再做核素扫描证实。

3. CT检查 可明确肿块的部位、大小、实质及毗邻关系等；由于含碘量高，异位甲状腺CT表现为较高密度软组织肿块，增强扫描肿块可明显强化，有时单凭CT表现难以与其他疾病鉴别（图23-3-1）。

4. 放射性核素扫描 具有诊断特异性，既能显示是否存在正位甲状腺及其状况，又能提供鉴别诊断。

5. 穿刺抽吸组织细胞学检查 可明确肿块的性质。

【鉴别诊断】

异位甲状腺与舌根、颈侧区、纵隔等位置的包块如甲状舌管囊肿、颈部皮样囊肿、颈部血管瘤、颏下淋巴结炎、胸腺瘤、纵隔囊肿等鉴别。需要注意的是，当怀疑包块为异位甲状腺时应首先仔细检查正常位置甲状腺是否有肿瘤病变，以排除分化性甲状腺癌的转移灶。

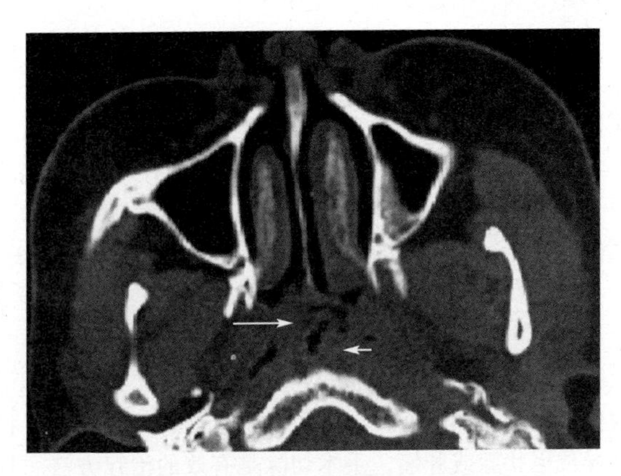

图 23-3-1　异位甲状腺的鼻咽部 CT
显示异位甲状腺（长箭头）与腺样体
（短箭头）无明显差别

1. 甲状舌管囊肿　甲状舌管囊肿为耳鼻咽喉科常见病，颈前异位甲状腺尤其是副甲状腺极易被误诊为甲状舌管囊肿。甲状舌管囊肿多位于舌骨与甲状腺之间的颈正中部，呈圆形或类圆形肿物，有囊性感，边界清楚，无压痛，并可随吞咽上下移动，但继发感染后其表现可不典型。颈前异位甲状腺亦可随吞咽上下移动，多为实性肿块，但亦可因变性或出血而有囊性感，但不如甲状舌管囊肿明显，其穿刺液多为深棕色血性液，而甲状舌管囊肿则通常为黄色液体。放射性核素扫描异位甲状腺具有吸碘功能而甲状舌管囊肿则缺少吸碘功能。

2. 甲状腺癌　肿瘤早期可发生顶淋巴结转移；颈前区可扪及包块或结节，质地硬、可浸润周围组织以致包块比较固定；侵犯周围器官可引起吞咽障碍、呼吸困难、声嘶以及霍纳综合征等；肿瘤可经血转移到肺或骨骼；同位素扫描常为冷结节；病理片可发现细胞形态改变或甲状腺真囊消失，血管、淋巴结侵犯转移，甲状腺丧失其正常滤泡结构。

3. 鳃源性囊肿与瘘管　胚胎发育过程中，咽沟闭合受阻，留有残余的上皮组织，形成囊肿或瘘。可位于自下颌角至胸骨上缘及胸锁乳突肌前缘的任何位置，可反复发生感染、造影可显示囊肿或瘘管的部位与走向。如未发生感染，仅凭临床表现很难和位于颈侧的囊性额外甲状腺组织相鉴别，但有时可查明内孔的存在。

4. 囊状淋巴管瘤 90%的病例2岁前发病，常见于颈侧部颈后三角区，囊壁很薄，囊液清亮、能透过光线。

【治疗要点】

（一）治疗原则

没有功能障碍和肿瘤的异位甲状腺，尤其是颈部正常位甲状腺缺如的病例，一般可不予处理。对于有症状的异位甲状腺或肿瘤，手术切除是有效的治疗方法。具体原则可依不同部位而定：①颈部无甲状腺者宜行异位甲状腺次全切除或单纯腺瘤摘除术；反之，则行异位甲状腺全切除术。②异位甲状腺肿瘤早期手术切除是最有效的方法。如有正位甲状腺可行甲状腺瘤全切除术，而正位甲状腺缺如者，要行腺瘤包膜内切除术以保留部分甲状腺组织，避免引起甲状腺功能减退。③对于异位甲状腺癌，则要根据病理类型和患者全身情况做局部清扫或扩大手术切除范围，术后再选择化学治疗、放射治疗、免疫治疗或激素治疗以达到根治的目的。

（二）手术进路

手术进路主要分为经口进路和经颈进路两种。异位甲状腺良性肿瘤则视其部位不同而采取相应的手术进路切除：①舌根部甲状腺瘤，如果位置较浅，可经口内进路切除。②位于口底或面部按颌面外科的常规切口和操作规程进行手术。③对于颈上部的异位甲状腺瘤，以采用舌骨水平横切口为宜。此处正是颏颈部的移行皱折，愈合后瘢痕不明显。④舌根深部的肿瘤，手术时暴露欠佳而出血较多，特别是对于需保留舌根部分甲状腺组织者，可以考虑切开下唇、下颌骨颏部和舌体的正中进路。该法进路术野暴露良好，不涉及大血管和重要神经，是一种安全可靠的方法。

（刘 鸣）

第四节　先天性舌根囊肿

【概述】

先天性舌根囊肿（congenital cyst of tongue）是一种少见病，为甲状舌管发育异常（囊肿样变）所致，囊肿位于舌盲孔处。

胚胎期甲状腺始基在向尾侧下移过程中，形成一条与始基相连的细管，叫甲状舌管，在胚胎第6周，甲状舌管开始退化，第8周甲状舌管完全消失，若甲状舌管发育过程中囊肿样变，此时可引起胎儿先天性舌根囊肿。

【诊断要点】

（一）症状与体征

1. 囊肿较小时可无症状。囊肿长大时，可出现吞咽不畅、咽下困难、言语含混不清、呼吸困难。在新生儿临床表现为吸气期呼吸困难、喉喘鸣，可有Ⅱ～Ⅲ度喉阻塞，哭声低弱等症状。头偏位尽力后仰后吸气期呼吸困难、喉喘鸣可缓解。所有患儿都发生进奶困难，营养状况差于同期新生儿。患儿一般无明显声音嘶哑，所有症状出生时即出现，随年龄增长逐渐加重。

2. 体格检查时见舌根正中线上有一半圆形隆起，表面黏膜光滑、质软、无压痛。囊肿位于舌根深部时，表面隆起不显著，会厌可被推压，产生极为严重的呼吸困难，此时，一般口咽检查不易发现囊肿。

（二）特殊检查

1. 纤维喉镜　纤维喉镜是诊断的理想工具，镜下见舌根出现圆形隆起，表面光滑、质软、触之无压痛，穿刺抽吸淡黄色清澈水性液可确诊。

2. 超声检查　先天性舌根囊肿患儿颈部超声提示肿物边界清楚，内为液性，呈无回声。

3. 颈部三维CT　显示舌根处低密度软组织影，CT值在20～30Hu之间，边界大多显示清楚。

【鉴别诊断】

本病极其少见，90%患者均是死后尸检确诊，对于临床表现为吸气期呼吸困难、喉喘鸣，可有Ⅱ～Ⅲ度喉阻塞的患儿应考虑此病的可能，且需和以下疾病进行鉴别。

1. 先天性甲状舌管囊肿　可发生在舌盲孔至胸骨上切迹之间颈中线的任何部位，常无明显症状，囊肿较大时可有舌内或颈内紧迫感或胀感。检查见颈部皮下呈半圆形隆起，边缘清楚，质韧或软而有弹性，与皮肤无粘连，囊肿可随吞咽上下移动。

2. 先天性喉软骨软化病　于电子喉镜检查时可见会厌软骨明显软化，吸气时遮覆喉入口，或于声带间见明显膜样组织。

【治疗要点】

治疗方法是在内镜下彻底切除囊肿，切除囊肿后留下的创面待二期愈合即可。另外，囊肿袋型缝合术也可能有效，但是要想达到治愈的目的，还是应该将囊肿彻底切除。

（刘　鸣）

第二十四章 咽的炎性疾病

第一节 急性鼻咽炎

【概述】

急性鼻咽炎（acute nasopharyngitis）是鼻咽部黏膜、黏膜下组织和淋巴组织的急性感染性炎症。本病多为病毒感染，也可由细菌感染引发。在成人与较大儿童多表现为上呼吸道感染的前驱症状，也可继发于急性鼻炎或鼻窦炎。

【诊断要点】

（一）症状与体征

1. 常有发热、畏寒等上呼吸道感染症状，多呈自限性。

2. 同时可伴有鼻塞、咽痛、鼻咽部干燥和灼热感等症状。

3. 颈部淋巴结肿大并有压痛。

4. 炎症如累及咽鼓管，可并发急性中耳炎，伴有不同程度的耳痛、耳闷胀感以及听力减退。

（二）特殊检查

电子鼻咽喉镜检查见鼻咽部黏膜弥漫性充血肿胀，黏（脓）性分泌物增多，并可流入口咽部，附着于咽后壁。儿童常伴有腺样体组织充血肿大，表面附着炎性渗出物。

【鉴别诊断】

需与流行性感冒、急性鼻窦炎、急性咽炎以及麻疹、猩红热、百日咳等呼吸道急性传染病等鉴别。

【治疗要点】

1. 如为病毒感染，属于上呼吸道感染的一部分，以对症治疗为主。注意休息，多饮水。鼻塞严重者，可短期应用局部减充血药滴鼻或鼻腔喷雾，疗程不超过5天。对高热者酌情予以解热药，辅以物理降温。

2. 如合并细菌感染，给予口服或静脉应用足量、敏感的广谱抗菌药物进行治疗，疗程一般为5~7天。

3. 如有急性鼻窦炎、急性中耳炎等并发症，应按相关疾病的治疗原则进行处理。

（程 雷）

第二节 慢性鼻咽炎

【概述】

慢性鼻咽炎（chronic nasopharyngitis）是鼻咽部黏膜、黏膜下组织和淋巴组织的慢性炎症。本病发展缓慢，多为急性鼻咽炎反复发作、鼻腔鼻窦炎性分泌物刺激、以及环境粉尘、烟雾和刺激性气体等引起。机体抵抗力下降、内分泌功能障碍、胃肠功能失调等因素也可诱发。

【诊断要点】

（一）症状与体征

主要症状为鼻咽部干燥、不适感，有黏稠分泌物不易咳出，表现为经常清嗓、咳嗽、吸痰，多伴有恶心和作呕，严重者有声嘶、咽痛、头痛、头晕、乏力、消化不良、低热等局部或全身症状。可伴下颌下淋巴结肿大、压痛。

（二）特殊检查

电子鼻咽喉镜检查见鼻咽部黏膜慢性充血、增生、肥厚，覆以黏稠分泌物或干痂。并可见咽侧索红肿，咽后壁淋巴滤泡增生，有黏（脓）性分泌物自鼻咽部流下。

【鉴别诊断】

可与咽囊炎（鼻咽脓肿）相鉴别，后者鼻内镜检查可见咽囊开口，部分患者可有脓性分泌物。

【治疗要点】

1. 找出致病原因或诱因，进行病因治疗最为重要。

2. 增强体质，营养均衡，提高机体抵抗力。

3. 鼻咽部干燥者可应用生理盐水鼻腔冲洗，有助于缓解症状。也可酌情选用中药治疗。

（程　雷）

第三节　腺样体肥大

【概述】

腺样体也称增殖体、咽扁桃体，位于鼻咽部顶后壁中央，为咽淋巴环内环的组成部分。在正常生理情况下，腺样体自幼年期逐渐增大，称为生理性肥大，一般在10岁后开始萎缩。腺样体肥大（adenoid hypertrophy）是指腺样体因炎症刺激而导致的病理性增生肥大。常见病因为急、慢性鼻咽炎的反复发作，鼻腔鼻窦的炎症也可累及腺样体。本病多见于儿童，常并发阻塞性睡眠呼吸暂停低通气综合征（obstructive sleep apnea-hypopnea syndrome，OSAHS）。

【诊断要点】

（一）症状与体征

1. 鼻部症状

（1）鼻塞是最主要的症状。肥大的腺样体组织及黏（脓）性分泌物不同程度地阻塞后鼻孔，导致鼻塞、流涕，讲话呈闭塞性鼻音，睡眠打鼾伴憋气。

（2）长期鼻塞和张口呼吸，可引起颌面部发育畸形，如腭弓高拱、上切牙突出、上唇上翘、下唇悬挂、下颌下垂等，加之出现精神萎靡、表情愚钝，即所谓的

“腺样体面容”。

2. 耳部症状　腺样体肥大压迫单侧或双侧咽鼓管咽口，引起咽鼓管阻塞，导致分泌性中耳炎，出现耳闷、耳鸣、耳痛、听力减退等症状。耳部症状有时可为腺样体肥大的首发症状，但易被忽视。

3. 咽喉及下呼吸道症状　鼻咽部分泌物向下流刺激呼吸道黏膜，可引起咳嗽、咽痒、咽异物感等症状，甚至发生支气管炎。

4. 全身症状　主要为慢性中毒和反射性神经症状。患儿生长发育迟缓，营养状态差，夜间多梦易惊醒，白天反应迟钝，注意力不集中，性情烦躁等。并发 OSAHS 者还可出现睡眠呼吸障碍的相关症状。长期呼吸道阻塞，肺换气不良，肺扩张不足，可导致胸廓畸形。

（二）特殊检查

1. 鼻内镜或电子鼻咽喉检查　鼻咽顶后壁可见红色团块状隆起，呈分叶状的淋巴组织（图 24-3-1）。同时可观察后鼻孔堵塞的程度，检查咽鼓管咽口是否受压以及压迫程度。

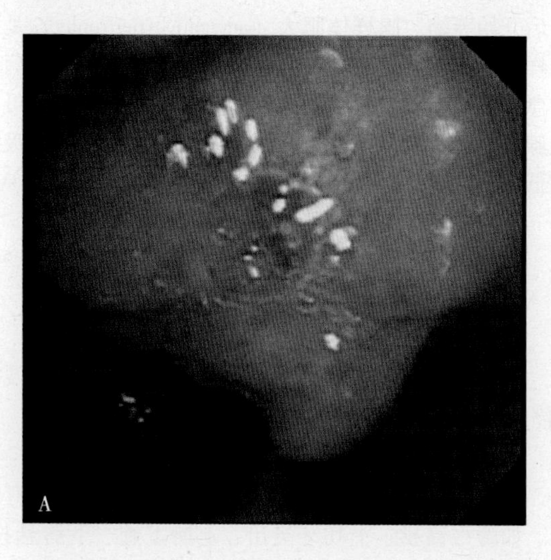

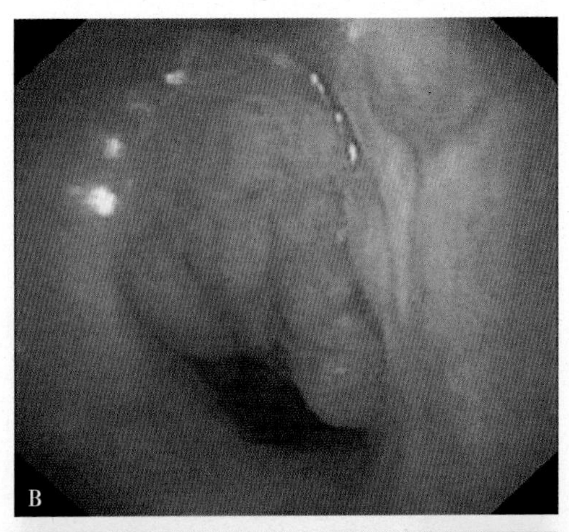

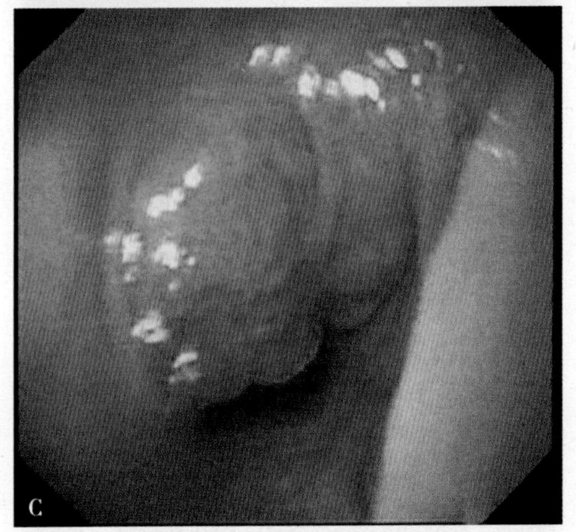

图 24-3-1　腺样体肥大

A. 由鼻咽部所见腺样体形态　B. 由左鼻腔所见腺样体形态　C. 由右鼻腔所见腺样体形态

2. 影像学检查　鼻咽部 X 线侧位片简单经济，可判断腺样体大小及气道狭窄的程度（图 24-3-2）。必要时行鼻咽部 CT 扫描（图 24-3-3）。

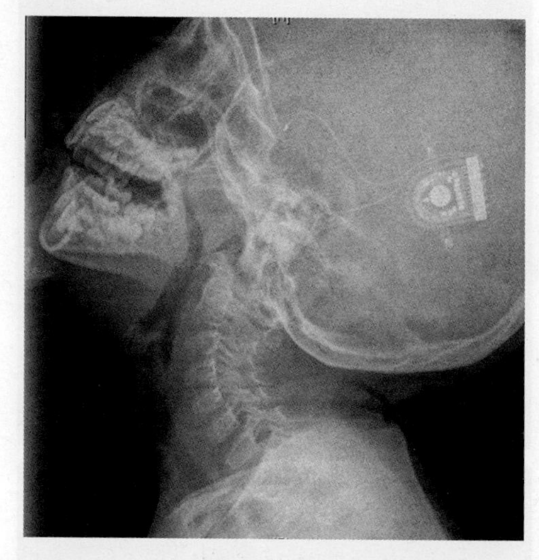

图 24-3-2 鼻咽部侧位片示腺样体肥大

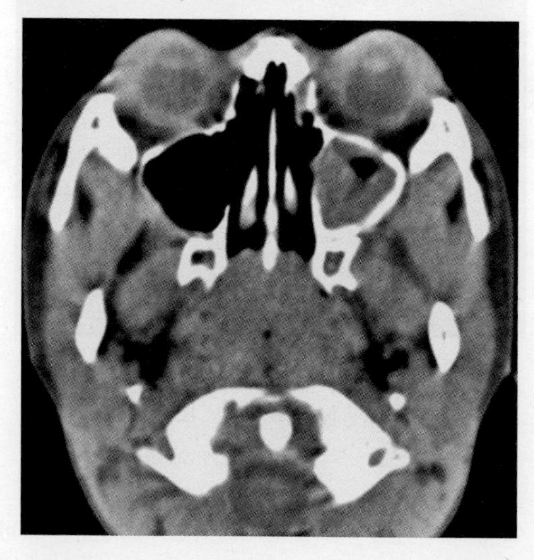

图 24-3-3 腺样体肥大的鼻咽部 CT 表现
可见该平面完全阻塞后鼻孔，并见左侧上颌窦炎

3. 听力学检查　声导抗测试可根据鼓室导抗图评价鼓室内压力及中耳功能。纯音测听可判断有无听力障碍以及听力障碍的类型和程度，但低龄儿童不易配合检查。

【治疗要点】

1. 诊断明确后行腺样体切除术，特别是腺样体肥大引起 OSAHS、分泌性中耳炎、慢性鼻窦炎者，应及早行手术。

2. 症状较轻者，可应用鼻内糖皮质激素、白三烯受体拮抗药等抗炎药物先进行保守治疗 1 ~ 3 个月，如无效，则手术。

3. 传统手术方式为腺样体刮除术，因存在一定盲目性，易造成邻近组织损伤，已少用。目前手术多在全身麻醉后鼻内镜下进行，应用低温等离子消融或吸割器，腺样体组织切除彻底，止血充分。术中应注意保护咽鼓管。

4. 如合并腭扁桃体肥大，可同时进行腭扁桃体切除术。

（程　雷）

第四节　舌扁桃体肥大与悬雍垂过长

一、舌扁桃体肥大

【概述】

舌扁桃体肥大（hypertrophy of lingual tonsillitis）又称慢性舌扁桃体炎。多发生在 40 岁以上，儿童少见，与喜食刺激性食物及烟酒过度有关。病理表现为舌扁桃体淋巴滤泡增生，淋巴细胞、浆细胞增多。本病病因常为舌扁桃体炎及腭扁桃体慢性炎症反复发作。临床上行腭扁桃体切除术后，更易出现舌扁桃体肥大的现象，此被认为是舌扁桃体代偿性增生所致。舌扁桃体肥大还与过度烟酒、好用刺激性食物及发声过度有关。

【诊断要点】

症状与体征

1. 主要为局部刺激症状，如咽部异物感、阻塞感，且舌扁桃体较大时，症状明显。为缓解其症状，患者常做吞咽动作。同时可有刺激性干咳、声嘶症状，说话多时，上述症状可能加重。

2. 如舌扁桃体肥大感染急性发作，则可出现吞咽困难或并发舌根脓肿。

3. 舌扁桃体肥大也可无任何特殊症状，仅在检查口腔时发现舌扁桃体肥大。

4. 可直接用压舌板压迫舌部，或在间接喉镜下检查，可见舌根部有较多颗粒淋巴组织隆起，分布于舌根及两侧，可一侧较大或两侧对称。肥大较重时，可充满会厌谷，并向两侧延伸，甚至可与腭扁桃体下极相连。

【鉴别诊断】

1. 舌甲状腺肿块 多位于舌盲孔与会厌之间的舌根中线上，呈半圆形隆起，表面为正常黏膜覆盖，质地实而有弹性，可行同位素扫描以确定是否为甲状腺组织。

2. 舌根囊肿 多位于舌盲孔处，为甲状舌管上端发育异常所致，可见舌根正中线上有一半圆形隆起，呈半透明状，质地较软，有波动感，穿刺可抽出液体。

3. 舌根部恶性肿瘤 舌根部恶性肿瘤多呈团块状，与周围组织边界不清，必要时可行组织病理检验以明确性质。

【治疗要点】

1. 病因治疗 积极治疗腭扁桃体炎及慢性咽炎等呼吸道疾病。禁烟酒、少吃或不吃刺激性食物。

2. 药物治疗 在舌扁桃体局部涂抹5%～10%硝酸银或1%碘甘油，或用复方硼砂溶液含漱，口服抗生素等，均可缓解其症状。

3. 手术治疗 舌扁桃体肥大较重并引起明显症状者，可施行舌扁桃体切除术。术前用1%丁卡因口咽及舌根表面麻醉，可用舌扁桃体切除刀、圈套器或长弯剪刀切除肥大的舌扁桃体。条件允许的情况下也可用低温等离子射频技术行舌扁桃体消融术，具有安全、痛苦小、出血少、疗效好等特点，值得推广。亦可用电凝固术、激光、微波及冷冻等方法进行治疗。

二、悬雍垂过长

【概述】

正常的悬雍垂与舌根不接触，悬雍垂过长（elongated uvula）是指由于各种原因使悬雍垂变长，与舌根接触。悬雍垂过长的病因多系口咽及扁桃体慢性炎症长期刺激所致；而鼻咽及鼻窦慢性炎症，因其炎性分泌物由后鼻孔流下，刺激悬雍垂，亦可引起悬雍垂过长。上述原因可使悬雍垂发生慢性炎症，悬雍垂肌发生变性，黏膜可水肿并向下垂，致使悬雍垂变长或有增粗，长期刺激可使其纤维化。另外可见先天发育异常者，但极少见。

【诊断要点】

1. 多为咽部不适感或异物感，并常有恶心、呕吐，特别是在检查咽部及进食时明显。张大口腔并做深呼吸时（此时软腭上抬、咽峡扩大）异物感可消失，闭口时又出现。

2. 患者还常有阵发性咳嗽和声音改变，咳嗽于平卧时较易发生，多为悬雍垂刺激咽后壁所致。少数患者可无任何症状。

3. 检查　可直接用压舌板压迫舌部，悬雍垂较松弛，细长，有时亦较粗，其末端肥大呈球形，与舌根接触，较长时，软腭上举时也不离开舌根。间接喉镜下可见咽部常有慢性炎症。

【治疗要点】

1. 忌烟酒及刺激性食物。

2. 治疗咽部及鼻部慢性炎症。

3. 对于症状显著者可施行悬雍垂部分切除术。但不可切除过多，以免术后瘢痕收缩，使其过短，又影响软腭功能。

手术方法：悬雍垂根部黏膜下浸润麻醉，用组织钳挟持悬雍垂下端并向前下牵引，在相当于切口处（横行切口）用血管钳钳夹出一印痕，沿此印痕剪去过长部分。切口斜面向后，以免术后进食时刺激创面引起疼痛。如需切除悬雍垂肌，则先切除多余的黏膜，然后钳住肌肉的顶端，向上分离黏膜，肌肉部分切除后，将黏膜切缘盖住肌肉残端缝合。

（范仙华）

第五节 急性咽炎

【概述】

急性咽炎（acute pharyngitis）为咽部黏膜与黏膜下组织的急性炎症，咽部的淋巴组织亦常常被累及。炎症可以波及整个咽部，或者仅仅局限于鼻咽、口咽或者喉咽的一部分。此病可以为原发性，也可以继发于急性鼻窦炎或者急性扁桃体炎之后。常见的病因是病毒感染、细菌感染、物理化学因素。在幼儿，急性咽炎常为急性传染病的先驱症状或伴发症状，如麻疹、猩红热、流行性感冒、风疹等。在成人及较大儿童，则常继发于急性鼻炎之后。受凉、疲劳、烟酒过度及全身抵抗力下降，均为本病的诱因。

【诊断要点】

1. 此病容易经飞沫传染，食物或者直接接触即可导致感染。以秋冬季节发病较多。

2. 一般起病较急，患者可以感觉咽部干燥、灼热、粗糙、微痛，咽痛症状逐渐加重，后出现吞咽疼痛。咽痛可以放射至两侧耳部及颈部。

3. 患者可以出现全身不适、头痛、食欲缺乏、口干、口渴、畏寒以及四肢酸痛等症状。

4. 查体可见咽部黏膜充血肿胀，呈深红色，分泌物明显增多。以口咽外侧壁为著，咽腭弓黏膜肿胀。咽后壁淋巴滤泡肿大，充血。可以出现咽侧淋巴索红肿。同时患者可以出现鼻腔黏膜的急性炎症性改变。颈部疼痛时可触及肿大淋巴结，有压痛。

【鉴别诊断】

1. 麻疹　口腔及颊黏膜可以检查麻疹斑，伴有眼结膜炎症状。

2. 猩红热　一般为儿童多见，早期可以出现寒战、高热，可以出现典型的杨梅舌及猩红热样皮疹。

3. 流行性感冒　鼻腔黏膜充血，伴有全身酸痛、乏力以及头痛等症状。

4. 传染性单核细胞增多症　可以出现发热、咽痛症状。扁桃体肿大，表面可以看见灰白色分泌物附着，容易拭去。伴有颈部淋巴结肿大，白细胞计数早期减少，后期增加，单核细胞增多，一般以超过 10% 为阳性标准。血清嗜异性凝集试验为阳性。

5. 粒细胞减少性咽峡炎　全身症状重，扁桃体以及周围组织溃疡，有褐色坏死物，白细胞计数减少，中性粒细胞消失，血小板减少，红细胞沉降率加快。

6. 淋巴细胞性白血病　血液常规检查可以区别，骨髓涂片可以明确诊断。

7. 急性心肌梗死　单侧牙齿疼痛或者一侧咽痛，咽部表现不明显患者，需要警惕心血管事件发生。

8. 甲状腺疾病　可以以咽部不适为主要症状，初期多误诊为咽炎，行颈部 B 超以明确诊断。

9. 樊尚咽峡炎　是一种溃疡性炎症，主要由厌氧梭形杆菌以及螺旋体感染引发。临床表现多为一侧咽痛，伴有头痛及张口困难，以及全身不适症状。咽拭子涂片检查发现梭形杆菌及樊尚螺旋体可以确诊。

【治疗要点】

1. 一般嘱患者多休息，多饮水并且进食容易消化食物，注意大便通畅。咽部局部可以使用复方硼砂液或者温生理盐水含漱，碱性含漱剂可以稀释黏稠分泌物。发病初期可以使用碘甘油或者硝酸银涂擦咽壁，以帮助炎症消退。如果炎症累及喉部，可以采用药物雾化吸入疗法。选用激素急性雾化吸入治疗可以改善患者的症状和生命质量。

2. 抗生素治疗　一般首选青霉素，因为其对溶血性链球菌疗效较佳。对于咽喉部黏膜坏死性炎症，最好及时做细菌培养，选择适当的抗生素。首选青霉素，大剂量静脉滴注。或根据药物敏感试验选用相应抗生素。

3. 对于急性坏死性咽炎，可以在口咽局部使用高锰酸钾溶液进行冲洗，但是局部禁止搔刮或者清除坏死组织，避免出现大出血，禁用药物烧灼。

4. 对于过敏所致急性水肿性咽炎，确诊后应静脉注射地塞米松及给予抗组胺药物，可获得缓解并需严密观察呼吸情况。必要时给予吸氧。若已累及喉部，则按喉血管神经性水肿处理。必要时需行气管切开术。

（马瑞霞）

第六节　慢性咽炎

【概述】

慢性咽炎（chronic pharyngitis）为咽部黏膜、黏膜下及淋巴组织的慢性炎症，常为上呼吸道慢性炎症的一部分。本病多见于成年人，病程长，症状顽固，反复发作，给人不易治愈印象。常见病因主要分为：①局部因素，包括急性咽炎反复发作转为慢性、上呼吸道慢性炎症刺激、长期烟酒过度或受粉尘及有害气体的刺激、职业因素（教师、歌唱者等）及体质因素；②全身因素，如多种慢性病，另外内分泌紊乱、自主神经失调、维生素缺乏以及免疫功能紊乱等均与本病有关；③过敏因素，吸入性变应原。

【临床分类】

1. 慢性单纯性咽炎　咽黏膜层慢性充血，黏膜下结缔组织及淋巴组织增生，黏液腺肥大，分泌亢进。咽后壁常有少许黏稠分泌物附着。悬雍垂可增粗，呈蚯蚓状下垂，有时与舌根接触。

2. 慢性肥厚性咽炎　黏膜慢性充血、肥厚，黏膜下有广泛的结缔组织及淋巴组织增生，形成咽后壁颗粒状的隆起，有时甚至融合化脓。若咽侧索淋巴组织增生，则该处呈条索状增厚。

3. 萎缩性咽炎　常由萎缩性鼻炎蔓延而来，病因不明，临床上很少见。主要病理变化为咽部腺体和黏膜萎缩。查体见咽部有大量干痂附着。可见咽黏膜干燥，萎缩变薄，色苍白且发亮，咽后壁黏膜上常由黏稠的黏液或有臭味的黄褐色痂皮。

4. 慢性变应性咽炎　又称慢性过敏性咽炎，发生于咽部的 IgE 介导的Ⅰ型变态反应。多伴全身过敏性疾病或变应性鼻炎，常有季节变化性加重。咽黏膜可苍白水肿，有较多水样分泌物，有时可见悬雍垂及舌体肿胀。

【诊断要点】

1. 咽部可有各种不适感，如异物感、灼热感、干燥感、痒感、刺激感和轻微的疼痛等。

2. 由于咽后壁常有较黏稠的分泌物刺激，常在晨起时出现较频繁的刺激性咳嗽，严重时可引起干呕，咳嗽时常无分泌物咳出。上述症状因人而异，轻重不一，往往在用嗓过度、受凉或疲劳时加重。全身症状一般均不明显。

【鉴别诊断】

根据病史及检查所见本病诊断不难，但应排除鼻、咽、喉、食管和颈部的隐匿性病变，这些部位的早期恶性病变或特殊感染仅有与慢性咽炎相似的症状，因此，应做全面仔细的检查，以免误诊。

1. 咽部肿瘤　早期患者可有咽部不适感，或并发感染可并发咽炎。若不仔细检查易漏诊。

2. 食管肿瘤　患者出现吞咽困难前可出现咽部不适感或胸骨后疼痛，若中年人新发咽部不适感需详细检查。

3. 茎突综合征、舌骨综合征　患者吞咽时咽部不适感加重，可行 CT 等检查以鉴别。

4. 咽部结核　患者多有肺部结核及喉结核，咽部结核感染常伴发有咽炎。

5. 干燥综合征 萎缩性咽炎需与干燥综合征相鉴别，后者除了咽部干燥外，还有口干、眼干以及结缔组织疾病，血清学检查可明确诊断。

【治疗要点】

1. 去除病因 戒除烟酒、改善工作和生活环境（避免粉尘及有害气体）、积极治疗鼻和鼻咽部慢性炎症、纠正便秘和消化不良、治疗全身性疾病以增强抵抗力，对本病的防治甚为重要。

2. 局部疗法

（1）慢性单纯性咽炎：常用复方硼砂溶液、呋喃西林液、2% 硼酸液含漱，或含服喉片，如碘喉片、薄荷喉片、银黄喉片及服用六神丸和金嗓清音丸等。

（2）慢性肥厚性咽炎：除了用上述方法处理外，还需对咽后壁淋巴滤泡进行处理，可用化学药物如 10% 硝酸银溶液烧灼肥大的淋巴滤泡，也可用冷冻或激光治疗。但处理范围不宜过大过深，以防日后咽部干燥，咽黏膜萎缩。

（3）萎缩性咽炎：除上述治疗外，治疗可用小剂量碘剂（2% 碘甘油）涂布于咽后壁黏膜上，可促进腺体分泌，改善干燥症状。雾化治疗亦能减轻干燥症状。服用维生素 A、维生素 B_2、维生素 C、维生素 E 等可促进黏膜上皮生长。同时需治疗干燥性鼻炎。萎缩性咽炎患者行扁桃体切除术需慎重。

（4）慢性变应性咽炎：避免变应原，可使用抗组胺药物及肥大细胞稳定药，局部或全身使用激素及免疫调节药物。

（祝 威）

第七节 咽角化症

【概述】

咽角化症（karatosis of pharynx）是发生于咽部的异

常角化，多发生于腭扁桃体及舌扁桃体，发生于咽侧索、咽后壁、咽扁桃体则少见。女性发病率较男性高，高发年龄为15～40岁之间，多见于精神抑郁者。口腔卫生差、鼻窦疾病及咽部淋巴组织慢性炎症刺激可能与发病有关。

【诊断要点】

1. 患者多无症状，偶咽部检查时发现，症状持续时间不等，几周及几年不等，可自行消退。

2. 部分患者可有咽部不适感，如咽部异物感或干燥。

3. 舌扁桃体角化物可刺激会厌，患者出现喉痒或刺痛感，多可因精神因素加重。

4. 角化物常发生于腭扁桃体隐窝处或舌扁桃体之间，检查时可见隐窝口有黄白色栓状物或棘状物附着，不易拔除。

【鉴别诊断】

需与隐窝型扁桃体炎鉴别，咽部角化病角化物十分坚硬，与基底部紧密粘连，不易拔除，强行拔除可出血，周围组织多无明显病变。

【治疗要点】

1. 若无症状无需治疗，可向患者解释病情，消除患者疑虑。

2. 若一般治疗无效可拔除角化栓，并用激光或电凝烧灼基底面。

3. 若病变局限于腭扁桃体、患者自觉症状较重，或扁桃体成为慢性病灶者，可考虑切除扁桃体。

4. 患者需改善口腔卫生，治疗鼻窦等周围器官疾病。

（祝　威）

第八节　急性扁桃体炎

【概述】

急性扁桃体炎（acute tonsillitis）为腭扁桃体的急性非特异性炎症，常继发于上呼吸道感染，可伴有不同程度的咽部黏膜和淋巴组织的急性炎症。多见于10～30岁的青少年，一般以春秋两季气温变化时最多见，常由于劳累、受凉、潮湿、烟酒过度、营养不良而发病。主要致病菌为乙型溶血性链球菌。本病可通过飞沫、食物或直接接触传染，潜伏期为2～4天。

【病理学分类】

依据病理变化可分为3类。

1. 急性卡他性扁桃体炎　多为病毒（腺病毒、流感或副流感病毒等）引起。病变较轻。扁桃体表面黏膜充血，无明显渗出物。

2. 急性滤泡性扁桃体炎炎症　侵入扁桃体实质内的淋巴滤泡，引起充血、肿胀，重者可出现多发性小脓肿，隐窝口之间的黏膜下可见较多大小一致的圆形的黄白色点状化脓滤泡。这些化脓的滤泡一般不隆起于扁桃体表面，但透过黏膜表面可以窥见。

3. 急性隐窝性扁桃体炎　扁桃体充血肿胀，隐窝内有由脱落上皮细胞、纤维蛋白、白细胞及细菌等组成的渗出物，且可逐渐增多，从隐窝口溢出，有时互相连成一片形似假膜，易于拭去。

临床上常将急性滤泡性扁桃体炎和急性隐窝性扁桃体炎合称为急性化脓性扁桃体炎。

【诊断要点】

（一）症状与体征

1. 全身症状　多见于急性滤泡性和急性隐窝性扁桃体炎，起病较急，可有畏寒、高热、头痛、食欲缺乏、乏力、便秘等。一般持续3～5天。小儿可因高热而引起抽搐、呕吐及昏睡。

2. 局部症状　剧烈咽痛，起初多为一侧痛，继而发展至对侧，也可放射至耳部。吞咽或咳嗽时咽痛加重。疼痛较剧者可致吞咽困难，说话时言语含糊不清。若炎症波及咽鼓管，则可出现耳闷、耳鸣及耳痛症状，有时还可引起听力下降。幼儿的扁桃体肿大还可引起呼吸困难。

3. 体格检查

（1）患者呈急性病容，面色潮红，高热，不愿说话或畏痛而惧怕做吞咽动作。口臭，伸舌可见舌苔。

（2）咽部黏膜呈弥漫性充血，以扁桃体及两腭弓最严重。

（3）腭扁桃体肿大，在其表面可见黄白色点状脓泡，或在隐窝口处有黄白色或灰白色点状豆渣样渗出物，可连成一片形似假膜，易拭去。

（4）下颌角淋巴结肿大，且有明显压痛。有时因疼痛而感转头不便。

（二）特殊检查

实验室检查：急性扁桃体炎时，血常规检查白细胞总数和中性粒细胞常增多。可有红细胞沉降率（ESR）和C反应蛋白（CRP）增高。

【鉴别诊断】

急性扁桃体炎需与咽白喉、猩红热、樊尚咽峡炎及单核细胞增多症、粒细胞缺乏症、白血病引起的咽峡炎等相鉴别。白喉等传染性疾病通常具有传染源接触史、典型的全身表现及实验室检查结果，咽部分泌物或假膜涂片查找不同病原体可供鉴别。血液系统疾病可通过血常规等实验室检查以资鉴别，必要时可行骨髓穿刺细胞学。

【治疗要点】

1. 抗生素治疗　为主要治疗方法。首选青霉素，根据有无化脓、体温、血常规异常等情况，决定给药途径（静脉或肌内）。对于部分中性粒细胞下降的患者可采用抗病毒药。

2. 局部治疗　常用含漱液、含片或喷剂，如复方硼砂溶液、1∶5000呋喃西林溶液、西地碘片、草珊瑚含片、西瓜霜喷剂等。

3. 一般治疗　卧床休息，多饮水，半流质或软食，加强营养及疏通大便。咽痛或高热时，可服用解热镇痛药。

（张亚梅）

第九节 慢性扁桃体炎

【概述】

慢性扁桃体炎（chronic tonsillitis）是临床上最常见的疾病之一，多由急性扁桃体炎反复发作或因扁桃体隐窝引流不畅，窝内细菌、病毒滋生感染而演变为慢性炎症，也可继发于猩红热、白喉、流行性感冒、麻疹、鼻腔及鼻窦感染。以7～14岁者最多见，青年人次之，致病菌主要为链球菌和葡萄球菌。

【病理学分类】

按其病理变化，可分3型。

1. 慢性增生型扁桃体炎　多见于儿童，因炎症反复刺激，淋巴组织与结缔组织增生，扁桃体慢性肥大，突出于腭弓之外。

2. 慢性纤维型扁桃体炎　多见于成人，扁桃体淋巴组织和滤泡萎缩，间质内纤维瘢痕组织增生，隐窝口阻塞，扁桃体小而坚韧，常与腭弓及扁桃体周围组织粘连。病灶感染多为此型。

3. 慢性隐窝型扁桃体炎　病变主要位于扁桃体隐窝内，淋巴滤泡呈慢性炎症改变，淋巴组织瘢痕化。由于隐窝口被瘢痕组织阻塞引流不畅，可有大量脱落上皮、细菌、淋巴细胞和中性粒细胞聚集形成脓栓。

【诊断要点】

（一）症状与体征

1. 有反复发作咽痛、易感冒或急性扁桃体炎反复发作的病史，平时自觉症状少。

2. 咽部不适或口臭。可有咽内发干、发痒、异物感、刺激性咳嗽等轻微症状，若扁桃体隐窝内有大量豆渣样脓栓积留，或有大量厌氧菌生长，口臭更为严重。

3. 扁桃体过于肥大，可引起呼吸困难、咽下困难，或言语含糊不清，常见于幼儿。

4. 隐窝脓栓被咽下，对胃肠敏感病人可引起消化障碍。

5. 由于隐窝内细菌、毒素被吸收，可引起消化不良、头痛、四肢无力或低热等。

6. 体格检查　扁桃体和腭舌弓、腭舌弓呈慢性充血，黏膜呈暗红色，扁桃体隐窝口可见黄、白色干酪样点状物，用压舌板挤压腭舌弓时能由窝内排出。扁桃体大小不定，儿童、青少年属增生型，扁桃体肥大，成人扁桃体多已萎缩，但表面可见瘢痕，凹凸不平，与周围组织有粘连。常有下颌下淋巴结肿大。

（二）辅助检查

红细胞沉降率、抗链球菌溶血素“O”、血清黏蛋白多增高，心电图可有异常。引起全身并发症如肾炎时，每当扁桃体发炎后，会有尿常规异常。

【鉴别诊断】

1. 扁桃体角化症　角化症为扁桃体隐窝口上皮过度角化所致，可出现白色砂砾样角化物，触之坚硬，不易擦去，一般无特别不适。

2. 扁桃体肿瘤　一侧扁桃体迅速肿大或扁桃体肿大并有溃疡，常伴有同侧颈淋巴结肿大，应考肿瘤可能，必要时行活检确诊。

【治疗要点】

1. 手术治疗　扁桃体虽具有免疫功能，但若慢性扁桃体炎反复急性发作，或成为其他脏器病变的病灶或与邻近器官的病变有关联，则可行扁桃体切除术。

（1）适应证：慢性扁桃体炎反复发作，过度肥大增生的扁桃体影响呼吸、吞咽，反复发炎的扁桃体成为引起其他疾病如肾炎等的病灶，或慢性扁桃体炎与邻近组织器官有关联，如中耳炎、鼻窦炎等，均可行扁桃体切除术。

（2）禁忌证：急性扁桃体炎发作期，或有严重的凝血功能异常，或合并严重的全身性疾病，或传染病流行期间，以及白细胞过低者，均不宜手术。

（3）手术方法：有剥离法和挤切法两种（图 24-9-1、

图 24-9-2）。

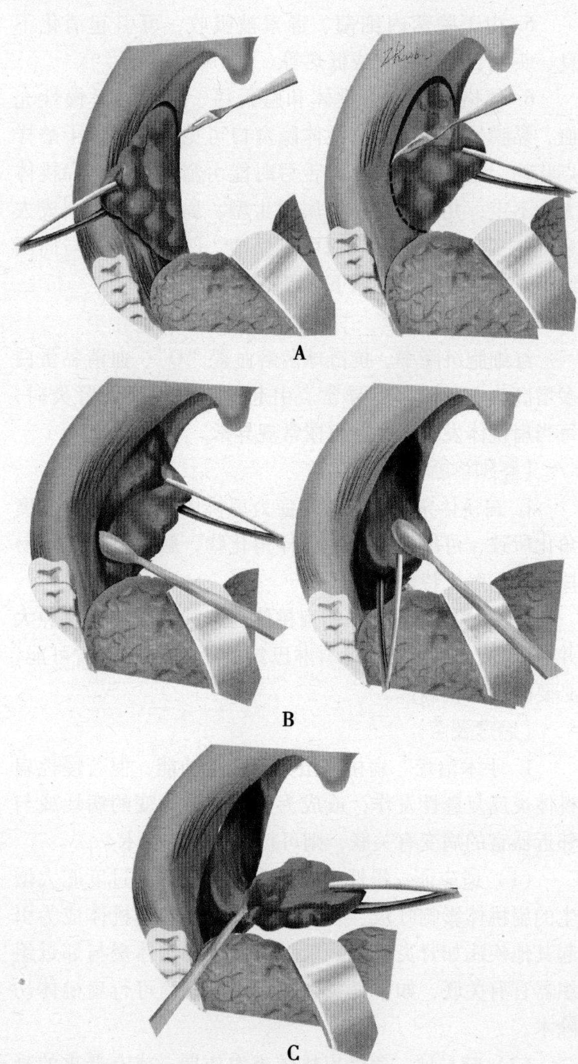

图 24-9-1　扁桃体剥离术步骤示意图
A. 切开黏膜　B. 剥离扁桃体　C. 切除扁桃体

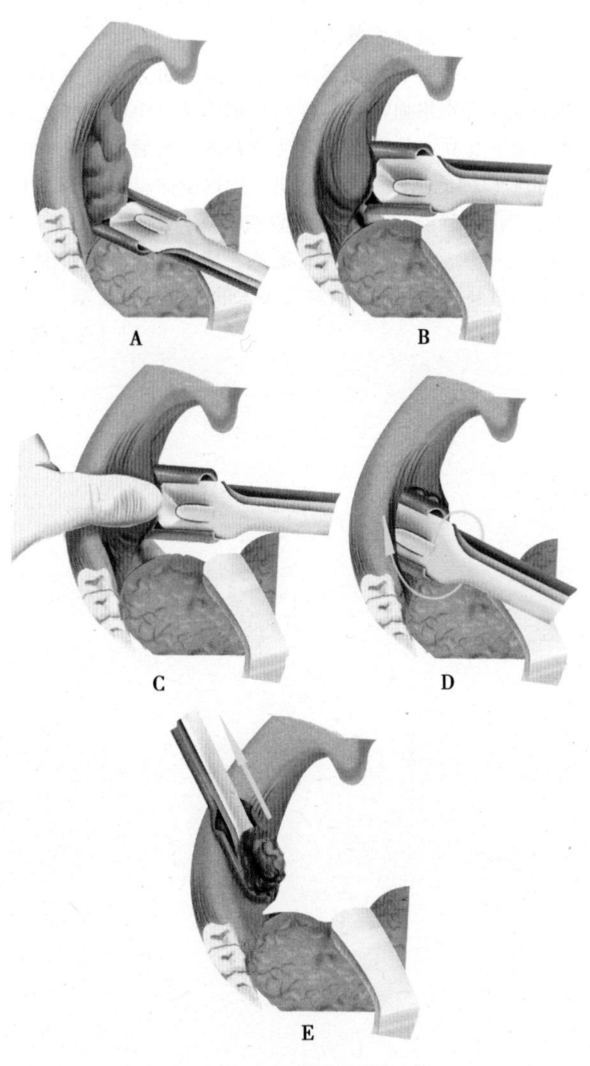

图 24-9-2　扁桃体挤切术

A. 套　B. 提　C. 挤、切　D. 扭　E. 拽

（4）术后处理：术后第二天开始使用复方硼砂溶液漱口，进冷流质饮食，注意观察创面白膜生长情况，及时发现伤口出血并妥善止血。

（5）并发症：出血是术后较常见的并发症，发现出血后及时查明出血部位，使用棉球压迫、电凝、缝扎等方法妥善止血，失血过多者注意补液。术后 3 天内可能有 38℃以内低热，但 3 天后仍有发热或体温超过 38.5℃可能有伤口感染，及时使用敏感抗生素。

2. 一般治疗　参加体育锻炼，增强体质。服用维生素 C、鱼肝油等，对不宜施行手术的儿童甚为重要。

（张亚梅）

第二十五章 咽部脓肿

第一节 扁桃体周脓肿

【概述】

扁桃体周脓肿（peritonsillar abscess）为扁桃体周围间隙内的化脓性炎症。早期发生蜂窝织炎（称扁桃体周炎），继之形成脓肿。中医称之为“喉痈”。

大多继发于急性扁桃体炎，尤其多见于慢性扁桃体炎屡次急性发作者。由于扁桃体隐窝，特别是扁桃体上隐窝被堵塞，引流不畅，其中的细菌或炎性产物破坏上皮组织，向隐窝深部发展，穿透扁桃体包膜，进入扁桃体周围间隙所致。常见的致病菌有金黄色葡萄球菌、乙型溶血性链球菌、甲型草绿色链球菌等。厌氧菌也可导致本病，好发于青壮年。

【诊断要点】

该病诊断不难，通常根据下列几点可明确诊断：咽痛逾4~5天；局部隆起明显及剧烈咽痛；隆起处穿刺有脓即可确诊；但应与咽旁脓肿、智齿冠周炎等病相鉴别。

（一）症状与体征

1. 症状

（1）急性扁桃体炎发病3~4天后，发热仍持续或又加重，一侧咽痛加剧，吞咽时尤甚，致不敢吞咽，疼痛常向同侧耳部或牙齿放射。

（2）患者呈急性病容，表情痛苦，头倾向患侧，有唾液垂滴，语言含糊不清，似口中含物，饮水自鼻腔反流。重症者因翼内肌受累而有张口困难。

（3）因患侧颈部疼痛，患者以手托患侧颈部减轻疼痛。同侧下颌角淋巴结常肿大。

2. 体征　在早期扁桃体周炎时，可见一侧腭舌弓显著充血。若局部明显隆起，甚至张口有障碍，表示脓肿已形成。脓肿按位置可分为前上型和后上型。

（1）前上型：可见患侧软腭及悬雍垂红肿，并向对侧偏斜，腭舌弓上方隆起。扁桃体被遮盖且被推向内下方。

（2）后上型：患侧腭咽弓红肿呈圆柱状，扁桃体被推向前下方。

（二）特殊检查

脓肿穿刺，穿刺液行细菌培养及药敏试验。

【鉴别诊断】

1. 咽旁脓肿　系咽旁间隙的化脓性炎症，脓肿部位在咽侧及颈外下颌角部，伴有颈侧上部压痛；患侧扁桃体和咽侧壁被推向中线，但扁桃体本身无病变。

2. 智齿冠周炎　常因阻生牙而起病，多发生于下槽的内侧，牙冠上覆盖肿胀组织、牙龈红肿、触痛，可扩展到腭舌弓，但扁桃体及悬雍垂一般不受影响。

3. 脓性下颌下炎：为口底急性弥漫性蜂窝织炎，在口底及颌下有痛性硬块，舌被抬高，压舌或伸舌疼痛，张口受限，但无牙关紧闭。

4. 扁桃体恶性肿瘤　一般无发热，一侧扁桃体迅速增大或扁桃体肿大而有溃疡，均应考虑扁桃体恶性肿瘤的可能。

【治疗要点】

脓肿形成前，按急性扁桃体炎处理，给予足量的抗生素控制炎症；明确脓肿形成时应尽早切开排脓，并给予足量的抗生素。

（1）对于扁桃体周脓肿、咽旁脓肿等感染性疾病，应重视全身合并症如糖尿病等疾病的治疗，在抗感染的同时控制好血糖。

（2）肿形成后的处理

1）穿刺抽脓可明确脓肿是否形成及脓肿部位。1%丁卡因表面麻醉后，用16～28号粗针头于脓肿最隆起处刺入。穿刺时，应注意方位，不可刺入太深，以免误伤咽旁隙内的大血管。针进入脓腔即有脓液抽出。

2）切开排脓：对前上型者，在脓肿最隆起处切开排脓。常规定位是从悬雍垂根部做一假想水平线，从腭舌弓游离缘下端作一假想垂直线，二线交点稍外即为适宜的切口处。切开黏膜及浅层组织后，用长弯血管钳插入切口，沿扁桃体包膜外方进入脓腔，充分排脓。对后上型者，则在腭咽弓处排脓。术后第2天复查伤口，必要时可用血管钳再次撑开排脓。

3）扁桃体切除术：因本病易复发，故应在炎症消退2周后行扁桃体切除术。有人主张穿刺确诊后，在抗生素治疗的保护下，行脓肿扁桃体切除术，其优点为排脓通畅，恢复快，能一次治愈。

【预后及预防】

扁桃体周脓肿如果得到及时正确的治疗一般在1周左右可以治愈，若炎症扩散到咽旁间隙，可发生咽旁脓肿；向下蔓延，可发生喉炎及喉水肿，迅速出现呼吸困难。少数病例可发生颈内静脉血栓，化脓性颈淋巴结炎、败血症或脓毒血症。

（郑宏良）

第二节　咽后脓肿

【概述】

咽后脓肿（retropharyngeal abscess）为咽后间隙的化脓性炎症，分为急性与慢性两型。急性型最常见为咽后淋巴结化脓，多发生于3岁以内的幼儿。此外，成人因咽后壁异物刺入，或者外伤、手术等侵入性损害均可引起急性咽后隙感染。慢性型多见于成人，常由颈椎结核引起，在椎体与椎前筋膜之间形成寒性脓肿。

【诊断要点】

（一）症状与体征

1. 症状

（1）急性型：起病急，有发热、烦躁不安、咽痛拒食等症状。说话及哭声含糊不清，病情严重者可有不同程度的呼吸困难。头常偏向一侧，颈部僵直，进食时常呛入鼻腔或吸入呼吸道引起剧烈咳嗽。

（2）慢性型：多有结核病的全身症状，起病缓慢。无咽痛，多在脓肿大而出现咽部阻塞症状时方来就诊。

2. 查体

（1）急性型：可见咽后壁一侧隆起，充血，脓肿较大者可将患侧腭咽弓向前推移。脓肿触之柔软，有波动感，但操作务必轻柔。由外伤或异物引起的脓肿多位于喉咽。检查操作时轻柔以避免脓肿破裂，如破裂，应速将患儿头部倒下，防止脓液流入气管，发生窒息或引起吸入性肺炎。检查尚可发现患侧或双侧颈淋巴结肿大，压痛明显。间接喉镜可见咽侧壁隆起。

（2）慢性型：可见咽后壁隆起，常位于咽后壁中央，黏膜色泽较淡。

（二）特殊检查

颈侧位X线和颈部CT、MRI检查可以判断脓肿的大小及范围，一般可见咽后壁软组织影加宽、液平及气泡，即其阳性征象（图25-2-1）。

【鉴别诊断】

1. 小儿急性喉炎　主要症状为声音嘶哑及犬吠样咳嗽，严重时可出现呼吸困难。间接喉镜或CT检查咽后壁无脓肿形成的隆起。

2. 会厌炎　咽后疼痛剧烈，吞咽时加重。间接喉镜检查可见会厌明显充血、肿胀，容易鉴别。

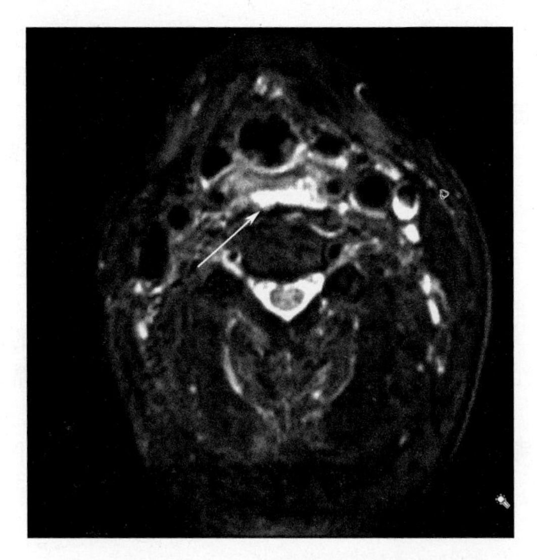

图 25-2-1　咽后脓肿 MRI 表现

可见颈椎前方，咽后壁软组织肿胀增厚，边缘模糊，呈不均匀稍长 T_2 信号，内可见条索片状更长 T_2 信号影，增强扫描

【治疗要点】

脓肿形成前，抗炎对症治疗，脓肿形成后尽早切开排脓。

1. 急性咽后脓肿　一经确诊，须行切开排脓。取仰卧头低位，用压舌板或直接喉镜暴露口咽后壁，于脓肿最隆起处穿刺抽脓。在脓肿下部最低处做一纵行切口，扩大排出脓液。术后使用抗生素控制感染。如脓液引流不畅，每日应扩张创口，排尽脓液直至痊愈。

2. 结核性咽后脓肿　除抗结核治疗外，可在口内穿刺抽脓，脓腔内注入 0.25g 链霉素液，但不可在咽部切开。有颈椎结核者，宜与骨科医师共同处理，同时行颈外切开排脓。

【预后及预防】

咽后脓肿多继发于咽部淋巴结炎症，如果发生炎症得到及时正确的治疗一般可以预防炎症的进一步扩散导致的咽旁脓肿。脓肿形成后通过切开排脓及抗炎对症可以得到很好的治疗效果。

（郑宏良）

第三节 咽旁脓肿

【概述】

咽旁脓肿（parapharyngeal abscess）为咽旁间隙的化脓性炎症，由早期的蜂窝织炎发展成脓肿。感染进路较多，包括腭扁桃体、咽扁桃体、牙、咽、腮腺及鼻部、咽部所属淋巴结等处的急性炎症，均可蔓延至咽旁间隙中。

【诊断要点】

（一）症状与体征

1. 症状

（1）全身症状：发热、寒战、出汗、头痛及食欲缺乏。体温可呈持续性高热或脓毒血症的弛张热，严重时可呈衰竭状态。

（2）局部症状：咽旁及颈侧剧烈疼痛、吞咽困难、语言不清、当炎症侵犯翼内肌时，出现张口困难。

2. 体征　患者呈急性重病容、颈部僵直、活动受限。患侧颈部、颌下区肿胀，触之坚硬，压痛明显。严重者肿胀范围可上达腮腺、下沿胸锁乳突肌而达锁骨上窝。如已形成脓肿，则局部变软且有波动感。咽部检查，可见患侧咽侧壁隆起、充血，扁桃体及腭弓被推向中线，但扁桃体本身无红肿。

（二）特殊检查

1. 穿刺抽脓　可以颈部肿胀处穿刺抽脓。

2. X线及颈部CT　可见咽侧软组织阴影加宽，咽旁间隙积液形成。

【鉴别诊断】

1. 扁桃体周脓肿　大多数发生于急性扁桃体炎发病3~5天后，发热仍持续或又加重。一侧咽痛较扁桃体炎时加剧，患者吞咽困难，口涎外溢，饮水向鼻腔反流，语言含糊不清。周围炎症波及翼内肌时，出现张口困难。颈部无肿胀，颈部X线或CT检查咽旁间隙无积液。

2. 咽后脓肿　急性咽后脓肿有咽痛、进食困难、呼吸不畅等症状，查体可见咽后壁隆起，颈部CT及X线见咽后壁软组织影加宽、液平及气泡。

【治疗要点】

感染初期，抗炎治疗，患脓肿形成后，应立即经颈外进路切开脓肿排脓。

【注意要点】

1. 诊断　根据病史及临床表现诊断并不困难，患者出现咽旁及颈侧剧烈疼痛、吞咽困难、语言不清、并可伴有全身中毒症状，严重时可呈衰竭状态。患侧颈部、颌下区肿胀，压痛明显。形成脓肿后局部变软且有波动感。根据CT检查可进一步明确诊断。

2. 治疗　脓肿形成前，全身使用广谱、足量的抗生素及适量的糖皮质激素等药物，患者应多饮水、休息、进软食。脓肿形成后，切开排脓位置以下颌角为中点，胸锁乳突肌前缘做一切口，钝性分离软组织进入脓腔，扩大引流口，充分吸除脓液，置入引流条。术后继续抗感染治疗。

【预后及预防】

咽旁脓肿由早期的蜂窝织炎发展成脓肿，如果发现早并得到及时有效的治疗可以预防脓肿的形成。脓肿一旦形成，通过及时的切开排脓及抗炎对症治疗可以得到很好的效果。

（郑宏良）

第二十六章 阻塞性睡眠呼吸暂停低通气综合征

第一节 阻塞性睡眠呼吸暂停低通气综合征检查

【概述】

阻塞性睡眠呼吸暂停低通气综合征（obstructive sleep apnea hypopnea syndrom，OSAHS）是以睡眠时上气道反复发生部分或完全塌陷，造成上气道的狭窄和阻塞为特征的睡眠呼吸障碍性疾病。其病因及发病机制主要包含上气道解剖狭窄、肌张力异常、呼吸中枢神经调节障碍等因素。引起上气道狭窄的原因很多，包括鼻中隔偏曲、软腭肥厚、扁桃体肥大、舌体肥大、舌骨位置低下、下颌窄小或后缩畸形等。

在制定 OSAHS 治疗方案前，首先应明确 OSAHS 的诊断和严重程度。目前以多导睡眠监测（polysomnography，PSG）检查作为 OSAHS 诊断的金标准，针对基层无法开展 PSG 的医疗机构，也可选择便携式睡眠监测或夜间脉氧监测作为本病的初筛手段；明确诊断后需行进一步检查，确定气道狭窄部位，针对睡眠时狭窄及塌陷的部位制定个性化的治疗方案，以提高治疗有效性及成功率。

【检查方法】

（一）诊断方法

1. 多导睡眠监测检查　是指在整夜睡眠过程中，同步并连续的记录患者睡眠时的生理指标，次日经人工逐项分析得出结果。监测指标包含：脑电（分析睡眠结构）、眼电、下颌肌电、口鼻气流和呼吸动度、心电、血氧、鼾声、肢动、体位等多个参数。通过整夜的记录，可以客观分析患者的睡眠结构、睡眠开始时间、睡眠效率及分期的监测，评价患者的睡眠质量。同时，可通过监测口鼻气流、血氧饱和度及鼾声，记录睡眠呼吸事件的次数和类型，计算出呼吸暂停低通气指数（apnea hypopnea index，AHI），即睡眠时平均每小时发生呼吸暂停和低通气的次数，该指标是目前国际公认的评价 OSAHS 病情严重程度的主要指标。

（1）当 AHI≥5 次/小时，且临床有典型的睡眠打鼾、呼吸暂停以及日间嗜睡症状时即可明确 OSAHS 诊断。根据 AHI 可将 OSAHS 分为轻、中、重度，其中：①5 次/小时≤AHI＜15 次/小时为轻度；②15 次/小时≤AHI＜30 次/小时为中度；③AHI≥30 次/小时为重度。

（2）夜间低氧血症严重程度以夜间最低血氧饱和度判定：①85%≤最低血氧饱和度＜90% 为轻度；②65%≤最低血氧饱和度＜85% 为中度；③最低血氧饱和度＜65% 为重度。

2. 其他睡眠监测检查　临床应用较多的为便携式睡眠监测检查（口鼻气流＋血氧饱和度、口鼻气流＋血氧饱和度＋鼾声＋胸腹运动等）及脉氧监测检查。适用于基层不易开展 PSG 的医疗机构或由于各种原因无法于睡眠实验室内完成检查的患者，也可用于随访或疗效评价。目前便携式睡眠监测检查法仅推荐用于中-重度 OSAHS 患者，轻度 OSAHS 仅作诊断参考。

（二）口咽腔检查

常规检查包括扁桃体大小和舌位高度的分度，Friedman 将二者联合制定了临床常用的“Friedman 临床分型系统”，用以预测患者的手术疗效。扁桃体大小可分为 4 度：①Ⅰ度，扁桃体在扁桃体窝内；②Ⅱ度，扁桃体接近腭咽弓；③Ⅲ度，扁桃体超过腭咽弓，但未达中线；④Ⅳ度，扁桃体超过中线或双侧扁桃体互相接触。按照舌体与周围结构的关系可将舌位分为4型，检查时让患者在自然状态下尽量将口张大，使舌体保持自然状态，确定舌位的分型，注意舌体不可伸出口外或处于发声位：①舌位Ⅰ型，可观察到悬雍垂、扁桃体、腭咽弓和腭舌弓；②舌位Ⅱ型，可看到悬雍垂但不能看到扁桃体；③舌位Ⅲ型，可看到软腭但不能看到悬雍垂；④舌位Ⅳ型，只能看到硬腭。悬雍垂腭咽成形术的手术疗效有与扁桃体大小成正比、与舌位分型成反比的趋势。

（三）鼻咽喉镜检查

1. 清醒状态下的鼻咽喉镜检查　可直观的观察上气道各部位的形态、结构及表面特征，临床中分为纤维鼻咽喉镜检查和电子鼻咽喉镜检查。在行鼻咽喉镜检查过程中，可充分观察咽腔结构、发现异常，如鼻中隔偏曲、扁桃体和（或）腺样体肥大、咽喉部肿物等。

将鼻咽喉镜检查与Muller检查法相结合，可应用于OSAHS患者上气道的形态学研究。当患者采取Muller呼吸时（鼻咽喉镜远端置于悬雍垂下方，闭口并阻塞双侧鼻腔，用力吸气，观察咽腔塌陷状态），咽壁的运动可模拟睡眠状态下呼吸道阻塞的形式，用于清醒状态下观察气道顺应性、判定睡眠时气道可能发生塌陷及阻塞的部位。可将咽腔阻塞程度分为3度：①Ⅰ度，Muller检查时咽腔最小截面积 $<40mm^2$；②Ⅱ度，Muller检查时咽腔最小截面积 $<40mm^2$，塌陷度 $>75\%$；③Ⅲ度，Muller检查时咽腔塌陷度为100%。

2. 药物诱导睡眠状态下实施的鼻咽喉镜检查　是指在药物诱导下患者进入睡眠状态，同时行鼻咽喉镜检查，当出现打鼾、呼吸暂停等情况时，观察咽腔结构变化，包括阻塞的部位、咽腔塌陷的方向和程度等。按照镜下阻塞部位分类，可以分为软腭、舌根、会厌或联合阻塞；按照阻塞的程度可分为部分塌陷和完全塌陷；按照塌陷的方向可分为前后向塌陷、左右向塌陷以及咽腔环形塌陷。睡眠鼻咽喉镜检查，是最直观评价睡眠时咽腔情况的手段之一，辅助术前疗效评估。

（四）影像学检查

1. X线头影测量　是在X线头颅定位像上描图，确定标志点，然后根据标志点描绘出的一定线距、角度及线距比进行测量分析，用以了解颅面结构。近年来，头颅侧位片已经成为OSAHS患者标准的诊断工具，尤其在评估颅面部骨性结构的评估方面。X线头影测量作为颌面外科及整形外科医师的基本工具的同时，也在成为下颌骨前徙术或上下颌前徙术手术前后评估牙面特征的重要手段。同时，也是评估颌面部或上气道软组织解剖改变的重要方法。

2. 上气道及周围结构的三维测量　在上气道的三维结构的研究中，CT与MRI是应用较为广泛的评价手段，能用于测量OSAHS患者的上气道各平面的腔内径线、截面积、空间容积及软组织体积等参数。与X线相比，CT、MRI可更清晰地显示软组织结构，通过三维重建技术还可以计算出不同水平面的气道面积。

（五）上气道及食管持续测压技术

应用上气道-食管测压可测量OSAHS患者睡眠状态下咽腔各部位压力变化，从而准确判断OSAHS患者的阻塞平面。其原理主要为，吸气时胸腔内负压应传经整个呼吸道至气道入口，当气道的某一平面发生阻塞时，将阻断负压向阻塞平面上方传导，通过放置在气道各平面的压力传感器可敏感的探测这一阻塞点，从而判定阻塞平面。最初，压力传感器只用于研究阻塞机制中，近些年，多与PSG联合用于评估上气道的阻塞平面及其相对应的手术效果。

（六）临界压

在上气道压力-流速的回归曲线中，将气道的流速为零时的上气道压力定义为临界压（critical pressure，Pcrit），临界压是反映上气道塌陷的重要指标，尤其在科学研究中有重要作用。但目前没有数据证明，临界压是可以提高手术效果的术前评价指标，而且其操作方法比较复杂，所以，临床中不将其作为常规检查。

（叶京英）

第二节　阻塞性睡眠呼吸暂停低通气综合征手术治疗

【概述】

外科手术是临床中 OSAHS 治疗最常用的手段之一，其治疗机制是扩大 OSAHS 患者的上气道或降低上气道的顺应性，与持续正压通气（continuous positive airway pressure，CPAP）或口腔矫治器相比，外科手术的最大优势在于极佳的治疗依从性，目前，应用于 OSAHS 治疗的手术种类繁多，根据作用部位的不同，OSAHS 手术可分为鼻腔手术、腭咽腔手术以及舌咽腔手术，手术选择的依据在于术前对上气道狭窄部位的判断，为提高治疗的效率，不同部位手术方式的结合称为多水平手术，此外，OSAHS 还包括治疗效率明确，但并非常规治疗手段的颌骨手术及气管切开术，以及近些年来越来越受到重视的减重手术，本文在此就将各类手术进行介绍。

【手术分类】

（一）鼻腔手术

鼻腔手术包括鼻中隔偏曲矫正术、息肉切除术、下鼻甲消融术、鼻窦开放术、以及鼻腔扩容术等可改善鼻腔通气的手术，尽管鼻阻塞在 OSAHS 的发病及进展中起到重要的作用，既往研究也证实鼻腔手术可改善 OSAHS 患者的嗜睡、打鼾等主观症状，但目前的观点认为单独的鼻腔手术对 OSAHS 的客观治疗价值非常有限，并不能有效缓解 OSAHS 的客观病情严重程度，尽管如此，鼻腔手术仍有其重要的治疗价值，其实施有助于降低伴有鼻阻塞 OSAHS 患者 CPAP 治疗的压力，提高 CPAP 使用的舒适性及依从性，因此，可作为 CPAP 的前期治疗。

（二）腭咽腔手术

腭咽腔是OSAHS患者睡眠时最常见的塌陷部位，自Fujita等1981年将悬雍垂腭咽成形术（uvulopalatopharyngoplasty，UPPP）应用于OSAHS的治疗以来，UPPP及其各种校正术式目前仍是OSAHS治疗最常用的术式，在部分医疗机构中甚至是应用于OSAHS治疗的唯一术式，在我国，保留悬雍垂的腭咽成形术是目前应用最为广泛的腭咽部手术。此类手术的优势在于操作简单、并发症相对较少且主观疗效明确，适用范围为术前评估仅存在腭咽平面狭窄的患者，但其不足之处在于相对较低的客观有效率（40%～60%左右）及难以预测的疗效，尽管如此，随着各类预测疗效方法的改进及对OSAHS病因研究的进展，筛选适合手术患者的效率亦在提高，结合其极佳的治疗依从性，此类手术在未来仍将是OSAHS治疗的重要选择之一。

（三）舌咽腔手术

舌咽腔亦是OSAHS患者夜间睡眠中最常见的塌陷部位之一，扩大舌咽腔的术式较多，但极少单独使用，往往与腭咽腔术式联合使用。相对于腭咽腔手术，舌咽腔手术操作相对较复杂、创伤较大，并发症也相对较多，因此，开展范围有限。目前常用于临床的舌咽腔手术包括舌根消融术、舌骨或舌悬吊术、颏舌肌前移术、舌中线部分切除术、以及颈外入路舌部分切除术，对于有明确的舌咽腔阻塞的患者，舌咽腔手术的实施有助于缓解患者的严重程度。

（四）多水平手术

结合多个平面的手术成为多水平手术，相对于单水平手术，多水平手术疗效较佳，但创伤较大，并发症发生的概率也相对较高，因此，在实施前，应通过评估明确患者存在多个平面的上气道狭窄。

（五）颌骨手术

上下颌骨前移术治疗OSAHS的疗效明确，与CPAP的疗效几乎相当，适于不能耐受CPAP的重度OSAHS患者，也可作为其他咽腔手术治疗失败后的进一步选择。但其不足之处创伤及手术风险较大，因此，在临床中除颌骨明显后缩的患者，并不建议作为OSAHS治疗的一线方案。

（六）气管切开术

气管切开术虽然治疗OSAHS非常有效，但并非其治疗的常规方案，适宜人群为拒绝或不耐受呼吸机、手术等常规治疗的患者，或紧急情况时，此外，部分患者可能在术后出现低通气或中枢性事件的增加，或发展为肥胖低通气综合征而需要经气管切开口给予CPAP治疗。

（七）减重手术

适于极度肥胖的患者（BMI（身体质量指数，简称体质指数，又称体重指数）≥35kg/m^2），目前最常用的手术方式包括胃袖状切除术、胃旁路手术以及可调节式胃束带手术，既往研究证实了减重手术在明显降低患者体重的同时能明显缓解其OSAHS的严重程度，并有助于改善极度肥胖OSAHS患者的生存率，对此类患者有较好的治疗价值。

（肖水芳）

第三节　阻塞性睡眠呼吸暂停低通气综合征综合治疗

【概述】

阻塞性睡眠呼吸暂停低通气综合征发病机制复杂，上气道解剖性狭窄、上气道扩张肌神经肌肉功能因素以及睡眠期中枢呼吸控制系统的不稳定性是其主要原因，比较低的觉醒阈值（arousal threshold）和比较高的环路增益（loop gain）是OSAHS患者共同的特点。无创正压通气治疗（CPAP）是OSAHS患者一线的治疗方法，是国际上公认的OSAHS治疗法则，但是，CPAP治疗较低的治疗依从性是制约其广泛临床应用的瓶颈，对于主观上不接受CPAP治疗或者CPAP治疗失败的OSAHS患者，需要考虑其他相应的治疗手段。由于OSAHS患者上气道解剖特点以及上气道神经肌肉功能个体差异性极大，同时，考虑到患者自身的意愿、职业、经济状况以及医保体系等因素，OSAHS 的临床治疗呈现个体化趋势。根据不同的疾病严重程度、上气道解剖特点以及其他综合因素，针对性制定不同的治疗方案或者联合各种治疗手段是 OSAHS 治疗必须遵循的原则，个体化综合治疗是 OSAHS治疗的必然趋势。

【治疗要点】

（一）治疗方法

OSAHS 的治疗方法主要分为两大类：保守治疗和外科手术治疗。

1. 保守治疗　分为行为治疗、药物治疗和器械干预治疗。

（1）行为治疗：控制体重、侧卧入睡、禁止服用镇静药入睡、戒烟酒以及发音训练等。

（2）药物治疗

1）增加通气驱动的药物，如：结合孕激素、茶碱类、乙酰唑胺等。

2）增加肌肉张力的药物，如：血清素能类、胆碱能类等。

3）减少快动眼睡眠的药物，如：抗抑郁药、可乐定等。

4）增加觉醒阈值的药物，如：右佐匹克隆等。

5）增加上气道截面积或降低气道表面张力的药物，如：氟替卡松、润滑剂等。

6）原发病的治疗药物，如：鼻-鼻窦炎、甲状腺功能减退、垂体相关疾病等的药物治疗等。

（3）器械干预治疗　包括无创正压通气治疗（CPAP）、口腔矫治器治疗、口腔压力治疗以及鼻瓣扩张装置等。良好的依从性、精确的压力滴定以及准确的治疗模式选择是无创正压通气治疗（CPAP）成功的保证，为了提高 CPAP 治疗的依从性，除了设备本身（面罩的选择、设备的性能）的因素之外，医务人员与患者之间细致有效的沟通以及规范化的疾病诊疗流程至关重要。

2. 外科手术治疗　包括鼻腔手术、腭咽腔手术、舌咽腔手术、舌咽腔手术、多水平手术、颌骨手术、气管切开术、减重手术等手术方式。

（二）治疗策略

无创正压通气治疗（CPAP）是OSAHS患者的一线治疗方法，但并非是唯一的治疗方法，外科手术及其他的干预手段也是非常重要的OSAHS治疗选择。

OSAHS患者尤其是重度的OSAHS患者，常常合并多器官、多系统并发症，针对基础疾病的治疗至关重要，为了进一步有效规避围术期风险可以考虑在术前和（或）围术期进行无创正压通气治疗（CPAP）的干预。

经过外科手术治疗的OSAHS患者，术后3个月后必须通过整夜多导睡眠监测（PSG）进行复查，对于有残留睡眠呼吸事件的患者需给予其他治疗方法进行有效的干预（图26-3-1）。

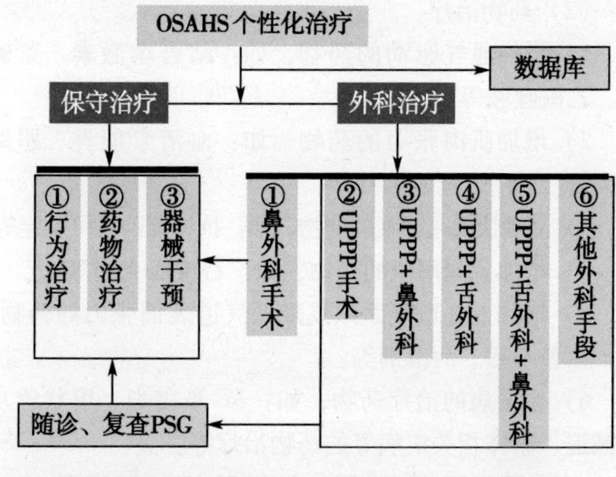

图26-3-1　OSAHS个体化综合治疗流程图

无创正压通气治疗（CPAP）可以作为阻塞性睡眠呼吸暂停低通气综合征（OSAHS）的一线治疗方法，对于主观上不接受CPAP治疗或者CPAP治疗失败的OSAHS患者，在有适应证的条件下，外科手术可以作为OSAHS患者的治疗选择，也可以作为提高CPAP治疗依从性的前置性手段之一来实施，对于大多数OSAHS患者需结合多种治疗手段进行综合性治疗才能达到满意效果。

咽腔软腭平面是OSAHS患者共性的阻塞部位，针对此部位阻塞解决方案的悬雍垂腭咽成形术（uvnlopalatopharyngoplasty，UPPP）及其各种改良术式是OSAHS外科治疗的常规手术，其临床应用也最为广泛。手术适应证的选择、精确的定位诊断后针对性的外科手术方案是OSAHS患者外科治疗有效率的重要保障，对于术后残留的睡眠呼吸事件可以联合其他的治疗手段进行干预，最终达到更佳的治疗效果。各种原因导致的鼻阻力增加可以是OSAHS发病的主要原因或次要原因，鼻外科手术既可以作为这类患者的治疗方法，也可以作为提高CPAP治疗依从性的前置性手段；对于单纯腭咽平面阻塞的OSAHS患者，悬雍垂腭咽成形术（UPPP）是其首选的外科手术治疗方法；合并鼻阻力增加的OSAHS患者，可以选择UPPP联合鼻外科手术方法治疗；鼻阻力正常，合并舌咽平面阻塞的OSAHS患者，可选择UPPP联合舌外科手术进行针对性外科治疗；上气道全程阻塞的OSAHS患者，需UPPP联合鼻外科手术及舌外科手术的方法方能提高其治疗效果。

继发性OSAHS患者需要针对原发病进行治疗。对于轻中度的OSAHS患者，可以选择相对比较保守的治疗方法，如：器械干预（口腔矫治器、口腔压力治疗、鼻瓣扩张装置等）、体位，减重甚至药物的等方法，也可以选择微创的外科手术，如：鼻腔外科手术、鼻瓣外科手术、植入性手术（软腭Pillar、舌下神经刺激）等。对于重度及极重度的OSAHS患者，原则上首选CPAP治疗，主观上不接受CPAP治疗或者CPAP治疗失败的OSAHS患者，可以考虑外科手术治疗联合其他干预手段，或者将外科治疗作为解决CPAP治疗依从性的前置性手段。针对不同的个体，采取不同的方法，甚至联合使用多种治疗手段，从而达到更好更满意的治疗效果。

（陈　雄）

第二十七章 咽的运动性及感觉性神经功能障碍

咽的神经供给和支配比较复杂，支配的神经来自咽丛。而咽丛由迷走神经、舌咽神经、副神经及颈交感干的分支等诸多神经构成，上述神经有运动神经和感觉神经。因此，咽的神经障碍往往是感觉性和运动性神经障碍两者混合出现，常伴有喉、胸锁乳突肌和斜方肌的感觉和运动性障碍，有时可伴有面神经和舌下神经功能异常。

第一节 咽的运动性功能障碍

咽的运动性障碍分为瘫痪和痉挛两种情况，前者包括软腭瘫痪和咽缩肌瘫痪。

一、软腭瘫痪

【概述】

软腭瘫痪（uranoplegia）是咽部瘫痪中比较常见的一种，可以单独或合并其他神经瘫痪出现。发生原因可分为中枢性和外周性两种，中枢病变引起者，常见于各种原因引起的延髓病变、小脑后下动脉血栓形成、脑炎性病变、脊髓空洞症、梅毒等，常伴有唇、舌和喉肌瘫痪。周围性病变者则以多发性神经炎较多见，故常伴有感觉性障碍出现，多见于白喉之后。少数亦可发生于中毒性神经炎、流行性感冒、猩红热、伤寒等病之后。颅底病变（位于颈静脉孔附近）的原发性肿瘤、血肿、转移性淋巴结的压迫等引起的软腭瘫痪，常合并出现Ⅸ、Ⅹ、Ⅺ等对脑神经的麻痹（颈静脉孔综合征）。

【诊断要点】

1. 单侧麻痹常无症状，双侧麻痹症状明显。由于软腭麻痹，鼻咽不能闭合，患者说话出现开放性鼻音。

2. 进流质饮食吞咽时，食物逆流入鼻腔，偶可经咽鼓管进入中耳；患者并不能做吹哨或鼓气动作。

3. 咽肌麻痹时，吞咽功能受到影响。病变之初，进流质有困难，而进固体食物无阻挡。但逐渐发展，食物停滞在喉咽部，有误入呼吸道的危险。咽鼓管功能受累者，可出现中耳症状和体征。

4. 并发症　咽缩肌麻痹时，吞咽功能受到影响，早期进流质有困难，而进食固体食物无阻挡，逐渐发展可有误吸入喉内的危险。

5. 查体　若单则麻痹可见软腭缺乏张力，发“啊……啊”音时，悬雍垂向健侧移动，患侧不能上举。若两则瘫痪，软腭松弛下垂，完全不能上抬。如同时有咽肌麻痹，则在梨状窝中可见唾液或食物潴留。

【鉴别诊断】

须与生理性的软腭两侧不对称，以及因炎症或肿瘤浸润所致的软腭僵直相鉴别。

【治疗要点】

针对病因治疗。

1. 对周围性麻痹患者可用抗胆碱酯酶药（氢溴酸加兰他敏）或神经兴奋药（如士的宁），以及维生素 B_1 治疗。

2. 咽肌麻痹进食困难者，宜插鼻饲管，以维持营养和防止吸入性肺炎的发生。

【预后】

详见本节“二、咽缩肌瘫痪”部分。

二、咽缩肌瘫痪

【概述】

咽缩肌瘫痪（pharyngeal constrictors paralysis）又称为咽缩肌麻痹，极少单独发病，常与食管入口、食管和其他肌群的麻痹同时出现。引起咽缩肌麻痹的原因大多与引起软腭麻痹的原因相同。除前述种种病因外，该病常出现在流行性脊髓灰质炎患病之后。

【诊断要点】

1. 单侧咽缩肌麻痹表现为吞咽不畅，进固体食物较慢患侧有梗阻感，进食流质饮食时更为明显，易发生呛咳。

2. 双侧咽缩肌麻痹时，吞咽运动明显出现障碍，若伴有喉咽和软腭瘫痪，则完全不能吞咽。此种吞咽障碍与喉咽部炎性或不完全机械性阻塞所引起的吞咽障碍症状相反，即起初出现流质下咽困难，常发生反流，而固体食物则能吞咽，因在吞咽固体食物时，所需的咽肌收缩作用不及吞咽流质食物来得的大，最后食物经常停留在喉咽。

3. 若合并有喉部感觉或运动功能障碍，则易将食物误吸入下呼吸道，导致吸入性气管炎、支气管炎或肺炎，甚至发生窒息。

4. 体格检查　单侧咽缩肌麻痹，表现为患侧咽后壁似幕布样下垂，被牵拉向健侧。双侧麻痹，则见咽后壁黏膜上的皱襞消失，触诊舌根和咽壁时，咽反射消失，口咽及梨状窝有大量唾液潴留。

【治疗要点】

1. 应针对病因治疗。对末梢性麻痹的病人，需应用改善微循环，增加末梢血管血流量，营养末梢神经的药物，如尼莫地平、吡拉西坦、维生素 B_1、甲钴胺、银杏叶片等促进神经功能恢复。也可试用感应电刺激疗法和针刺疗法。

2. 预防发生下呼吸道并发症，食物宜做成稠厚糊状，并帮助吸除潴留在咽部的分泌物，病情严重者应以鼻饲法或胃造瘘术供给营养。

【预后】

咽缩肌麻痹的预后与其病因有关，软腭瘫痪通常对健康无明显影响。因白喉引起者，可在数周后自愈。咽缩肌麻痹较单纯软腭麻痹预后要差，严重的咽缩肌麻痹伴有吞咽功能障碍者，常因并发吸入性肺炎而危及生命。

三、咽肌痉挛

【概述】

咽肌痉挛（pharyngismus）又名腭部肌阵挛，是一种少见的疾病，为软腭或咽缩肌的不随意而有节律地收缩运动，可局限于一处，或在几个部位同时发生，多为双侧对称性，多原因不明。患慢性咽炎、长期烟酒过度、理化因素刺激和鼻分泌物长期刺激咽部等均可能导致咽肌痉挛的发生。一切可以引起咽缩肌麻痹的疾病亦可导致咽肌痉挛，且咽肌痉挛可为瘫痪的先兆。

【诊断要点】

（一）症状与体征

1. 咽肌痉挛有两种类型：即强直性咽肌痉挛和节律性咽肌痉挛。

（1）强直性咽肌痉挛少见，常发生于狂犬病、破伤风、癫痫、脑膜炎和癔症等，轻者有吞咽障碍、咽内不适、恶心等；严重者伴有牙关紧闭、张口困难等症状。

（2）节律性咽肌痉挛常起病缓慢，肌阵挛为间歇发作、不随意而有节律地收缩运动，患者不知不觉中出现症状。

2. 软腭和咽肌发生规律性的或不规律性的收缩运动。

（1）收缩每分钟可达 60～100 次以上，与脉搏、呼吸无关，并在入睡和麻醉后仍不停止，但在吞咽或发音时可暂时抑制阵挛性收缩。

（2）阵挛发作时，患者本人及他人都可听到咯咯声响，咽肌痉挛病人和他人都能听到咯咯声响，即所谓他觉性耳鸣（咽肌收缩使软腭上下运动，引起咽鼓管开闭）。

（二）特殊检查

1. 常规的咽、喉部检查，不易发现咽缩肌痉挛，须结合病史和临床症状方能诊断本病。

2. 行X线钡剂透视或许可发现因痉挛引起的吞咽困难。

3. 结合纤维喉镜或纤维食管镜检查，排除器质性病变引起的阻塞。

【治疗要点】

1. 耐心讲明病情，以解除其思想顾虑。

2. 饮食应无刺激性，多加咀嚼，缓慢进食。

3. 针对病因的治疗。

（1）若为中枢性者请内科、神经科协同诊治。对周围性麻痹患者可用抗胆碱酯酶药或神经兴奋药、维生素类药物治疗，并可进行针灸治疗。

（2）咽缩肌瘫痪不能进食或有误吸者应插鼻胃管。病情较重者，可用肌肉松弛药，如筒箭毒碱、氯琥珀胆碱等。

（3）癔症患者可采用暗示或精神疗法，亦可试用乳突部电疗、催眠等方法。

（唐 亮）

第二节 咽的感觉性功能障碍

咽部感觉性障碍多为全身其他疾病引起，若单独出现，多为功能性障碍。除上述原因外，器质性病变分为中枢性及周围性两类。中枢性病变者，多因脑干和延髓的病变引起，如肿瘤、出血或血栓形成、多发性硬化、延髓性瘫痪、脊髓空洞症、脑炎等。周围性者可由颈静脉孔周围病变累及第Ⅸ、Ⅹ和Ⅺ脑神经而引起，或由流感和白喉后神经炎所致。

一、咽感觉减退或缺失

【概述】

咽部感觉障碍多为全身其他疾病引起，且常与运动性障碍同时出现。若单独出现，多为功能性疾病或癔症引起，临床上以感觉减退较多见。

【诊断要点】

1. 咽部的感觉缺失，病人多无明显症状，若感觉完全丧失时，咬破舌或颊黏膜而无痛觉，故常有口腔黏膜糜烂。

2. 若累及下咽或喉部，进食或饮水时常被误咽入气管，引起反呛和咳嗽，并可发生吸入性支气管炎和肺炎。

3. 检查咽部时，用压舌板试触腭弓或咽后壁，咽反射功能明显减退或消失。若喉部受累，触诊喉部时，喉的反射性痉挛消失。根据症状及检查较易诊断。病因诊断则须请神经内科医师协同检查、分析。

【治疗要点】

功能性疾病或癔症引起者，可酌情应用钙剂、维生素类药物，颈部穴位药物注射（山莨菪碱、维生素 B_1 等），喉部理疗等。全身其他疾病引起者应针对病因治疗。

二、自发性舌咽神经痛

【概述】

舌咽神经痛（glossopharyngeal neuralgia）是一种出现于舌咽神经分部区域的阵发性剧痛。疼痛性质与三叉神经痛很相似，亦分为原发性和继发性两大类。疼痛常发生在一侧舌根、咽喉、扁桃体、耳根部及下颌后部，有时以耳根部疼痛为主要表现。男性病例多于女性病例，通常在40岁以后发病。以丁卡因麻醉咽部可减轻或制止发作。

【诊断要点】

（一）症状与体征

1. 疼痛常发生在一侧舌根、咽喉、扁桃体、耳根部及下颌后部，有时以耳根部疼痛为主要表现。

2. 痛起突然，为针刺样剧痛，可放射到同侧舌及耳深部，持续数十秒，伴有唾液分泌增加。

3. 说话过多、反复吞咽、触摸患侧咽壁时，扁桃体、舌根及下颌角均可引起发作。

4. 男性病例多于女性病例，通常在40岁以后发病。以丁卡因麻醉咽部可减轻或制止发作。

（二）特殊检查

神经系统检查多无异常发现。舌根部、扁桃体窝部可有扳机点。

【鉴别诊断】

某些小脑脑桥角肿瘤、蛛网膜炎、血管性疾病、鼻咽部肿瘤或茎突过长症等均可激惹舌咽神经而引起舌咽神经分部区域的疼痛，称为继发性舌咽神经痛，需排除这些器质性病变方可诊断。

【治疗要点】

药物治疗主要以应用镇静药、镇痛药等为主，均可减轻疼痛和缓解发作。常用静脉滴注激素、低分子右旋糖酐，口服卡马西平、苯妥英钠等。坚持口服苯妥英钠3～4个月，可获疗效，甚至有报道称不再发作。神经阻滞治疗亦可收到很好的效果。局部普鲁卡因封闭有较快的疗效。对于发作频繁或症状剧烈者，保守治疗无效，可行颅内段舌咽神经切断术或扁桃体窝和高位颈侧进路于颈静脉孔处切断舌咽神经。有报道从下颌下进路切除大部颈段舌咽神经及其末梢细支，该手术术野大，解剖标志清楚，可在局部麻醉下进行。

【预后】

舌咽神经痛如不给予治疗，一般不会自然好转，疼痛发作逐渐频繁，持续时间越来越长，严重影响患者的生活及工作。

三、咽异感症

【概述】

临床上，咽异感症（paraesthesia pharyngis）常泛指除疼痛以外的各种咽部异常感觉，如球塞感、蚁行感等，患者大多数为中年人，以女性较多见。因为咽喉部异物感，怀疑肿瘤就医者不在少数。在某些肿瘤的早期，如环后癌、食管上段癌，可有咽喉部异物感的症状，如对其缺乏警惕性，容易误诊。

其病因与下列因素有关：

1. 咽喉部疾病　慢性炎症，如咽炎、喉炎、扁桃体炎、鼻咽炎、食管炎、鼻窦炎等。

2. 咽邻近器官的疾病　①增生肥大性病变：腭扁桃体、舌扁桃体、咽扁桃体、舌根异位甲状腺、舌根囊肿、会厌囊肿、咽喉部潴留囊肿等；②解剖异常：悬雍垂过长、茎突过长、颈椎骨质增生等。

3. 远处器官的疾病　①消化系统疾病：食管炎、食管憩室、胃或十二指肠溃疡、胃炎、骨下垂、慢性阑尾炎、食管及胃肿瘤、肠寄生虫病等；②心血管疾病：高血压性心脏病、左心室肥大等。

4. 全身性疾病　缺铁性贫血，内分泌疾病，如甲状腺、性腺功能异常，绝经期综合征，糖尿病等。

5. 癔症及其他精神障碍神经官能症、恐癌症　过度紧张、忧虑、恐惧等精神刺激。

【诊断要点】

（一）症状与体征

1. 本病临床常见，30～40岁女性较多。

2. 患者常能指明咽异部位在口咽和胸骨上窝之间，以喉咽部较多，咽部可感到似有异物、蚁行、灼热、紧束、闷塞、狭窄等感觉，有的病人感到咽部有树叶、发丝、线头、肿物及痰黏着感，也有的感到颈部紧压感而不敢扣领扣。

3. 患者做空咽动作时自觉症状明显，而进食时则减轻或消失，一般无疼痛或仅有轻度咽痛。症状常随病人情绪起伏波动，异常感觉也可随时改变。

（二）特殊检查

1. 排除器质性病变　对咽异感症者，首先应考虑器质性因素，以免误诊。

2. 仔细检查咽部　观察黏膜有无充血、肿胀、萎缩、淋巴组织增生、瘢痕或肿瘤等。除视诊外，触诊亦很重要。

3. 邻近器官或全身检查　应对眼、耳、鼻、喉、颈、消化道和心胸等处进行检查，特别重视胃食管反流导致的咽异感症。必要时，还应进行纤维喉镜、纤维食管镜或胃镜等检查。

【治疗要点】

1. 病因治疗　诊断各种病因积极进行治疗。

2. 心理治疗　排除器质性病变后，针对患者精神因素可耐心解释，缓解其心理负担。

3. 对症疗法　药物治疗可用镇静药、维生素、解热镇痛药等。病人应戒除烟酒。

（唐　亮）

第二十八章 咽部其他疾病

第一节 茎突综合征

【概述】

茎突综合征（eagle syndrome，styloid process syndrome）是因茎突过长或其方位及形态异常，或茎突舌骨韧带钙化或骨化，导致头颈部转动或作吞咽、说话等动作时，刺激或压迫到邻近的血管或神经，从而引起咽部异物感、咽痛感、反射性耳痛或头颈部痛等症状的总称。

常见的病因有：①茎突过长，茎突平均长约2.5cm（图28-1-1），超过此长度谓茎突过长；②茎突方位与形态异常，部分患者茎突长度在正常范围内，但其方位与形态异常，或颈动脉部位异常使两者相抵；③其他，扁桃体炎及扁桃体术后瘢痕牵拉，咽炎、茎突舌骨韧带钙化或骨化、颈部血管畸形等也可是发生本病的原因。

【诊断要点】

（一）症状与体征

1. 咽部疼痛　病史长短不一，常有扁桃体区、舌根区疼痛，常为单侧，多不剧烈，可放射到耳部或颈部，吞咽、讲话、转头时可加重。

2. 咽异物感或梗阻感　较为常见，多为一侧，如刺感、紧缩感、牵拉感等。吞咽时更为明显。

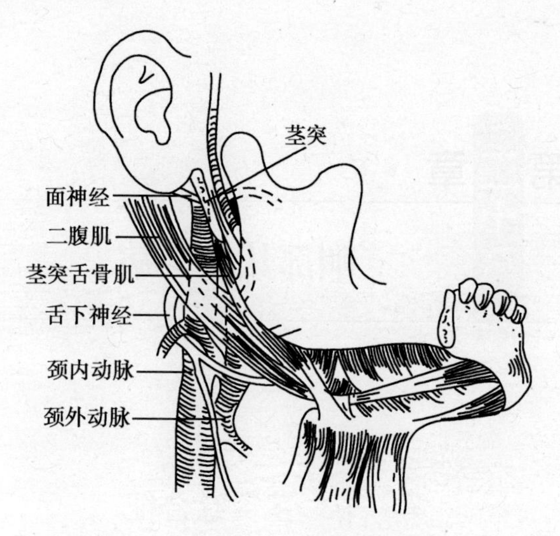

图 28-1-1　茎突及其周围肌肉、血管、神经

3. 颈动脉压迫症状　茎突方位过度向内或向外偏斜时，可压迫颈内或颈外动脉，出现疼痛或不适感。

4. 其他　可有咳嗽、耳鸣、流涎、失眠等表现。

5. 查体　触诊扁桃体区可扪到坚硬条索状或刺状突起。

（二）特殊检查

1. X 线　常显示其长度过长（图 28-1-2），或有偏斜、弯曲等情况。

2. CT 扫描　茎突过长、周围有钙化（图 28-1-3、图 28-1-4）。

【鉴别诊断】

1. 舌咽神经痛　舌根以下，咽侧、后壁疼痛，可为刀割状，在喷表麻药后疼痛可消除。

2. 扁桃体窝内及咽部异物、肿瘤　常有误咽入异物病史，仔细地检查常可发现异物。发现肿瘤时行影像学检查及活组织检查。

3. 茎突骨折　可由颈部外伤或剧烈咳嗽、呕吐造成。X 线片有助诊断。一般 1 个月左右自愈。

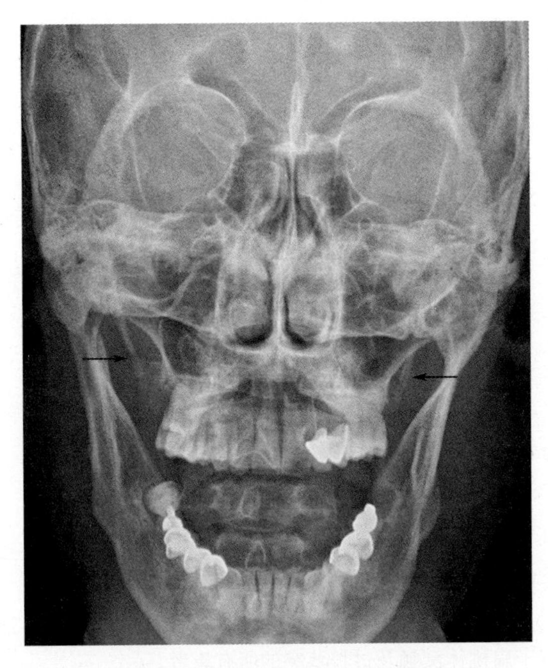

图 28-1-2　茎突长度过长 X 线表现
可见左侧茎突长度为 3.1cm（←），
右侧长度为 3.6cm（→）

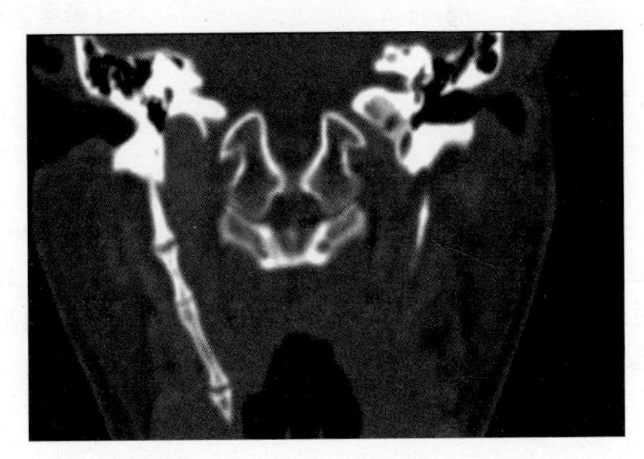

图 28-1-3　茎突综合征的 CT 表现

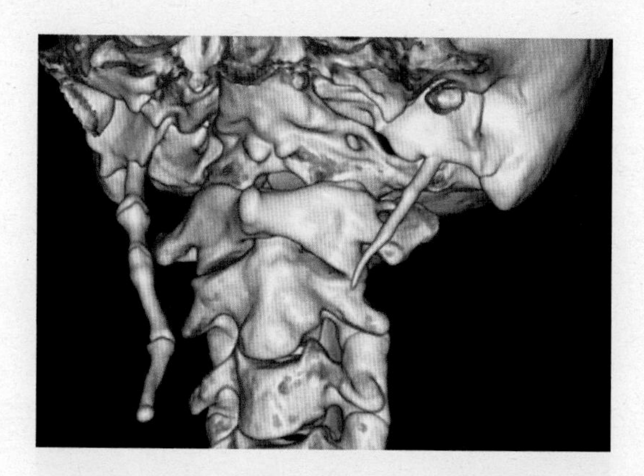

图 28-1-4　茎突综合征的 CT 三维重建

【治疗要点】

手术截短过长的茎突是最有效的治疗方法。茎突过长而不引起症状者无须治疗。

1. 口内径路茎突截短术　为最常用的手术方法，适用于扁桃体窝触及过长茎突的所有患者。

2. 颈外径路茎突截短术或切除术　较口内径路应用为少。适用于茎突向外偏斜较多且于扁桃体窝处不能触及而又引起颈动脉等刺激症状者。

（张孝文）

第二节　舌骨综合征

【概述】

舌骨综合征（hyoid syndrome，hyoid bone syndrome）是指以一侧或双侧舌骨（图 28-2-1）大角区疼痛，可放射至耳部、面部及下颌等处，亦可有咽部疼痛或其他不适感等一系列症状的总称。

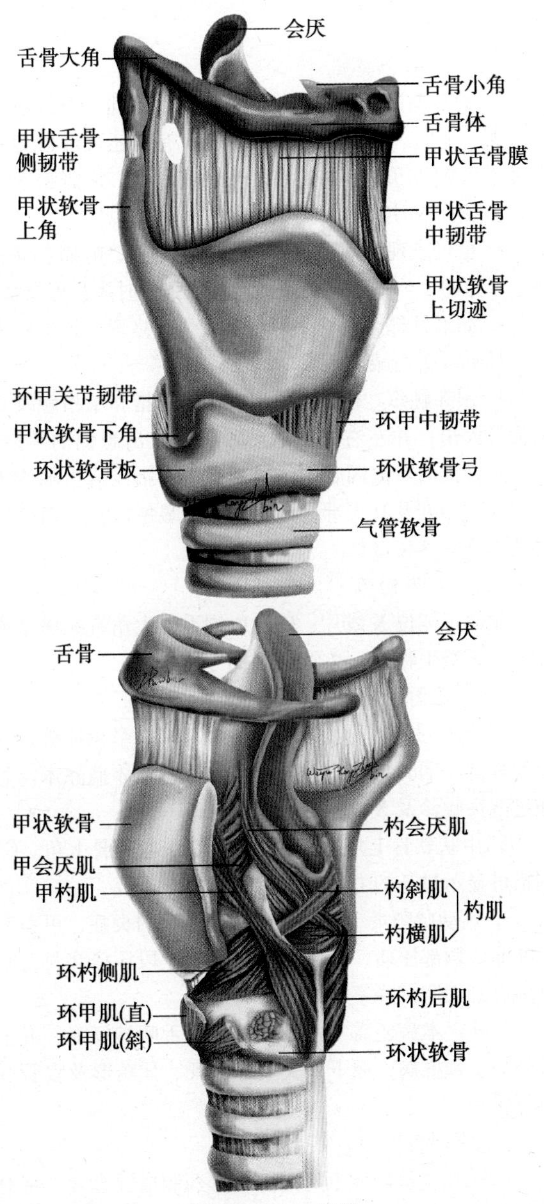
会厌
舌骨大角
舌骨小角
舌骨体
甲状舌骨侧韧带
甲状舌骨膜
甲状软骨上角
甲状舌骨中韧带
甲状软骨上切迹
环甲关节韧带
环甲中韧带
甲状软骨下角
环状软骨板
环状软骨弓
气管软骨
会厌
舌骨
甲状软骨
杓会厌肌
甲会厌肌
甲杓肌
杓斜肌
杓肌
杓横肌
环杓侧肌
环杓后肌
环甲肌(直)
环甲肌(斜)
环状软骨

图 28-2-1　舌骨

【诊断要点】

（一）症状与体征

1. 常表现为一侧面部下方或上颈部疼痛，可放射到耳、面、下颌、颞下颌关节等部位；有的还可放射到肩背部或上胸部等。可为钝痛、胀痛或刺痛，疼痛程度不一，多在吞咽时加重。

2. 也可表现为咽异物感、吞咽梗阻感、咽痛、咽胀感、牵拉感、麻木感等；患侧转头或张口时症状可加重。

3. 如果颈部大血管受到刺激可引起痉挛，致患侧头痛、耳鸣及听力减退等。

4. 颈部触诊 检查者先用一手的拇指和示指触及双侧舌骨大角，并左右来回活动舌骨诱发出患侧的疼痛。再将舌骨推向对侧固定，用另一手的示指或拇指触诊患侧舌骨大角处及其尖部，即可发现明显触痛点。扁桃体窝触诊排除茎突过长。

（二）特殊检查

颈部正侧位X线片：确定患侧舌骨大角有无增厚或过长、无赘生物等，必要时做CT扫描。

【鉴别诊断】

1. 茎突过长综合征 常为一侧刺痛、牵拉痛等，放射到耳部，咽异物感，部分患者已行扁桃体摘除术。可通过茎突触诊及X线摄片鉴别。

2. 甲状软骨上角过长 压痛点在甲状软骨上角。CT扫描可显示过长的上角。

3. 颈动脉鞘炎 颈动脉血管壁或鞘的炎症，可引起吞咽痛、颈部压痛、以胸锁乳突肌中上段压痛多见，临床多有红细胞沉降率加快。

另外，本病还需与三叉神经痛、舌咽神经痛、喉上神经炎、颈椎病、颞下颌关节综合征、牙畸形及食管肿瘤等鉴别。

【治疗要点】

1. 采用类固醇制剂与局部麻醉药制成混合液，将对侧舌骨推向患侧，使患侧舌骨大角及周围组织固定，找准触痛点，局部皮肤消毒，将混悬液缓慢注入。防止将药液注入血管或溢出到真皮内。

2. 手术切除患侧舌骨大角或相关赘生物。局部药物注射治疗效果欠佳者，应行手术治疗。

3. 物理治疗　于患者颈部舌骨大角区域应用红外线、超短波等进行治疗。

4. 口服药物治疗　口服解热、镇痛、抗炎类药物。

（张孝文）

第二十九章 咽及咽旁肿瘤

第一节　鼻咽部肿瘤

一、鼻咽良性肿瘤

【概述】

鼻咽良性肿瘤是发生于鼻咽部的良性肿瘤，在头颈部肿瘤中发病率较低，最常见的是鼻咽纤维血管瘤和脊索瘤，其他鼻咽部良性肿瘤均为个案报道，其发病率远少于恶性肿瘤。

其特点为：

（1）发病年龄以青少年为多见。

（2）男性多于女性。

（3）良性肿瘤比恶性肿瘤少。

（4）生长缓慢，较局限，但易扩展至颅内与咽喉部，引起呼吸、吞咽障碍及脑神经损害症状。

（5）早期诊断、早期治疗有其重要意义。

（6）治疗以手术切除为首选。

（7）CT扫描及MRI检查可以了解鼻咽部良性肿瘤的大小及范围。

（8）组织病理学检查是鼻咽部良性肿瘤确诊的依据。

【组织学分类】

1. 上皮性肿瘤：①囊肿；②乳头状瘤；③腺瘤。

2. 间叶组织肿瘤：①纤维瘤；②血管纤维瘤；③血管瘤；④平滑肌瘤；⑤脂肪瘤。

3. 神经源性肿瘤：①神经鞘膜瘤；②神经节细胞瘤；③脑膜瘤。

4. 残余胚胎性肿瘤：①畸胎瘤；②脊索瘤；③颅咽管瘤。

5. 瘤样病变：①息肉；②黄色瘤；③淀粉样变。

【诊断要点】

根据症状及鼻咽镜检查结果，结合年龄和性别一般都能做出诊断。

（一）症状与体征

1. 鼻出血　表现为鼻腔和口腔反复出血，量较多，病人常继发不同程度的贫血，如鼻咽纤维血管瘤。

2. 鼻塞　多为肿物增大突出至鼻腔所致。

3. 咽部不适，异物感，如鼻咽部潴留囊肿、鳃裂囊肿。

4. 耳鸣、耳闷　多为肿物增大堵塞咽鼓管咽口。

5. 可由于肿瘤累及脑膜、脑实质及颅内高压引起，如脊索瘤。

6. 呼吸困难或吞咽困难　主要由肿瘤过大的堵塞鼻咽部，如畸胎瘤。

（二）特殊检查

1. 鼻咽镜检查　鼻咽部有光滑而质硬的肿块（图29-1-1、图29-1-2）。

2. CT和MRI检查　可以显示肿瘤的部位及范围。

3. 颈动脉造影　数字减影血管造影可确定肿瘤的大小及扩展范围，确定肿瘤的供血及血管在肿瘤内的分布情况，对确定鼻咽纤维血管瘤和脊索瘤的范围有很大帮助。

4. 活检需结合影像学检查结果，不能盲目活检。

【治疗要点】

手术切除为主，根据肿瘤的范围及大小可通过经鼻

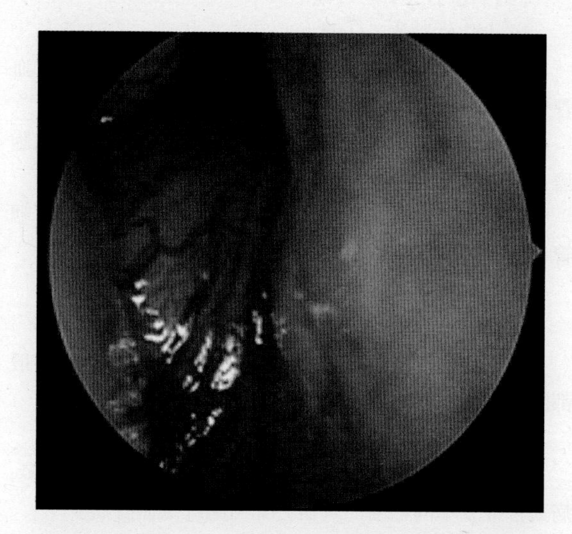

图 29-1-1　鼻咽部脊索瘤鼻咽镜表现

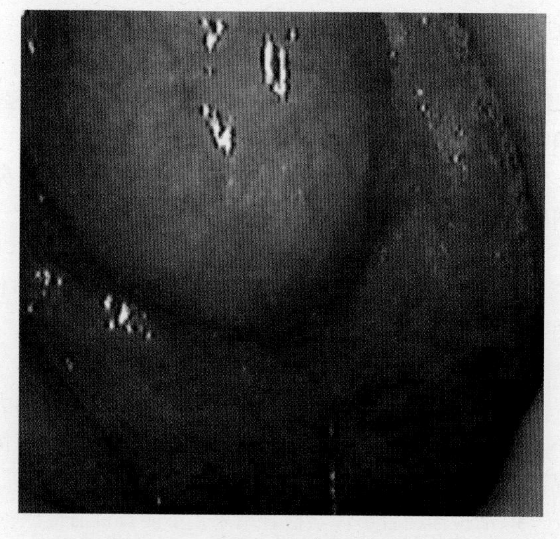

图 29-1-2　鼻咽部囊肿鼻咽镜表现

鼻内镜切除，经口鼻内镜切除，鼻侧切开肿物切除术，硬腭进路肿物切除术。现在鼻咽部手术主要以鼻内镜手术为主，既保证了视野的清楚，又保证了切除范围，对患者损伤小，术后恢复快。

二、鼻咽癌

鼻咽癌（carcinoma of nasopharynx）是我国高发肿瘤之一，占头颈部肿瘤发病率首位。本病具有地域差异性。我国南方广东、广西、湖南、福建等为鼻咽癌世界最高发区，男性发病率大概为女性的 2～3 倍，40～50 岁为高发年龄组。常见病因为遗传因素、EB 病毒、环境因素。

根据 2001 WHO 分型，鼻咽癌可分为基底样鳞状细胞癌、角化型鳞状细胞癌、非角化性癌（分化型非角化性癌和未分化性角化性癌）。在我国绝大多数病人为非角化性癌，而其中又以未分化性角化性癌多见。非角化性鼻咽癌与 EB 病毒感染密切相关，且对放射治疗敏感，预后相对较好。

【诊断要点】

（一）症状与体征

早期多无症状，多数鼻咽癌病人发现时已是中晚期。

1. 颈部肿物　由于鼻咽癌可以早期转移，故为 60% 鼻咽癌病人首发症状，多先发现于一侧颈上深部，持续增大，后可发展为双侧。

2. 抽吸性血痰　可为早期症状。

3. 鼻塞、鼻出血　瘤体增大，堵塞后鼻孔及鼻腔，引起鼻塞，常合并有鼻出血。

4. 分泌型中耳炎　瘤体堵塞咽鼓管引起，病人可有耳闷、耳鸣、听力下降等症状。

5. 头痛　肿瘤侵袭颅底骨质引起。

6. 脑神经侵犯症状　常首先侵犯Ⅴ、Ⅵ脑神经，继而侵犯Ⅱ、Ⅲ、Ⅳ脑神经引起面部麻木、复视、上睑下垂等症状。晚期瘤体直接侵犯或者转移压迫可以引起Ⅸ、Ⅹ、Ⅺ、Ⅻ脑神经引起呛咳、声嘶、伸舌偏歪等症状。

7. 晚期可以出现骨、肺、肝、脑转移，出现相应症状。

8. 后鼻镜检查　最简单及最常用检查，可见肿瘤多发于鼻咽部顶后壁及咽隐窝，粗糙不平，易出血。黏膜下型者表面光滑，仅表现为饱满隆起。

9. 颈部触诊　多先可触及颈上深部肿物（颈内静脉上群淋巴结转移），质硬，活动差或者固定，无痛性。

（二）特殊检查

1. 鼻内镜及纤维鼻咽镜检查　有利于发现早期病变（图 29-1-3）。

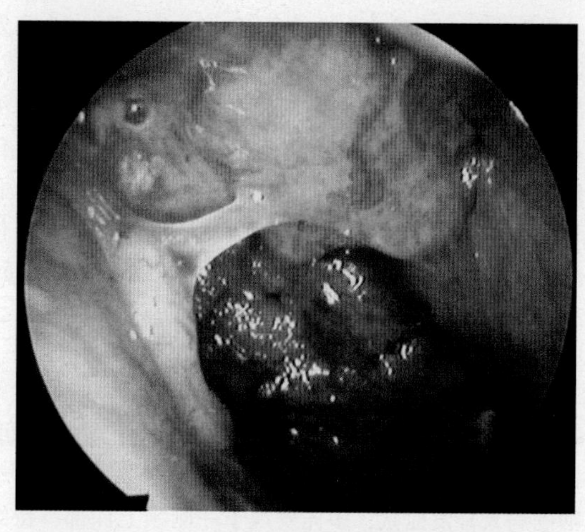

图 29-1-3　鼻咽癌的鼻咽镜检查表现

可见菜花样新生物，表面粗糙不平伴出血

2. EB 病毒血清学检测　可用于鼻咽癌筛查及辅助诊断。常用包括 EB 病毒壳抗原-免疫球蛋白 IgA 抗体（EBV-VCA-IgA）、EB 病毒核心抗原 1-IgA 抗体（EB-NA1-IgA）、EB 病毒壳早期抗原-免疫球蛋白 IgA 抗体（EBV-EA-IgA），EB 病毒 DNA 酶抗体。

3. 影像学检查　MRI 能更清楚的辨别软组织，为首选。而 CT 对颅底骨质观察具有一定优势（图 29-1-4、图 29-1-5）。

4. 以病理检查为金标准。

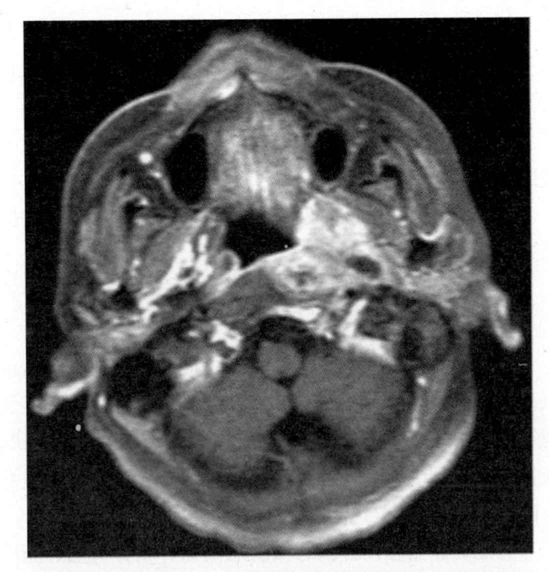

图 29-1-4　鼻咽癌 MRI 表现

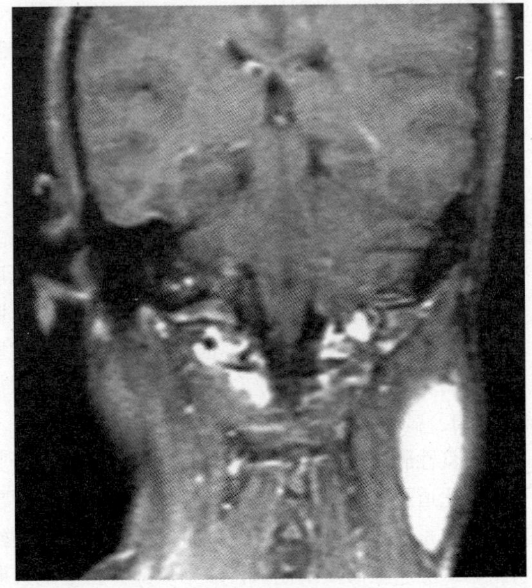

图 29-1-5　鼻咽癌颈部转移的 MRI 表现

【治疗要点】

1. 放射治疗　绝大多数鼻咽癌为非角化性癌，对放射治疗敏感，因此，为首选治疗方案。

2. 化学治疗　鼻咽癌化学治疗疗效不确切，一般与放射治疗协同使用。

3. 手术治疗　用于放射治疗后原发灶或者转移淋巴结残留及复发。

三、其他鼻咽恶性肿瘤

鼻咽恶性淋巴瘤（malignant lymphoma of nasopharynx）较鼻咽癌少见，病因尚不明确。可有多种类型。发病年龄较鼻咽癌早，颈部转移肿瘤多为双侧，呈大块状，增长迅速，可互相融合。有时全身多发。需要以病理活检确诊。治疗以化学治疗和放射治疗为主。

其他的鼻咽恶性肿瘤有横纹肌肉瘤、软骨肉瘤、脂肪肉瘤及恶性神经鞘瘤等，均较少见。确诊以病理为依据，不同的肿瘤采用手术、放射治疗和化学治疗或者综合治疗。

（娄卫华　唐安洲）

第二节　口咽部及喉咽部肿物

【概述】

口咽及喉咽部良性肿瘤可来源于上皮组织（如：乳头状瘤、腺瘤或囊肿等）、间叶组织（如：纤维瘤、脂肪瘤、血管瘤、平滑肌瘤等）、神经组织（如：神经鞘膜瘤、神经节细胞瘤、脑膜瘤等），也可源于残余胚胎性肿瘤（如：畸胎瘤、脊索瘤等），以及一些非肿瘤性疾病（如：息肉、扁桃体瘤样增生、舌根异位甲状腺等）。

虽然良性肿瘤生长缓慢，病变相对局限，但由于其位于上消化道及呼吸道重要解剖位置，并与颅脑及颈部重要结构关系密切，可引起呼吸困难、吞咽障碍、神经损伤及出血等严重而复杂症状，常见颈部肿物鉴别诊断见表 29-2-1。

表 29-2-1 常见颈部肿物鉴别诊断表

	病因	好发部位	病变特点	症状	治疗原则
乳头状瘤	HPV 感染	腭弓、悬雍垂根部、扁桃体	淡红色颗粒状、有或无蒂	占位症状	全切
腺瘤	基因突变、病毒感染	悬雍垂、软腭、腭弓	半圆形、光滑、实性	占位症状	全切
潴留囊肿	腺导管阻塞分泌液潴留	会厌谷、会厌舌面	半透明、黄白色、表面光滑、囊性	占位症状，破溃吐脓黏液	全切或“揭盖”
纤维瘤	病因不明，可能与创伤或射线照射有关	扁桃体、腭弓、舌根、软腭或咽壁黏膜下	圆形光滑、质韧	占位症状	全切
血管瘤	胚胎早期血管性组织分化阶段，基因片段错构	咽侧壁、软腭、舌根、会厌	广基、血管纹路	占位症状、出血	手术、注射硬化剂、射频等
息肉	慢性炎症刺激与遗传因素	扁桃体、会厌舌面、梨状窝、腭弓	表面光滑、多有蒂	占位症状，活动	全切
异位甲状腺	胚胎发育异常	舌根	舌盲孔附近、淡红色囊实性、富血供	占位症状、出血	观察、部分切除、全切或射频

【分类】

（一）上皮组织来源

1. 乳头状瘤　乳头状瘤是最常见的咽部良性肿瘤，可能与HPV病毒感染有关。

（1）诊断要点

1）多发生于口咽，喉咽亦不少见。

2）形如桑葚，色白或淡红，疣状、菜花状、簇状或颗粒状，偶有息肉样。蒂可有可无。

3）病变较小时常无特殊症状，或咽部不适或干咳。病变大时可出现呼吸、吞咽、发音等障碍，侵犯多局限黏膜。

4）CT扫描可了解病变范围，组织病理学检查确诊。

（2）治疗要点：手术为主，表面麻醉（浅、表、小）或全身麻醉（深、内、大）、激光烧灼或射频、微波、等离子切除，注意保留“安全”边界，以免复发。位于扁桃体表面者，常与扁桃体一并切除。

2. 腺瘤

（1）诊断要点：腺瘤来源于软腭、咽部小唾液腺。肿物为圆形、半球形隆起，表面光滑，黏膜无破溃或溃疡形成，浅表时可触及肿物边界。

（2）治疗要点：多数经口途径切除，过大时可选择颈外入路。余同前。

3. 潴留囊肿

（1）诊断要点：多见于会厌谷、会厌舌面或扁桃体。外观呈半透明球形或半球形，柔软有弹性，黄色或灰白色，表面黏膜光滑，囊液多为稠厚胶冻样。扁桃体囊肿可包含脱落上皮、白细胞、细菌及坏死产物，可干酪化，含胆固醇结晶。

（2）治疗要点：手术切除。手术时应尽可能可完整切除，至少要切除囊壁1/2以防复发。余同前。

（二）间叶组织来源

1. 纤维瘤　来源于纤维组织细胞，依据发病部位不同生长方式有所区别。

（1）诊断要点

1）带蒂者多发于扁桃体、腭弓及舌根，外生性生长，圆形、卵圆形或肾形，活动度大。

2）不带蒂者位于咽部或软腭黏膜下，外覆正常黏膜，质韧，不易活动。确诊需病理检查。

（2）治疗要点：手术治疗。位于扁桃体表面者，常与扁桃体一并切除。肿物位于黏膜下且范围巨大时，可选择颈外入路。

2. 脂肪瘤　脂肪瘤来源于脂肪细胞，病理检查可见膨大的脂肪瘤细胞，发病原因不清。

（1）诊断要点

1）起源于软腭、扁桃体或下咽者，多带蒂；位于咽后或咽旁间隙者，多无蒂。

2）表面光滑，呈分叶状，质中，呈淡黄色。

3）CT 扫描为特征性低密度软组织影。确诊需组织病理学检查。

（2）治疗要点：手术治疗。可经口内途径。间隙病变或肿物较大，可颈外入路，必要时气管切开。

3. 血管瘤　血管瘤可分为毛细血管瘤、海绵状血管瘤及蔓状血管瘤。咽部以海绵状血管瘤最常见。

（1）诊断要点

1）好发部位：好发于咽侧壁、软腭、舌根及会厌等部位。

2）基底较宽，表面隆起，无蒂，青蓝或紫红色，质软。海绵状弹性，表面可见迂曲血管纹路。瘤体大小可随血管充盈情况变化。

3）患者常有咽部不适、异物感，可伴出血，累及喉部可有声嘶。出现局部疼痛与炎症或神经刺激有关。

4）穿刺细胞学涂片有利于诊断和鉴别诊断，但有继发出血风险。确诊需病理学切片（完整切除），但应避免活检，以免发生严重出血。

（2）治疗要点：病变局限，口内或颈外入路能够充分暴露者可选择手术治疗。非手术治疗包括：物理疗法

(冷冻、电灼、电凝、射频消融等)、药物注射(硬化剂、平阳霉素、生物胶等)、放射治疗、激光治疗、血管栓塞等。较大血管瘤治疗较困难。

(三)瘤样病变

1. 咽部息肉 为黏膜表面向外突出生长的肿物，病理检查可见外覆上皮，黏膜下间质水肿，可伴有炎性细胞浸润。

(1)诊断要点：多发生于口咽腭扁桃体、腭弓或喉咽会厌舌面及梨状窝。灰白或淡红色表面光滑，确诊需病理检查。

(2)治疗要点：手术切除。

2. 异位甲状腺 异位甲状腺为甲状腺先天发育过程中产生的一种异常，主要是由于胚胎发育期甲状腺没有沿甲状舌管下降至颈部正常位置所致。

(1)诊断要点

1)多位于舌盲孔附近，基底广，半圆或椭圆形，表面可附血管，触之如橡皮，偶有囊性感，穿刺抽出少许血液。

2)可无症状，阻塞症状，或出血。

3)放射性核素静态显像有重要价值。应避免活检，以免引起出血和窒息。

4)但术前应明确正常部位有无甲状腺并评价甲状腺功能，确诊需病理细胞学及免疫组化检查。

(2)治疗要点：无症状，无恶变可疑，不治疗。有咽部阻塞症状，非高度怀疑恶变者，不考虑全切，可部分切除或带蒂转移，射频消融作为新兴技术有优势。伴甲状腺功能亢进者按甲状腺功能亢进术前准备。术后出现甲状腺功能减退可给予激素替代治疗。

(李晓明)

第三节 咽旁间隙肿瘤

【概述】

咽旁间隙肿瘤较少见，约占头颈部肿瘤的0.5%，咽旁间隙肿瘤 80% 为良性，20% 为恶性。关于肿瘤来源：来自于唾液腺的肿瘤占 40% 左右；神经源性肿瘤占 27% ~40%，其他类型占 10% ~30%。

【诊断要点】

（一）症状与体征

大多数没有症状。当肿瘤生长到一定程度时可出现下列症状。

1. 耳部症状　肿瘤位置较高，较大压迫，堵塞咽鼓管咽口引起耳闭塞感、耳鸣、听力下降等分泌性中耳炎的症状。

2. 鼻咽、口咽、下咽腔阻塞症状　肿瘤较大使鼻咽、口咽、下咽腔变窄，堵塞时可有吞咽困难、呼吸困难、言语含糊不清（如口中含物）、睡眠呼吸暂停、活动后呼吸困难等症状。

3. 神经受累症状　当肿瘤侵犯或压迫脑神经，交感神经时可有声音嘶哑、吞咽困难、霍纳综合征、头痛等症状。

4. 查体　体检时可发现口咽侧壁扁桃体内移隆起。软腭向下隆起。部分患者在颈部可扪及包块。

颈部口腔双合诊有助于了解肿瘤的大小、范围、活动度、质地、有无搏动感等。

5. 电子鼻咽镜、喉镜检查

（1）鼻咽部：可以了解鼻咽顶后壁、咽隐窝、圆枕有无隆起，鼻腔是否狭窄。

（2）喉部：可以了解双侧声带运动情况，是否有声带麻痹。

6. 影像学检查

（1）CT：可很好地显示咽旁间隙肿瘤的位置、组织密度、大小、边界，有无颅底骨质破坏等，CTA 还可显示肿瘤与颈总动脉，颈内、颈外动脉，颈内静脉的关系。

（2）MRI：软组织分辨能力较强，特别是 MRI 能提供冠状位图像和血管造影技术，较 CT 更能清楚显示腮腺与肿物之间的脂肪层。MRI 的信号流空特点还有助于鉴别血流丰富的副神经节细胞瘤与血供与血供较少的神经鞘瘤。MRA可清晰的显示肿瘤与颈部大血管的关系(图29-3-1)。

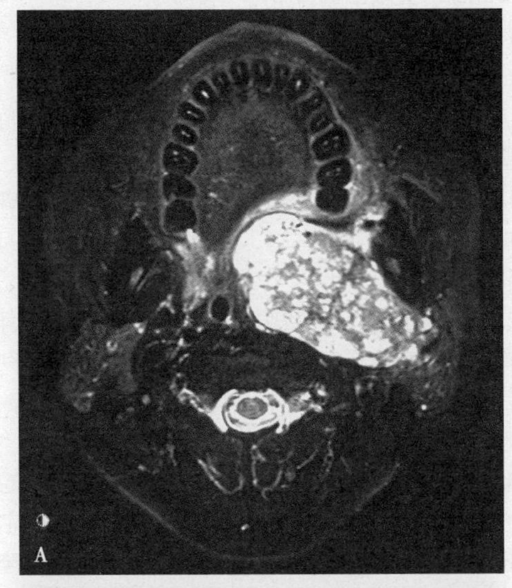

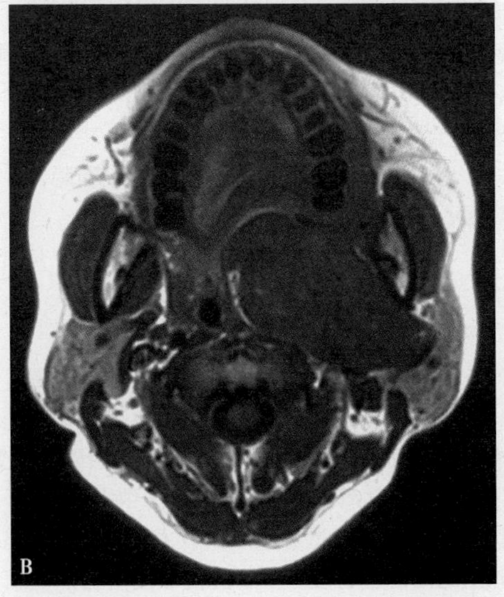

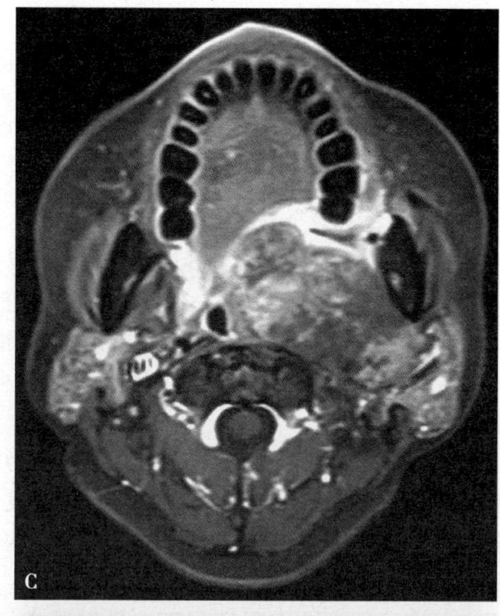

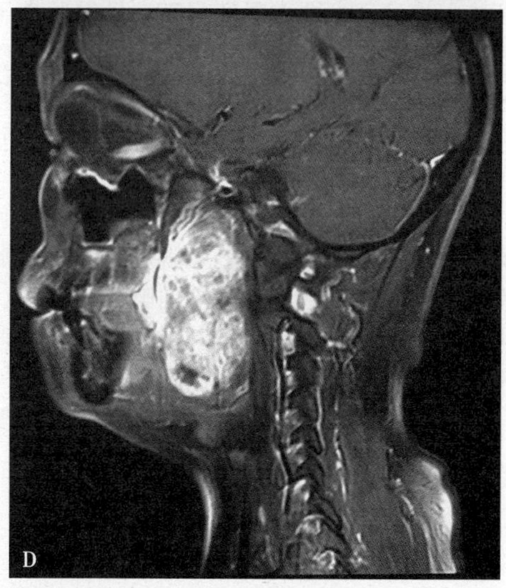

图 29-3-1　咽旁间隙肿瘤 MRI 表现

可见左侧咽旁间隙至腮腺内侧巨大肿瘤，边界清楚，增强扫描不均匀强化。A 为 T_2 相，B 为 T_1 相，C、D 为 T_1 增强图像

【诊断要点】

根据病史、临床症状、检查及影像学检查，可以初步判断肿瘤的性质，但最终确诊还是靠病理切片检查。

【治疗要点】

手术切除肿瘤是该病的主要治疗措施。

1. 麻醉 气管插管全身麻醉。

2. 手术径路 手术径路的选择原则：①充分暴露肿瘤，从而切除肿瘤；②便于暴露、保护颈部的重要神经、血管，如发生大出血，便于控制出血；③根据术中情况，便于改变术式；④对周围组织损伤小，并发症发生率低。

手术径路如下：

（1）颈侧径路：最常用的径路，绝大多数咽旁间隙肿瘤都可通过此径路顺利切除。损伤小，并发症发生率低。手术要点：①胸锁乳突肌前缘切口；②暴露胸锁乳突肌，暴露颈动脉鞘，保护颈总动脉、颈内动脉、颈外动脉、迷走神经；③进入咽旁间隙，暴露肿瘤下极；④钝性分离，游离并切除肿瘤；⑤留置引流管，缝合切口。

（2）颈侧-腮腺径路：需解剖面神经，有损伤面神经的可能性。

（3）颈侧-下颌骨裂开径路：适用于：①咽旁间隙，肿瘤位置较高达颅底或绕颈内动脉孔的血源性肿瘤；②原发或转移性肿瘤；③侵犯咽旁间隙的鼻咽癌（放射治疗未控制）或口咽癌，但该径路技术要求高，损伤较大，术后并发症较多，应严格掌握适应证。

（刘邦华）

第五篇

喉部疾病

第三十章 喉的先天性疾病

第一节 喉软骨及声门裂等畸形

一、喉软骨畸形

【概述】

喉部居于颈前正中，舌骨之下，上通咽喉，下接气管。构成喉部的软骨支架共 11 块，单个且较大的有环状软骨、会厌软骨、甲状软骨。成对的有杓状软骨、小角软骨、楔状软骨及麦粒软骨。这 11 块软骨的畸形统称为喉软骨畸形（laryngeal cartilage deformity）。

【临床分类】

1. 会厌软骨畸形

（1）发病机制：会厌软骨由第四鳃弓的咽下隆起发育自两侧向中线融合而成。融合不良或未融合，则形成会厌分叉或会厌两裂。

（2）分型：可分为沟状会厌、蹄铁形会厌、Ω 形会厌或斜位会厌。国外有学者将会厌软骨畸形分为两大类。一为正常形状，但体积较小；二为形状异常：椭圆会厌、会厌裂开、扁平会厌、整体增厚形。

2. 甲状软骨畸形

（1）发病机制：甲状软骨由第四鳃弓形成的两翼板

发育在下而上在中线融合而成。

（2）分型：若发育不全，则形成甲状软骨前正中裂，甲状软骨软化或部分却如、甲状软骨板不对称。

3. 环状软骨畸形

（1）发病机制：胚胎第6、7周时，环状软骨首先在背侧然后在腹侧逐渐在中线接合。

（2）分型：若接合不良，留有裂隙，则形成先天性喉裂。亦有先天性增生或未成环者。

4. 杓状软骨畸形　形状、大小可有变异。位置异常者长为向前移位，单侧或双侧。有时可因分娩时喉部外伤引起。

【诊断要点】

（一）症状与体征

1. 会厌软骨畸形　一般无症状，会厌裂者若伴有会厌松弛，可出现喉鸣及呼吸困难。可出现饮食呛咳。

2. 甲状软骨畸形　如因甲状软骨发育不全或软化造成吸气时喉腔缩小，造成喉鸣和呼吸困难，严重时需行气管切开。

3. 环状软骨畸形　环状软骨先天性增生或未成环者，可造成声门下梗阻或喉闭锁，引起呼吸困难或窒息，有时新生儿需行紧急气管切开。

4. 杓状软骨畸形　症状以声嘶为主，严重者可发生呼吸困难。

（二）特殊检查

1. 电子喉镜检查　可明确会厌软骨、杓状软骨畸形以及先天性喉裂等畸形，对甲状软骨畸形无明确意义。

2. 喉部CT及三维重建检查　对甲状软骨裂开，环状软骨增生、闭锁，杓状软骨畸形等有诊断意义。

3. 全身麻醉下喉部支撑喉镜及内镜检查　对喉部软骨畸形，尤其是会厌软骨，环状软骨畸形的诊断有很好的诊断价值。

【治疗要点】

(一) 会厌软骨畸形

会厌过小或无会厌者多无需治疗，注意避免饮食过急引起呛咳。会厌软化的治疗详见本节“二、喉软骨软化病”部分。

(二) 甲状软骨畸形

甲状软骨软化者需行气管切开。甲状软骨裂开患儿，如无明显症状，可不予处理。

(三) 环状软骨畸形

环状软骨先天性增生或未成环者，需行紧急气管切开，常常预后不良。目前对于环状软骨畸形的治疗主要为内镜下手术及开放性手术。开放性手术即喉气管成形术。目前主要有不放置移植物的喉气管成形术及放置移植物的喉气管成形术（图 30-1-1）。

(四) 先天性杓状软骨畸形

治疗困难，有呼吸困难者先行气管切开，待患儿稍大后，可行杓状软骨移位术。

二、喉软骨软化病

【概述】

喉软骨软化病（laryngomalacia）是一种婴幼儿常见的疾病，是婴儿先天性喉喘鸣最常见的原因，约占喉先天性畸形的 50% ~75%。喉软骨软化病病因尚未完全明了，其发病可能是由于喉软骨发育不成熟、软化导致吸气时声门上部软组织向喉内塌陷引起的气道阻塞。部分病例伴有其他先天性疾病，如神经系统疾病、呼吸道其他病变、胃食管反流等。

【临床分类】

1. 临床分型　纤维喉镜或电子喉镜下将喉软骨软化病分为三型（图 30-1-2）。

(1) Ⅰ型：杓状软骨黏膜脱垂，占 57%。

(2) Ⅱ型：杓状会厌襞缩短，占 15%。

(3) Ⅲ型：会厌后移，占 12%。

（4）部分患儿为Ⅰ、Ⅱ型的混合型，约占15%。

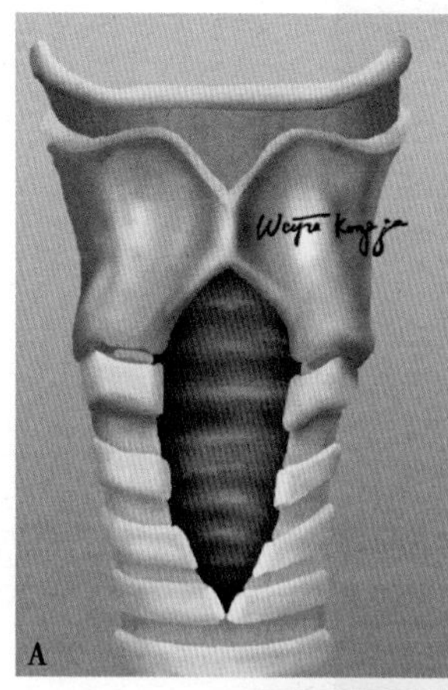

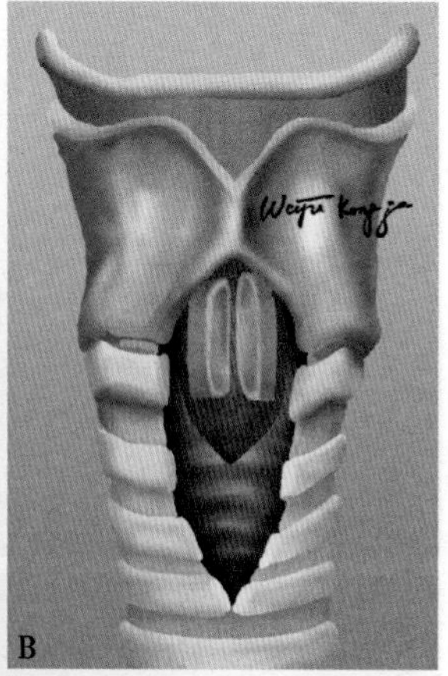

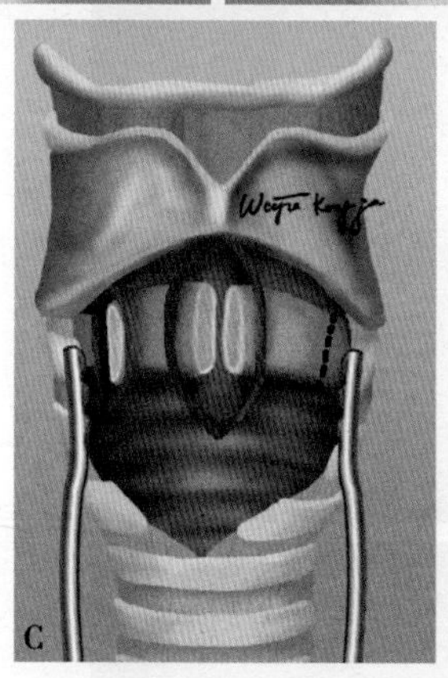

图 30-1-1　不带有移植物的喉成形手术

A. 在气管前壁正中行纵切口，上自环甲膜，下至第三气管环，暴露气管腔内　B. 在气管腔内后壁正中环状软骨表面行纵切口，切开气管内膜，并进一步纵行切断环状软骨，保护气管外膜完整　C. 在气管腔内 3 点钟及 9 点钟方向环状软骨断端两侧之环状软骨表面再做纵切口，切开气管内膜，并进一步纵行切断环状软骨，保护气管外膜完整

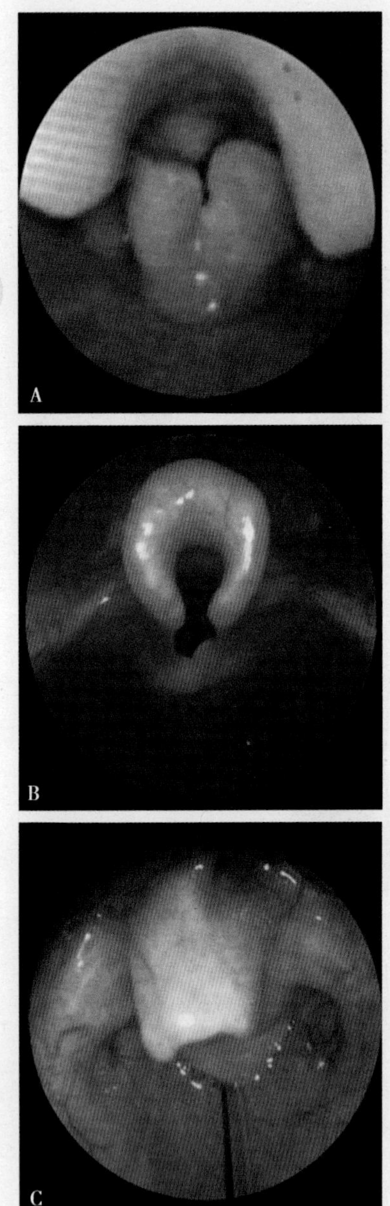

图 30-1-2　喉软骨软化分型
A. Ⅰ型　B. Ⅱ型　C. Ⅲ型

2. 重度喉软骨软化病诊断标准　Roger 等制定了重度喉软骨软化病的诊断标准：①平静时呼吸困难和（或）活动时重度呼吸困难；②进食困难；③身高和体重增长迟缓；④睡眠窒息或阻塞性通气不足；⑤无法控制的胃食管反流；⑥有因阻塞性呼吸困难而行气管插管的病史；⑦活动时低氧血症；⑧活动时高二氧化碳血症；⑨随窒息或阻塞性通气不足加重而出现睡眠监测的异常记录。至少满足 3 条，即建议内镜下手术治疗。如果只满足 1 到 2 条，密切随诊，胃食管反流治疗后再次评估。

【诊断要点】

（一）症状与体征

喉软骨软化病是婴幼儿喉喘鸣的最常见的原因。一般出生后 2～4 周出现喉喘鸣，平均发病年龄为 2.2 周，出生后 6～8 个月时症状最为明显，之后稳定并逐渐缓解，2 岁时症状消失。

1. 吸气时有喉鸣和胸骨上窝、肋间、上腹部凹陷。表现为间断性、低音调、吸气性喉喘鸣，用力吸气时喘鸣声加重。症状可为持续性，但多数为间歇性。睡眠或安静时无症状，啼哭、惊动时明显。喉鸣以吸气时明显，呼气时声小或无声。有的与体位有关，仰卧时有声响，俯卧时轻。多数患儿除吸气时喉鸣和有凹陷症状外，一般情况良好。哭声及咳嗽声正常，无嘶哑现象。

2. 严重者可有呼吸困难或发绀症状，甚至发生呼吸衰竭。上呼吸道感染时黏膜充血水肿而导致喘鸣加重，俯卧位声门上组织前移使喘鸣减轻。

3. 中度到重度患儿可伴有喂食困难、胃食管反流、生长停滞、发绀、间歇性完全阻塞或心力衰竭，极重度者可窒息死亡。

（二）特殊检查

1. 纤维喉镜或电子检查　可见会厌软骨两侧边缘向内卷曲接触，或会厌软骨过度柔软，两侧杓状会厌襞互相接近，喉腔窄小。

2. 直接喉镜检查　没有条件做纤维/电子喉镜检查

时，直接喉镜检查简单易行，可见喉组织软而松弛，吸气时喉上组织向喉内卷曲，呼气时吹出，若用直接喉镜将会厌挑起或伸至喉前庭时，喉鸣声消失，即可确定诊断。

3. 喉气管 CT 扫描和三维重建检查、MRI 检查有助与诊断和排除其他先天性喉疾病。

【鉴别诊断】

喉软骨软化病须与其他各种先天性喉发育异常如喉蹼、喉裂、声门下狭窄等相鉴别，亦应注意与各种后天性喉部疾病如炎症、异物、外伤等相鉴别。

【治疗要点】

喉软骨软化病的治疗以保持气道通畅为原则。应注意增强体质，预防为主，减少气道感染的机会，适当补充钙及包括维生素 D 在内的多种维生素及矿物质。喘息发作时，可以通过改变体位使气道保持通畅和超声雾化加强排痰，合并细菌感染时应加用抗生素。

1. 一般处理　本病多数预后良好，大多数病例无需进行任何治疗即可自愈。小儿的体位调整对疾病的恢复具有重要的价值，仰卧和激惹会使症状加重。同时，避免或减少胃食管反流发生，必要时使用药物治疗原发性或继发性胃食管反流。

2. 外科治疗　外科治疗技术近年出现了巨大进展，传统的气管切开术是 20 世纪 80 年代之前惟一有效的手段，直至自愈。目前仅用于极度严重病例，只在出现严重威胁生命的气道阻塞症状时采用。

根据分型采用不同的声门上成形术，即Ⅰ型予切除杓状软骨后外侧多余的黏膜，Ⅱ型则切断缩短的杓状会厌襞，Ⅲ型予切除舌会厌韧带，将会厌拉向前，并缝合会厌和舌根部。

根据 Roger 等制定的标准，若满足其中 3 项或 3 项以上，则需手术；若仅有 1 项或 2 项，只需严密随访观察。

常用的手术器械包括喉显微器械、二氧化碳激光、低温等离子刀、微动力切削钻等。

三、先天性喉蹼

【概述】

先天性喉蹼（congenital webs）指在喉腔间有一先天性膜状物，大者可占喉腔之大部，称为喉隔。其喉蹼之薄厚不一，为结缔组织，有少数毛细胞血管、覆有喉部黏膜上皮。后天性常继发于喉插管后、喉外伤、喉外科手术、放射治疗、喉部炎症。

【临床分型】

根据发生部位分为声门型、声门上型、声门下型及杓状软骨间狭窄，以声门型最常见，发生于声门上、下及喉后部者极少。声门型喉蹼又可分为前部、后部及完全性，以前部最常见。可合并其他部位畸形，如 Fraser 综合征、胎儿酒精综合征、CATCH22 综合征、软骨毛发发育不良综合征、侏儒症、房间隔缺损等（图 30-1-3）。

【诊断要点】

（一）症状与体征

婴幼儿喉蹼症状亦随喉蹼的大小和部位不同而异。

1. 范围较大的喉蹼患儿，于出生后无哭声、有呼吸困难或窒息，有呼噜样之喉鸣音，吸气时有喉阻塞现象，常有口唇发绀及不能吮乳的症状。

2. 喉蹼中度大者，喉腔尚可通气，但声音嘶哑，伴吸气性呼吸困难。

3. 喉蹼较小者，则哭声低哑，无明显呼吸困难。

4. 前部喉蹼可出现发声障碍和气道阻塞症状，主要表现为声音嘶哑、不能发高音。后部喉蹼主要为扩张受限，一般无发声障碍。

（二）特殊检查

婴幼儿或新生儿必须用直接喉镜检查，检查时需准备支气管镜和行气管切开术。镜下可见可见有灰白色或淡红色之蹼膜连于两侧声带之前端，其后缘呈半圆形，少数呈三角形；当发音时此膜折皱，被挤于声带之上部或下部，当吸气时又展开成膜状。喉部完全闭锁较为罕见。

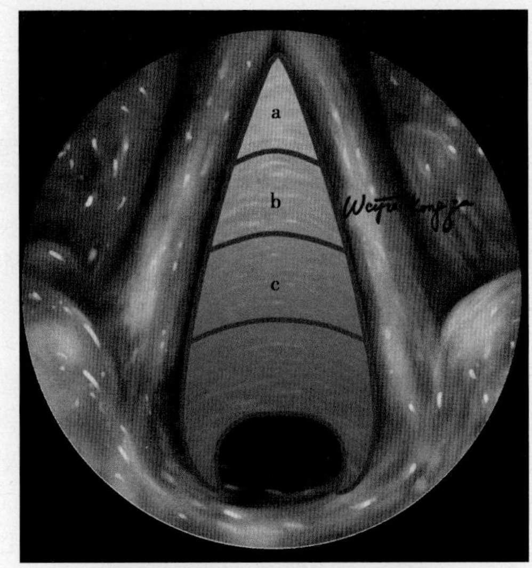

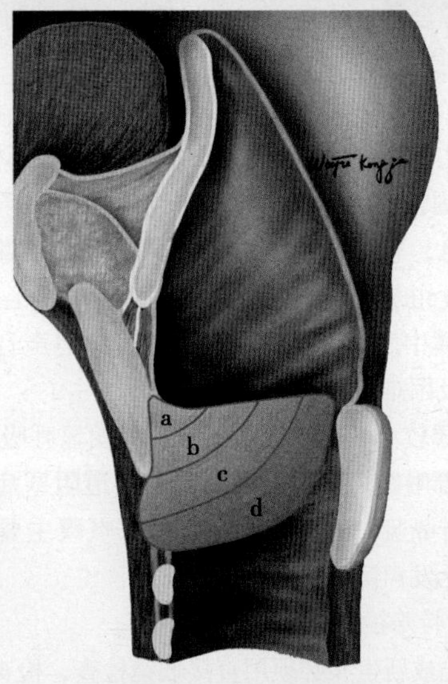

图 30-1-3　先天性喉蹼 Cohen 分型的示意图和喉镜所见

a. Ⅰ型喉蹼占声门裂面积 < 35%　b. Ⅱ型喉蹼占声门裂面积为 35% ~ 50%　c. Ⅲ型喉蹼占声门裂面积 50% ~ 75%　d. Ⅳ型喉蹼占声门裂面积 75% ~ 90%

【鉴别诊断】

婴幼儿先天性喉蹼应与其他先天性喉发育异常，如先天性声门下梗阻及先天性喉鸣等相鉴别。对儿童或成人，还应根据病史鉴别喉蹼为先天性或属后天性。先天性喉蹼患者常伴有其他部位先天性异常，诊断时应注意。

【治疗要点】

1. 喉蹼较小，无明显症状可不予处理。

2. 新生儿患喉蹼若发生窒息时，应立即在直接喉镜下将婴儿型硬式气管镜插入气管，吸出分泌物，给氧和人工呼吸，以挽救患儿生命。

3. 手术主要目的为通畅气道及改善音质，目前对于喉蹼的手术方式主要包括以下几种。

（1）喉内喉蹼切除、反复粘连松解术：此种术式最早由 Jackson 和 Coates 在 1930 年提出，由于切除喉蹼后，创面上皮化瘢痕形成导致前部再粘连，需反复多次手术。

（2）喉裂开喉蹼切除，喉模植入：McNaugh 于 1950 年对其进行了系统描述。有报道使用钽膜、硅胶膜、银板等材料作为支撑物，术后发音功能得到提高，Tunker 使用硅胶和上端封闭的 T 形管，作为声门下扩张和声门模。此种术式缺点在于：①需要二次手术取出喉模；②需要行气管切开防止气道阻塞；③喉模一般放置 3～4 周，延迟移除，有可能导致前部切口处肉芽形成。

（3）喉内喉蹼切除，喉板、喉模植入或声带内侧缘成形术：为目前最受欢迎的手术方式。由 Haslinger 在 1922 年提出。喉显微镜下切除或激光切除喉蹼，放置扩张管。

（4）喉内黏膜翻瓣或移植：分离喉蹼后使用黏膜瓣或游离组织覆盖单侧或双侧声带暴露的上皮表面。

（5）术中使用药物预防粘连：丝裂霉素为一种抗肿瘤药物。它可以抑制 RNA 和蛋白合成，但目前还没有明确丝裂霉素使用的浓度、持续时间或使用频率。

（倪　鑫）

第二节 婴幼儿喉喘鸣

【概述】

喘鸣（wheeze）即在吸气和（或）呼气时，气流急速通过狭窄气道而产生的一种粗糙的高音调声音，是小儿呼吸系统疾病较常见症状。各种原因所致的传导气道（咽、喉、气管、支气管及细支气管）阻塞或口径变窄时，皆可导致不同程度、不同类型的喘鸣。喘鸣既是一种症状，又是一种重要且有鉴别意义的体征。

婴幼儿发生喉部喘息性疾病的机会明显高于年长儿及成人，其原因如下：①婴幼儿喉部结构和功能尚未发育成熟，喉部管腔狭小，外周气道阻力增高；②婴幼儿喉软骨未发育完全，弹性弱，受周围组织压迫后内腔易变窄；③婴幼儿喉部黏膜富含血管，发炎时极易肿胀、黏液分泌增多、潴留，引起管腔狭小；④婴幼儿期喉部敏感性较成人明显增高，对外界各种刺激的耐受性低，易诱发喉痉挛；⑤喉部先天发育异常所致的喘息在婴儿期即可有所表现。

【临床分型】

喘鸣依其产生的部位可表现为呼气性、吸气性及混合性，其中吸气性喘鸣是喉部阻塞性疾病的标志性症状；依据喘鸣的音调和音频的高低分为鼾鸣音（低调）、哮鸣音或哨鸣音（高调）。低调的喘鸣音（鼾鸣音），多发生于喉、气管或主支气管；而高调的喘鸣音多发生于支气管、细支气管。喘鸣音明显时，不用听诊器也能听到。

【诊断要点】

（一）症状与体征

由于在婴幼儿期可引起喉部喘鸣症状及体征的疾病较多，病因复杂，缺乏特异性体征，鉴别难度大，因此，耳鼻咽喉科医师需要从多角度全面分析喉喘鸣症状及体征，否则极易误诊或漏诊。

1. 临床症状分析

（1）从喉喘鸣发病的年龄分析：先天性喉性喘鸣可见于喉软骨软化病、喉闭锁、喉蹼、喉囊肿、声门下血管瘤、喉肌麻痹及腺瘤、声带息肉等；后天性喉性喘鸣常可见于喉咽部异物、急性喉炎、白喉、喉损伤、低钙血症。

（2）从不同喘息因素分析

1）感染因素：反复呼吸道感染、真菌性喉炎、喉结核等。

2）先天性因素：喉软骨软化病、喉闭锁、喉蹼、喉囊肿，先天异常所致胸腔内气道狭窄，原发性纤毛不动综合征，免疫缺陷病，先天性心脏病等。

3）喉部周围组织异常受压也可引起，如异位甲状腺、胸腺肥大、重复大动脉弓等畸形动脉压迫等。

4）机械刺激性因素：异物吸入、胃食管反流等。

（3）从喉喘鸣病因部位分析：可分喉部原因和喉外原因，前者有喉软骨软化病、儿童急性喉炎和急性喉气管支气管炎、急性会厌炎、喉水肿、喉异物、外伤性喉狭窄、先天性喉发育异常、喉囊肿与肿物、声带麻痹；后者有先天性气管异常、气管受压狭窄、纵隔大血管异常、咽后脓肿等。

（4）从喉喘鸣的发作类型分析急性发病，如急性会厌炎、喉气管支气管炎、异物吸入等；缓慢发病，如声门下狭窄、喉蹼、喉囊肿、声门下血管瘤、声带功能障碍等；进行性加重，如喉乳头状瘤病等。

2. 体征分析

（1）吸气性喉鸣主要伴有吸气性呼吸困难及吸气性喘鸣，特点是吸气相延长，呼气多正常；吸气性喘鸣的音调高低往往与梗阻程度平行，但在呼吸趋向衰竭时，喘鸣反而减轻，喉喘鸣同时还伴有胸骨上窝、肋间、上腹部凹陷等呼吸性困难症状。

（2）喘鸣的音调：低调的喘鸣音（鼾鸣音）多发生于喉气管或主支气管；高调的喘鸣音（哮鸣音）多发生

于下呼吸道。

（3）喘鸣音的变化：是持续性还是间歇性喘鸣因，是否与体位、睡眠或其他诱发因素（运动、哭闹等）有关等。

（二）特殊检查

所有以喉喘鸣为表现的喉软骨软化患者都应进行耳鼻咽喉科的全面检查，包括纤维喉镜。持续出现喉软骨软化病所不能解释的严重症状或症状加重时，有必要行直接喉镜或支气管镜检查以除外气道有其他合并症。影像学检查，如 CT 扫描和 MRI 也有助于排除其他先天性喉疾病。

1. 喘息与进食、咳嗽或呕吐相关 注意胃食管反流，需检查 24 小时 pH 监测、钡剂透视。

2. 喘息与体位变化有关 注意气管软化及大血管异常，需做血管造影、支气管镜、胸部 CT 或 MRI、心脏超声检查。

3. 听诊湿性啰音、发热 注意肺炎，需做胸部影像学检查。

4. 颈部弯曲时喘息加重，伸直时减轻 注意大血管异常，如血管环等，需做血管造影、钡剂透视、支气管镜、胸部 CT 或 MRI。

5. 喘息伴有心脏杂音或心脏增大，没有呼吸窘迫的发绀 注意心脏性疾病，需行血管造影、胸部影像、心脏超声检查。

【鉴别诊断】

喉喘鸣是许多疾病的共同特征，而并非先天性喉软骨软化病的唯一表现，故先天性喉软骨软化病为一排除性诊断，必须排除引起喉喘鸣的其他病理因素方可确诊，应特别注意除外能够引起喉喘鸣的其他相关疾病。

常见的喉部占位性疾病如舌根甲状舌管囊肿、会厌囊肿等；喉部先天发育畸形如喉蹼等，某些神经系统疾病也可表现为喉喘鸣，如皮-罗综合征，其特点为下颌骨发育不全（小颌畸形或颌后缩），舌后坠及其所致的上气道梗阻，常伴发腭裂，故称为罗宾三联征；一些染色体病如猫叫综合征（5P综合征）等在诊断过程中也应引起注意。此外，鼻咽部及纵隔占位病变和气管支气管软化、气管周围血管发育异常等也是可能的病因，故应需除外。

【治疗要点】

1. 先天性喉气道异常

（1）保守治疗：轻症喉软骨软化病患儿，一般可随年龄增长而减轻或消除，可采取补充维生素D及钙剂、阿法骨化醇治疗，同时避免仰卧激惹和胃食管反流，抗酸等保守治疗。

（2）气管切开术或其他修整手术：严重喉阻塞有呼吸困难或发绀者，应行气管切开术或其他修整手术。

2. 喉内外占位性病变　舌根囊肿、淋巴管瘤、会厌囊肿、血管瘤、甲状舌管囊肿、咽旁囊肿、喉乳头状瘤等病变，查明病因后，均应给予手术治疗。声门下血管瘤，给予口服普萘洛尔治疗，若病情进展，必要时急诊行气管切开术。

3. 获得性病变　急性咽喉炎，给予抗炎、雾化吸入、能量支持治疗。喉气道异物，明确诊断后，应急诊行硬性支气管镜手术取出异物。

4. 神经性疾病　先天性双侧声带麻痹患儿，经保守治疗无效者，应给予气管切开术。

（倪　鑫）

第三十二章 喉的炎性疾病

第一节 急性喉炎

【概述】

急性喉炎（acute laryngitis）是喉黏膜及声带的急性卡他性炎症，为常见的急性呼吸道感染性疾病，男性发病率较高，好发于冬、春季节。急性喉炎可单独发病，也可继发于急性鼻炎和急性咽炎，或继发于急性传染病。发生于小儿者病情较重（见本章第二节）。常见病因为感染、用声不当或过度、其他因素。

【诊断要点】

（一）症状与体征

局部可有喉部不适、干燥、疼痛、声音嘶哑等症状。全身症状一般较轻，重者可有畏寒、发热、乏力、食欲缺乏等症状。局部症状中声音嘶哑是急性喉炎的主要症状，轻者发声时音质不再圆润和清亮，音调变低变粗，重者沙哑，甚至完全失声。如有喉黏膜急性卡他性炎症，可有咳嗽、咳痰等症状，起初干咳无痰，呈痉挛性，咳嗽时喉痛，常在夜间咳嗽加剧。如伴有气管、支气管炎症时，咳嗽、咳痰会加重。

（二）特殊检查

纤维喉镜或电子喉镜检查：可见喉黏膜弥漫性充血，

双侧声带对称呈淡红或鲜红色。有时可见声带黏膜下出血，喉腔黏膜表面常有分泌物附着，但两侧声带运动正常。

【鉴别诊断】

1. 喉结核 多继发于较严重的活动性肺结核或其他器官结核。声嘶是主要症状，逐渐加重，可完全失声。常有喉痛，吞咽时加重。

2. 麻疹喉炎 由麻疹病毒引起，在出疹高峰伴有较明显的声音嘶哑、咳嗽或犬吠样咳嗽，随皮疹消退而好转，较少发生喉梗阻。

【治疗要点】

1. 去除致病因素 如戒除烟酒，避免有害理化因素刺激等。

2. 抗感染及抗炎治疗 可局部应用抗生素和糖皮质激素超声雾化吸入，如病情较重，可全身应用抗生素和糖皮质激素治疗。

3. 声带休息 禁声或少讲话。使声带休息。

4. 其他治疗 给氧、解痉、祛痰，保持呼吸道通畅，还可配合选用咽喉含片和中成药。

（范仙华）

第二节 小儿急性喉炎

【概述】

小儿急性喉炎（acute laryngitis in children）多见于6个月至3岁的婴幼儿，发病率较成人低，但发生呼吸困难者较多。其原因在于小儿喉部解剖特点：①小儿的喉腔和声门较小，喉部黏膜下组织较疏松，炎症时容易发生肿胀而致喉腔狭窄；②小儿神经系统不稳定，容易受刺激发生喉痉挛；③同时小儿对感染的抵抗力及免疫力不如成人，炎症反应较重；④喉软骨柔软，黏膜与黏膜下层附着疏松；⑤喉黏膜下淋巴组织及腺体组织丰富；⑥咳嗽反射较差，气管及喉部分泌物不易排出；⑦喉痉挛加剧充血及喉梗阻，使喉腔更加狭小。因此，小儿急性喉炎如诊断治疗不及时，会危及生命。

常见病因类似于成人，但多继发于急性咽炎和急性鼻炎，大多数由病毒感染引起，如副流行性感冒病毒、腺病毒、麻疹病毒等。病毒由空气传染入侵喉为细菌感染提供了条件，使寄生于上呼吸道的细菌继发感染。小儿急性喉炎亦可为某些急性传染病，如流行性感冒、麻疹、百日咳、猩红热等的前驱疾病。

【诊断要点】

（一）症状与体征

由于本病起病急，治疗不及时会危及患儿生命，因此，在临床上遇到婴幼儿上呼吸道感染后出现声嘶、犬吠样咳嗽应首先考虑本病，如出现吸气性喉喘鸣和吸气性呼吸困难即可做出诊断。必要时若条件允许可行直接喉镜检查。病程中可有发热、声嘶、咳嗽等症状。早期以喉痉挛为主，声嘶多不严重，表现为典型的阵发性犬吠样咳嗽，可有黏稠痰液咳出，严重时出现吸气性喉喘鸣和吸气性呼吸困难等喉阻塞症状，同时可伴有面色发绀或烦躁不安等缺氧症状。如不治疗，进一步发展，则可引起呼吸循环衰竭、昏迷、抽搐甚至死亡。

（二）特殊检查

直接喉镜检查时可见喉部黏膜充血、肿胀，声带由白色变为粉红色或红色，有时可见黏脓性分泌物附着。声门下黏膜因肿胀而向中间隆起。由于小儿不合作，为避免诱发喉痉挛，加重病情，故应慎用。

【鉴别诊断】

1. 呼吸道异物　本病多有异物吸入史，有阵发性呛咳、吸气性呼吸困难，气管内活动性异物尚可闻及拍击声，但一般无上呼吸道感染史及发热等全身症状。喉异物也表现为声嘶和呼吸困难，需行喉镜检查明确诊断。对少数不透 X 线的异物，则行 X 线或 CT 检查可明确诊断。

2. 喉白喉　起病较缓，全身中毒症状较重，现已少见．喉白喉患儿有急性喉炎临床表现。咽部或喉部检查见灰白色假膜，不易擦去，强剥易出血，颈部淋巴结有时肿大呈“牛颈”状，涂片和培养中可找到白喉杆菌。

3. 喉痉挛　常见于婴幼儿，起病急，有吸气性喉喘鸣、吸气性呼吸困难，声调尖而细，但无声嘶和犬吠样咳嗽。喉痉挛发作时间短促，一旦喉痉挛解除，症状可骤然消失，无声嘶，患儿恢复正常。

4. 先天性喉部疾病　如先天性喉软骨软化病等，电子喉镜检查有助于鉴别。

【治疗要点】

1. 治疗重点为预防并发喉阻塞，应及早使用有效、足量的抗生素以控制感染。如有喉梗阻症状时，可加用糖皮质激素，如泼尼松，口服，1～2mg/(kg·d)；地塞米松肌内注射或静脉滴注 0.2mg/(kg·d)，以促进喉部组织消肿，减轻喉阻塞症状。

2. 重度喉阻塞或经药物治疗无效者，应及时行气管切开术。

3. 全身支持治疗，注意补充液体，维持水、电解质平衡，尽量让患儿安静，避免哭闹，减轻呼吸困难。

（范仙华）

第三节　急性会厌炎

【概述】

急性会厌炎（acute epiglottitis）是声门上区会厌舌面为主的急性炎性病变。是急性喉炎的一种特殊形式，故又称声门上喉炎。病毒和细菌感染为主，任何年龄均可发病，临床上以成年人多见。主要表现是会厌舌面和杓状会厌襞充血肿胀，甚至形成脓肿，严重者呼吸困难，是耳鼻咽喉科急重症之一，紧急时需行气管切开术。常见病因为病毒和细菌感染，继发于喉外伤、喉异物、放射线损伤、刺伤和灼伤等，以及邻近器官急性炎症的波及。

【诊断要点】

（一）症状与体征

1. 发病特点 发病急骤，时间6～12小时，常在夜间突然发生。

2. 全身症状 畏寒发热，体温可高达39℃左右，甚至烦躁不安，精神萎靡，全身乏力等。

3. 局部症状 喉部剧痛和吞咽痛，说话含糊不清，严重者吸气性呼吸困难、喘鸣，甚至窒息。

4. 检查所见 急性痛苦面容，说话含糊，做吞咽动作时表情痛苦，咽部检查正常或轻度充血。

（二）特殊检查

1. 间接喉镜及电子喉镜喉镜检查会厌舌面充血、肿胀（图31-3-1），严重者会厌呈球形改变（图31-3-2）。脓肿形成后可在肿胀表面出现脓点，下咽分泌物多。因会厌肿胀活动度差，观察喉腔结构时动作一定要轻柔，如有呼吸困难，不要勉强检查，以防突然发生窒息，危及生命。

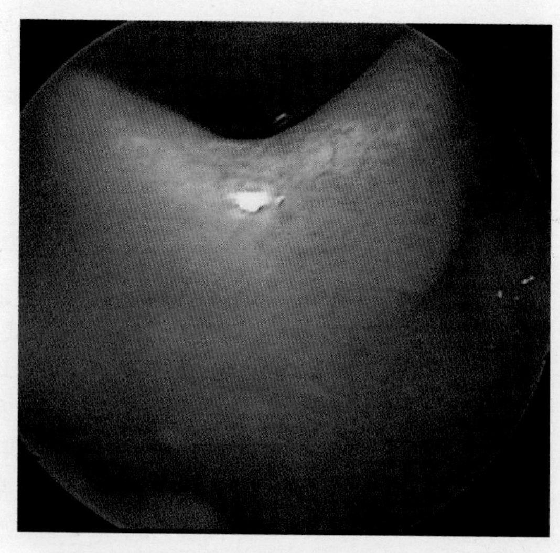

图31-3-1 急性会厌炎电子喉镜下表现

可见会厌舌面黏膜高度水肿、隆起，表面充血

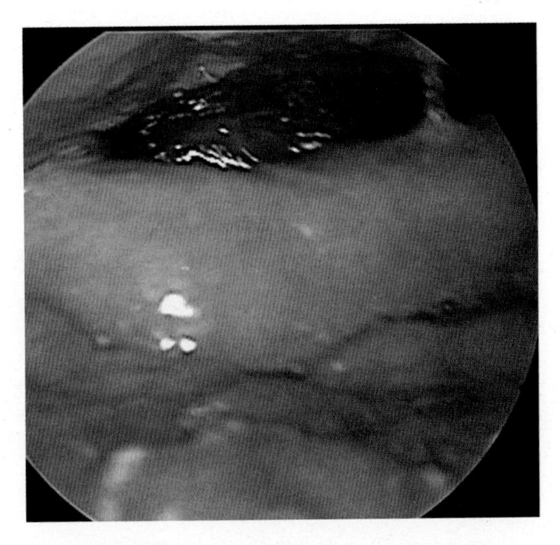

图 31-3-2　急性会厌炎电子喉镜下表现
可见会厌肿胀

2. 血常规检查白细胞总数增加，中性粒细胞增多。

3. 对不易检查的患儿，可行影像学检查，可见会厌肿胀。

【鉴别诊断】

1. 急性变应性会厌炎　起病骤急，喉咽部阻塞感窒息感，说话含糊不清，全身症状不明显，检查见会厌及杓状会厌襞等组织水肿明显（图 31-3-3），易发生窒息，甚至死亡。

2. 会厌囊肿或脓囊肿　无全身症状，检查会厌舌面局限性黄白色隆起（图 31-3-4），如继发感染，表面出现脓点。

3. 声门上型喉癌　肿瘤生长于会厌喉面（图 31-3-5），如果继发感染，会厌舌面充血肿胀，易误诊为急性会厌炎，如果抗炎、抗水肿治疗不明显，应详细检查喉部，防止漏诊（表 31-3-1）。

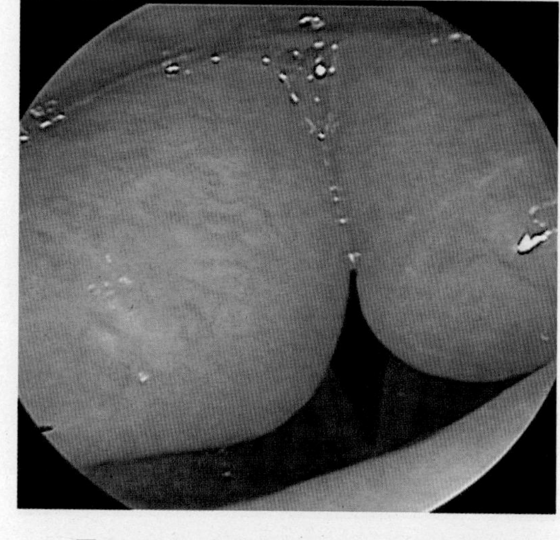

图 31-3-3　急性变应性会厌炎喉镜表现
可见会厌及杓状会厌襞明显水肿，表面黏膜色白

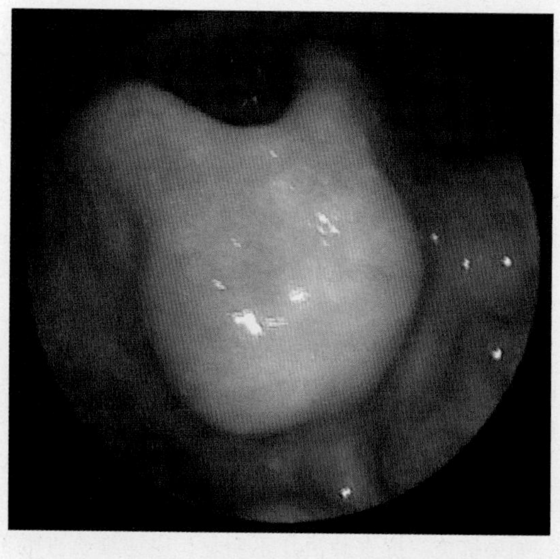

图 31-3-4　会厌囊肿喉镜检查表现
可见会厌舌面局限性黄白色隆起

表 31-3-1 急性会厌炎鉴别诊断表

项目	急性会厌炎	急性变应性会厌炎	会厌囊肿及脓囊肿	声门上型喉癌
全身症状	发热寒战	可有全身其他部位过敏症状	无	早期无症状，晚期可有消瘦
局部症状	吞咽痛明显，严重时呼吸困难	咽部阻塞感、窒息感，呼吸困难，甚至窒息	小的会厌囊肿无任何症状，大的囊肿可有异物感和阻塞感，感染后有疼痛症状	早期无明显局部症状，晚期可有异物感，吞咽障碍，说话声音嘶哑等
检查所见	会厌舌面肿胀充血	会厌及杓状会厌襞水肿	会厌舌面可见局限性表面光滑之囊性凸起	会厌喉面生长表面不光滑乳头状、菜花状或溃疡状肿物

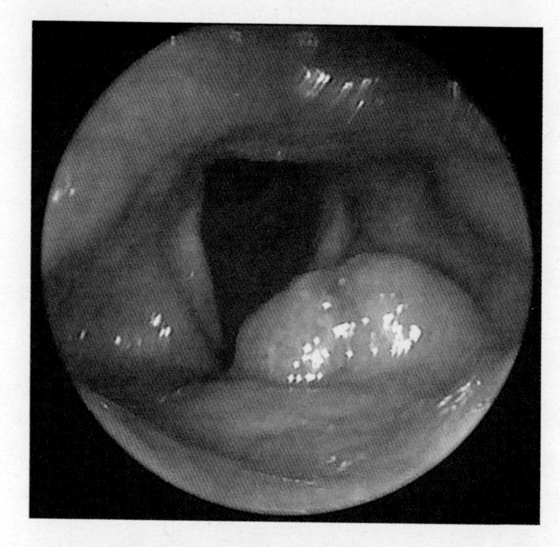

图 31-3-5　声门上型癌喉镜下表现
可见会厌喉面新生物隆起，表面不平，
局灶黏膜糜烂

31

【治疗要点】

根据病情轻重不同，重者需要入院治疗，积极抗炎消水肿，防止呼吸困难的发生，同时做好气管切开术的准备。

1. 全身治疗　应用糖皮质激素和抗生素治疗。

2. 局部雾化吸入　应用激素和稀化痰液的药物。

3. 吸氧　用于呼吸困难者。

4. 保持呼吸道通畅　对有呼吸困难者，经全身和局部治疗症状不缓解，并出现烦躁不安、发绀、窒息者，紧急行气管切开术或环甲膜切开术。

【预后及预防】

对突然发生急性吞咽痛、发热、寒战甚至呼吸困难者，早期诊断，及时治疗，预后良好。

（李玲香）

第四节　急性喉气管支气管炎

【概论】

急性喉气管支气管炎（acute laryngotracheobronchitis）为喉、气管、支气管黏膜的急性弥漫性化脓性炎症，是耳鼻咽喉科急重症之一。其特点是喉部、气管和支气管黏膜充血肿胀，表面黏稠的分泌物附着。任何年龄都可以发病，但多见于5岁以下儿童。男性多于女性，冬、春季发病较多。病情发展急骤，年龄越小，病情越重，危险性越高。临床上依据主要病理变化，分为阻塞性喉气管炎和急性纤维蛋白性喉气管支气管炎。后者多是前者的过渡阶段。常见病因为病毒和细菌感染、气候原因、体质原因、局部原因呼吸道异物取出术、支气管检查术、气管插管以及呼吸道烧伤等。

【诊断要点】

（一）症状与体征

根据病情轻重不同，表现如下：

1. 轻型　为喉气管支气管黏膜的炎性水肿性病变，起病较缓。常在夜间睡眠中突然惊醒，出现吸气性呼吸困难及喘鸣，伴有发绀、烦躁不安等喉痉挛症状，经安慰或拍背等处理后好转，每至夜间又再发生。

2. 重型　多为轻型发展而来，少数起病即为重型。表现为高热、咳嗽，有时呈犬吠声，声音嘶哑，先为持续渐进的吸气性呼吸困难及喘鸣、发绀。继而呈现吸气与呼气均困难的混合性呼吸困难及喘鸣，呼吸由慢逐渐至浅快，因缺氧出现烦躁不安。随着病情的发展，出现循环衰竭和全身中毒症状，甚至出现肺部并发症。

3. 暴发型　发病率低，但发展极快，病情重，除呼吸困难外，早期就有中毒症状，如面色灰白，咳嗽反射消失，呼吸循环衰竭或中枢神经系统症状，可于数小时或24小时内死亡。

4. 纤维蛋白型　表现为严重的混合性呼吸困难、喘鸣，咳嗽有痰声，如果假膜脱落，出现阵发性呼吸困难，气管内有异物拍击声，哭闹时加剧。高热、烦躁不安，面色发绀或发白，迅速出现呼吸循环衰竭、抽搐和惊厥等中枢神经系统症状。

（二）特殊检查

喉镜及支气管镜检查所见声门及声门以下的呼吸道黏膜弥漫性充血、肿胀（图 31-4-1），以声门下区最为显著，气管软骨环看不清（图 31-4-2），黏稠的分泌物附着，甚至是痂皮样物附着（图 31-4-3），阻塞气道，引起严重的呼吸困难。检查时要密切观察患者的呼吸困难程度，防止盲目操作，加重病情。只有在诊断困难并做好充分抢救准备时采用。

【治疗要点】

急者治标，缓者治本。重点是解除呼吸困难，防止并发症发生，降低其病死率。

1. 吸氧、祛痰、解除呼吸道阻塞，阻塞严重者需行气管切开术，气管内滴入祛痰药物稀化痰液，清除呼吸道的黏稠分泌物和痰痂。

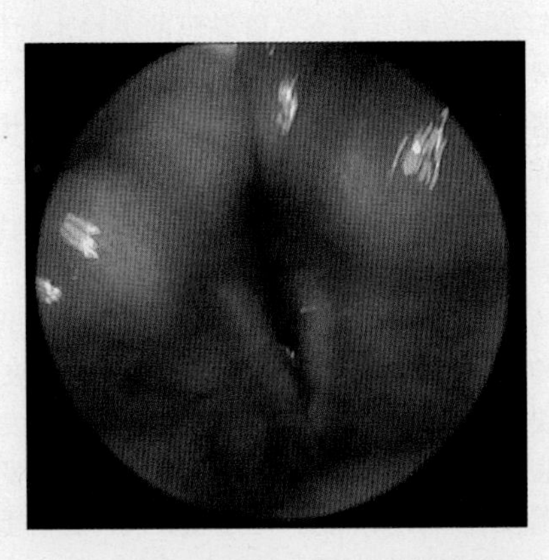

图 31-4-1 急性喉气管支气管炎的喉镜下表现
可见声门肿胀，有少许痰痂

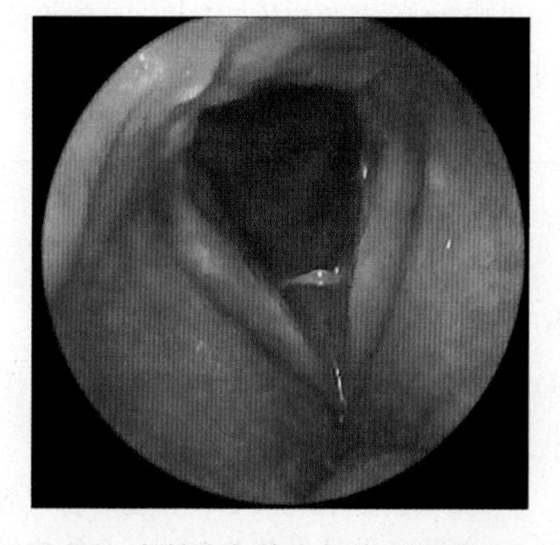

图 31-4-2　急性喉气管支气管炎的喉镜下表现
充血的声门、声门下区，
气管软骨环看不清

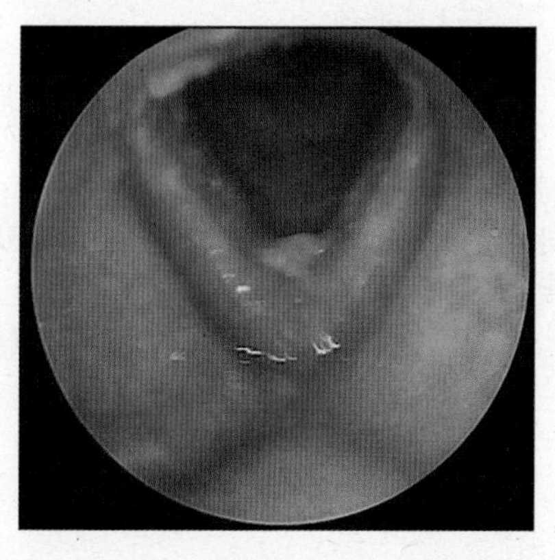

图 31-4-3　急性喉气管支气管炎的喉镜下表现
除声门充血肿胀外，黏脓性分泌物附着

2. 全身应用足量的抗生素和糖皮质激素，同时可加用抗病毒药物。

3. 如果耳鼻咽喉科治疗效果不佳，可请儿科及呼吸内科协同治疗，诊治重点（表31-4-1）。

表31-4-1 急性喉气管支气管炎

	急性阻塞性喉气管支气管炎	急性纤维蛋白性喉气管支气管炎
发病率	较高	极少
呼吸困难	由轻到重，吸气性和混合性	急重，混合性为主
治疗	吸氧，雾化吸入，全身应用足量抗生素和糖皮质激素，同时，加用抗病毒药物，做好气管切开术的准备。	严重者行气管切开术，套管内滴入稀化痰液的药物，清理分泌物及痰痂
预后	好	延误诊治预后差

【预后】

早期做出诊断，积极采取有效的治疗，预后较好。否则有死亡的风险。

（李玲香）

第五节 喉软骨膜炎

【概论】

喉软骨膜炎（perichondritis of larynx）是由感染引起的喉软骨膜及其间隙的炎性病变。极少原发，多继发于感染、创伤、喉恶性肿瘤晚期和放射治疗后。病情发展可致软骨坏死、液化形成脓肿称之为喉脓肿。常见病因为喉部感染、喉部创伤、喉部恶性肿瘤、放射线损伤、全身疾病等。

【诊断要点】

（一）症状与体征

1. 声嘶　发病初期，说话多后出现发声疲劳，渐发展至声音嘶哑，如杓状软骨受累，声带运动障碍，声嘶加重。

2. 疼痛　喉痛明显，吞咽时疼痛加剧。并向耳部或肩部放射，可有颈部活动受限。

3. 吞咽困难　主要是杓状软骨及环状软骨发生软骨膜炎时，杓状软骨和梨状窝组织高度肿胀，可引起吞咽困难，在小儿则表现为流口水现象。

4. 吸气性呼吸困难　为喉内组织高度充血水肿、坏死，使声门狭小，出现吸气性呼吸困难，甚至窒息。

5. 全身症状　体温正常或低热，急性病例及混合感染者全身症状较重，体温可高达40℃，少数有乏力、畏寒等。

6. 局部检查　颈前甲状软骨部组织肿胀发硬，皮肤红肿，压痛，化脓后脓液溢出。颈部淋巴结有时可触及肿大。

（二）特殊检查

各种喉镜检查视病变部位和范围不同而异：如病变限于患侧杓状软骨，患侧杓状突明显肿胀，表面光滑发亮（图31-5-1）；甲状软骨喉腔面软骨膜发炎时，室带、声带、杓状突均发生肿胀（图31-5-2）；如病变在环状软骨板，常于梨状窝处发生肿胀，环杓关节多被侵及而发生强直，致患侧声带固定。

【治疗要点】

治疗原则是以控制感染，去除病因，防止炎症扩散及喉软骨坏死为主。

1. 早期应用足量抗生素和糖皮质激素。

2. 局部理疗或热敷，减少喉部活动，尽量少说话，进流质或鼻饲软食。

3. 呼吸困难时，应行气管切开术。

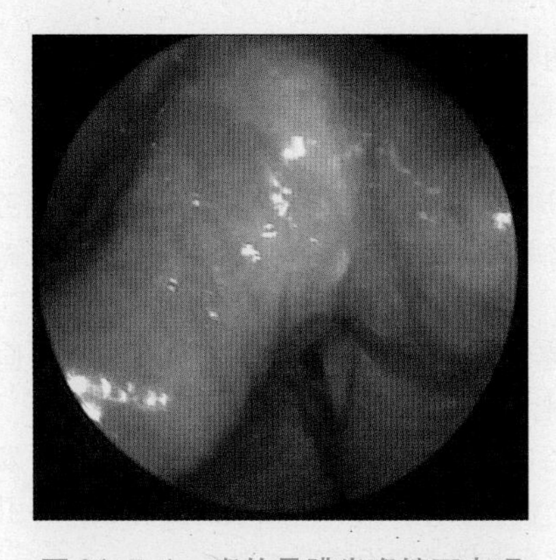

图31-5-1 喉软骨膜炎喉镜下表现

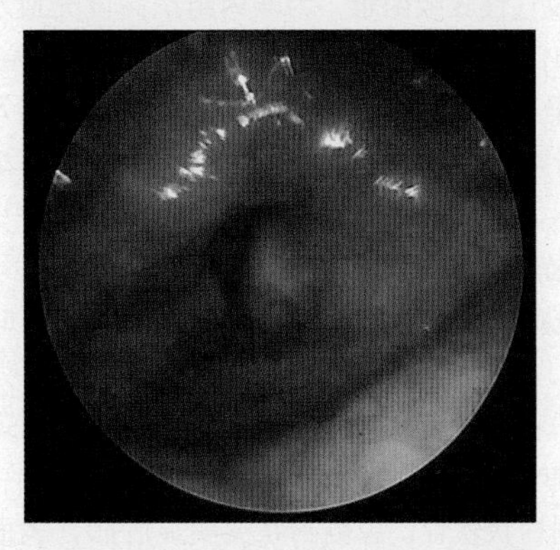

图31-5-2 喉软骨膜炎喉镜下表现

4. 喉脓肿形成后，要尽早穿刺引流或切开排脓治疗，防止炎症扩散。术中一定要保留正常的喉软骨膜，以防形成喉狭窄。

（李玲香）

第六节 慢性喉炎

【概述】

慢性喉炎（chronic laryngitis）是指喉部黏膜的一般

性慢性炎症，可波及黏膜下层及喉内肌。因病变程度的不同，可分为慢性单纯性喉炎、肥厚性喉炎和萎缩性喉炎3种。

常见病因如下：

（1）急性喉炎反复发作或迁延不愈的结果。

（2）用声过度，发声不当，常见于教师、演员、歌唱家，过强或过多用声，长期持续演讲，过高、过长时间的演唱。

（3）吸入有害气体如工业气体、吸烟、化学粉尘、空气污染均可使声带增厚。

（4）鼻、鼻窦、咽部的感染亦是喉部慢性刺激的来源。

（5）下呼吸道感染的脓性分泌物与咽长期接触，亦易发生慢性喉炎。

（6）胃食管反流对喉部黏膜反复刺激。

（7）鼾症患者长期经口呼吸，使喉黏膜血管扩张，喉肌紧张疲劳引发炎症。

【诊断要点】

详细询问病史，根据症状、体征，完善喉镜检查等进行诊断。

（一）症状与体征

1. 声音嘶哑是最主要的症状。声音变低沉、粗糙，晨起症状较重，以后随活动增加咳出喉部分泌物而逐渐好转，次晨又变差；禁声后声嘶减轻，多讲话又使症状加重，呈间歇性。日久演变为持续性。

2. 喉部分泌物增加，常觉有痰液黏附，每当说话，须咳嗽以清除黏稠痰液。

3. 喉部干燥，说话时感喉痛。

4. 喉部常有不适感，如刺痛、烧灼感、异物感、干燥感、紧缩感等。

5. 萎缩性喉炎可有痉挛性咳嗽，结痂为引起痉挛性咳嗽之原因，有时其中带有少量血液。

（二）特殊检查

1. 慢性单纯性喉炎　喉黏膜弥漫性充血、红肿，声带失去原有的珠白色，呈粉红色，边缘变钝。黏膜表面可见有稠厚黏液，常在声门间连成黏液丝（图 31-6-1）。

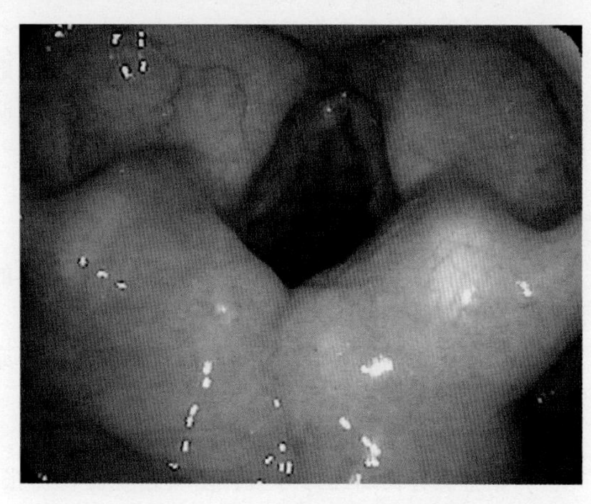

图 31-6-1　慢性单纯性喉炎

2. 肥厚性喉炎　喉黏膜肥厚，以杓间区较明显。声带也肥厚，不能向中线靠紧而闭合不良（图 31-6-2）。

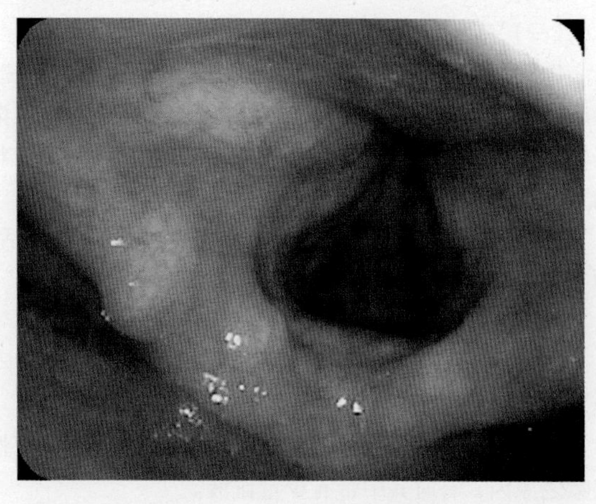

图 31-6-2　肥厚性喉炎

3. 萎缩性喉炎　喉黏膜干燥、变薄而发亮。杓间区、声门下常有黄绿色或黑褐色干痂，如将痂皮咳清，可见黏膜表面有少量渗血。声带变薄，其张力减弱。

【鉴别诊断】

喉结核和早期喉癌在临床症状上和慢性喉炎相似，应仔细鉴别。

【治疗要点】

1. 除去刺激因素，戒除烟酒。注意声带适当休息，减少发声。禁止大声叫喊，纠正不正确的发音方法。积极治疗鼻、咽、下呼吸道感染，使呼吸道通畅，减少邻近器官病变的分泌物对喉部的刺激。

2. 酌情应用雾化吸入法，每日 1 ~ 2 次，每疗程 6 次，可做 1 ~ 3 个疗程。

3. 选用金嗓清音丸等中药。

4. 黏液溶解药物如标准桃金娘油、氨溴索、欧龙马。

5. 对萎缩性喉炎患者，可应用有轻微的刺激腺体分泌增多作用的含碘喉片和口服维生素类药物。

（周慧芳）

第七节　环杓关节炎

【概述】

环杓关节炎以环杓软骨处的红肿、关节活动受限为主要特点，可发生于一侧或两侧环杓关节。可以引起环杓关节和声带的运动障碍，继续发展会导致环杓关节固定，是导致声音嘶哑的常见原因。

常见病因有：①喉炎、喉软骨膜炎等咽喉部炎症直接侵犯关节；②喉部外伤累及环杓关节；③全身性疾病，如风湿性、类风湿关节炎，痛风等疾病的喉部表现；④喉部放射性治疗；⑤喉内肌瘫痪等原因导致杓状软骨长期不活动者；⑥继发于伤寒、流行性感冒、结核等传染病。

【诊断要点】

（一）症状与体征

1. 急性期

（1）早期发病时在吞咽或发声时出现喉部疼痛、声嘶等，可向耳部放射。

（2）于甲状软骨后缘中央或舌骨大角处可有压痛。

2. 慢性期

（1）多见于反复急性发作后，也可以在一次急性发作后即转为慢性。

（2）咽喉部疼痛感消失，随声带固定的位置不同可出现声嘶、呼吸困难等症状。

（3）声带固定于外展位（一侧或两侧）出现声嘶或失声。一侧声带固定于内收位时，在剧烈活动后会出现呼吸困难。肿胀严重或两侧声带固定于内收位时，呼吸困难明显，可有喘鸣，声带吸气时呈弓形。

（二）特殊检查

1. 喉镜检查

（1）急性期：杓状软骨间切迹处黏膜充血、肿胀，杓状会厌襞后部及室带也可出现充血肿胀，但声带大多正常（图31-7-1）。

（2）慢性期：喉部充血肿胀消失，由于关节僵直，声带可固定于不同位置。如果为单侧病变，患侧声带较健侧高，发音时健侧杓状软骨向健侧接近、移动。

2. 血液学检测　血常规、血尿酸、红细胞沉降率、抗链球菌溶血素O试验、血结核抗体、伤寒特异性抗体检测（肥达反应）、结核菌素试验等进行诊断。

【鉴别诊断】

除外环杓关节脱位、喉返神经麻痹、喉部肌肉病变。急性期多有急性炎症表现，易与上述疾病鉴别，慢性期鉴别较困难，需仔细询问病史。动态喉镜观察是否有声带黏膜波，可将环杓关节炎与声带麻痹相鉴别。

【治疗要点】

1. 病因治疗　治疗全身性疾病、取出嵌顿异物。

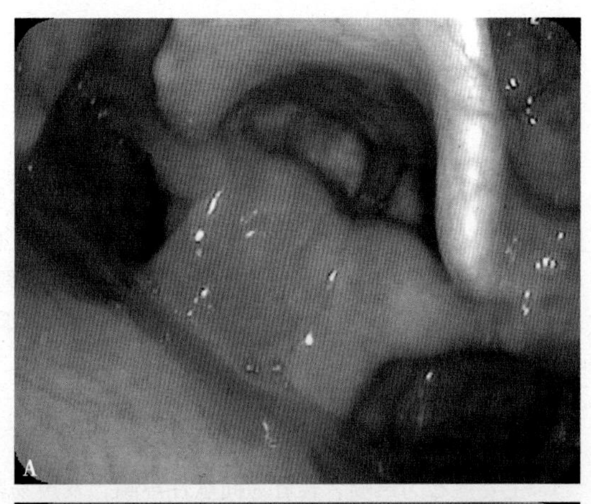

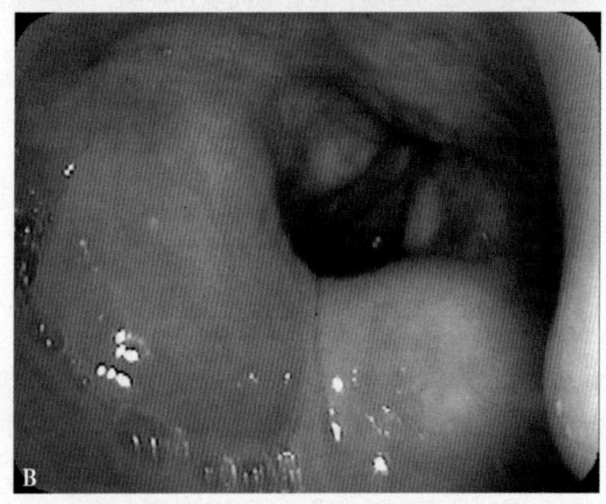

图 31-7-1　环杓关节炎急性期喉镜表现
左侧杓状会厌襞充血肿胀，活动受限，声带正常

2. 急性期治疗　休声，局部热敷理疗。雾化吸入治疗，全身应用抗生素及糖皮质激素类药物。呼吸困难者必要时行气管切开术。

3. 急性期后环杓关节运动未恢复者，酌情行杓状软骨拨动术。关节僵直无法恢复的病人可行声带外展术或杓状软骨切除术。

（周慧芳）

第八节 喉息肉

【概述】

喉息肉（polyp of larynx）是发生于喉部黏膜或黏膜下层局限性良性增生性病变，发生于声带者称为声带息肉（polyp of vocal cord），喉息肉绝大多数为声带息肉。常见病因为用声不当与用声过度、上呼吸道感染、吸烟、内分泌紊乱以及其他原因。

【诊断要点】

（一）症状与体征

1. 主要症状为声嘶，轻者为间歇性声嘶，发声易疲劳，音色粗糙，发高音困难；重者沙哑、甚至失声。

2. 巨大的息肉位于两侧声带之间者，可完全失声，甚至可导致呼吸困难和喘鸣。息肉垂于声门下腔者常因刺激引起咳嗽，若突然堵塞声门可引起窒息。

（二）特殊检查

喉镜检查常在声带游离缘前中1/3交界处有表面光滑、半透明、带蒂的新生物（图31-8-1），亦有一侧或双侧声带游离缘基底较宽的梭形息肉样变（图31-8-2）。息肉色灰白或淡红，偶有紫红色，大小如绿豆、黄豆不等。声带息肉一般单侧多见，亦可两侧同时发生。少数病例一侧为息肉，对侧为小结。带蒂的声带息肉可随呼吸气流上下活动，有时隐匿于声门下腔，检查时容易忽略。

【鉴别诊断】

应与声带囊肿、声带小结、喉癌、喉乳头状瘤、慢性喉炎等鉴别。声带囊肿喉镜下表现为白色或黄色囊样新生物。声带小结为双侧声带病变，双侧对称，多位于声带前中1/3处。喉癌及喉乳头状瘤表现为表面不平的肿物，有时可有局部破溃出血，明确诊断需行病理切片。慢性喉炎通常无明显喉部新生物。

【治疗要点】

1. 以手术切除为主，辅以糖皮质激素、抗生素、维

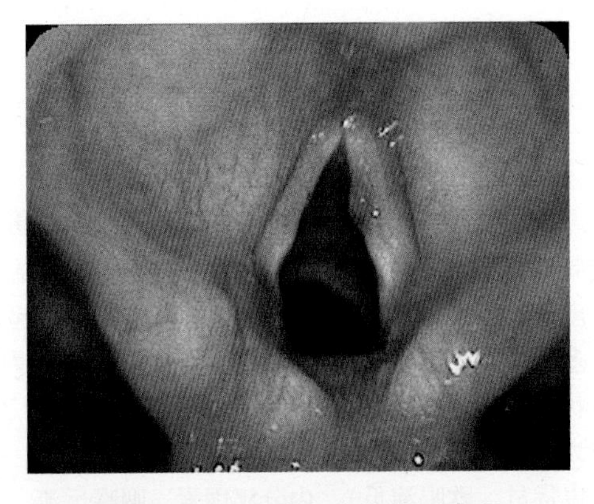

图 31-8-1　单发息肉喉镜下表现

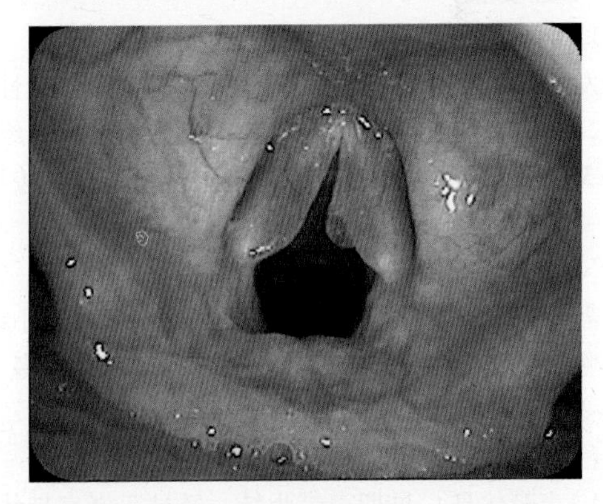

图 31-8-2　广基息肉样变喉镜下表现

生素及超声雾化等治疗。

2. 若息肉较小或有蒂，且声门暴露良好，可在间接喉镜或纤维喉镜下摘除。局部麻醉不能配合者，可在全身麻醉气管插管下经支撑喉镜切除息肉。

3. 术中避免损伤声带肌，若双侧声带息肉样变，尤其是近前联合病变，宜先做一侧，不要两侧同时手术，以防黏连。早期肿瘤和初起的息肉，肉眼颇难鉴别，切除的息肉均应常规送病理检查，以免误诊。

（周慧芳）

第九节　声带小结

【概述】

声带小结（vocal nodules）是声带黏膜由炎症病变形成的局部黏膜增厚。是慢性喉炎的一型，声带小结多发生于声带前中 1/3 的交界处，外观呈灰白色小隆起，形成前多是局部黏膜水肿。显微镜下见小结外覆增厚的复层鳞状上皮，为纤维性结缔组织或机化炎性组织。常见病因为嗓音误用、嗓音滥用、职业因素（多发生在教师、售货员、歌唱演员）、内分泌因素、咽喉反流。

【诊断要点】

1. 症状　早期主要是发声易倦和间歇性声嘶，声嘶每当发高音时出现。继续发展，声嘶加重，呈持续性。

2. 检查　早期在间接喉镜下，可见声带游离缘前、中 1/3 交界处，可呈局限性小突起，也可呈广基梭形增厚，一般对称出现。电子喉镜检查更加清楚。

【鉴别诊断】

需要与小的声带息肉和声带囊肿鉴别。声带小结多为双侧对称性病变，质地较硬。声带息肉和囊肿多为单侧病变，若有双侧，多不对称，质地较软。

【治疗要点】

1. 声带休息　早期声带小结，经过适当声带休息，配合药物治疗，常可变小或消失。即使较大的小结虽不能消失，但声音亦可改善。若声带休息已 2～3 周，小结仍未明显变小者，应采取其他治疗措施。

2. 发声训练　声带小结患者经过一段时间的矫正发声训练，常可自行消失。发声训练包括放松训练，发音时全身肌肉、喉部肌肉适当放松。呼吸训练，学习胸-腹式呼吸。起音训练，说话起音要平稳，消除硬起音。主要是改变原来用声不当的错误习惯。

3. 手术切除　对较大的声带小结，单纯休息和发声训练不好转者，可全身麻醉后，在电视喉镜或显微镜下手术切除声带小结，如有激光设备，亦可用激光将声带小结气化切除。操作时应特别慎重，切除限于黏膜层。因为病变小，间接喉镜下摘除，可能摘除组织过多或少，造成嘶哑加重或不好转。

（季文樾）

第三十二章 喉的运动性及感觉性障碍

第一节　喉运动性神经麻痹

【概述】

喉运动性神经麻痹，又称喉麻痹（laryngeal paralysis），是指支配喉内肌的运动神经损伤引起的声带运动障碍。病因包括中枢神经疾病、喉神经损伤、神经肌肉接头病变以及喉肌疾患等。临床上，较多见的为单侧或双侧喉返神经损伤引起的声带麻痹，其病因复杂，症状多样。喉返神经发自迷走神经，两侧径路不同，左侧喉返神经下行勾绕主动脉弓后上行，几乎位于气管食管间沟内，而右侧喉返神经下行勾绕锁骨下动脉后斜向上行走行于气管食管间沟内，其位置偏离气管食管间沟。

【诊断要点】

主要依据病史、临床表现和辅助检查，以确定喉麻痹的原因、程度和预后。辅助检查包括电子喉镜和动态喉镜检查、嗓音评估、喉肌电图检查、影像学检查等。以外伤、炎症及肿瘤多见，排除喉返神经径路上的肿瘤压迫或侵犯，应做颅底、颈部、甲状腺、上纵隔的B超、CT或MRI检查，必要时做气管、食管镜等检查。不明原因或病毒感染引起者称为特发性声带麻痹。

（一）单侧喉返神经损伤

1. 症状 主要表现不同程度的声嘶，可伴有呛咳、误吸，偶有气促等呼吸困难。喉镜下可见损伤侧的声带运动受限，固定于旁正中位、中间位或正中位，发音时声带闭合不全，吸气时声带不能外展。

2. 喉镜检查 表现的差异主要是与患者喉返神经损伤程度、病程及损伤后喉返神经的自然再生程度即亚临床神经支配的程度相关。

（二）双侧喉返神经损伤

1. 症状 以呼吸困难为主要症状，伴有声嘶、呛咳。少数患者开始仅表现为严重的声嘶、呛咳，并无明显的呼吸困难；但随着病程的延长数月或数年后，声音嘶哑逐渐好转，甚至接近正常，但出现了进行性呼吸困难加重。

2. 喉镜检查 所见的声带固定的位置取决于神经损伤性质、病程以及神经再生程度。在损伤早期，喉返神经外展和内收支均受损，使得声带固定于旁正中位；随着病程的延长，声带内收肌群更易获得神经再支配，故声带逐渐内移至正中位，也可表现为吸气时双侧声带不能外展，发音时声带可内收，此阶段患者可表现为呼吸困难程度逐渐加重，若伴有上呼吸感染等炎症，可导致窒息。

（三）其他

其他如混合性神经麻痹者（即喉返和喉上神经同时损伤），除声音嘶哑外，呛咳往往较重；联合神经麻痹者（即喉返神经损伤同时伴有后组脑神经），症状往往较重而复杂，患者可表现咽反射消失、饮水呛咳、吞咽困难、声音嘶哑、胸锁乳突肌萎缩、抬肩无力、软腭抬举偏离中线、伸舌偏斜、舌肌萎缩伴纤颤等。

【鉴别诊断】

鉴别诊断应明确导致喉麻痹的病因是中枢性还是外周性的神经损伤，需和杓状软骨脱位、环杓关节炎、声带突撕脱、痉挛性发音障碍、重症肌无力等疾病进行鉴别。

【治疗要点】

明确病因，针对性治疗，改善或恢复喉功能。

1. 病因治疗 在明确病因的前提下，给予对应的治疗，积极解除病因。全身或局部给予神经营养药物、改善微循环药物，必要时给予激素治疗，可能对神经功能恢复有一定的辅助效果。

2. 言语矫治 言语矫治适用于中枢性病变导致的发音障碍患者，通过一定的言语矫治方法，可一定程度上改善患者的嗓音质量。对于部分周围性单侧声带麻痹患者，也有一定效果，即使对于最终需接受外科手术干预的患者，言语治疗也是等待阶段的有效手段，有利于患者的康复。

3. 外科治疗 外科治疗的目的是改善或恢复患者的嗓音质量、解除呼吸困难、减轻误吸，恢复喉的功能。治疗原则：①首先尽可能寻找并治疗疾病的原因；②声带麻痹在进行机械性永久性治疗前应至少观察 6 个月，对于迷走神经损伤、颅底损伤、特发性声带麻痹甚至观察 9 个月以上，无望恢复声带功能时方可进行破坏性的机械性手术；③手术方式的选择应根据病因、麻痹类型、严重程度、患者的特殊需求、全身情况决定；④对于外伤包括手术损伤、机械性损伤引起的喉返神经完全中断者应尽早行喉返神经探查喉返神经修复治疗；⑤应及时处理声带麻痹引起的喉梗阻、误吸、呛咳等症状。

（1）单侧声带麻痹：对于明确的喉返神经损伤患者，应首先考虑喉返神经修复手术，目前采用最广泛、效果最确切的是采用颈袢与受损喉返神经吻合。对于神经损伤病程超过 3 年者，颈袢喉返神经吻合手术的同时往往需要联合声带内移、杓状软骨内移等机械性手术，达到更佳的治疗效果。此外，声带注射成形术、喉框架手术（杓状软骨内移术、甲状软骨成形术Ⅰ型）也是治疗单侧声带麻痹的有效方法。具体采用哪种方法，需根据患者的具体情况选择。有条件的单位尽量采用神经修复术。

（2）双侧声带麻痹：治疗非常棘手，治疗原则是解除呼吸道梗阻，尽可能保留发音功能。目前，临床上开展较多的手术治疗方式包括喉外或喉内径路杓状软骨切除声带外移术、二氧化碳激光杓状软骨切除或声带后部切除术以及传统的气管切开术或气管造瘘术等。采用膈神经上根联合舌下神经甲舌肌支选择性修复双侧喉返神经外展和内收支，可理想地恢复声带的生理性吸气性外展功能，但此类术式复杂，手术技巧要求高，需在相关条件成熟的单位开展。

4. 注意要点

（1）喉肌电图检查是确诊运动性神经麻痹的“金标准。

（2）影像学检查可排除喉返神经径路上的肿瘤压迫或侵犯，应做颅底、颈部、甲状腺、上纵隔的 B 超、CT 或 MRI 检查，必要时做气管、食管镜等检查.

（3）其他特殊的实验室检查可以排除一些特殊原因导致的喉麻痹。

【预后及预防】

（一）预后

1. 单侧喉麻痹者极少引起并发症，双侧喉麻痹患者则可引起严重的吸气性呼吸困难、窒息，甚至死亡；又由于声门闭合不全，病程较长可导致肺功能受损，由于呛咳误吸可引起吸入性肺炎，严重者出现肺脓肿甚至导致死亡。

2. 中枢性病变导致的喉麻痹患者，往往无法解决病因，其预后较差。由于喉功能受损，发音、呼吸和吞咽障碍可严重影响患者的生命质量。

3. 对于有明确病因的周围性声带麻痹患者，通过选择合适的治疗方式，可改善或恢复喉的功能。

（二）预防

喉返神经损伤的预防主要针对外伤，尤其是甲状腺、颈部及颅底等手术要保护相关神经免受损伤。

（郑宏良）

第二节 喉痉挛

【概述】

喉痉挛（laryngospasm）是喉肌痉挛性疾病，指喉部肌肉反射性痉挛收缩，使声带内收，声门部分或完全关闭而导致患者出现不同程度的呼吸困难甚至完全性的呼吸道梗阻。多为不明原因，也有术中气道内血液、分泌物或呕吐、反流的胃内容物等刺激诱发所致；喉痉挛也是麻醉或手术并发症之一，常发生于气道内操作，如浅麻醉下吸痰、气管插管拔管或喉镜暴露声门时对咽喉部产生的刺激；也常见于小儿上气道手术后。若处理不当会引起严重后果。可分为成人喉痉挛和小儿喉痉挛。

【诊断要点】

（一）症状与体征

喉痉挛轻者可表现为轻微吸气性喘鸣，重者可出现完全性上呼吸道梗阻。完全性上呼吸道梗阻表现为吸气性喘鸣消失，尤为重要的是这种“无声”性梗阻不能误认为临床表现改善。

1. 成人喉痉挛

（1）骤然发作的呼吸困难：吸气粗长伴喘鸣，呼气呈断续的犬吠声，持续时间短，常在一深吸气后发作终止、呼吸如常。

（2）痉挛性咳嗽：是较常见和发作较轻的一种类型。发作时表现为一种短促、哮吼性或爆炸性的咳嗽，无痰液及声嘶。多于白天发作，无一定间隙期，可持续数月至数年之久，而不致影响患者健康。

（3）痉挛性失声：多发生在用声较多而情绪紧张者，痉挛发生于刚欲说话或正在说话时，突然失声，如勉强发音，则觉喉部疼痛，停止说话，痉挛停止。

（4）喉晕厥：发作时先咳嗽，继而出现喉痉挛。常因缺氧而晕倒，片刻清醒。

2. 小儿喉痉挛

（1）往往于夜间突然发生呼吸困难，吸气时有喉鸣声，病儿惊醒，手足乱动，头出冷汗，面色发绀，惊恐不安，似将窒息。但每在呼吸最困难时作一深呼吸后，症状骤然消失，病儿又入睡，呼吸如常。发生时间较短，仅数秒至1～2分钟。频发者一夜可以数次，也有一次发作后不再复发者，病儿次晨醒来往往犹如平常。

（2）无声音嘶哑。

（二）特殊检查

1. 喉镜检查 不发作时无异常。发作时可见喉部肌肉反射性痉挛收缩，使声带内收，声门部分或完全关闭。

2. 喉部CT及MRI检查 无异常。

3. 喉肌电图检查 无异常。

4. 血液检验 排除低钙血症。

【鉴别诊断】

1. 急性喉炎 多因病毒感染引起炎症，小儿表现为声音嘶哑伴犬吠样咳嗽，吸气性呼吸困难，常夜间发作，伴发热，无其他低钙症状和体征，血钙正常，钙剂治疗无效。

2. 支气管痉挛 与声门梗阻不一样。其与部分通气的喉痉挛一样均有吸气性喘鸣及肋间隙内凹，同时血氧饱和度均可急剧下降。此时可用直接喉镜检查患儿吸气时的声带情况，不过在这种情况下，可能并不合适直接喉镜检查。托起下颌或头后仰可以部分改善患者通气情况。

【治疗要点】

解除诱因，防止并发症的发生。治疗以镇静、解痉为主，辅以喉部理疗和心理治疗。

1. 成人喉痉挛

成人喉痉挛是由支配声带和（或）喉入口运动的肌肉发生痉挛所致，以局部刺激引起者为多见；发作时应保持高度镇静，从容不迫地进行紧急处理。嘱患者闭口用鼻缓缓呼吸，或作一次深呼吸。

（1）保守治疗：对精神因素引起者，讲明情况，对症治疗，治疗病因。

（2）手术治疗：器质性疾病除病因治疗外可考虑气管切开，以防窒息。

2. 小儿喉痉挛　儿童的喉痉挛常与缺钙有关，一旦发生本病，应迅即进行处理，以免发生意外；小儿可以冷水浇面、颈部冷敷、击拍臀部、背部或舌部向外牵引，均可使痉挛消退。让患儿缓慢喝些热饮料或吸入亚硝酸异戊酯，也可使痉挛消退。

（1）发作时松解衣服，击拍臀部等可使痉挛消退。

（2）改善病儿健康及营养状况。

3. 抢救措施

严重的喉痉挛或术中发生的喉痉挛，具体抢救措施如下：

（1）立即停止一切刺激和手术操作。

（2）轻提下颌可以缓解轻度喉痉挛。

（3）面罩加压纯氧吸入，直至患者清醒，喉痉挛消失。

（4）如系麻醉过浅引起，应用静脉或吸入麻醉药加深麻醉，直至喉痉挛及其他反射消失。常用的方法为：静脉注射诱导剂量的20%或增加吸入麻醉药浓度。

（5）暴露并清除咽喉部分泌物，保持呼吸道通畅。

（6）对重度喉痉挛，紧急情况下可采用16号以上粗针行环甲膜穿刺给氧或行高频通气。必要时可给予短效肌肉松弛药（应用琥珀胆碱1.0～1.5mg/kg静脉注射或4.0mg/kg肌内注射），必要时应行气管内插管。一般认为，拔管后喉痉挛患者$SpO_2 < 85\%$，必须进一步处理。另外，可选用抗胆碱能药物阿托品，以减少腺体分泌，使口咽分泌物刺激减小。

【预后及预防】

1. 喉痉挛保健　调整生活习惯，注意卫生、加强营养、适当体育锻炼、增强体质、提高身体健康，调整心理状态。

2. 喉痉挛饮食　禁食辛辣食品，禁烟酒，避免一切刺激喉部的饮食。避免进食难咽粗糙食物。

3. 喉痉挛预后　喉痉挛发作持续时间短暂，仅数秒至1～2分钟，频发者一夜可以数次，也有一次发作后不再复发者。发作时及发作后均无声嘶、发热等症状，预后良好。

4. 喉痉挛预防　良好的麻醉管理、平稳的麻醉过程、严密的监测、术中声门的轻柔暴露以及麻醉者及术者的经验和有效的处理是降低围拔管期喉痉挛的重要措施。

（1）应避免在浅麻醉下行气管插管和进行声门手术操作，并应避免缺氧和二氧化碳蓄积。

（2）拔管时最好在患者处于完全清醒的状态下进行。

（3）预防性用药物减轻拔管时的呼吸和心血管应激反应。拔管前1～2min静注利多卡因1～1.5mg/kg可有效地抑制呛咳和心血管反应。拔管前静注雷米芬太尼1μg/kg可明显抑制拔管时的心血管反应，又不影响恢复。

（郑宏良）

第三节　喉的感觉神经麻痹

【概述】

喉感觉神经麻痹（laryngeal hypoesthesia）主要是由喉上神经损伤引起的，多伴有环甲肌麻痹。喉上神经于舌骨大角平面分为内、外两支，内支和喉上动、静脉伴行穿过舌甲膜，负责声门上区黏膜的感觉，喉返神经亦有部分感觉支分布于声门下区的黏膜。病因分为：①中枢性疾患，如脑出血、脑肿瘤、多发性硬化等；②周围性疾患，如外伤、肿瘤、特异性炎症等。

【诊断要点】

（一）症状与体征

1. 单侧损伤者偶有饮水呛咳，双侧损伤者的声门上区黏膜感觉丧失或异常，有咽部异物感、咳嗽等症状，饮食时声门无反射性闭合，易出现误吸，严重者发生吸入性肺炎，甚至危及生命。

2. 由于多伴有环甲肌麻痹，声带张力减弱，患者多表现为声嘶伴气息声，音调降低，音量减弱，声时缩短，发音疲劳等。

（二）特殊检查

间接或电子喉镜检查可发现，损伤侧声带的边缘皱缩，但运动正常，发音闭合时有裂隙。

【鉴别诊断】

应首先明确导致病因是中枢性还是外周性，主要是和喉返神经损伤、杓状软骨脱位等疾病进行鉴别。

【治疗要点】

明确病因，针对性治疗，辅以营养神经药物。

1. 症状轻微者可行言语矫治和饮食康复训练，以改善嗓音和吞咽功能。

2. 严重者可行鼻饲，环甲接近手术可改善嗓音质量，但缓解误吸的效果不佳。

3. 注意要点 ①首先明确病因是中枢性还是周围性的；②判别病变是单侧还是双侧，误吸和嗓音障碍的严重程度如何；③视症状严重程度给予针对性质量，严重者应尽早鼻饲，预防并发症；④外科干预应谨慎。

【预后及预防】

1. 中枢性疾患引起的喉感觉神经麻痹，应重视原发疾病的治疗。

2. 周围性麻痹多由颈部外伤、医源性损伤（甲状腺手术误伤喉上神经，颈上部手术损伤迷走神经）引起，应注意术中对喉神经的保护。加强与患者的沟通，需解释此病治疗的复杂和困难，重视饮食康复训练和嗓音训练。单纯单侧喉上神经麻痹较少引起并发症，双侧麻痹或合并其他运动或感觉障碍时，声门裂隙较大和声门防御功能损害，易导致长期误吸，甚至发生吸入性肺炎。

（郑宏良）

第四节　癔症性失声

【概述】

癔症性失声（hysteric aphonia）为功能性发音障碍，也称作精神性失声，是指由于受到外界精神刺激或不良暗示所导致的嗓音障碍，是精神心理障碍或癔症的一种表现，而并非由于喉部的器质性病变所引起。可发生于任何年龄，以17～23岁及45～55岁的女性多见。

【诊断要点】

（一）症状与体征

1. 常见于精神创伤或情绪激动之后突然失声，可表现为极其微弱的声音或耳语声，也可完全失声。但哭声、笑声和咳嗽声均正常。

2. 可同时伴有其他精神紧张的症状。

（二）特殊检查

电子喉镜检查可观察到声带的各种异常振动。呼吸时双侧声带外展运动正常；发音时双侧声带不能闭合，呈三角形裂隙，声门裂忽大忽小。声带飘动位置不稳定。有时可观察到双侧室带过度内收挤压。当刺激喉黏膜咳嗽时，咳嗽声正常，可见声带内收运动。

【鉴别诊断】

1. 器质性发声障碍　由于声带上长息肉、小结或其他新生物导致的发音障碍。间接喉镜、电子喉镜或动态喉镜下均可见声带上新生物，容易鉴别。

2. 痉挛性发音障碍　亦常见于30～50岁的女性人群。此类发音障碍常伴有发音紧张、断断续续，不连贯。同时有面部、四肢等其他部位的非随意运动。电子喉镜或动态喉镜检查可见发音时声带震颤或声带内收，室带亦有不同程度的内收，以及下咽缩肌收缩使整个喉和下咽的腔道紧闭。

【治疗要点】

对因治疗，解除精神过度紧张，必要时暗示治疗及心理治疗。具体如下。

1. 寻找病因　通过详细询问病史，了解其发病的原因，积极寻找引起功能性发音障碍的诱发因素，对患者进行心理疏导，使其消除思想顾虑。

2. 采用暗示疗法　言语暗示非常重要。通过喉镜检查录像，向患者解释其声带结构完全正常，消除顾虑，并刺激患者发声。从简单的数字到复杂的词语，通过反复大声练习，部分患者可立即恢复正常的发声。

3. 对精神过度紧张、神经衰弱及自主神经功能紊乱的患者，可配合适当的药物治疗。

4. 必要时可求助于心理医生一起对患者进行治疗。

【预后及预防】

解除思想负担，消除精神创伤是预防的关键；通过解除发病因素，暗示治疗及心理治疗，预后良好。

（郑宏良）

第三十三章 喉的其他疾病

第一节 喉水肿

【概述】

喉水肿（edema of the larynx）为喉黏膜松弛处如会厌、杓状会厌襞等的黏膜下有组织液浸润。引发喉水肿的病因可分为感染性和非感染性两类，前者包括喉部疾病、咽部疾病、颈部疾病，后者包括变态反应、遗传性血管神经性喉水肿、某些全身性疾病、喉部外伤或喉部受刺激、理化因素、纵隔或颈部较大肿瘤的压迫。

【诊断要点】

诊断喉水肿并不困难。但需鉴别喉水肿为感染性或非感染性，并查明其原因。详细地询问病史，仔细地检查咽喉和全身情况，对判明喉水肿的病因有重要作用。

（一）症状与体征

1. 发病甚速。变应性、遗传性血管神经性者发展更快，患者常于数分钟内发生喉鸣、声嘶、呼吸困难，甚至窒息。

2. 因杓状会厌襞及杓间区肿胀，常有喉部异物感及吞咽困难。

3. 感染性喉水肿可于数小时内发生声嘶、喉痛、喉鸣、呼吸困难和吞咽困难。

（二）特殊检查

喉镜检查可见喉黏膜呈深红色或苍白色水肿。喉镜检查可见喉黏膜弥漫性水肿、苍白、表面光亮，杓状会厌襞肿胀如粗腊肠形，会厌肿胀明显（图 33-1-1）。

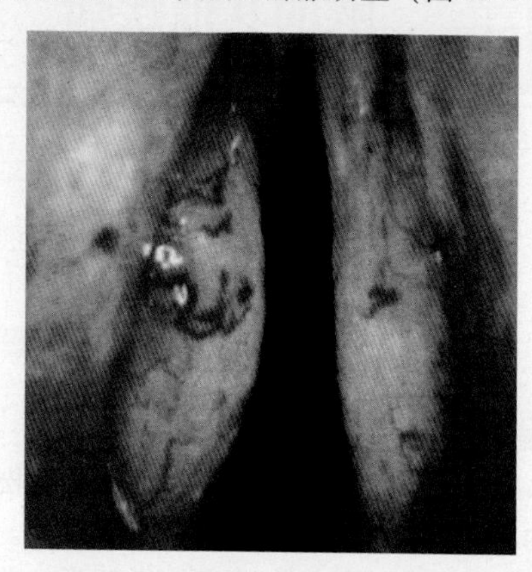

图 33-1-1 喉水肿

双侧声带广泛水肿、增厚，
表面见迂曲扩张血管

【治疗要点】

1. 解除喉阻塞 解除喉阻塞为治疗喉水肿当务之急。

2. 查出喉水肿之原因进行针对性治疗。

（1）感染性者可给予足量抗生素治疗，若已形成脓肿，宜行切开排脓术。

（2）非感染性喉水肿因心、肝、肾病所致者，宜进行各有关疾病的内科治疗。变应性喉水肿给予抗组胺药物内服。遗传性血管神经性喉水肿的治疗包括长期预防、短期预防及急性发作期的治疗。

（马瑞霞）

第二节　喉室脱垂

【概述】

喉室脱垂（prolapse of laryngeal ventricle）系指喉室黏膜组织外翻，喉室黏膜水肿、肥厚，自声带、室带间垂至喉腔，并非喉室黏膜脱离其基底部自喉室翻出。

【诊断要点】

（一）症状与体征

常有声嘶及咳嗽，声嘶时轻时重，间有失声现象。脱垂部较大者，可阻塞声门，发生喉鸣和呼吸困难。

（二）特殊检查

喉镜检查常于吸气时间一侧喉室有淡红色水肿样半球状物突出，覆盖于声带之上，部分或全部遮盖声带；表面黏膜增厚，用喉卷棉子触之柔软，能以喉钳压之推入喉室，但多数旋即脱出。如为喉室小囊脱垂，则其突出较小。位于声带前 1/3 处。

【鉴别诊断】

喉室脱垂与喉肿瘤相鉴别，间接喉镜下多不易分辨，宜做直接喉镜，用喉钳触视其能否复位。如难确定，宜做活检与结核、梅毒等肉芽肿相鉴别。

【治疗要点】

1. 喉室脱垂小者可行电烙术或激光手术，使脱垂物纤维化而使其收缩复位。

2. 脱垂大者可于直接喉镜下用咬钳咬除，但勿咬除过多，以免声带被瘢痕组织牵拉，遗留声门闭合不全。

（马瑞霞）

第三节 喉囊肿

【概述】

喉囊肿（laryngeal cyst）常由于喉黏膜黏液腺管受阻而致黏液潴留所形成。少数由于先天畸形、外伤、炎症和其他良性肿瘤囊性变所致。按病理通常分为4类：潴留囊肿、表皮样囊肿、先天性囊肿、良性肿瘤囊性变。

【诊断要点】

（一）症状与体征

症状因囊肿大小及部位而异。

1. 小者多无自觉症状，偶在喉镜检查时发现，少数病例有异物感。

2. 大者可引起声嘶或咳嗽，甚至发生喉阻塞或窒息。尤其在新生儿或婴儿先天性囊肿，常可出现喉阻塞症状。

（二）特殊检查

喉镜检查多见囊肿位于会厌舌面，大者充满整个会厌，呈半球形，表面光滑，灰白色、微黄或淡红，间有细小血管纵横其上。巨大的囊肿其上界可达口咽，患者张口或将其舌背压低即可看到。囊壁一般很薄，触之有波动感，用注射器可抽吸出黏稠内容物，色乳白或褐色，如有继发感染，则为脓液。位于喉室者，易于喉膨出或与其他良性肿物相混淆。位于声带上的小囊肿有时可误认为小结。

【治疗要点】

宜手术切除。单纯穿刺抽吸，必将复发。

手术方法：

1. 喉内法　囊肿较小或局限于喉内者，可在直接喉镜或间接喉镜下将囊壁大部分咬除。并用激光或电烙术破坏其基底部囊壁以减少复发的机会；

2. 喉外法　对反复复发或巨大的囊肿，则采取舌甲膜咽切开术，将囊壁完全切除（图33-3-1）。

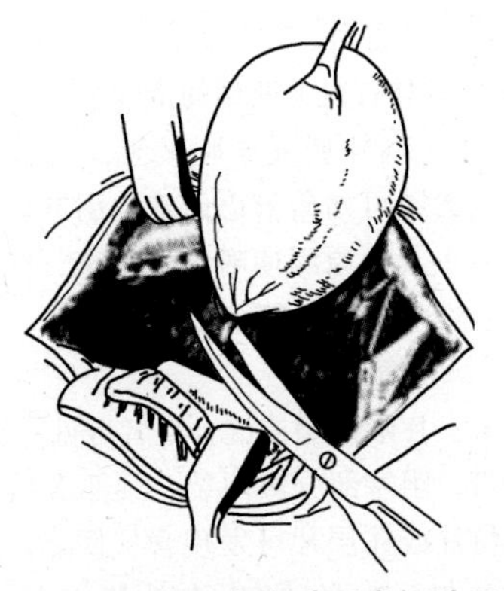

图 33-3-1　喉外法喉囊肿手术切除示意图
将喉囊肿根部结扎，摘除囊肿

（马瑞霞）

第四节　喉气囊肿

【概述】

喉气囊肿（laryngocele）是喉室小囊（喉室前上方一正常盲囊）的病理性囊性扩张。与喉囊肿的区别在于后者有完整的包膜且与喉室不通，前者则与喉室相通。Virchow（1867）首先将一颈部含气"肿瘤"命名为喉气囊肿。

【临床分型】

1. 病因分类　分为先天性喉气囊肿和后天性喉气囊肿。

2. 临床分类　喉内型、喉外型、混合型。

【诊断要点】

（一）症状与体征

1. 早期多无症状，待发展到相当大时，始出现症状。

（1）喉内型最常见症状为声嘶、发声不清或无声，常有咳嗽。

（2）喉外型的主要症状为颈部有一圆形突起肿物，部位相当于胸锁乳突肌前缘与舌骨之间。每当咳嗽、屏气或用力时，肿块变大，以手压之又缩小。气囊肿较大者，压迫颈部大血管，可有头痛或头部不适感。如气囊肿感染则局部皮肤红肿、压痛。

（3）混合型具有以上两型的诸症状。

2. 并发症　喉外型气囊肿破裂，引起颈部皮下气肿。喉内型气囊肿可妨碍淋巴引流，引起声带水肿。当剧烈咳嗽或由于其他原因使喉内压增离，气囊肿突然增大，可引起急性喉梗阻，甚至窒息。

（二）特殊检查

喉镜检查：在喉内型或混合型者可见一侧室带膨出，遮蔽一侧声带，阻塞部分声门裂。颈部 X 线检查：颈部透视、正侧位片或体层片可发现含气阴影。透视时，嘱患者做瓦尔萨尔瓦吹张动作，如阴影扩大，便可证实。如囊内积液或积脓，可在含气囊腔的下部出现液平面。

【鉴别诊断】

1. 喉囊肿　二者鉴别有时较困难。但喉囊肿与喉室不相通，其大小不随呼吸改变，压之不缩小。

2. 喉室脱垂　喉室脱垂多为喉室黏膜炎性水肿或肥厚，自喉室脱出。喉室脱垂位于喉室口处，不超过喉室范围。可用器械送回喉室内，其体积不随喉内压的高低而改变。故可区别。

3. 喉结核、喉硬结症及喉癌等皆可伴发喉气囊肿，且喉癌伴发本病者高达 10% ~18%，故应高度注意，认真检查，以免误诊、漏诊。

4. 喉外型者须与鳃裂囊肿、甲状舌管囊肿、皮样囊肿及囊性淋巴管瘤相鉴别。主要区别在于喉气囊肿时大时小，用手挤压可缩小，X 线检查有含气阴影。而其他各种囊肿无此特点。

【治疗要点】

1. 气管切开术　有呼吸闲难者应立即刺破气囊肿或做气管切开术。如有并发感染，无论有无喉梗阻症状，除给予有效的抗生素治疗外，必须密切观察，必要时行气管切开术。

2. 手术切除　手术切除是治疗喉气囊肿唯一有效的方法。一般认为无论哪种类型，均以颈外径路彻底切除囊肿为佳。术前行气管切开术较为安全。如因继发感染而成脓囊肿，宜先行切开排脓，待感染完全控制后再予切除。

颈外径路切除法的步骤如下：全身麻醉后，在患侧甲状软骨上缘从颈前正中线至胸锁乳突肌前缘做一横切口，分离筋膜、肌肉，暴露一侧甲状软骨和甲状软骨筋膜。将一部分舌骨切除。再切开甲状舌骨膜，并向两侧牵开以暴露囊肿。此时应往意勿伤及喉上神经和血管。仔细地将囊肿自杓状会厌襞剥出，而不进入喉腔。囊肿向下至喉室者，须将甲状软骨上缘做一个 V 形切除，以利剥离至囊肿的根部。尽量在近喉室处将囊肿根部结扎，并切除之（图 33-4-1）。

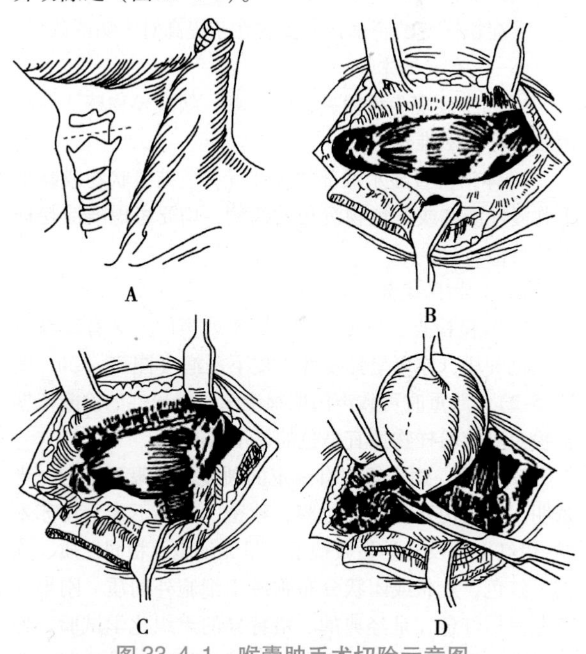

图 33-4-1　喉囊肿手术切除示意图

A. 做颈部切口　B. 将胸骨舌骨肌、肩胛舌骨肌、甲状舌骨肌自舌骨附着处切断并将舌骨部分切除　C. 切除部分甲状软骨，扩大手术野　D. 将喉气囊肿根部结扎，摘除气囊肿

（马瑞霞）

第五节 喉淀粉样变

【概述】

喉淀粉样变（amyloidosis of the larynx）非真性肿瘤，可能由于慢性炎症，血和淋巴循环发生障碍，局部球蛋白积聚而引起的淀粉样物质沉积在喉部的病变，常发生于声带、喉室或声门下区，可引起声嘶、咽喉异物感、甚至呼吸困难。既可以是全身性淀粉样变在喉部的表现，也可是喉部单独发生。

【诊断要点】

喉淀粉样变的正确诊断关键在于提高对本病的认识。

（一）症状与体征

1. 临床表现为缓慢进行的声嘶、咽喉异物感、吞咽困难及呼吸困难等。

2. 体格检查显示喉部的淡红或黄色结节状物或黏膜下弥漫性淡红或黄色物沉积的病例，均要考虑喉淀粉样变的可能。

（二）特殊检查

1. 喉镜检查　可见声带、喉室或声门下区有暗红色或黄色肿块，亦可呈弥漫性上皮下浸润（图33-5-1、图33-5-2），严重时可致声门明显变窄。特异性的诊断依据活检及对淀粉样物适宜染色的显示情况。

2. 活检　病变组织有一定的硬度，肉眼下均匀、半透明，无结构外观，无包膜，致密，大小不定。在苏木精-伊红染色及光学显微镜下，呈无细胞、相同性质、均匀、红色，片状或团状分布弥漫于细胞外间质。刚果红染色呈棕红色，是经典的、最特异的组织化学试验。偏光显微镜下呈双折光和绿荧光的特殊形态也是诊断、鉴别诊断的依据。影像学诊断对于喉淀粉样变不具有优势。

【鉴别诊断】

喉淀粉样变的早期诊断及治疗对其预后非常重要，需要与其他喉部良恶性疾病鉴别。

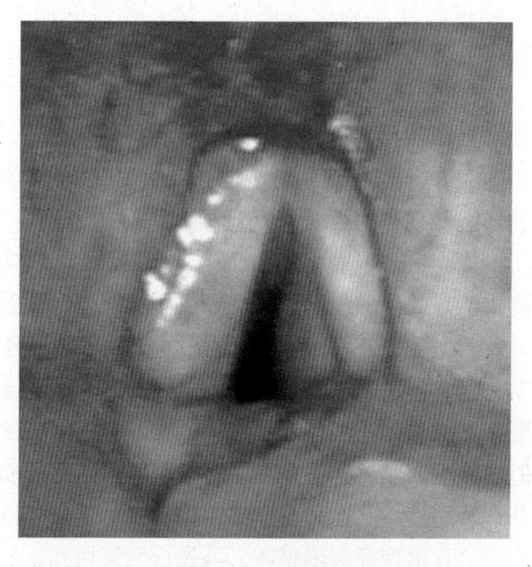

图 33-5-1　喉淀粉样变的喉镜表现
可见右侧声门下黄色肿块隆起

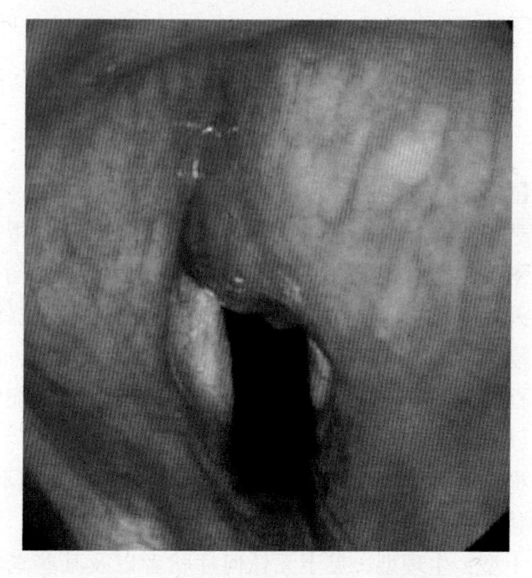

图 33-5-2　喉淀粉样变的喉镜表现
可见右侧声门上红色肿块隆起

1. 喉淀粉样变病变范围较广泛，黏膜表面不光滑者，需与喉部恶性肿瘤鉴别。鉴别要点是喉淀粉样变发展慢，病程长，全身情况较好，且不引起声带固定、不伴有颈淋巴结转移。

2. 喉部的局限性淀粉样变与声带息肉、喉部接触性肉芽肿形态相似；需要进行病理检查进一步鉴别。

【治疗要点】

药物治疗效果一般不佳，全身皮质类固醇、放射治疗等均无效。主要是外科切除。因为手术后短期或几年内可以复发，因此，手术不遗留病变非常重要。对于局部病变，可在支撑喉镜下行喉部孤立结节或肿块 CO_2 激光切除，但切除不彻底，容易复发，形成瘢痕。广泛的病变要行喉部裂开病变切除，甚至全喉切除术。对于病变范围较大的病例，且出现呼吸困难者，可先行气管切开，然后在全身麻醉下经喉裂开行病变切除。总而言之，手术应在彻底切除病变与保留和重建喉功能之间寻求平衡。

（刘月辉）

第六节 声带沟

【概述】

声带沟（sulcus vocalis）又称为沟状声带，是指一侧或双侧膜性声带上有的一条与声带游离缘相平行的沟，多因先天性声带发育异常或后天的潜在的感染诱发或外伤、肿瘤侵袭所致。可对声带黏膜的波形运动造成障碍，出现不同程度的发声单调、沉闷、音域窄及传声不远等症状。

【临床分型】

根据其临床表现、组织病理学改变及治疗措施不同，将沟状声带分为 3 型。

Ⅰ型：生理型，见于无任何症状者以及某些老年性喉炎患者，在频闪喉镜下显示发声或声带外展时，可出现一条与声带游离缘平行的黏膜沟。

Ⅱ型：裂线型，即与声带游离缘相平行且成裂线状的声带沟。

Ⅲ型：局凹型，即游离缘上面局部凹陷较深的声带沟，扩展到声韧带和甲杓肌。

其中后两型为病理性沟状声带，区别在于是否侵犯到声带的固有层。

【诊断要点】

（一）症状与体征

声带沟的主要临床表现为持续性中、重度声音嘶哑，最大发声时间缩短、发声疲劳、发声无力、努力性发声、紧张性发声、气息音等，同时伴有喉干、喉部感觉迟钝等。

（二）特殊检查

1. 电子喉镜检查　主要表现为一侧或双侧与声带游离缘平行的沟状裂隙或者凹陷，深浅、长度不一，可位于声带的全长或部分，以双侧多见（图 33-6-1、图 33-6-2）。发声时声门闭合不全、声带边缘呈弓形；双侧病变时，声门呈梭形裂隙。

2. 频闪喉镜检查　可见声带边缘僵硬程度增加，声带振动幅度及黏膜波减弱或消失，黏膜波自下而上不能扩散过沟状平面。

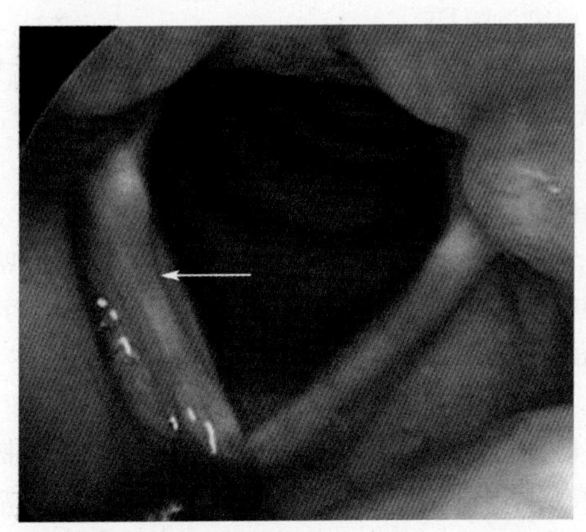

图 33-6-1　单侧声带沟（右侧声带）喉镜下表现
可见右侧声带沟（→）

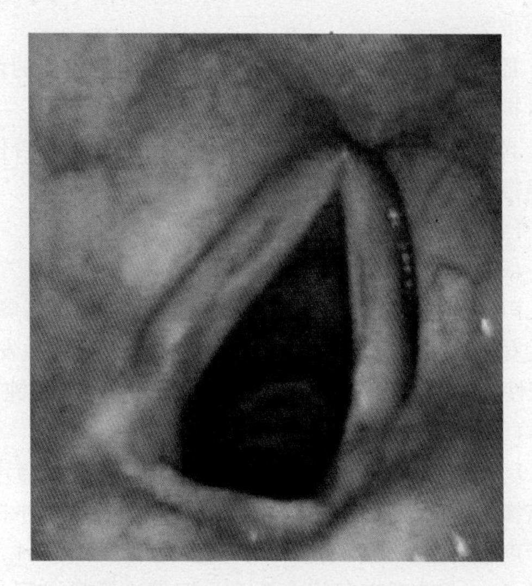

图 33-6-2 双侧声带沟喉镜下表现

3. 嗓音声学分析 显示基频有不同程度的提高，噪声成分增加，谐波成分减少，谐噪比降低。发声时声门闭合不全，气体过度逸出，最长发声时间明显缩短。

【鉴别诊断】

排除其他疾病：声带囊肿、喉炎，以及环杓关节炎、喉肌无力、功能性失语症等引发的声带关闭不全。

【治疗要点】

治疗包括保守治疗和手术治疗。

1. 保守疗法 主要适用于Ⅰ型和无症状的Ⅱ型声带沟，主要包括B族维生素、三磷酸腺苷和激素治疗、嗓音言语治疗。

2. 手术治疗

（1）声带内注射和填充主要用于Ⅱ型沟状声带，常见的填充材料有特氟隆、类固醇、硅胶、胶原、脂肪和筋膜，目的是增加弓状声带和萎缩声带肌的体积，使声带变宽、内移，缩小声门裂隙，改善发声效果。

（2）声带沟切除术、喉显微镜下沟底周围削除术、声带黏膜上皮及固有层剥离术等仅适用于治疗愿望强烈的Ⅲ型沟状声带和部分Ⅱ型沟状声带患者。

（刘月辉）

第七节　喉气管狭窄

【概述】

喉气管狭窄（laryngotracheal stenosis）系由各种原因所引起的喉腔和或气管腔狭窄，影响呼吸和发声功能。任何造成喉气管软组织和软骨支架结构损伤和（或）缺失的因素均可导致喉气管狭窄的发生。主要症状有声嘶、喉喘鸣、咳嗽和呼吸困难等。常见病因为：先天性喉气管狭窄、外伤、慢性炎症性疾病、胶原血管性疾病、肿瘤性疾病及其他疾病。

【诊断要点】

（一）症状与体征

通过详细的病史询问和局部及全身查体，基本可明确喉气管狭窄的诊断。

1. 在上述各种原因后出现不同程度的呼吸困难、窒息；发音和进食障碍；喉喘鸣、阵咳；烦躁不安，不能安睡，脉搏、呼吸加快，唇、指发绀等症状。

2. 狭窄位于声门上区时，呼吸困难一般较轻，声门区及以下的狭窄则较重，也有平时已适应于狭窄气道的呼吸，气道梗阻症状较轻，仅在活动用力，呼吸道分泌物增多或黏膜急性炎症时才出现严重梗阻的症状。

3. 狭窄分度　按1989年Cotton分度标准，将气管狭窄分为4度。1度：气管阻塞<70%；2度：管腔阻塞介于70%～90%之间；3度：管腔阻塞>90%，但仍可见腔隙，或声门下完全闭塞；4度：完全闭塞无管腔，声带不能辨认。

4. 狭窄部位

（1）声门上狭窄：常由化学烧灼引起，多合并下咽部瘢痕黏连、狭窄。外伤可使会厌及甲状软骨结构损伤，会厌与咽后壁粘连。

（2）声门狭窄：声门区瘢痕黏连、喉蹼所致的声门区狭窄。

（3）声门下及气管狭窄：狭窄部位位于声门下区或颈段气管。常见的病因有长期的气管插管、气管切开和颈部气管外伤等。

5. 间接喉镜检查　很难对喉狭窄患者做出明确诊断，必须应用纤维喉气管镜或金属硬性内镜直接检查喉及气管狭窄部位。

（二）特殊检查

1. 纤维喉气管镜　除能了解狭窄的解剖异常外，还能对声带的功能状态进行评价。

2. 喉气管MRI和螺旋CT及其三维重建能进一步明确病变的位置、范围、形态、程度和功能损失状态。

3. 喉肌电图检查可用来判定双侧声带固定的患者是否存在双侧喉返神经麻痹或是双侧环杓关节固定。

4. 术前应对患者进行嗓音评估和肺功能测定，可以同术后测定结果进行比较，评估疗效。

【治疗要点】

喉气管狭窄治疗目的消除喉气管狭窄并使气道具有足够的强度，以抵抗正常呼吸和吞咽时产生的腔内正负压，并且恢复呼吸道支架的完整性。目前临床上有外科手术治疗和药物治疗两方面，根据引起狭窄的原因、部位和程度选择治疗方式，单纯手术或综合治疗。

1. 外科治疗

（1）喉镜下CO_2激光切除狭窄瘢痕、气管切开T管置入术：通过支撑喉镜显微镜下切除声门区或气管内增生的瘢痕、气管切开后置入支撑的T管，气管内重新上皮化。主要适用于声门型、声门下及颈段气管瘢痕狭窄。

（2）气管的袖状切除、断端吻合术：切除狭窄的气管环，进行断端吻合重建气道，适用于颈段气管的狭窄，伴有气管软骨的部分缺失，也可见于因甲状腺癌侵犯气管、气管内恶性肿瘤切除而行该手术。

（3）喉气管重建术：环状软骨裂开后，用各种自身软骨移植物和（或）异体支架联合扩大喉气管框架。往往作为2度狭窄及轻3度狭窄的首选，但对于更严重的狭窄则效果较差。

（4）环状软骨切除术：部分切除环状软骨前弓及上端狭窄的气管环后，直接行端端吻合术。部分环状软骨切除术治疗更严重的狭窄有很高的成功率，但操作更复杂。PCTR术是治疗4度及重3度狭窄的首选，特别适合那些在狭窄与声带间有一清楚边界的患者。

（5）环状软骨上喉部分切除术：既往有严重的喉外伤，喉内广泛狭窄，甲状软骨有明显的骨折畸形，前联合及双侧声带广泛瘢痕粘连，披裂软骨未固定的声门区3、4度喉狭窄采取环状软骨上喉部分切除术。

2. 药物治疗　因自身免疫性疾病所致的喉气管狭窄，如韦格纳肉芽肿病、复发性多软骨炎等，以内科免疫调节治疗为主。

（黄志刚）

第八节　咽喉反流性疾病

【概述】

咽喉反流性疾病又称喉咽反流（laryngopharyngeal reflux，LPR），是指胃内容物反流至咽喉部所导致的疾患，是胃食管反流（gastroesophageal reflux，GER）的一种特殊类型，除GER的常见症状外，还可导致一系列非特异性的咽喉症状，包括声音嘶哑、慢性咳嗽、咽异物感以及持续清嗓等等，有报道称在耳鼻咽喉科就诊的患者中，有LPR相关症状的比例高达10%左右，应引起耳鼻咽喉科医师的重视。

【诊断要点】

LPR的诊断的金标准目前公认为是24小时动态多探

头食管阻抗及 pH 监测，其通过位于食管上括约肌以上喉入口以及食管下括约肌上 5cm 的 pH 探头，以及位于食管内的阻抗监测仪判断是否存在 LPR 事件，因其检查手段的复杂性及对患者带来的不适感，在临床中较难得到广泛应用，在临床中患者的症状、内镜检查体征等也常常作为诊断的依据，具体如下。

（一）症状与体征

Belafsky 等学者根据 LPR 相关的症状制订了反流症状指数量表，包含了与 LPR 相关的 9 项主观症状，患者可根据自身主观判定是否具备某项症状及其严重程度，最后综合得分超过 13 分的患者被认为 LPR 诊断的可能性较大，郑杰元等学者根据此量表制订了中文版反流症状指数量表（表 33-8-1），并证明了此量表具有良好的信度和效度，可作为 LPR 初筛的工具。

（二）特殊检查

1. 内镜检查　Belafsky 等学者根据内镜检查的结果，将一些与 LPR 可能相关的体征表现纳入并制订了反流体征评分量表，临床医师可根据患者咽喉部的内镜下表现判断患者是否存在某项体征及其程度，最后综合得分大于或等于 7 分的患者被认为 LPR 诊断的可能性较大，彭莉莉等学者根据此量表制订了中文版的 RFS 量表（表 33-8-2），并证明了此量表具有良好的信度和效度，可作为 LPR 初筛的工具。

2. 试验性治疗　试验性治疗是临床中判定 LPR 的最常用方法之一，对于疑诊为 LPR 或具备 LPR 相关症状的患者，临床医师可通过给予患者 H_2 受体拮抗药（如雷尼替丁、法莫替丁等）或质子泵抑制药（如奥美拉唑、埃索美拉唑等）并观察其症状的变化判定是否存在 LPR，治疗时间推荐为 3 个月左右，目前已有研究证实 LPR 患者对经验性的治疗反应性良好，为试验性治疗提供了理论依据。

3. 其他　为了改善动态食管阻抗及 pH 值监测的舒适性，目前研究考察置于咽喉部的 pH 探头在诊断 LPR

表 33-8-1　反流症状指数量表

在过去几个月哪些症状困扰你	0 = 无症状				5 = 非常严重
1. 声嘶或发音障碍	0	1	2	3	4	5
2. 持续清嗓	0	1	2	3	4	5
3. 痰过多或鼻涕倒流	0	1	2	3	4	5
4. 吞咽食物、水或药片困难	0	1	2	3	4	5
5. 饭后或躺下后咳嗽	0	1	2	3	4	5
6. 呼吸困难或窒息发作	0	1	2	3	4	5
7. 烦人的咳嗽	0	1	2	3	4	5
8. 咽喉异物感	0	1	2	3	4	5
9. 烧心、胸痛、胃痛	0	1	2	3	4	5
总分						

33

表 33-8-2 反流体征评分量表

序号	体征	评分标准				
1	假声带沟	0 = 无	2 = 存在			
2	喉室消失	0 = 无	2 = 部分	4 = 完全		
3	红斑和（或）充血	0 = 无	2 = 局限于杓状软骨		4 = 弥漫	
4	声带水肿	0 = 无	1 = 轻度	2 = 中度	3 = 重度	4 = 息肉样
5	弥漫性喉水肿	0 = 无	1 = 轻度	2 = 中度	3 = 重度	4 = 堵塞
6	后联合黏膜增生	0 = 无	1 = 轻度	2 = 中度	3 = 重度	4 = 堵塞
7	肉芽肿	0 = 无	2 = 存在			
8	喉内黏液附着	0 = 无	2 = 存在			
		总分				

方面的价值，但此类监测仪的价值目前并无有价值的大样本数据的支持，仍需要进一步的研究。此外，通过检测唾液中的胃蛋白酶亦是最新提出的诊断方法，小规模的实验证实了其具有较高的诊断价值，但应用于临床仍需进一步的数据支持。

【鉴别诊断】

LPR 的症状及体征无明显特异性，比如声音嘶哑、慢性咳嗽、以及咽异物感等症状及声带水肿、肉芽肿等体征，在诊断时，需排除其他疾患或病因导致类似症状及体征的可能性，比如吸烟、过度用声以及哮喘等等，而在临床中 LPR 往往与其他疾患或病因是共存的。

【治疗要点】

对于 LPR 的治疗，目前临床的建议是三级治疗法，具体如下。

1. 一级治疗　对于初诊或症状较轻的患者，可建议其改变生活和饮食习惯，比如睡眠时抬高床头、戒烟戒酒、避免或减少咖啡、茶、甜食及辛辣食物等，必要时可加用抗酸药物，比如铝碳酸镁。

2. 二级治疗　一级治疗效果不佳的 LPR 患者，可加用 H_2 受体拮抗药，比如雷尼替丁、西咪替丁或法莫替丁等药物。

3. 三级治疗　一级或二级治疗效果均不佳的患者，可给予质子泵抑制药，比如奥美拉唑、埃索美拉唑或雷贝拉唑等药物，如仍难以缓解，可建议其接受胃底折叠术治疗，此治疗仅在其他治疗无效时考虑使用。

（肖水芳）

第三十四章 喉部肿瘤

第一节 喉部良性肿瘤

喉部良性肿瘤以乳头状瘤最多见，其他如神经鞘瘤、纤维瘤、血管瘤、软骨瘤、腺瘤、脂肪瘤、淋巴管瘤等，则较少见。临床上以声音嘶哑、呼吸困难和咽部异物感等就诊，纤维喉镜下可见喉腔内局限的肿块、外生于黏膜表面的常见为乳头状瘤、血管瘤等；来源于间叶组织的肿瘤往往位于黏膜下，黏膜表面光滑，仅表现为喉腔局部膨隆。可行喉增强 CT 或 MRI 检查与喉部恶性肿瘤进行鉴别，良性肿瘤首选经口显微镜支撑喉镜下激光切除，当患者支撑喉镜暴露喉腔困难、肿瘤范围较大时，也可行颈部开放式手术入路行肿瘤切除，总之，在完整切除肿瘤时，尽量保护喉功能。

一、喉乳头状瘤

【概述】

喉乳头状瘤（laryngeal papilloma）是喉部最常见的良性肿瘤。喉乳头状瘤的性别差异不大，儿童常见，成人发病较少见。儿童复发性呼吸道乳头状瘤病年发病率为 3.6/10 万 ~4.3/10 万，儿童的乳头状瘤较成人生长快，常为多发性，且易复发，常需多次手术，目前临床无治愈的方法，少数患者随年龄的增长有自限趋势。成人乳头状瘤易发生恶变，详细内容见喉癌前病变部分。

小儿喉乳头状瘤远较成人多见，80%发病于7岁以前，更集中于4岁以下。多由生产时经产道感染，HPV-DNA 6，11型与喉乳头状瘤的发病关系密切。小儿喉乳头状瘤很易复发，极少发生恶变，青春期后，喉乳头状瘤复发趋势可能减退，甚至可以自然消失。

【诊断要点】

（一）症状与体征

1. 初诊患儿病史往往为声嘶，继之失声。重者有呼吸困难，但较少发生吞咽困难。复发患者诊断明确，多为术后一段时间声音嘶哑及呼吸困难又加重。

2. 喉部检查见乳头状瘤常发生于声带，呈蓬松绒毛状、桑葚或菜花状向喉前庭、声门及声门下腔蔓延。瘤体可单灶也可多灶，复发的患者往往为多部位、多灶，可发展至对侧。重者整个喉部、气管、支气管乃至肺实质均可受侵犯。

（二）特殊检查

年龄较小的儿童间接喉镜暴露声门困难者，可用儿童纤维喉镜进行检查。对于二至三度呼吸困难患儿，检查时安慰情绪、操作轻柔，避免刺激声门加重其呼吸困难。没有儿童纤维喉镜时，也可全身麻醉下支撑喉镜下探查喉腔。

【鉴别诊断】

儿童复发性呼吸道乳头状瘤需要与喉部其他的良性肿瘤进行鉴别，因其局部的特征性表现，即蓬松绒毛状、桑葚或菜花状新生物，鉴别往往不难。患儿成人后，反复多次复发的乳头状瘤有恶变可能。

【治疗要点】

迄今为止，小儿喉乳头状瘤尚无根治的方法，目前常于显微镜支撑喉镜下 CO_2 激光切除肿瘤。术中应注意保护喉黏膜，减少喉粘连发生。气管切开有促进喉乳头状瘤向气管内播散的可能，故一般不宜行气管切开，对于已有气管切开的患儿，在有效控制喉部乳头状瘤的前提下，提倡尽早拔管。免疫治疗及中医中药治疗具有一定辅助疗效。

二、喉血管瘤

【概述】

喉血管瘤（laryngeal hemangioma）发病率低，可分为毛细血管瘤和海绵状血管瘤两种类型。前者较多。毛细血管瘤是由成群的薄壁血管构成。间有少许结缔组织，如结缔组织多时，则称为纤维血管瘤。海绵状血管瘤由窦状血管所构成，柔如海绵，不带蒂而漫布于黏膜。

【诊断要点】

（一）症状与体征

喉部血管瘤症状多为声嘶、咳嗽、偶见咯血，亦有无症状者。婴幼儿血管瘤较大者，可致喉梗阻。

（二）特殊检查

喉镜检查见血管瘤多位于声带、喉室、室带与杓状会厌襞处。肿瘤突出于黏膜表面，光滑，肉芽样或结节状，但不似血管瘤样肉芽肿有明显溃疡面，常呈红色或紫色。患者可行喉增强 CT 观察肿瘤范围。

【治疗要点】

对于肿瘤范围较大，无法彻底切除者，可行瘤体局部注射平阳霉素治疗。喉部血管瘤根蒂部较小时，可于支撑喉镜下激光手术彻底切除或平阳霉素注射治疗。一般不需要行气管切开术。平阳霉素注射混合液（平阳霉素 8mg + 2% 利多卡因 2ml + 注射用水 4ml + 地塞米松 1ml），剂量为 $1mg/cm^2$（病变面积），每次用药量一般不超过 8mg。病变范围较大时，间隔 1 ~ 2 个月重复注射，注射总量一般不超过 20mg，以病变得到控制并逐渐消退即可。

小儿声门下血管瘤死亡率较高。症状有喘鸣、犬吠样咳嗽、声嘶、咯血，约半数患者伴有头颈部皮肤血管瘤。通过内镜检查，典型的声门下血管瘤呈光滑粉红或蓝色的肿块。肿瘤可向声带后联合侵犯。对有呼吸道梗阻症状的患儿，应行气管切开术，同时并用激素、冷冻、激光及硬化剂注射等治疗。

三、喉软骨瘤

【概述】

喉软骨瘤（chondroma）罕见，好发于30~70岁男性。可发生于任何一个喉软骨，但以环状软骨最易受累。亦有原发于声带或室带的，表现为带蒂的喉内肿块。喉软骨瘤可发源于正常软骨或软骨外的胚胎残余，故有内生性和外生性之分。肿瘤由透明软骨构成，在瘤内如有骨质形成，则称为软骨骨瘤。

【诊断要点】

（一）症状与体征

1. 患者可表现为声嘶、喘鸣、吞咽障碍及进行性呼吸困难。

2. 瘤体向喉外生长时，可表现为颈部包块，质坚硬，无压痛，与喉软骨不能分开，随吞咽活动喉内软骨瘤多位于环状软骨板处。

（二）特殊检查

1. 喉镜检查可见半圆形、基底较宽的肿瘤，灰白色，表面光滑，覆盖有正常黏膜。内生软骨瘤对正常软骨有破坏作用，外生性则仅有压迫作用，使其下方的正常软骨变薄，甚至使喉软骨失去正常的支架功能。

2. CT扫描对诊断喉软骨瘤有帮助。散在性钙化颇为常见，小梁状或斑点状钙化对诊断有特殊意义。确诊喉软骨瘤的最可靠方法是组织病理学检查。

【鉴别诊断】

喉软骨瘤向喉外生长者需与甲状腺肿物进行鉴别，甲状腺B超有助鉴别。

【治疗要点】

手术切除是治疗的主要方法。原发于杓状软骨和声带者可在喉镜下切除。发生于甲状软骨者可在黏膜下切除而不进入喉腔。发生于环状软骨者最易累及环状软骨板，切除1/2以上的环状软骨势必破坏喉的软骨性支架导致喉狭窄，应慎重处理。

四、喉脂肪瘤

【概述】

喉部脂肪瘤（laryngeal lipoma）少见，可发生于任何年龄。肿瘤由脂肪细胞及结缔组织构成。表面光滑，大小不一，色微黄或略带红色，质软而有弹性，有蒂或无蒂。大者呈分叶状。肿瘤多位于会厌、杓状会厌襞、梨状窝等处。

【诊断要点】

（一）症状与体征

临床表现视肿瘤部位及大小而定。小者常无症状，大者可有声嘶、吞咽困难或呼吸困难。带蒂的脂肪瘤可阻塞声门至窒息。

（二）特殊检查

喉CT及MRI有助于诊断。

【治疗要点】

治疗为手术切除。有蒂而较小者可在间接喉镜或支撑喉镜下摘除。无蒂或有蒂较大者可行喉裂开或咽切开术切除。

五、其他喉部良性肿瘤

【概述】

喉纤维瘤（fibroma of larynx）较少见。瘤组织由纤维细胞及纤维束组成，血管较少。瘤体大小不一，小者如米粒，大者可阻塞呼吸道。多发生于声带的前中部或位于声带前联合而垂入声门下腔。也可发生于室带、会厌或声门下区。主要症状为声嘶，发展缓慢，不恶变。

肿瘤大时可有喉阻塞症状。检查见肿瘤有蒂或无蒂，质稍硬，光滑，色灰白或淡红。

喉部神经鞘瘤（neurinoma of larynx）极少见。肿瘤细胞来自神经鞘膜，呈圆形、椭圆或梭形，表面光滑，质韧，有包膜。肿瘤组织由细长的梭形细胞构成，在较密集的细胞中可见成束的细胞核，彼此平行，呈栅状排列。

喉淋巴管瘤（lymphangioma of larynx）甚少见。发生于喉部淋巴管较丰富的区域如会厌、喉室及杓状会厌襞等处。肿瘤由扩张的淋巴管组成。肿瘤生长缓慢，早期多无临床症状，肿瘤长大可有声嘶及影响呼吸、吞咽等。喉镜检查见肿瘤呈海绵状，色灰白或淡红，基地宽广，受压时瘤体可缩小，确诊有赖于病理切片报告。

【诊断要点】

上述喉内良性肿瘤均可行喉部增强 CT 或 MRI 检查，以明确肿瘤大小、范围及其与周围组织结构的关系。

【治疗要点】

手术切除为主要治疗方法。肿瘤较小者，支撑喉镜下能够充分暴露者，可在支撑喉镜下激光切除。较大者宜行颈侧切开术肿瘤切除术。

（黄志刚）

第二节 喉部癌前病变

【概述】

癌前病变是指一些具有潜在癌变可能的病变，喉癌前病变（laryngeal precancerosis）主要包括喉角化症、慢性肥厚性喉炎和成人喉乳头状瘤等。喉黏膜上皮发展为癌前病变是体内外环境致癌因素长期积累所致，癌前病变的病理变化由轻至重可分为：轻度、中度和重度非典型增生。原位癌不属于癌前病变。非典型增生的上皮细胞具有基底层细胞形态，核染色质深染及轻度多形性，可以观察到部分不典型、散在的有丝分裂相，上皮下间隙充满了免疫活性细胞。

【临床分类】

1. 喉角化症 喉角化症，又称为喉白斑，常见的发病部位为声带。主要症状是持续性声音嘶哑，黏膜表面呈白色斑块状隆起（临床又称为声带白斑），也可呈白色点状锥形突起。主要病理变化为喉黏膜上皮增生，并有不全角化，黏膜下组织有轻度增生。

2. 慢性肥厚性喉炎 慢性肥厚性喉炎主要症状为声音嘶哑、咽部异物感和局部干痒不适等。喉部表现为单侧或双侧声带和（或）室带肥厚，有的伴有充血，一般表面光滑，部分出现隆起或浅溃疡。主要病理变化为喉部黏膜上皮增生，细胞层数增多，表层细胞呈角化现象。黏膜表皮下结缔组织增生，形成乳头状突起，深入表皮层，表皮层与结缔组织界线分明。

3. 成人喉乳头状瘤 成人喉乳头状瘤主要症状是声音嘶哑，肿瘤增大可出现呼吸困难，是喉部最常见的良性肿瘤，好发于一侧声带边缘或声带前连合。一般呈灰白、淡红或暗红色，表面不平呈乳头状或颗粒团状突起，有的带蒂，伴有上皮重度非典型性增生。主要病理变化是多层鳞状上皮及其下的结缔组织向表面呈乳头状突起生长。

【诊断要点】

（一）症状与体征

喉癌前病变共有的临床表现往往为声音嘶哑、咽部异物感和局部干痒不适等。

（二）特殊检查

1. 喉镜检查 声带白斑在喉镜下可见声带表面或其边缘的前、中1/3相交部位有表面平整的白色斑片状隆起，范围局限，不易除去，声带运动良好（图34-2-1）。

2. 非典型增生的程度有赖于活检或手术切除标本的临床病理学诊断。

【鉴别诊断】

1. 声带息肉 是声带固有层浅层局限性病变，多位于声带游离缘中前1/3，单侧多见，带或不带蒂，多见

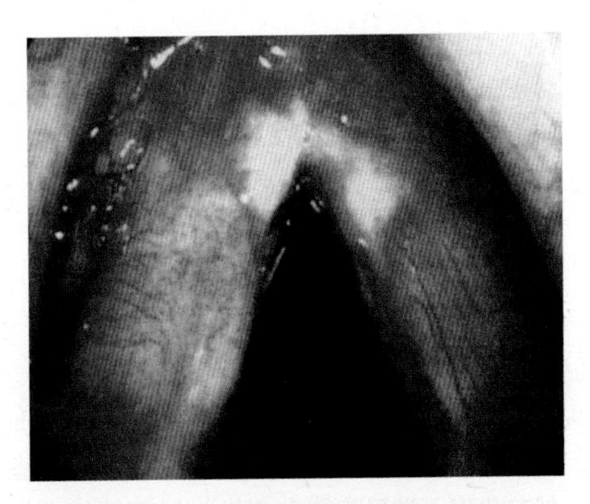

图 34-2-1　喉白斑喉镜检查所见
可见声带前联合白斑

于成人，喉镜下可表现为苍白、透明、水肿、血管瘤样或凝胶样，呈现圆形或分叶状，发音时声门关闭不完全，声带振动不对称。

2. 声带小结　常位于声带游离缘前中 1/3 交界处，表现为局限性黏膜肿胀或结节样突出，双侧对称，多见于成年女性及学龄前儿童，特别是男孩。

3. 早期声带癌　不易与声带癌前病变鉴别，术前可利用频闪喉镜观察声带的振动情况和声带的黏膜波。声带癌可表现为声带振动减弱、黏膜中重度减低。最终临床诊断主要依赖病理。

4. 中晚期喉癌　侵犯范围往往较大，可通过颈部增强 CT 显示肿瘤范围、与周围结构关系及颈部淋巴结情况。

【治疗要点】

喉癌前病变根据具体情况不同，可以选择保守治疗或者手术治疗。喉癌前病变早期干预治疗的目的是阻断癌前病变向癌转变。目前主要以显微镜支撑喉镜下激光手术切除病变为主，结合以病因治疗，比如戒烟酒、抑酸治疗和免疫调节治疗。

【预防及预后】

戒烟酒，加强环保意识，控制环境污染。早期发现，早期治疗。对于声嘶超过2周及有异物感者，应及时行喉部检查。喉部癌前病变经手术切除后仍有复发和恶变倾向，需密切随访复查。

（黄志刚）

第三节 喉部恶性肿瘤

【概述】

头颈部常见的恶性肿瘤是喉癌（carcinoma of the larynx），96% ~98% 为鳞状细胞癌，其他如腺癌、基底细胞癌、低分化癌、淋巴肉瘤和恶性淋巴瘤等较少见。喉癌占头颈肿瘤的13.9%，占全身恶性肿瘤的2.1%。喉癌男性较女性多见，约为7∶1 ~10∶1，以40 ~60岁最多。

【TNM分期】

根据美国癌症联合委员会（AJCC）喉部肿瘤TNM分期系统（2010年第7版）分期如下（表34-3-1）。

（一）原发肿瘤（T）

Tx 原发肿瘤不能评估

T_0 无原发肿瘤证据

Tis 原位癌

1. 声门上

T_1 肿瘤限于声门上1个亚区，声带活动正常

T_2 肿瘤侵犯声门上1个以上相邻亚区、侵犯声门区或声门上区以外（如舌根、会厌谷、梨状窝内侧壁的黏膜），无喉固定

T_3 肿瘤局限在喉内，有声带固定和（或）侵犯任何下述部位：环后区、会厌前间隙、声门旁间隙和（或）伴有甲状软骨内板

T_{4a} 中等晚期局部疾病

肿瘤侵犯穿过甲状软骨和（或）侵及喉外组织（如气管、包括深部舌外肌在内的颈部软组织、带状肌、甲状腺或食管）

T_{4b} 非常晚期局部疾病

肿瘤侵及椎前间隙，包绕颈动脉或侵及纵隔结构

2. 声门

T_1 肿瘤局限于声带（可侵及前连合或后连合），声带活动正常

T_{1a} 肿瘤局限在一侧声带

T_{1b} 肿瘤侵犯双侧声带

T_2 肿瘤侵犯至声门上或声门下区，和（或）声带活动受限

T_3 肿瘤局限在喉内，伴有声带固定和（或）侵犯声门旁间隙，和/或伴有甲状软骨内板

T_{4a} 中等晚期局部疾病

肿瘤侵犯穿过甲状软骨和（或）侵及喉外组织（如气管、包括深部舌外肌在内的颈部软组织、带状肌、甲状腺或食管）

T_{4b} 非常晚期局部疾病

肿瘤侵及椎前间隙，包绕颈动脉或侵及纵隔结构

3. 声门下

T_1 肿瘤局限在声门下区

T_2 肿瘤侵犯至声带，声带活动正常或活动受限

T_3 肿瘤局限在喉内，伴有声带固定

T_{4a} 中等晚期局部疾病

肿瘤侵犯穿过甲状软骨和（或）侵及喉外组织（如气管、包括深部舌外肌在内的颈部软组织、带状肌、甲状腺或食管）

T_{4b} 非常晚期局部疾病

肿瘤侵及椎前间隙，包绕颈动脉或侵及纵隔结构

（二）累及淋巴结（N）

Nx 区域淋巴结不能评估

N_0 无区域淋巴结转移

N_1 同侧单个淋巴结转移，最大径≤3cm

N_2 同侧单个淋巴结转移，3cm＜最大径≤6cm，或同侧或双侧或对侧淋巴结转移，最大径≤6cm

N_{2a} 同侧单个淋巴结转移，3cm＜最大径≤6cm

N_{2b} 同侧多个淋巴结转移，最大径≤6cm

N_{2c} 双侧或对侧多个淋巴结转移，最大径≤6cm

N_3 淋巴结转移，最大径 >6cm

（三）转移（M）

M_0 无远处转移

M_1 有远处转移

表 34-3-1 喉癌的临床分期

分期	原发肿瘤	累及淋巴结	转移
0 期	Tis	N_0	M_0
Ⅰ期	T_1	N_0	M_0
Ⅱ期	T_2	N_0	M_0
Ⅲ期	T_3	N_0	M_0
	T_1，T_2，T_3	N_1	M_0
ⅣA 期	T_{4a}	N_0，N_1	M_0
	T_1，T_2，T_3，T_{4a}	N_2	M_0
ⅣB 期	任何 T	N_3	M_0
	T_{4b}	任何 N	M_0
ⅣC 期	任何 T	任何 N	M_1

【诊断要点】

（一）症状与体征

喉癌的症状以声音嘶哑、呼吸困难、咳嗽、吞咽困难及颈部淋巴结转移为主，有时可发生咽部异物感、口臭及少量咯血。

1. 声门上喉癌

（1）声门上喉癌分化差、发展快，肿瘤出现颈淋巴结转移时才引起注意。

（2）早期甚至肿瘤已发展到相当程度，常仅有轻微的或非特异性的症状，如痒感、异物感、吞咽不适感等。

（3）发生部位：大多原发于会厌喉面根部（图34-3-1）。

（4）不同累及范围表现：肿瘤向深层浸润或出现较深溃疡时出现咽喉痛。肿瘤侵犯杓状软骨、声门旁间隙或累及喉返神经时出现声嘶。呼吸困难、吞咽困难、咳嗽、痰中带血或咯血等常为声门上癌的晚期症状。

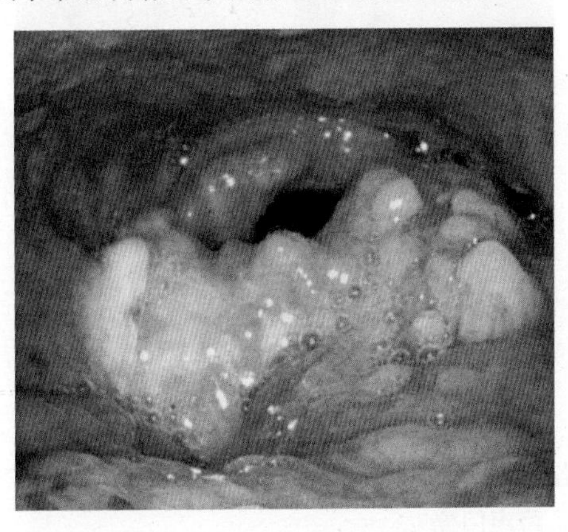

图 34-3-1　声门上癌喉镜下表现

2. 声门癌

（1）发生部位：发生于声带，以前、中 1/3 处较多（图 34-3-2）。

（2）早期症状：声音改变，初起为发音易倦或声嘶，无其他不适，常未受重视。

（3）中晚期症状：随着肿瘤增大，声嘶逐渐加重，可出现发声粗哑，甚至失声。进一步增大，肿瘤组织堵塞声门，加上声带运动受限或固定，可出现呼吸困难。肿瘤组织表面糜烂可出现痰中带血。晚期，肿瘤向声门上区或声门下区发展，可出现放射性耳痛、呼吸困难、吞咽困难、频繁咳嗽、咳痰困难及口臭等症状。

3. 声门下癌

（1）发生部位：位于声带平面以下，环状软骨下缘以上部位的肿瘤。

（2）声门下癌少见，因位置隐蔽，早期症状不明显，当肿瘤发展到相当程度时，可出现刺激性咳嗽、声

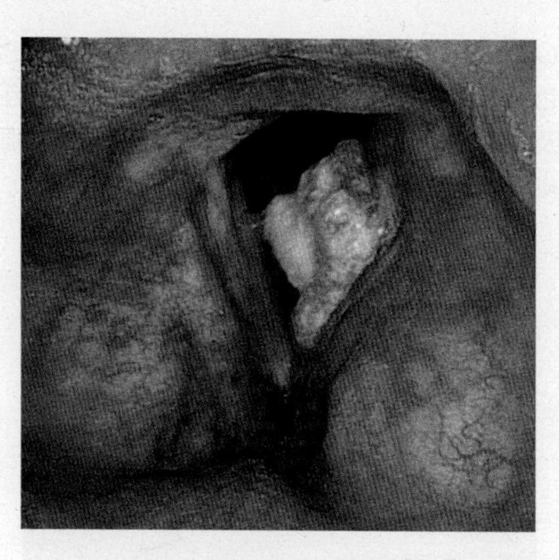

图 34-3-2　声门癌喉镜下表现

嘶、咯血和呼吸困难等。

4. 跨声门癌

（1）原发于喉室的肿瘤，跨越 2 个解剖区域即声门上区及声门区，癌组织在黏膜下浸润扩展，以广泛浸润声门旁间隙为特征。

（2）肿瘤深在而隐蔽，早期症状不明显，当出现声嘶时，常已有声带固定，而喉镜检查仍未能窥见肿瘤。随肿瘤向声门旁间隙扩展，浸润和破坏甲状软骨时，可引起咽喉痛，并可触及甲状软骨隆起。

（二）特殊检查

应用间接喉镜、硬管喉镜、直接喉镜或纤维喉镜等仔细检查喉的各个部位，并注意观察声带运动是否受限或固定。喉部 X 线侧位片、断层摄片、喉部 CT 及 MRI 等检查有助于了解肿瘤的浸润范围。

【鉴别诊断】

1. 喉结核　主要症状为喉痛和声嘶。喉镜检查见喉黏膜苍白水肿、伴多个浅表溃疡，病变多位于喉的后部。也可表现为会厌、杓状会厌襞广泛性水肿和浅表溃疡。确诊依赖于活检。

2. 喉乳头状瘤　主要表现为声嘶，肿瘤可单发或多发，乳头状，淡红色或灰白色，肉眼较难与喉癌鉴别，须依靠活检确诊。

3. 喉淀粉样变　主要表现为声嘶。检查可见声带、喉室或声门下区有暗红色肿块，表面光滑。病理检查易于鉴别。

4. 喉梅毒　有声嘶，喉痛轻。喉镜检查病变多见于喉前部，黏膜红肿，常有隆起的梅毒结节和深溃疡，愈合后瘢痕收缩粘连，致喉畸形。血清学检查及喉部活检可确诊。

【治疗要点】

和其他恶性肿瘤一样，喉癌的治疗手段包括手术、放射治疗、化学治疗及免疫治疗等，目前多主张以手术为主的综合治疗。

1. 手术治疗　手术治疗为治疗喉癌的主要手段，其原则是在彻底切除肿瘤的前提下，尽可能保留或重建喉的功能，以提高病人的生命质量。喉癌的手术包括喉全切除术和各种喉部分切除术。喉癌常有颈淋巴结转移，为此颈淋巴结清扫是喉癌手术的重要组成部分。

2. 放射治疗

(1) 单纯放射治疗：主要适用于①早期声门癌，向前未侵及前连合，向后未侵及声带突，声带活动良好；②位于会厌游离缘，比较局限的声门上癌；③全身情况差、不宜手术者；④晚期肿瘤，不宜手术治疗的各期病例，可采用姑息性放射治疗。

(2) 术前放射治疗：对病变范围较广，侵及喉咽且分化程度较差的肿瘤，常采用放射治疗加手术的方式。术前放射治疗的目的是使肿瘤缩小，癌细胞活力受到抑制，更有利于彻底手术切除。

(3) 术后放射治疗：①原发肿瘤已侵及喉外或颈部软组织；②多个颈淋巴结转移或肿瘤已浸透淋巴结包膜；③手术切缘十分接近瘤缘(<5mm) 或病理证实切缘有肿瘤残留者可采用术后放射治疗。

3. 化学治疗　喉癌中98%左右为鳞状细胞癌，常对化学治疗不太敏感，虽然近年来化学治疗有一定的进展，但在喉癌的治疗中仍不能作为首选治疗方法。

4. 生物治疗　近十几年来，随着分子生物学、细胞生物学、肿瘤免疫学及遗传工程的发展，使肿瘤生物治疗将可能成为肿瘤治疗的第四种方式。

（董 频）

第四节　喉癌手术

【手术原则】

喉癌治疗采用以手术为主，辅助放射治疗、化学治疗的综合治疗方法。手术的原则为：

1. 安全范围内肿瘤整体全切除，达到外科临床根治。

2. 采用各种术式及邻近组织器官修补喉腔组织缺损，重建上呼吸道、消化道的连续性和完整性。

3. 尽可能保全喉腔吞咽、保护发音和呼吸的生理功能，改善患者的生命质量。

【适应证与禁忌证】

1. 喉部分切除术的适应证与禁忌证（表33-4-1）

表33-4-1　K. J. Lee 所列声门癌的喉部分切除术适应证和禁忌证

适应证	禁忌证
T_1、T_2 和 T_3 期肿瘤（肿瘤小）	T_3（肿瘤大）或 T_4 肿瘤
• 局限在一侧声带或不超过声带5mm • 在前连合向下侵犯不超过12～15mm（放射治疗病例不超过10mm）和（或）在杓状软骨的声带突处不超过5mm	• 杓状软骨内侧或环杓关节受累 • 双侧杓状软骨受累或双侧声带活动受限 • 甲状软骨受累 • 声门上或声门下肿瘤侵犯超出上述范围

续表

适应证	禁忌证
• 向上侵犯不超过室带的游离缘（放射治疗病例不超过喉室的外侧壁）	• 肺功能差或其他手术禁忌证

引自：K. J. Lee. 耳鼻咽喉头颈外科精要. 第8版. 陈晓巍，译. 北京：人民卫生出版社，2007

2. 喉全切术的适应证与禁忌证　喉全切术则适用于T_4及绝大多数T_3喉癌、复发癌以及部分体质较差的高龄患者。切除范围包括自舌骨至第1气管环的整个喉体，仅保留环后及梨状窝处黏膜重建咽腔，将气管的断端在颈前行气管造瘘，永久带管。

【术式选择】

尚无远处转移的喉癌多可手术治疗，术式选择应根据病情及医疗条件进行决定。喉癌切除术后的并发症包括嗓音质量下降、进食呛咳、感染、终生佩戴气管套管、咽瘘、喉瘘等。

1. 早期喉癌　如癌前病变及T_1、T_2患者，可选择内镜下CO_2激光手术或肿瘤显微切除（可辅助冷冻），术后嗓音恢复好，并发症较少，但该术式对瘤体暴露要求高，对深部边界的判断难度较大，因此，应严格把握适应证。无此条件或技术或病情不允许时，可经颈部入路行各种喉部分切除术，如声带切除术、喉额侧部分切除术、喉垂直部分喉切除术、声门上水平半喉切除术、环状软骨上喉部分切除术及环-舌骨固定术或环-舌-会厌固定术等，有条件的情况下术中应对切缘进行快速冰冻病理检查以确保肿瘤全切除。术式较多，切除范围应根据肿瘤侵犯情况而定，修补方式也需根据情况而变化。

2. 非早期喉癌　如T_3、T_4患者，尽量争取行喉部分切除术，如喉垂直侧前位部分切除术、喉水平垂直部分切除术、喉近全切除术。进行手术时须在考虑全切肿瘤的基础上，努力保留喉的部分功能或行发声重建术，特别是要尽量使患者保留语言功能，或可先行放射治疗、化学治疗使肿瘤缩小再行手术以尽量保留喉功能。

3. 局部复发及瘘口复发癌　局限者未侵及大血管可手术治疗，必要时可行上纵隔切除和廓清术并转瓣保护大血管。侵犯食管者切除肿瘤后选用双岛状肌皮瓣或选用胃代食管手术。

4. 喉功能的恢复及重建须予重视，非手术的方法有食管发音法、人工喉和电子喉，手术方法有气管食管造瘘发音重建术、喉近全切术-Pearson发音重建术、咽气管吻合喉功能重建术、气管食管造瘘发音管发音钮置入术等。

5. 颈淋巴结清扫术　对喉癌伴颈部淋巴结转移的，特别是声门上型喉癌患者应行颈淋巴结清扫术，包括根治性颈清扫术、改良根治性颈清扫术、扩大颈清扫术及择区性颈清扫术。

【保守治疗】

1. 放射治疗适用于有手术禁忌证的患者、广泛病变的术前控制、手术切缘不充分的补充治疗等。对部分早期喉癌及低分化、未分化癌可作为首选治疗措施。

2. 化学治疗可联合放射治疗，并有诱导化学治疗和辅助化学治疗。

3. 可使用中医药进行辅助。

【预后】

声带癌的5年生存率在80%～85%，声门上癌为65%～75%，声门下癌最差，约为40%。

影响预后的因素包括：肿瘤的原发部位、TNM分期、患者年龄和体质、手术并发症、肿瘤切缘是否安全、是否有转移淋巴结、DNA倍体形成等。

（薛希均）

第六篇

颈部疾病

第三十五章 颈部先天性疾病

第一节 先天性甲状舌管囊肿及瘘管

【概述】

先天性甲状舌管囊肿及瘘管（congenital thyroglossal cyst and fistula）是颈部最常见的一种先天畸形，是由于甲状舌管未消失或未完全消失而形成，常位于舌盲孔至胸骨上切迹之间的颈中线上，多在青少年期发病，也有到中年才发觉的，少数病例可癌变。囊肿较瘘管多见。

【诊断要点】

（一）症状与体征

表现为颈中线或稍偏一侧的囊性肿块或瘘管，无感染时常无明显症状，继发感染时局部红肿疼痛，瘘口有脓性分泌物外溢。囊肿溃破或切开引流后，常形成反复溢液的瘘管。囊肿可随吞咽上下移动。有的在伸舌时于囊肿上方可触到硬条索状物。

（二）特殊检查

1. 穿刺抽吸多可得黄色液体。

2. B 超检查可提示颈中线无回声结节。

3. CT、MRI 检查可提示肿块的大小及其与周围的关系，并显影正常甲状腺，对定性和定位诊断有较高价值。

【鉴别诊断】

1. 甲状舌管囊肿应特别注意需与异位甲状腺相鉴别。异位甲状腺为位于舌根或颈前正中的实性肿块，如作为甲状舌管囊肿误切除，可导致甲状腺功能低下。B超检查、甲状腺 ECT 扫描等可作出鉴别，应作为术前常规检查项目。

2. 甲状舌管囊肿还需与皮样囊肿、皮脂腺囊肿、颏下淋巴结炎等相鉴别。前者大部位于带状肌深面，而皮脂腺囊肿等则属于皮肤附属器病变，B 超检查有助于鉴别上述疾病。

【治疗要点】

1. 手术彻底切除瘘管或囊肿是唯一有效的根治方法。已有感染者应在炎症控制后施行手术。

2. 由于未退化的甲状舌管可位于舌骨腹侧或背侧甚至被包围在舌骨之中，因此，强调术中对舌骨的处理以保证瘘管切除完整。在自下而上分离囊肿或瘘管至舌骨时，将舌骨体中部与附丽肌及舌甲膜分离，应将舌骨体中段连同骨膜一并切断，之后再继续分离瘘管至舌盲孔并荷包缝合。

3. 因术腔位于舌根和会厌前间隙附近，为预防术后黏膜水肿或血肿形成导致呼吸困难，强调术腔特别是舌骨断端的彻底止血，放置负压引流，以及术后激素的应用。

（孔维佳　张小萌）

第二节　先天性颈侧瘘管及囊肿

【概述】

先天性颈侧瘘管及囊肿（congenital fistula and cyst of lateral neck）包括来源于第一鳃裂的耳颈瘘管及囊肿和第二、三、四鳃裂的瘘管及囊肿。凡在咽内及颈侧皮肤均有开口者称瘘管；仅在咽内或颈侧皮肤一端有开口者称不完全瘘管或窦道；若两端均无开口，仅为残留于组织内的上皮腔隙，则因分泌物潴留而发展成为囊肿，三者可以互相转化。

【临床分型】

1. 第一鳃裂瘘管　瘘管于下颌下三角及下颌角附近穿过腮腺实质，行经面神经主干或其较大分支的深面或浅面，到达并开口于外耳道甚至中耳。

2. 第二鳃裂瘘管　外口位于胸锁乳突肌前缘的中、下1/3相交处，瘘管沿颈动脉鞘上行，穿过颈内、外动脉之间，经舌下神经、舌咽神经和茎突咽肌的浅面，在茎突舌骨韧带与二腹肌后腹之下、舌骨后缘之上，向内开口于扁桃体窝。

3. 第三鳃裂瘘管　外口的位置与第二鳃裂瘘管外口的部位大致相同，瘘管顺颈动脉鞘上行、沿迷走神经行走至舌骨平面，越过舌下神经后，转而向下沿颈动脉深面向下走行，经甲状舌骨膜开口于梨状窝（图35-2-1）。

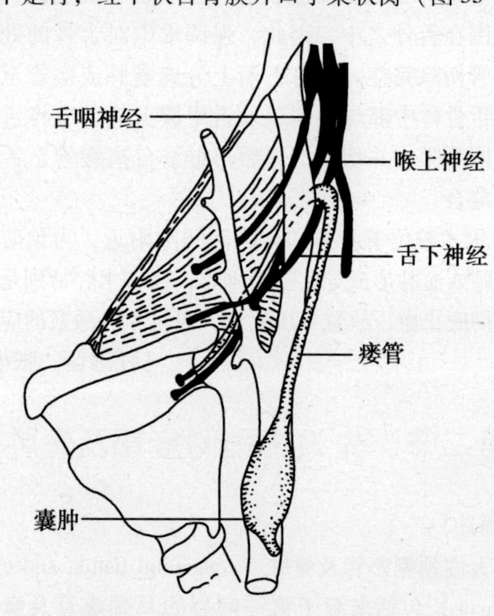

图35-2-1　第三鳃裂瘘管示意图

4. 第四鳃裂瘘管　外口位置和瘘管走行前段与第三鳃裂瘘管相同，但在到达甲状舌骨膜后经气管食管沟继续向下，绕行主动脉弓后折返开口于梨状窝或食管入口处。

【诊断要点】

1. 症状与体征　表现为逐渐或间歇性增大的颈部肿块，外口的分泌物溢出，上呼吸道感染后诱发包块红肿疼痛或脓肿形成，以及咽部异物感、咽部异味等，如炎症波及喉返神经以及在第一鳃裂瘘管波及面神经，可出现声嘶、面瘫等表现。患者常因感染形成脓肿行切开排脓，之后反复发作局部脓肿或持续瘘口溢脓。

2. 特殊检查　经外口注入亚甲蓝溶液后观察外耳道内有无亚甲蓝溢出，可明确第一鳃裂瘘管的诊断。注入造影剂后行 CT 或 MRI 扫描，有助于术前明确诊断，显示瘘管走行。电子喉镜在扁桃体窝和梨状窝检查寻找内瘘口，不仅可明确诊断，而且可指导术中切除方向，有助于有效关闭咽腔黏膜，避免瘘管残留，减少复发。

【鉴别诊断】

1. 第一鳃裂瘘管上口继发感染时可有外耳道流脓史，易误诊为外耳道炎或中耳炎。此外，还应注意与皮脂腺囊肿、涎腺肿瘤、鳃源性癌或转移癌等鉴别。

2. 由于反复感染、破溃，脓液浑浊，经多次切开引流不能愈合，鳃裂瘘管感染极易与颈淋巴结结核所致冷脓肿混淆，必要时需经细菌学检查排除。

3. 颈侧囊肿还须与下列颈部或咽旁疾病鉴别：血管瘤或淋巴管瘤、孤立性淋巴囊肿、表皮样囊肿、颈动脉体瘤、迷走甲状腺、神经纤维瘤、脂肪瘤等，通过 B 超或 CT、磁共振等影像学检查，和穿刺细胞学检查等，上述疾病不难鉴别。

【治疗要点】

1. 手术彻底切除瘘管或囊肿是唯一有效的根治方法。已有感染者应在炎症控制后施行手术。

2. 对于初治病例，手术方式为沿皮纹颈部横切口，经外瘘口亚甲蓝染色示踪后，沿瘘管追踪，并以荷包缝合方式妥善处理内瘘口。如瘘管行程过长暴露困难，可加做平行的梯形切口，并逐段分离瘘管。

3. 对于第1鳃裂瘘管应注意必要时需行面神经解剖以避免面瘫发生，如开口于外耳道内，邻近的外耳道皮肤与软骨也需相应切除。

4. 在复发性的鳃裂瘘管，前期的手术或感染会使瘘管周围产生瘢痕粘连，增加手术难度，且术野暴露有限，而造成瘘管上皮组织切除不完全，使术后再次复发和血管神经受损的概率明显增高。此种情况下可考虑采用功能性颈清扫术的理念，在未受瘢痕和感染组织影响的解剖平面进行整块切除，可最大限度保证瘘管组织切除的完整性和对血管神经的保护。

（孔维佳　张小萌）

第三节　颈部囊性淋巴管瘤

【概述】

颈部囊性淋巴管瘤，是颈部淋巴管畸形的一种，以往分类中被称作“囊性淋巴管瘤”。1982 年，Mulliken 等首先提出淋巴管畸形的生物学分类，1988 年国际脉管性疾病研究协会以此确立了新的命名和分类，将旧称淋巴管瘤改称为淋巴管畸形。该病好发于1～2 岁婴幼儿，90%发生于头颈部，其中，位于口底的为30%～50%，颈部为20%～30%、面部为10%～15%以及项部为5%，极少发生于椎前。其最重要的结构特点是病灶中大量体液积聚，因而常形成囊性肿块。从胚胎学角度讲，淋巴管畸形与微血管畸形同源，均是内皮细胞增生而引起的一类疾病，故又被合称为脉管畸形。

【临床分型】

1. 我国旧分类按组织结构分类，可分为三种

（1）毛细淋巴管瘤

（2）海绵状淋巴管瘤

（3）囊性淋巴管瘤

2. 目前根据病变内淋巴管囊腔的大小，可将淋巴管畸形分为大囊型、微囊型和混合型3 型。大囊型淋巴管

畸形由 1 个或多个体积 ≥2cm³ 的囊腔构成（即旧分类中的囊性淋巴管瘤），而微囊型淋巴管畸形则由 1 个或多个体积 <2cm³ 的囊腔构成（即旧分类中的毛细管型和海绵状型），二者兼而有之的则称为混合型淋巴管畸形。

3. 按照病灶累及的范围，淋巴管畸形可分为以下 5 期，分别是：

（1）Ⅰ期：病变位于单侧舌骨下区。

（2）Ⅱ期：病变位于单侧舌骨上区。

（3）Ⅲ期：病变位于单侧舌骨上下区。

（4）Ⅳ期：病变位于双侧舌骨下区。

（5）Ⅴ期：病变位于双侧舌骨上下区。

【诊断要点】

（一）症状与体征

1. 囊性淋巴管瘤主要发生于颈部锁骨上区，亦可发生于下颌下区及上颈部。

2. 一般增长缓慢，伴有出血或感染时囊性淋巴管瘤可以突然增大，囊壁增厚，并穿刺出咖啡色液体（图 35-3-1）。

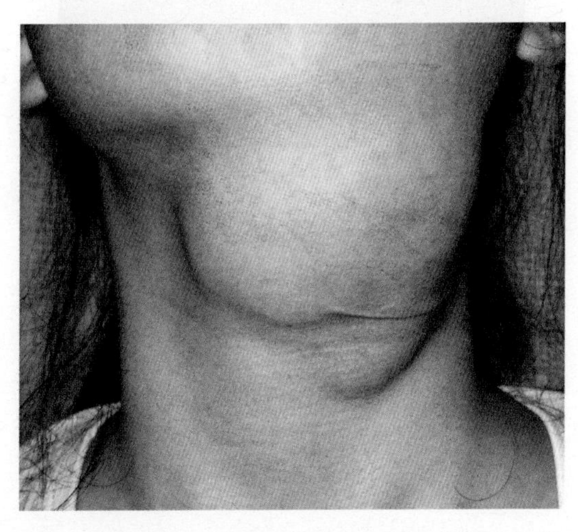

图 35-3-1　颈部大囊型淋巴管畸形
（颈部囊性淋巴管瘤）

3. 一般为多房性囊腔，彼此间隔，内有透明、淡黄色水样或草绿色液体。

4. 病损大小不一，表面皮肤色泽正常，呈充盈状态，扪诊柔软，有波动感，囊壁很薄。与深层静脉畸形不同的是体位移动试验阴性，但有时透光试验为阳性。

（二）特殊检查

颈部淋巴管畸形在CT和MRI上通常表现为均质密度影，被膜薄而完整光滑，因淋巴管可以在颈部间隙中生长，可以见到肿物形态不规则。CT可见薄层囊壁内均质的液体密度影；MRI则表现为T_1加权像低信号、T_2加权像以及弥散加权成像（DWI像）高信号，提示活动水信号（图35-3-2）。但是，因大囊型淋巴管畸形常伴有感染或与血管成分共存，有时也可表现为混杂信号，或T_1加权像高信号等提示出血的信号存在（图35-3-3）。

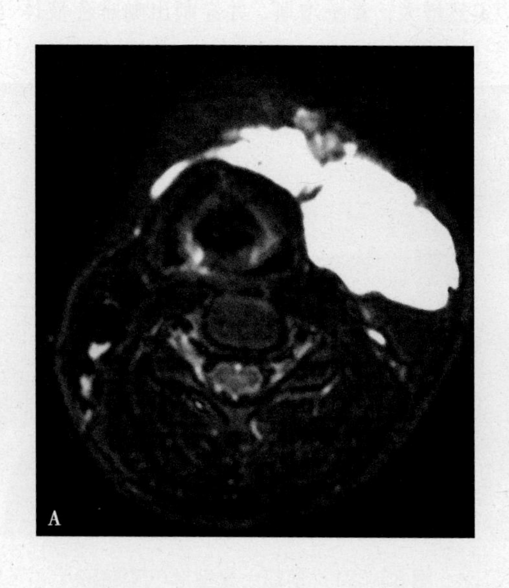

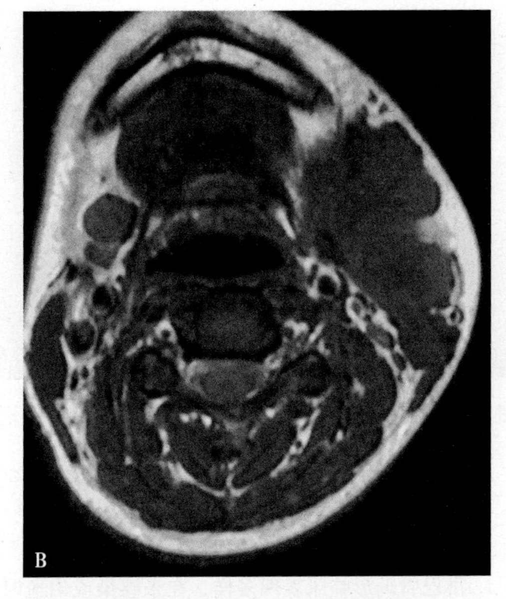

图 35-3-2　囊性淋巴管瘤 MRI

A. T_2 加权像提示高信号　B. T_1 加权像提示低信号

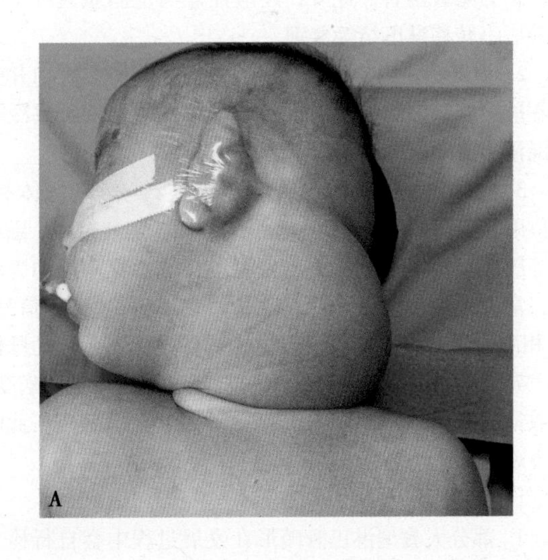

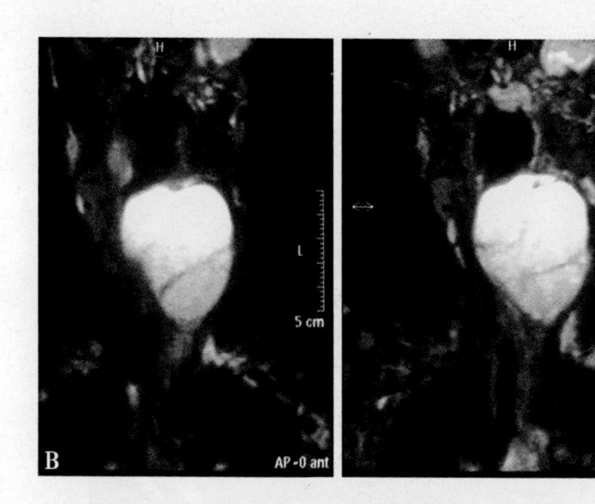

图 35-3-3　囊性淋巴管瘤患儿颈部外观及 MRI 表现

A. 可见左后侧颈部巨大球形隆起　B. MRI 表现为多囊病变，信号混杂，提示部分囊腔内出血

【鉴别诊断】

1. 淋巴管畸形临床表现多样，在未感染或出血时通过病史、查体及影像学检查较易诊断，但若有感染或出血等情况，肿物可以表现为颈深部脓肿或肿块突然增大，易误诊为鳃裂瘘管。此外，还应注意与皮脂腺囊肿、涎腺肿瘤、转移淋巴结等鉴别。

2. 由于反复感染、破溃，脓液浑浊，经多次切开引流不能愈合，淋巴管畸形也可与颈淋巴结结核所致冷脓肿混淆，必要时需经细菌学检查排除。

3. 位于颈深部的淋巴管畸形还需要与颈动脉体瘤、异位甲状腺、神经纤维瘤、脂肪瘤等相鉴别。超声、磁共振等影像学检查是重要的鉴别手段：淋巴管畸形均为囊性，常为多囊，偶见单囊。磁共振表现为 T_1 相等信号，T_2 相高信号，增强时可出现边缘囊壁强化。而颈动脉体瘤、异位甲状腺、神经纤维瘤和脂肪瘤等均为实性病变，少数情况下可于肿物内部出现局部钙化或坏死表现，此时可出现肿物不均匀强化，以此可作为此病的鉴别。

【治疗要点】

1. 部分大囊型淋巴管畸形在发展过程中会自行栓塞

退化，有自然消退的趋势；或在感染后由于囊壁内皮细胞的破坏，在感染被控制后逐渐自行消退。因此，对于较小且局限的淋巴管畸形，如不影响功能，又无碍美观可不予治疗。

2. 对于颈部淋巴管畸形Ⅰ期、Ⅱ期以及Ⅲ期患儿，在无瘤体挤压消化道、呼吸道、颈部血管神经的前提下，可以进行观察随访，随访期限1～2年。对美观有诉求的患儿可进行一期选择性的手术或进行一期或多期的硬化剂治疗；而对于伴有功能障碍的患儿，则可以进行手术或硬化剂治疗。

对于颈部淋巴管畸形Ⅳ期、Ⅴ期的患儿，对于无功能障碍者，仍可以进行观察随访，但是，大多数患儿需要接受多次的手术和硬化剂治疗，并且，治疗后仍需进行长期随访。有研究资料显示，淋巴管畸形患儿可以通过大部切除而不是全切获益。这主要是因为该肿瘤属于良性肿瘤，在手术切除过程中需要兼顾患儿术后恢复、美观及副损伤等情况，但因肿瘤沿颈部间隙生长的特性，故完整切除往往会冒着损伤颈部重要血管神经的风险，所以，大部切除也是可以被接受的。

硬化剂治疗的地位日益提高，对于大囊型病变，疗效好且副损伤发生率明显低于手术。目前可以应用的种类很多：较为常见的有平阳霉素、博来霉素、多西环素、OK-432（溶链菌）、无水乙醇，以及新型硬化剂如：聚桂醇泡沫硬化剂、玉米醇溶蛋白的乙醇溶液、聚乙二醇等。临床上以化学治疗药博来霉素及平阳霉素应用最为广泛，其机制可能是诱导内皮细胞坏死，但因其肺毒性以及肝肾毒性而受到使用限制；多西环素作为四环素类药物，对于微囊型病变具有较好的治疗效果；OK-432作为细菌溶解物，具有很好的硬化剂治疗效果，但因其为外源性抗原，故易导致患儿出现严重的发热。因此，新型的硬化剂如聚桂醇或聚乙二醇等逐渐受到医师们的青睐，但其治疗效果仍需评估。

（倪　鑫）

第三十六章 颈部炎性疾病

第一节 颈部急、慢性淋巴结炎

【概述】

颈部急、慢性淋巴结炎（acute and chronic cervical lymphadenitis）是常见病，耳鼻咽喉和口腔的感染性炎症均可通过淋巴引流引起颈部淋巴结感染。例如急、慢性下颌下淋巴结炎和下颌角淋巴结炎很常见。

颈部急性淋巴结炎更常见于儿童，多由上呼吸道感染、咽炎、扁桃体炎、龋齿、口腔炎、外耳道炎等引起。病原菌以金黄色葡萄球菌和溶血性链球菌为主。颈部慢性淋巴结炎常由于急性淋巴结炎治疗不彻底，原发感染性炎症病灶未消除，或机体抵抗力差演变而来。

【诊断要点】

（一）症状与体征

1. 颈部淋巴结肿大，有触痛或压痛，表面光滑，质中偏软，可活动。肿大淋巴结一般可达拇指样大小，单个或多个，位于颈部单侧或双侧。急性淋巴结炎局部常有红肿、发热、疼痛。慢性淋巴结炎急性发作时症状和体征如同急性淋巴结炎。

2. 可有咽痛、吞咽痛、喉痛、咳嗽、牙痛等原发感染病灶的症状。

3. 急性淋巴结炎常有畏寒、发热、头痛、乏力、全身不适和食欲缺乏等全身症状。

4. 经抗感染治疗后肿大淋巴结缩小，但仍可触及，可活动，无压痛。

（二）特殊检查

1. 急性淋巴结炎可有血白细胞计数和中性粒细胞百分比增高。

2. 颈部B超检查有助于评估肿大淋巴结的部位、大小、数目、以及与周围组织的关系。

【鉴别诊断】

诊断颈部急、慢性淋巴结炎时，应注意与颈部淋巴结结核、恶性淋巴瘤、以及颈部淋巴结转移性恶性肿瘤相鉴别。

1. 颈部触诊体征对鉴别诊断很重要。颈淋巴结转移性恶性肿瘤通常质地较硬，与周围组织可有浸润粘连，活动度差，或固定不动。

2. 颈部B超检查有助于鉴别诊断。必要时可做B超引导下的淋巴结穿刺活检，或者颈部淋巴结切除活检。

【治疗要点】

1. 急性淋巴结炎，初期全身使用抗菌药物，脓肿形成时需要切开引流。

2. 慢性淋巴结炎一般不需要治疗，但反复发作者，或需进一步鉴别诊断者，可将明显肿大的淋巴结手术摘除。

（杨蓓蓓）

第二节　颈部蜂窝织炎

【概述】

颈部蜂窝织炎（cervical cellulitis）是颈部疏松结缔组织的一种急性弥漫性化脓性炎症。病原菌主要是溶血性链球菌，其次是金黄色葡萄球菌，少数情况下可以是厌氧菌。发病因素包括两个方面，其一是颈部皮肤或软组织创伤后继发感染；另一是由于口腔、咽、喉等处的急性化脓性感染病灶，通过直接扩散蔓延或经淋巴、血液途径传播所致。

颈部蜂窝织炎的特点是病变迅速弥漫扩散，不易局限，与周围正常组织无明确界限，尤其是溶血性链球菌引起的蜂窝织炎，由于细菌产生的链激酶和透明质酸酶组织分解作用，使病变发展和扩散很快，甚至病情凶险。

【诊断要点】

1. 颈部浅表蜂窝织炎表现为局部皮肤皮下的红、肿、热、痛，病变区域无明显边界，范围迅速扩大，中央可发生缺血坏死。可有颈部软组织创伤病史。

2. 颈深部蜂窝织炎表现为局部肿胀压痛，严重时可伴有喉水肿，气管受压或食管周围炎，出现呼吸困难或吞咽困难。病变进一步向下扩展可导致纵隔炎或纵隔脓肿，病情凶险。可有食管异物或口腔、扁桃体、咽或喉的化脓性炎症病史。

3. 发热、畏寒、头痛、乏力等全身症状明显。

【治疗要点】

1. 抗感染治疗，使用强有力的抗生素，尽可能根据细菌培养和药敏实验结果选择敏感抗生素。

2. 注意休息，加强营养。

3. 手术治疗包括治疗原发化脓性感染病灶，例如食管异物取出术，扁桃体周脓肿切排术等，已经形成颈深部脓肿者，应及时切开排脓，充分引流脓液。

（杨蓓蓓）

第三节 脓性下颌炎

【概述】

脓性下颌炎（submandibular space abscess）是舌下间隙弥漫性蜂窝织炎，病情严重并进展迅速时，可短期内侵及下颌下间隙及颈部甚至上纵隔。多由口腔或牙根感染引起，以拔牙后多见。病原菌除咽部常见的溶血性链球菌外，多为厌氧菌。

【诊断要点】

1. 口腔局部原发感染性炎症病灶周围组织红肿疼痛影响咀嚼和吞咽。

2. 口底部疼痛，舌运动受限，说话含糊，流涎，进食呛咳。

3. 可并发喉水肿，出现声嘶、气急，严重时甚至发生窒息。

4. 颏下及下颌下区红肿，触之坚硬，局部压痛明显，可有皮下气肿，呈捻发感。

5. 口底组织肿胀隆起，舌体向后上移位，贴近软腭。

6. 寒战、高热、头痛、呼吸急促或衰竭等脓毒血症症状。

【治疗要点】

1. 早期应用大剂量广谱抗生素控制感染，同时给予适量的糖皮质激素以减轻中毒症状，并给予全身支持疗法。

2. 脓肿形成者应及时手术切开引流，以减轻炎症组织的张力，缓解水肿，引流脓液。手术在局部麻醉下进行，在下颌骨下缘做一横行切口，切开颈阔肌及深筋膜浅层，然后在两侧下颌舌骨肌间做一垂直切口，向上分离进入舌下隙，行脓腔引流。排脓后置入引流条。

3. 密切观察患者是否出现呼吸困难，随时准备气管切开。

（杨蓓蓓）

第三十七章 颈部血管性疾病

第一节 颈动脉瘤

【概述】常见由动脉硬化、创伤、细菌感染、梅毒或先天性动脉囊性中层坏死等原因所引起的动脉管壁损伤、变薄，在血流压力作用下逐渐膨大扩张，形成动脉瘤（aneurysm）。颈动脉瘤可发生于颈总动脉、颈内动脉、颈外动脉及其分支。由颈动脉硬化所致者，主要发生于双侧颈动脉分叉处；创伤所引起的颈动脉瘤则多位于颈内动脉，颈外动脉较少见。

【临床分类】

1. 真性动脉瘤　主要由动脉硬化所引起，动脉瘤扩张膨大，多呈梭形，病变常累及动脉壁全周，长短不一，瘤壁厚薄不均匀，常可自行破裂引起大出血。

2. 假性动脉瘤　多由创伤所引起，动脉壁破溃，血液外溢，形成与动脉腔相通的血肿，瘤壁为动脉内膜或周围纤维组织构成，瘤内容物为血凝块及机化物，瘤体呈囊状。

3. 夹层动脉瘤　多由先天性动脉囊性中层坏死所致，动脉壁中层发生坏死病变者，当内膜破裂时，在动脉压的作用下，血流在中层形成血肿，并向远端延伸形成夹层动脉瘤。

【诊断要点】

（一）症状与体征

1. 肿块位于颈侧部，有明显的搏动及收缩期杂音，压迫肿块近心端动脉，搏动减弱或消失。少数肿块因瘤腔内被分层的血栓堵塞，搏动减弱或消失。

2. 发生在颈总动脉或颈内动脉的血管瘤可影响脑部供血，瘤体内血栓脱落可引起脑梗死，患者出现不同程度的脑缺血症状，如头痛、头晕、失语、耳鸣、记忆力下降、偏瘫、运动失调及视物模糊等。

3. 瘤体增大时可导致压迫症状，出现脑神经瘫痪、霍纳综合征、呼吸及吞咽困难等。

（二）特殊检查

1. 数字减影血管造影（DSA）检查　对于颈动脉瘤的诊断具有重要意义，对于瘤体不同的形成原因，DSA 显影也略有不同。动脉硬化形成的动脉瘤，瘤动脉纤细弯曲，动脉腔变窄或粗细不均，瘤体呈梭形；先天性动脉瘤，瘤体一般较小，自绿豆至黄豆大小，呈囊状，有蒂与动脉干连接；外伤性动脉瘤为囊性或多房性结构（图 37-1-1）。

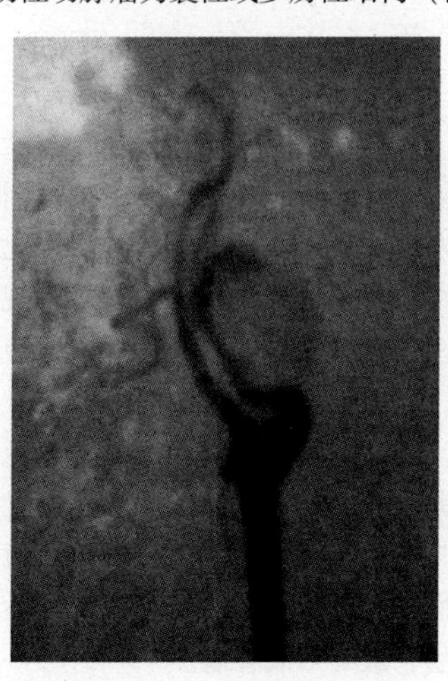

图 37-1-1　颈内动脉瘤 DSA

2. 磁共振血管显影（MRA）　是一种无创性检查方法，较DSA更具优势。

【鉴别诊断】

注意与颈动脉体瘤相鉴别，颈动脉瘤为膨胀性搏动，常伴杂音，压迫颈动脉近心端，肿块明显缩小，搏动减弱或消失。颈动脉体瘤则为传导性搏动，DSA显示颈动脉分叉增宽，并可见肿块将颈动脉分叉推向前方。

【治疗要点】

一旦确诊，宜尽早手术。

根据瘤体大小及部位采取不同的手术方式：①对于梭形动脉瘤，可切除动脉瘤及病变动脉，行动脉端-端吻合，必要时采用人工血管或同种动脉替换切除的动脉；②较小囊性动脉瘤可游离并切除瘤体，缝合切口；③夹层动脉瘤，切除病变动脉，采用人工血管重建血流通道。对于高龄、严重心血管疾病无法耐受手术者可行介入治疗。

（华清泉）

第二节　颈动脉体瘤

【概述】

颈动脉体瘤（carotid body tumor）是一种少见的副神经节瘤，为发生在颈总动脉分叉处的一种化学感受器肿瘤，多为良性肿瘤，生长缓慢，少数可出现恶变。发病无年龄差异。颈动脉体主要功能是感受血液中二氧化碳浓度的变化，当二氧化碳浓度升高时，反射性引起呼吸加深、加快。其发生瘤变后，肿瘤呈棕红色，呈圆形或椭圆形，有完整包膜。颈动脉体瘤的发病机制至今尚不明确，可能与慢性组织缺氧、高海拔以及敏感基因的突变有关，慢性缺氧可导致体内血液成分发生改变，刺激颈动脉体增生，最终形成肿瘤。

【分类】

根据肿瘤与颈动脉的粘连程度将颈动脉体瘤分为3

种临床类型：

Ⅰ型：局限型，肿瘤位于颈总动脉分叉处外膜，在分叉处粘连程度较轻，手术容易分离。

Ⅱ型：包裹型，肿瘤包绕神经和血管生长，在分叉处粘连较紧密，但不累及血管壁的中层和内膜，分离肿瘤相对困难，可导致神经损伤。

Ⅲ型：巨块型，肿瘤生长已超出动脉分叉范围，可压迫颈部血管、神经、气管及食管，手术难度大。

【诊断要点】

（一）症状与体征

1. 颈部颈动脉三角区出现无痛性肿块，生长缓慢，质地稍硬，边界清晰，可左右移动，而上下活动受限，肿块浅表可扪及血管搏动，部分可闻及血管杂音。

2. 病史可长达数年至数十年，发生恶变时，肿块可迅速生长。

3. 肿块较小时，多无明显症状，或仅有局部轻度压迫感，肿块较大时，可压迫周围器官及神经并出现呼吸及吞咽困难、反射性咳嗽、声嘶、舌肌萎缩、伸舌偏斜及霍纳综合征等。

（二）特殊检查

B 超及 DSA 检查对本病有较大的诊断价值。

1. B 超检查可见肿块将颈内、外动脉分开，间距增宽，肿物内丰富彩色血流信号，多为搏动性动脉频谱。

2. DSA 检查显示肿瘤位于颈动脉后方，并将颈总动脉分叉推向前方，分叉处间距增宽，肿瘤血供丰富（图 37-2-1）。

【鉴别诊断】

临床上应与淋巴结增生、淋巴结结核、淋巴结转移癌、鳃裂囊肿及神经鞘瘤、颈动脉瘤等疾病相鉴别。临床怀疑颈动脉体瘤者，应避免细针穿刺和活检，以免误诊误治及严重并发症的发生。

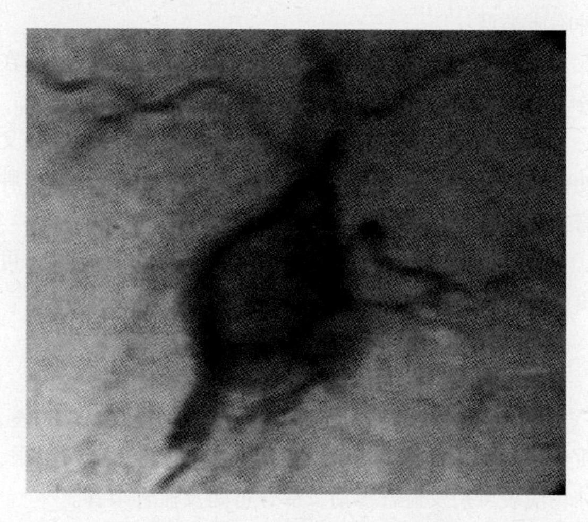

图 37-2-1　颈动脉体瘤 DSA

【治疗要点】

手术切除是颈动脉体瘤最有效的治疗方法。

1. 术前应了解肿瘤血供和累及颈动脉的程度，进行脑缺血耐受功能锻炼并评估大脑 Willis 环循环状况，综合评价单侧颈动脉阻断脑耐受性。

2. 手术采用动脉外膜下肿瘤切除术，因肿瘤血供丰富，并与颈动、静脉及神经紧密相连，手术难度较大，术前应行备血准备。

3. 若肿瘤与颈动脉粘连或包绕颈动脉，需采取将肿瘤连同受累颈动脉一并切除的手术方式。

（华清泉）

第三节　颈动-静脉瘘

【概述】

颈动-静脉瘘是指颈动脉与颈静脉之间形成的异常通道，动脉血液不经过毛细血管床直接流入静脉的血管畸形。

【临床分类】

颈动-静脉瘘可分为先天性和后天性两类：

(1) 先天性颈动-静脉瘘：临床中较少见，为血管发育畸形，在胚胎发育过程中，动脉与静脉之间保留了异常的通道。

(2) 后天性颈动-静脉瘘：是由各种锐器刺伤、子弹伤或医源性原因（如肌内注射、静脉注射、血管造影及手术创伤）引起。若动脉与静脉在同一平面损伤，由于动、静脉之间存在较大的压力差，相互吸附在一起形成直接瘘；若动脉与静脉创口未能直接对合，则在两者之间形成血肿，血肿机化形成贯穿动、静脉间的通道，构成间接瘘。

【诊断要点】

(一) 症状与体征

1. 先天性颈动-静脉瘘

(1) 常伴有胎痣。

(2) 婴幼儿时期可无任何症状，仅表现为皮肤局限性隆起或扩散性病变，至青春期病变发展，可表现出局限型隆起较前加重，触及震颤，局部皮温升高，偶可闻及血管杂音。

2. 后天性颈动-静脉瘘

(1) 可出现搏动性耳鸣，耳鸣呈嗡嗡声、唑唑声或高调嘈杂声，常影响患者睡眠，压迫颈总动脉可使耳鸣减轻或消失。

(2) 此外，患者还可出现头晕、头痛、谵妄、错觉、视觉障碍、口及鼻腔反复出血等。

(3) 心血管系统症状则视动-静脉瘘大小及距离心脏远近而定。远离心脏的小动-静脉瘘一般无明显的心血管症状，靠近心脏的大动-静脉瘘则出现动脉收缩压无明显改变，舒张压下降，脉压差增大，动脉供血减少，心率增快，心排出量及血容量增加，瘘口远近两端静脉压升高，皮温升高，长久引起心脏扩大，最后导致心力衰竭。局部可闻及杂音，可为粗糙的咆哮音，收缩期明显，舒张期逐渐减弱，杂音沿受累血管传导，瘘愈大，杂音愈明显。触诊可触及连续的粗糙震颤。用手压迫肿块，杂音及震颤均可消失或减弱。

（二）特殊检查

静脉压及静脉血氧饱和度增高，DSA 检查可了解瘘口的位置及大小，有助于进一步诊断。

【治疗要点】

以手术切除为主。原则上先切除瘘并结扎所有供血血管，再行动、静脉修复。

（华清泉）

第四节　颅外颈内动脉假性动脉瘤

【概述】

颅外颈内动脉假性动脉瘤（extracranial internal carotid artery pseudoaneurysm）在临床中少见，常与外伤、颈部感染、手术有关，属颈动脉瘤分类中的一种。其发病原因主要为损伤累及血管壁全层，血液自破口外溢形成动脉外血肿，血肿中央在动脉血流的反复冲击下形成瘤腔，血肿周边逐渐机化形成纤维结缔组织膜构成的瘤壁，最后形成假性动脉瘤。

【诊断要点】

（一）症状与体征

主要包括局部包块、局部组织压迫症状、脑缺血卒中症状及反复出血四大类，并可出现杂音、震颤、精神症状及霍纳综合征等症状。

（二）特殊检查

由于患者往往合并颅面、颈部及其他器官损伤，假性动脉瘤易掩盖。确诊需依靠 DSA 检查，可清楚的显示病变的部位、大小及形态，表现为颈内动脉颅外段呈不规则形团状造影剂浓聚区，边界清楚，无瘤颈，显影和排空延迟。

【治疗要点】

颅外段颈内动脉假性动脉瘤以外科治疗为主，包括手术切除和颈内动脉修复重建等。近来，血管内介入治疗在颅外段颈内动脉假性动脉瘤的治疗中被广泛应用并取得较好的疗效。

（华清泉）

第三十八章 甲状腺及甲状旁腺疾病

第一节 结节性甲状腺肿

【概述】

结节性甲状腺肿（nodular goiter）又称腺瘤性甲状腺肿（adenomatous goiter），是指地方性甲状腺肿和散发性甲状腺肿晚期所形成的多发结节。发病率很高，女性多见，该病主要是由于患者体内的甲状腺激素不足，刺激垂体分泌甲状腺激素，增多的甲状腺激素不断刺激甲状腺增生发生病变，最终形成结节。

【临床分类】

1. 根据结节的数量可分为单发性甲状腺肿和多发性甲状腺肿。

2. 多发性结节中，根据有无甲状腺功能亢进可分为：非毒性多结节性甲状腺肿和毒性多结节性甲状腺肿。

（1）非毒性多结节性甲状腺肿：也称为单纯性甲状腺肿，主要是由于环境中缺碘或各种原因导致甲状腺激素产生不足，从而使甲状腺代偿性肿大，但并没有发生甲状腺功能障碍或甲状腺自身免疫疾病。

（2）毒性多结节性甲状腺肿：是指发生甲状腺功能亢进的多结节性甲状腺肿，为继发性甲状腺功能亢进的一种，患者一般先有甲状腺肿大多年，以后出现功能亢进症状。

3. 根据良恶性可分为：良性结节和恶性结节，其中大多数为良性病变，癌变率不到1%。

【诊断要点】

（一）症状与体征

1. 患者多有长期单纯性甲状腺肿的病史，多见于成年女性，病程长，进展缓慢，多数患者无症状。

2. 较大的结节性甲状腺肿可引起压迫症状，出现咳嗽、气促、吞咽困难或声音嘶哑等。胸骨后甲状腺肿可使头部、颈部和上肢静脉回流受阻。结节内急性出血可致肿块突然增大及疼痛。毒性多结节性甲状腺肿可出现乏力、体重下降、心悸、心律失常、怕热多汗、易激动等甲状腺功能亢进症状。

3. 结节性甲状腺肿一般为多发性结节。触诊时腺体常呈轻、中度肿大，结节表面平滑，质地较软，吞咽时可随喉和器官上下移动。使用甲状腺激素治疗，腺体呈对称性缩小。

（二）特殊检查

1. 甲状腺激素测定　可以了解甲状腺功能状态。结节性甲状腺肿的患者的甲状腺激素水平通常是正常的，所以不能作为诊断依据。

2. 甲状腺B超　B超可以明确甲状腺结节为实质性或囊肿性，诊断率达95%。伴有囊肿的甲状腺结节多为良性结节，实质性结节者还应进行甲状腺扫描或穿刺病理检查等。

3. 放射性核素显像检查　根据摄碘能力，可将结节分为无功能的冷结节，正常功能的温结节和高功能的热结节。冷结节的恶性可能最大，热结节的恶性可能小。

4. 甲状腺穿刺组织病理检查　细胞学准确度达90%～97%，有助于明确结节性质。

5. 颈部CT和MRI也有助于诊断。

【鉴别诊断】

1. 甲状腺腺瘤　多无自觉症状，无意中发现颈前肿物，多为单个，无痛。检查可见甲状腺内单个结节，稍硬，表明光滑，无压痛，随吞咽上下移动。病理检查明确诊断。

2. 甲状腺癌　早期无自觉症状，病情发展可侵犯或压迫周围血管、气管、食管等，引起相应的症状。检查时可发现甲状腺内单个结节，质地坚硬，固定，表面不规则。可伴有同侧颈部淋巴结肿大。B超可显示甲状腺癌边界不清、有沙粒样钙化等特征性改变；病理检查可明确诊断。

3. Graves病　发病年龄多在20～40岁，两侧甲状腺弥漫肿大，眼球突出，手指震颤，甲状腺局部可触及震颤及听到血管杂音。甲状腺激素测定是诊断的主要依据；甲状腺扫描发现1个或数个“热结节”。

【治疗要点】

结节性甲状腺肿一般不需要治疗。甲状腺明显肿大者可从小剂量开始使用左甲状腺素片，治疗时必须检测促甲状腺激素（TSH）水平，有下列情况者不能应用：①血清TSH减低或处于正常下限；②甲状腺核素扫描证实有自主功能区域存在者。

除保守治疗外，有下列情况可选择手术治疗：①当细针穿刺细胞学诊断为可疑或恶性病变者；②肿块较大影响美观者；③结节性甲状腺肿压迫气管、食管、喉返神经等出现局部压迫症状者；④继发性甲状腺功能亢进者；⑤胸骨后甲状腺肿者；⑥若细胞学检查为良性，但不能完全排除恶性，需进一步检查，如为冷结节及甲状腺功能正常或减低，可给予左甲状腺素片，以阻断TSH生成，并于3个月后复查，如果结节增大，则有手术指征，如果结节变小或无变化，则继续TSH抑制治疗，隔3个月后再次复查，如总计6个月结节无变小，则有手术指征。

手术方式有：甲状腺结节切除、甲状腺部分切除、甲状腺大部切除、甲状腺次全切除。应根据结节性质选择，一般选择腺叶切除，并做快速病理学检查。

（王斌全）

第二节　甲状腺炎

【概述】甲状腺炎是一种甲状腺炎症性疾病，女性多见。临床表现多样，同一种类型的甲状腺炎在病程的不同时期可以表现为甲状腺功能亢进、甲状腺功能减退、弥漫性甲状腺病变、甲状腺结节等症状，有时不同类型的甲状腺炎可以互相转换。本节重点介绍临床上较为常见的亚急性甲状腺炎与慢性淋巴细胞性甲状腺炎。

【分类】

1. 按起病快慢可分为：

（1）急性甲状腺炎：极少见，又称急性化脓性甲状腺炎，与细菌或真菌感染有关。起病急，可出现高热、甲状腺肿块，触痛明显，局部皮肤发红、发热。

（2）亚急性甲状腺炎：又称为肉芽肿性甲状腺炎、巨细胞性甲状腺炎和 de Quervain 甲状腺炎，临床上常见，多见于 20～50 岁女性，是一种与病毒感染有关的自限性甲状腺炎。

（3）慢性甲状腺炎：主要是指慢性淋巴细胞性甲状腺炎，也称桥本甲状腺炎，此病与感染无关，是一种自身免疫性疾病，也称自身免疫性甲状腺炎。本病多见于中年妇女，有发展为甲状腺功能减退的趋势。

2. 按病原学可分为：

（1）细菌性甲状腺炎：如急性化脓性甲状腺炎，可与细菌感染有关。

（2）病毒性甲状腺炎：如亚急性甲状腺炎，一般认为与病毒感染有关。

（3）自身免疫甲状腺炎：主要包括 4 种类型：①甲状腺肿型，又称为慢性淋巴细胞性甲状腺炎或桥本甲状腺炎；②甲状腺萎缩型；③无症状性甲状腺炎；④产后甲状腺炎。

【诊断要点】

（一）症状与体征

1. 亚急性甲状腺炎

（1）起病一般较急，前1～3周常有病毒性咽炎、腮腺炎、麻疹或其他病毒感染的症状。

（2）甲状腺区发生明显疼痛，可放射至耳部，吞咽时疼痛加重。

（3）可有全身不适、食欲缺乏、肌肉疼痛、发热、心动过速、多汗等。

（4）检查时可触及甲状腺轻、中度肿大，质地较硬，显著触痛，少数患者有颈淋巴结肿大。

2. 慢性淋巴细胞性甲状腺炎

（1）本病早期仅表现为甲状腺微粒体抗体（TPOAb）阳性，没有临床症状，病程晚期出现甲状腺功能减退的表现。

（2）多数病例以甲状腺肿或甲状腺功能减退症状首次就诊。

（二）特殊检查

1. 亚急性甲状腺炎　根据实验室检查可分为三期，为甲状腺毒症期、甲状腺功能减退期和恢复期。

（1）甲状腺毒症期：呈特征性“分离现象”，即T_3、T_4升高，促甲状腺激素（TSH）降低，^{131}I摄取率减低。此期红细胞沉降率加快，可>100mm/h。

（2）甲状腺功能减退期：血清T_3、T_4逐渐下降至正常水平以下，TSH回升至高于正常值，^{131}I摄取率逐渐恢复。

（3）恢复期：血清T_3、T_4、TSH、^{131}I摄取率恢复正常。

2. 慢性淋巴细胞性甲状腺炎

（1）最有意义的指标为：甲状腺功能正常，TPOAb和甲状腺球蛋白抗体（TgAb）滴度显著增高。

（2）发生甲状腺功能损伤时，可出现亚临床甲状腺功能减退［TSH增高，总甲状腺素（TT_4）、游离甲状腺素（FT_4）正常］和临床甲状腺功能减退（TSH 增高，TT_4、FT_4 减低）。

（3）甲状腺扫描核素分布不均，可见冷结节。

（4）细针穿刺细胞学检查有助于确诊。

【鉴别诊断】

甲状腺炎临床表现多种多样，涉及甲状腺疾病的各个方面，需要和许多甲状腺疾病进行鉴别诊断，部分病例甲状腺肿质地坚硬，需要与甲状腺癌鉴别。

【治疗要点】

1. 亚急性甲状腺炎　本病为自限性疾病，预后良好。主要选择药物治疗。

（1）轻症患者仅需应用非甾体抗炎药。

（2）中、重度患者可给予甲泼尼龙 20～40mg，分 3 次口服，8～10 天后逐渐减量，维持 4 周。少数患者有复发，复发后使用甲泼尼龙仍有效。

（3）针对甲状腺毒症表现可给予普奈洛尔。

（4）针对一过性甲状腺功能减退者，可给予左甲状腺素替代。

2. 慢性淋巴细胞性甲状腺炎　本病尚无针对性的治疗措施。限制碘入量在安全范围（尿碘 100～200μg/L）可能有助于阻止甲状腺自身免疫破坏进展。治疗可分为药物治疗和手术治疗。

（1）药物治疗

1）如甲状腺功能正常，无需特殊治疗，需要随诊。

2）甲状腺功能减退患者应行甲状腺激素替代治疗。

3）桥本甲状腺功能亢进患者病程和炎性甲状腺功能亢进相同，多数不需治疗，经历甲状腺功能亢进期、甲状腺功能正常期、甲状腺功能减退期和甲状腺功能正常期四个时期。一过性甲亢给 β 受体阻滞剂对症处理即可。

4）甲状腺迅速肿大、伴局部疼痛或压迫症状时，可给予糖皮质激素治疗（泼尼松 30mg/d，分 3 次口服），症状缓解后减量，用药 1～2 个月。

（2）手术治疗：当压迫症状明显、药物治疗后不缓解者，或者合并有甲状腺癌时，应给予手术治疗。但术后甲状腺功能减退概率高，需终生甲状腺激素替代治疗。

（王斌全）

第三节　甲状腺腺瘤

【概述】

甲状腺腺瘤是起源于甲状腺滤泡细胞的良性肿瘤，是甲状腺最常见的良性肿瘤，20～40岁女性多见。甲状腺瘤可引起甲状腺功能亢进发生，并有一定恶变可能。

【临床分型】

甲状腺腺瘤在病理分型并不一致。可大致分为以下几类：①单纯性或滤泡型腺瘤；②胚胎型腺瘤；③乳头状腺瘤；④嗜酸性细胞腺瘤；⑤毒性腺瘤；⑥不典型腺瘤。

【诊断要点】

（一）症状与体征

1. 甲状腺腺瘤病程较长，可无任何症状存在数年。

2. 多数为单发，呈圆形或椭圆形，表面光滑，边界清楚，质地韧实，与周围组织无粘连，无压痛，可随吞咽上下移动。

3. 部分甲状腺腺瘤可发生癌变。具有下列情况者，应当考虑恶变的可能性：①肿瘤近期迅速增大；②瘤体活动受限或固定；③出现声音嘶哑、呼吸困难等压迫症状；④肿瘤硬实、表面粗糙不平；⑤出现颈淋巴结肿大。

（二）特殊检查

1. 甲状腺B超　是检查甲状腺腺瘤的首选方法，B超下的结节质地均匀，有包膜，低回声、实性结节多见（图38-3-1）。

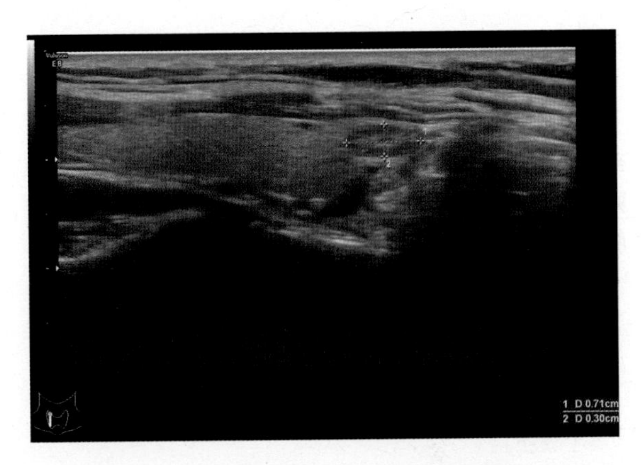

图 38-3-1　甲状腺良性结节 B 超

甲状腺切面形态大小正常，实质回声均匀，右侧叶下极见一大小约 7.1mm × 3.0mm 的稍低回声结节，边界清，形态尚规整，内部回声分布尚均匀。术后病理报告甲状腺腺瘤

2. 颈部 CT　一般表现为低密度类圆形结节，边界清，光滑。与周围正常甲状腺分界清。

3. 颈部 MRI　表现为甲状腺实质内单发的长 T_1、T_2 结节影，信号均匀，呈圆形或卵圆形，边界清。

4. 细针穿刺细胞学检查　有助于术前诊断。明确诊断依靠病理检查。

【鉴别诊断】

1. 结节性甲状腺肿　甲状腺腺瘤应与结节性甲状腺肿相鉴别，后者多为多发结节且甲状腺多呈普遍肿大，在此情况下易于鉴别；甲状腺腺瘤多为单发结节，有完整包膜，界限清楚。而结节性甲状腺肿的单发结节无完整包膜，界限也不清楚。

2. 甲状腺癌　甲状腺腺瘤还应与甲状腺癌相鉴别，后者可表现为甲状腺质硬结节，边界不清，颈淋巴结肿大，并可伴有声嘶、霍纳综合征等。B 超可显示甲状腺癌边界不清、有沙粒样钙化等特征性改变；细针穿刺活检可以帮助确诊。

【治疗要点】

根据临床表现和患者意愿，可选择观察或手术治疗。部分甲状腺腺瘤可引起甲状腺功能亢进和恶变可能，原则上提倡手术切除。此外，某些甲状腺腺瘤不易与甲状腺癌区别，建议手术切除患侧腺叶。

（王斌全）

第四节　甲状腺癌

【概述】

甲状腺癌（thyroid carcinoma）是甲状腺的恶性肿瘤，占甲状腺结节的5%～15%。除髓样癌来源于甲状腺滤泡旁C细胞之外，其他都来源于甲状腺滤泡上皮细胞。

【病理分型】

乳头状癌及滤泡状癌统称为分化型甲状腺癌。

1. 乳头状癌　约占所有甲状腺癌的60%～80%，总体恶性程度较低，预后良好。甲状腺乳头状癌存在多个亚型，不同亚型之间的生物学行为和治疗效果也存在差异，如：弥漫硬化型、柱状细胞、岛状、实体型的乳头状癌较经典型、滤泡亚型的乳头状癌更具侵袭性，预后也较差。

2. 滤泡状癌　约占所有甲状腺癌的10%～15%，中度恶性。有血管侵犯倾向，可发生局部侵犯和血行远处转移，预后较乳头状癌差。

3. 髓样癌　约占所有甲状腺癌的3%～10%，中度恶性。来源于甲状腺滤泡旁细胞（C细胞），分为散发型（80%）和家族型（20%）。家族型又分为多发性内分泌瘤2A型及2B型、不伴内分泌征的家族性髓样癌。

4. 未分化癌　约占所有甲状腺癌的1.3%～9.8%，高度恶性，致死率极高。早期即可发生血行或淋巴转移。

【诊断要点】

（一）症状与体征

1. 分化型甲状腺癌

（1）早期多无明显临床症状，可于体检时发现。随病情发展，患者多以发现颈部包块来诊。

（2）肿瘤压迫或侵犯周围组织器官时，出现声音嘶哑、吞咽不畅、呼吸困难等症状。

2. 未分化型甲状腺癌　恶性程度高，病情发展迅速，肿块短期内增大明显，上述症状出现较早。

3. 髓样癌　由于C细胞位于甲状腺中上极，故髓样癌结节一般位于腺体中上部。因某些髓样癌具有内分泌功能，患者可出现特有的内分泌综合征，如：慢性腹泻、类癌综合征、库欣综合征等。

（二）特殊检查

1. B超在甲状腺癌的诊断中作用重大，是甲状腺结节术前评估的首选方法，具有经济、方便、无创、准确性高的优点，诊断甲状腺癌的准确率可达85%～90%。

2. 细针穿刺细胞学检查（FNAC）是评估甲状腺结节性质最准确且性价比最高的手段，B超引导下的FNAC诊断甲状腺癌的准确性可达95%。

3. 核素扫描、CT、MRI等在判断肿瘤性质、侵犯范围、转移情况具有辅助作用。

【鉴别诊断】

1. 单纯性甲状腺肿　因缺碘、致甲状腺肿物质或酶缺陷等原因造成甲状腺代偿性增大，一般不伴有甲状腺功能异常。病史一般较长，往往在不知不觉中渐渐长大，而由于体检时偶然发现。结节是腺体在增生和代偿过程中发展而成的，大多数呈多结节性甲状腺肿，少数为单个结节性。

2. 甲状腺炎

（1）亚急性甲状腺炎：病因可能与病毒感染、自身免疫反应、遗传因素有关。病变可对称性累及双侧腺叶，多数以一叶或一叶的某一部分病变特别显著，质地常常较坚硬。起病急、发热、咽痛及显著甲状腺区疼痛和压痛等表现。急性期，甲状腺摄I率降低，显像多呈“冷结节”，血清 T_3 和 T_4 升高，呈“分离”现象，有助于诊断。

（2）慢性淋巴细胞性甲状腺炎：一种以淋巴细胞浸润为主的甲状腺炎症性疾病。为对称弥漫性甲状腺肿，有时由于肿大不对称和表面有分叶，可状似结节，硬如橡皮，无压痛。此病起病缓慢，呈慢性发展过程，但是与甲状腺癌可同时发生。抗甲状腺球蛋白抗体及抗甲状腺过氧化物酶抗体滴度常升高。

3. 甲状腺腺瘤　病程缓慢，多数为单发，可与甲状腺肿同时并存或单独出现。腺瘤一般呈圆或椭圆形，质地大多比周围甲状腺组织硬，无压痛。临床上大多无症状，部分病人发生甲状腺功能亢进症状。

【治疗要点】

1. 分化型甲状腺癌的治疗　以手术治疗为主，术后辅以 ^{131}I 治疗、TSH抑制治疗。手术针对原发灶及颈部转移灶，选用不同术式。微小病变无局部或远处转移等高危因素时，可单纯行腺叶+峡部切除，其他情况下则需行甲状腺全切。术中在有效保留甲状旁腺和喉返神经情况下，行病灶同侧中央区淋巴结清扫术，对临床颈部非中央区淋巴结转移（cN1b）的DTC患者行侧颈区淋巴结清扫术。

2. 髓样癌的治疗　手术是其主要治疗手段，术式为甲状腺全切，对于颈部淋巴结需要积极处理。靶向治疗药物Vandetannib可用于治疗其转移癌。放射碘无效，常规细胞毒性化学治疗无效，因肿瘤细胞缺乏TSH受体，TSH抑制治疗无效。

3. 未分化癌的治疗　至今无有效治疗手段，外科手术及放射治疗、化学治疗仅仅为姑息治疗手段。

（于振坤）

第五节　甲状旁腺疾病

【概述】

甲状旁腺疾病是因甲状旁腺激素（PTH）产生或末梢器官对 PTH 的反应性异常，引起体内钙磷代谢紊乱，导致一系列临床表现的疾病。

【临床分类】

1. 甲状旁腺功能亢进

（1）原发性甲状旁腺功能亢进：约 75%～80% 患者由甲状旁腺腺瘤引起，其次为甲状旁腺增生，约占 15%，甲状旁腺腺癌比较罕见，约 1%。根据国外报道，临床上原发性甲状旁腺功能亢进男性发病率为 5/10 000，而女性发病率是男性的 4 倍。

（2）继发性甲状旁腺功能亢进：各种原因引起的低血钙长期刺激使甲状旁腺增生肥大所致的甲状旁腺功能亢进。

（3）三发性甲状旁腺功能亢进：在继发性甲状旁腺功能亢进的基础上，甲状旁腺受到长期的强烈刺激，导致腺体内多结节形成，多见于慢性肾衰竭患者。

（4）皮肤钙化防御现象，由于全身血管广泛钙化，初期皮肤呈网状青斑、紫红色痛结或痂皮，溃疡伴疼痛，类似皮肤血管炎。

2. 甲状旁腺功能低减退　临床比较少见，主要分为：

（1）低 PTH 性甲状旁腺功能减退：PTH 生成减少或分泌受抑制而引起。前者又有特发性及继发性两种。特发性多见于儿童，可呈家族性或散发性发病，家族性者为性连锁隐性遗传或常染色体隐性或显性遗传；散发性者可为先天性甲状旁腺发育不全。继发性甲状旁腺功能减退常见于甲状腺术后或放射治疗后，也可发生于癌症或血色病浸润甲状旁腺的情况。

（2）高 PTH 性甲状旁腺功能减退：即假性甲状旁腺

功能减退，主要是靶器官对 PTH 抵抗而造成的。本病多为常染色体显性或隐性遗传病，可伴有或不伴智力低下和躯体畸形。有些患者仅有类似于假性甲状旁腺功能减退的畸形而不伴有血及尿生化的改变，临床上被称为假假性甲状旁腺功能减退。

值得注意的是，近年来临床甲状腺手术的广泛开展，作为术后并发症，继发性甲状旁腺功能减退应该引起医师的关注。

【诊断要点】

（一）甲状旁腺功能亢进

1. 症状与体征　临床症状，早期无特异性表现。钙磷代谢失调是本病突出特征，表现为三高一低，血钙、尿钙、尿磷升高，血磷降低。

（1）高血钙表现：使神经兴奋性降低，因而产生神经肌肉和精神改变，如容易疲劳、肌力与肌张力下降、性格改变、智力与记忆力减退、情绪不稳定和失眠等，偶有精神病发作，严重者可昏迷。患者胃肠道蠕动弛缓，可有食欲缺乏、恶心、呕吐和便秘，溃疡病发生率增加。有的患者伴有慢性胰腺炎。

（2）泌尿系症状：患者容易形成泌尿系结石和肾钙化。半数患者有肾绞痛、血尿和尿砂石等症状。患者易发生泌尿系感染，导致肾功能损害，甚至尿毒症。

（3）骨骼改变：患者骨质普遍性脱钙，骨质疏松，形成囊腔，可出现单骨或者全身性纤维囊性骨炎。患者出现局部或全身骨骼疼痛及压痛，行走、下蹲及起立均感困难，重者卧床不起，翻身困难。患者常有骨骼畸形和病理性骨折，身材可明显变矮。继发、三发性及假性甲状旁腺功能亢进尚可有原发疾病的表现。

2. 特殊检查

（1）血化学指标：患者血钙常高于正常（2.2 ~ 2.7mmol/L 或 88 ~ 100mg/L），血磷低于正常（0.8 ~ 1.4mmol/L 或 26 ~ 45mg/L）。

（2）血 PTH 水平，诊断本病的一个直接而且敏感的指标，其升高程度与血钙浓度、肿瘤大小以及病情轻重相平行。

（3）尿钙、磷增加，24 小时尿钙、磷分别大于 2.5g/L 和 5g/L。

（4）骨骼检查：骨密度一般降低，腹部平片可发现泌尿系结石及肾钙化。

（5）影像学检查，包括超声检查、CT 扫描等。

（二）甲状旁腺功能减退

1. 症状与体征

（1）感觉异常：主要是发生在指端末梢、口角周围。

（2）肌肉神经兴奋性增高：包括手足搐搦，甚至喉痉挛、气管痉挛，体征包括面神经叩击征（Chvostek 征）及束臂加压试验（Trousseau 征）阳性。有的患者以神经系统表现为主，癫痫发作、兴奋欣快、烦躁焦虑、记忆力下降、幻觉和谵妄等，脑电图可异常。

（3）低钙性白内障，指（趾）甲松脆、粗糙有裂纹，头发脱落，牙齿发育不全，皮肤角化过度等。

（4）骨骼改变：骨密度正常或增加，假性甲旁低者可有掌、跖骨短小，如果患者的骨骼对 PTH 有反应，可出现纤维囊性骨炎。

（5）其他：如胃肠功能紊乱，恶心、呕吐、腹痛、便秘等；心血管异常，包括心动过速、心律不齐、心电图提示 Q-T 间期延长。

2. 特殊检查　低血钙、低尿钙、低尿磷和高血磷，碱性磷酸酶多正常，血 PTH 水平降低或正常。

【鉴别诊断】

1. 甲状旁腺功能亢进-颌骨肿瘤综合征是一种罕见的常染色体显性遗传病，是肿瘤抑制基因 *CDC73* 突变引起的，主要表现为甲状旁腺功能亢进、颌骨肿瘤，也可表现为肾脏病变或子宫肿瘤。

2. 假性甲状旁腺功能亢进　又称异位性甲状旁腺功能亢进，由于肺、肝、肾、卵巢或胰腺的恶性肿瘤分泌

PTH 样多肽或溶骨性因子或前列腺素，刺激破骨细胞引起的高血钙及骨吸收。

3. 迪格奥尔格综合征　先天性胸腺发育不全导致免疫缺陷，甲状旁腺功能下降，先天性心脏畸形，耳、鼻、口畸形。

【治疗要点】

1. 原发及三发性甲状旁腺功能亢进应手术切除肿瘤或增生的甲状旁腺，术后应注意及时补充钙剂和维生素 D。若有持续性和难治性低钙血症，应考虑低镁血症存在的可能，并可同时补镁。假性甲状旁腺功能亢进应对原发病灶进行根治。

2. 甲状旁腺功能减退　早期诊断和及时治疗可有效地消除症状，预防白内障和基底节钙化。纠正低血钙的主要药物为钙剂和维生素 D，应通过服用这些药物使患者血钙控制在 80～90mg/L 的水平。

（喻国冻）

第三十九章 涎腺疾病

第一节 下颌下腺炎

【概述】

下颌下腺炎（submandibular adenitis）是下颌下腺非特异性感染性疾病，常与涎石有关，常因涎石阻塞腺管引起，约80%的涎石病发生于下颌下腺。涎石病为在腺体或导管内形成的钙化性团块沉积而引起的一种疾病。因颌下腺导管长而弯曲，自后向前上方走行，其内分泌物黏稠易淤滞，加之导管口粗大，异物易于进入，故涎石易发生于此。涎石致唾液排出受阻继发感染造成腺体急性或反复发作的炎症。本病最常见于青壮年，男性较多，男女发病比率约为2:1。病史短者数天，长者可达数年或更长。分为急性和慢性两种，临床以慢性下颌下腺炎多见。下颌下腺炎致病菌多为金黄色葡萄球菌或绿色链球菌，病毒感染少见。

【诊断要点】

（一）症状与体征

主要为排出唾液障碍和继发感染的表现。

1. 急性炎症时患侧口底肿胀、疼痛，下颌下区皮肤红肿、压痛，张口可轻度受限，下颌下腺导管开口黏膜红肿明显，挤压腺体可见有脓性分泌物自导管口溢出。

2. 导管内结石，双手触诊可扪及硬块并有压痛。患者也可有发热、白细胞总数增加等全身症状。

3. 慢性下颌下腺炎病史可由数月到数年，症状较轻，主要表现为进食时反复肿胀，腺体成硬结性肿块，导管口可有脓性或黏液脓性唾液流出，也可见导管口结石。

4. 根据进食时下颌下腺部位肿胀、疼痛，停止进食后不久腺体可自行复原，疼痛随之消失等，临床可诊断为下颌下腺炎。

（二）特殊检查

1. X 线平片对确定有无结石及确定结石所在部位有较大帮助。

2. 碘油造影可显示下颌下腺导管狭窄或堵塞部位，但不适于急性期患者，也有将涎石推入腺管后部或腺体内，增加治疗难度可能。

3. B 超和 CT 亦有助于诊断。

【鉴别诊断】

1. 下颌下淋巴结炎　下颌下区反复肿大，但与进食无关，下颌下腺分泌正常。

2. 下颌下区肿瘤　为持续增长的无痛肿块，一般无涎石阻塞症状和炎症表现。恶性肿瘤肿块固定，边界不清，通过影像学检查能加以鉴别。

3. 下颌下间隙感染　常有牙痛病史并可查及病灶牙，下颌下区肿胀，皮肤充血并可出现凹陷性水肿。下颌下腺分泌可能减少但唾液正常，无涎石阻塞症状。

4. 慢性硬性下颌下腺炎　是一种下颌下腺纤维化病变，表现为硬结性肿块，不能自行消退，但进行性增大，患者往往无进食肿胀或颌下腺感染病史。

5. 下颌下淋巴结结核　肿块位置较下颌下腺靠外且表浅，可有反复肿胀史，但无进食肿胀和涎石绞痛史，淋巴结结核钙化多呈点状，形态不规则，无一定规律，且不在唾液腺导管走行部位。

【治疗要点】

目的主要是去除结石、消除阻塞因素，尽量保留腺体；当腺体功能丧失或不能逆转时则需切除。

小的腺管结石可保守治疗，如催唾剂或局部按摩促排；大多数结石需手术摘除，急性感染期还应配合抗感染治疗。如涎石位于导管后部或腺体内，或腺体萎缩硬化，已失去摄取及分泌功能者则考虑下颌下腺切除术。

（林　鹏）

第二节　下颌下腺肿瘤

【概述】

下颌下腺肿瘤（submandibular gland tumor）病理类型十分复杂，不同类型肿瘤病理特点和生物学行为各异，治疗方法和预后也不相同。下颌下腺肿瘤可来自唾液腺上皮和间叶成分，后者少见且其与身体他处间叶来源的肿瘤病理学表现基本相似，故在此只叙述较常见的上皮性肿瘤。下颌下腺肿瘤中，良、恶性肿瘤比例大致相当，良性肿瘤绝大多数为多形性腺瘤，恶性肿瘤以腺样囊性癌、黏液表皮样癌居多。按病理，可分为良性肿瘤和恶性肿瘤，前者包括多形性腺瘤（混合瘤）、肌上皮瘤、淋巴瘤性乳头状囊腺瘤、囊腺瘤、基底细胞瘤等，后者包括腺泡细胞癌、腺样囊性癌、黏液表皮样癌、囊腺癌、腺癌等。

【诊断要点】

（一）症状与体征

1. 下颌下腺肿瘤表现为下颌下三角区缓慢生长的肿块。

2. 多形性腺瘤等良性肿瘤生长缓慢，界清、可活动，无任何自觉症状。

3. 腺样囊性癌早期以无痛性肿块多见，缓慢生长的肿块常因近期突然迅速增大而被患者察觉，瘤体质较硬，常与深层组织及下颌骨骨膜粘连，固定不动。

4. 患者局部常有疼痛、麻木感，开口肌受累可产生轻度张口受限，周围神经受累可有下唇运动障碍、患侧舌麻木、舌肌瘫痪，伸舌偏斜等不适。

5. 下颌下腺周围淋巴结也常受侵犯，晚期肿瘤易侵入血管，发生血行转移。

（二）特殊检查

口内外联合扪诊可了解肿块与下颌骨关系。

1. B超　通过双侧对比了解病变形态、大小、位置、内部回声、血流信号及与周围组织关系。X线片可了解瘤体对下颌骨骨质有无破坏及破坏范围。

2. CT　多形性腺瘤为均匀或不均匀高密度软组织肿物，增强后轮廓清晰。恶性肿瘤包膜不完整，边界欠清，邻近组织浸润性改变，增强后不均匀强化并常见淋巴结肿大。

3. MRI　良性肿瘤有明确边界，形态也较为规则；恶性肿瘤大部分边缘模糊，形态多不规则，增强扫描仍不能清晰显示边界。

【鉴别诊断】

1. 慢性下颌下腺炎所致腺体纤维化　下颌下腺呈硬化性肿块，仔细询问患者多有进食时下颌下腺肿大、疼痛或曾有涎石排出病史。

2. 下颌下淋巴结结核　多缺乏特异性症状，肿块多接近下颌骨下缘，可有消长史。

3. 颈动脉体瘤少数颈动脉体瘤患者下颌下腺后下部可出现搏动、听诊有杂音的肿块。B超、CT有助鉴别。

4. 鳃裂囊肿　肿块柔软，似有波动感，随上呼吸道感染的有无而有消长史，穿刺细胞学检查可抽出黄色液体。

【治疗要点】

下颌下腺肿瘤主要以外科治疗为主，多形性腺瘤行下颌下腺切除术。恶性肿瘤切除范围除下颌下腺外，还包括二腹肌前、后腹，口底肌及肿瘤周围淋巴结，如侵犯骨质还应切除下颌骨。当颈部扪及肿大淋巴结并疑为转移时考虑选择性颈清扫术。恶性肿瘤除手术外还应配合放射治疗、化学治疗等综合治疗。

（林　鹏）

第三节　腮腺炎

【概述】

腮腺（parotid gland）是唾液腺中最大者，分深浅两叶，其间有面神经穿过。浅叶位于外耳前方，深叶位于下颌后凹。腮腺分泌物的排出管称腮腺导管（stensen duct）。在成年人，此导管开口位于上颌第二磨牙相对应的颊黏膜上，开口呈乳头状。沿腮腺导管有时还可见副腮腺。腮腺炎一般分为感染性、免疫性、阻塞性及原因未明性炎症肿大等。最常见为感染引起的腮腺炎，多见于细菌性和病毒性。

【临床分类】

1. 细菌性腮腺炎（bacterial parotitis）　主要表现为发热，腮腺局部红、肿、热、痛，白细胞计数增多，病变进入化脓期，挤压腮腺可见脓液自导管口流出。临床上分为急性化脓性腮腺炎（acute suppurative parotitis）、慢性化脓性腮腺炎（chronic recurrent parotitis）、慢性阻塞性腮腺炎（chronic obstructive parotitis）。

2. 病毒性腮腺炎（viral parotitis）　最常见为流行性腮腺炎，还可见其他病毒感染引起的腮腺炎。流行性腮腺炎是由腮腺病毒感染引起的呼吸道传染病，其特征为腮腺的非化脓性肿胀并可侵犯各种腺组织或神经系统及肝、肾、心、关节等几乎所有器官，常可引起脑膜脑炎、睾丸炎、卵巢炎、胰腺炎等并发症，病后可获持久免疫力。

3. 自身免疫性腮腺炎（autoimmune parotitis）：如干燥综合征、米库利奇病等可引起慢性自身免疫性腮腺炎。

4. 其他　如特异性感染腮腺炎、过敏性腮腺炎等。

【诊断要点】

（一）化脓性腮腺炎

1. 常为单侧受累，双侧同时发生者少见。

2. 炎症早期，症状轻微或不明显，腮腺区轻微疼痛、肿大、压痛。导管口轻度红肿、疼痛。

3. 随病程进展，可出现发热、寒战和单侧腮腺疼痛和肿胀，腮腺及表面皮肤局部红、肿、热、痛。

4. 当病变进入化脓期挤压腮腺可见脓液自导管口流出。

5. 血常规检查可见白细胞总数增加，中性粒细胞比例明显上升。特别强调急性化脓性腮腺炎不宜行腮腺造影，有可能造影剂通过薄弱的导管壁进入导管周围组织，从而使炎症扩散。

（二）流行性腮腺炎

1. 流行性腮腺炎为传染性疾病，传染源为患者和隐性感染者，传播途径为呼吸道飞沫和密切接触。

2. 临床起病急，常有发热、头痛、食欲缺乏等前驱症状。

3. 数小时至1～2天后体温可升至39℃以上，出现唾液腺肿胀，腮腺最常受累，肿大一般以耳垂为中心，向前、后、下发展，边缘不清，轻度触痛，张口咀嚼及进食酸性饮食时疼痛加剧，局部皮肤发热、紧张发亮但多不红，通常一侧腮腺肿胀后2～4日累及对侧，有些患者下颌下腺或舌下腺也可被波及。

4. 自身免疫性腮腺炎　多见于慢性自身免疫性疾病，如干燥综合征、IgG4相关性疾病等，除反复发生的腮腺肿大，尚有其他腺体、关节、脏器累及和损伤。

【治疗要点】

1. 化脓性腮腺炎

（1）针对病因治疗，纠正水、电解质及酸碱平衡。

（2）选用有效抗菌药物，经验性应用大剂量青霉素或第一、二代头孢菌素类等抗革兰阳性球菌的抗生素，并从腮腺导管口取脓液进行细菌培养及药敏，根据药敏调整敏感抗生素。

（3）其他保守治疗，炎症早期可用热敷、理疗、外敷等方法。碳酸氢钠溶液、复方氯己定含漱液等漱口剂有助于炎症的控制。

（4）内科保守治疗无效、发展至化脓时需切开引流。

2. 流行性腮腺炎

（1）隔离、卧床休息直至腮腺肿胀完全消退。注意口腔清洁，避免酸性食物，保证液体摄入量。

（2）对症治疗为主，抗生素无效。可试用利巴韦林。有报告用干扰素者似有疗效。

（3）肾上腺皮质激素治疗尚无肯定效果，对重症或并发脑膜脑炎、心肌炎等时可考虑短期使用。

（4）氦氖激光局部照射治疗流行性腮腺炎对镇痛、消肿有一定效果。

（5）男性成人患者在本病早期应用己烯雌酚，以防止睾丸炎发生。

（6）中医中药：内服以普济消毒饮方为主随症加减。局部可用紫金锭或青黛散调醋外涂，每日1次。

（崔晓波）

第四节 腮腺肿瘤

【概述】

腮腺肿瘤（parotid gland tumor）多数位于腮腺浅叶，表现为耳垂下、耳前区或腮腺后下部的肿块。在唾液腺肿瘤中的发生率最高，约占80%，其中良性肿瘤约占75%，恶性肿瘤约占25%。肿瘤大部分来源上皮组织，间叶组织来源的肿瘤较少见，上皮性肿瘤的病理类型十分复杂，不同类型的肿瘤在临床表现、影像学表现、治疗和预后等方面均不相同。

【临床分类】

在腮腺良性肿瘤中，多形性腺瘤又称混合瘤最为常见，其次为淋巴瘤性乳头状囊腺瘤（又称 Warthin 瘤）。在恶性肿瘤中，以黏液表皮样癌最为常见，其次为恶性混合瘤、浆液细胞腺癌及腺样囊性癌。

【诊断要点】

（一）症状与体征

1. 腮腺的良性肿瘤生长缓慢，常在无意中被发现，患者多因发现腮腺区无痛性肿块而就诊，肿瘤较大者，除有局部坠胀感、表面畸形外，一般无其他不适，很少引起功能障碍，亦无面神经受侵犯症状。

2. 良性肿瘤常以耳垂为中心生长，呈圆形或椭圆形，表面光滑或呈结节状，界限清楚，质地中等，活动而无粘连。

3. 腮腺恶性肿瘤生长较快，病程较短，肿瘤早期以无痛性肿块为多，少数患者发现时即有疼痛，约 20% 的患者可出现不同程度的面瘫，甚至以面瘫为主诉而就诊，其肿块大多形态不规则，质地较硬，界限不清，与周围组织粘连，活动差，肿瘤晚期可侵及深部组织或皮肤，出现皮肤破溃，张口受限及颈部淋巴结转移等。

（二）特殊检查

CT 检查、腮腺造影、超声检查及核素扫描等检查对腮腺肿瘤的诊断可提供帮助，细针穿刺细胞学检查对腮腺肿瘤有较高的诊断价值。

【鉴别诊断】

1. 腮腺淋巴结炎症　临床上常被误诊为腮腺的良性肿瘤，细针穿刺细胞学检查或耐酸染色有助于鉴别诊断。

2. 结节性舍格伦综合征　这是一种慢性、炎性、自身免疫性疾病。表现为腮腺浅叶肿块，界限不清，单个或多个，患者常伴有口干、眼干和其他黏膜干燥以及全身性结缔组织病的表现，腮腺造影可见末梢血管扩张及排空功能迟缓。

3. 嗜酸性淋巴肉芽肿　腮腺区可出现单个或多个结节，界限不清，质地柔韧，伴局部皮肤瘙痒，甚至皮肤变厚、色素沉着，多伴有全身浅表淋巴结肿大，血常规检查中嗜酸性粒细胞比例明显增高，直接计数超过1.0×10^9/L。

【治疗要点】

外科手术是治疗腮腺肿瘤最有效的方法，首次术式的选择是否正确关系到患者的预后。常见的术式包括：单纯摘除术、解剖面神经的腮腺肿瘤切除术、腮腺肿瘤及瘤周部分正常腺体的腮腺部分切除术，牺牲面神经的腮腺肿瘤整块切除术。具体分述如下。

1. 多形性腺瘤　本病治疗以手术切除为主，不应行剜除术，而应做肿瘤包膜外正常组织处切除，腮腺浅叶肿瘤，如体积较小，可做部分腮腺切除术，术中应尽可能保留腮腺咬肌筋膜、腮腺主导管及耳大神经，以减少手术并发症。

2. 淋巴瘤性乳头状囊腺瘤　淋巴瘤性乳头状囊腺瘤的治疗为手术切除，由于肿瘤常位于腮腺后下极，可做连同肿瘤以及周围0.5cm以上正常腮腺切除的部分腮腺切除术。

3. 黏液表皮样癌　治疗以手术切除为主，高分化者应尽量保留面神经，除非神经穿入肿瘤，高分化者如手术切除干净，可不加术后放射治疗，但低分化者宜加用术后放射治疗，高分化者不必行选择性颈部淋巴结清扫术，低分化者可考虑行选择性颈部淋巴结清扫术，所以，对于黏液表皮样癌，病理分级是指导治疗的重要指标。

4. 腺样囊性癌　治疗以手术切除为主，但是应根据其临床病理特点作相应处理，手术时应切除受累神经，减少复发；手术范围应常规扩大切除，最好能行术中快速冰冻切片，保证安全切缘；因颈部淋巴结转移较少，一般不必行颈部淋巴结清扫；且手术后常需配合放射治疗来降低复发率；甚至有的患者即使已经有肺部转移，如果原发灶能得到根治，可考虑行原发灶的手术治疗。

（崔晓波）

第四十章 颈部肿块

第一节 颈部良性肿块

一、神经源性肿瘤

【概述】

颈部神经源性肿瘤（cervical neurogenic tumor）可发生于颈部任何部位的神经，多起源于颈部周围神经（迷走神经、交感链）、第Ⅸ～Ⅻ对脑神经、颈丛及臂丛神经根等，其中以神经鞘瘤和神经纤维瘤最为常见，极少数起源于颈部副神经节，又称为化学感受器瘤，以颈动脉体瘤和颈静脉球瘤最常见。颈部神经源性肿瘤虽可发生于颈部任何部位，但以迷走神经、颈交感神经者最常见，故多见于颈动脉鞘区域。

【临床分类】

1. 神经鞘瘤　来自神经鞘膜的施万细胞，多数为良性，生长缓慢，可发生于迷走、舌咽、副、膈、颈交感、颈丛、臂丛等神经，较多发生于迷走神经、颈交感神经及舌咽神经。肉眼观，神经鞘瘤有完整的包膜，大小不一，质实，呈圆形或结节状，常压迫邻近组织，但不发生浸润，与其所发生的神经粘连在一起。切面为灰白或灰黄色略透明，切面可见漩涡状结构，有时还有出血和囊性变。

2. 神经纤维瘤 来自施万细胞、神经束膜细胞和纤维母细胞，绝大多数是良性肿瘤，生长缓慢，没有包膜。神经纤维瘤可以是头颈部孤立的肿瘤，也可以表现为神经纤维瘤病，和孤立的神经纤维瘤相比更易发生恶变。

3. 副神经节瘤 来自交感神经节、迷走神经的结状神经节、颈动脉体、颈静脉球体、舌咽神经的神经节等。

【诊断要点】

（一）症状与体征

1. 多以无痛性颈部肿块就诊，病程较长，平均3～5年，亦可长达10年以上。

2. 肿块的部位因起源神经的不同而不同：①源自迷走神经、交感神经结者肿块多位于咽旁间隙；②源自臂丛神经者，肿块多位于锁骨上区；③源自颈丛神经者，肿块多位于胸锁乳突肌深面；④源自舌下神经者，肿块多位于下颌角深处。

3. 如肿瘤位置较表浅，可触之质地韧、边界清楚、表面光滑的肿块，一般呈类圆形或椭圆形，可沿神经长轴左右移动，不可上下移动。

4. 根据肿瘤的大小和起源不同，可产生不同程度的神经症状：①来自交感神经的肿瘤，可出现霍纳综合征；②来自迷走神经者，可出现声嘶及呛咳；来自臂丛神经者，压迫肿物时可出现沿上肢向手部放射的电击感或疼痛感。

5. 神经纤维瘤病为常染色体显性遗传性疾病，40%～50%患者有家族史，表现为周围神经的多发性肿瘤样增生，呈数个至上千个不等，并伴有皮肤牛奶咖啡色斑（图40-1-1），称为Von Reckling Hausen病，症状于幼年即可出现，呈缓慢进行性增长，表现为弥漫性生长，界限不清，浸润性强，常有多神经受累，部分患者伴有智力迟钝以及先天性骨骼畸形。

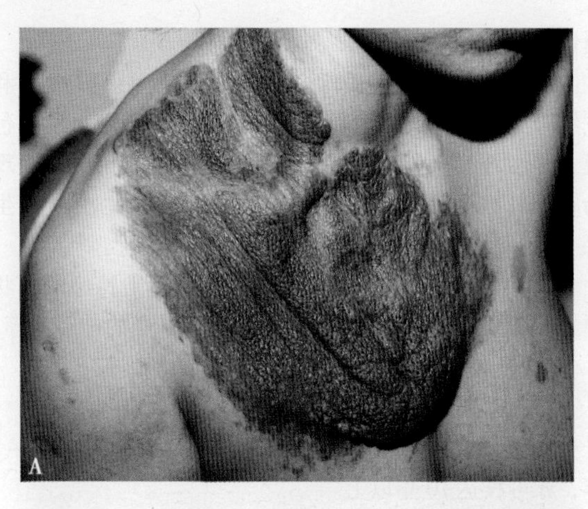

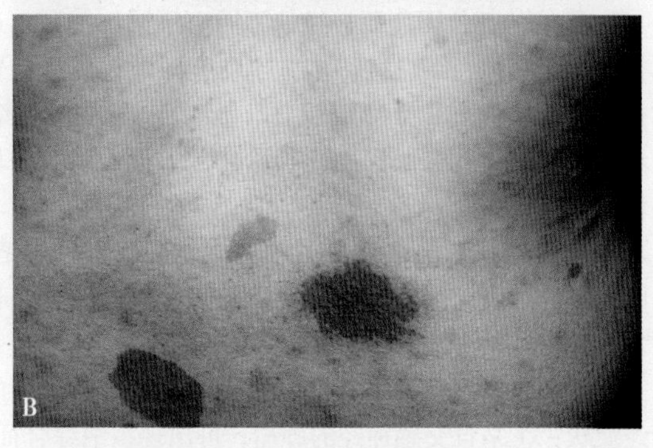

图 40-1-1 皮肤牛奶咖啡色斑

A. 颈部皮肤色斑 B. 背部皮肤色斑

（二）特殊检查

1. CT、MRI 检查可了解肿瘤的位置、大小、边界以及与周围大血管的关系。如颈部神经鞘瘤 CT 表现为软组织密度肿块，呈圆形、椭圆形或分叶状，肿块小者一般密度均匀，较大者常见不规则低密度区及囊状改变，呈现斑驳状高低混杂密度影（图 40-1-2）。增强后肿块有一定程度强化，呈圆状、点状高密度改变，肿块常推移颈动静脉。

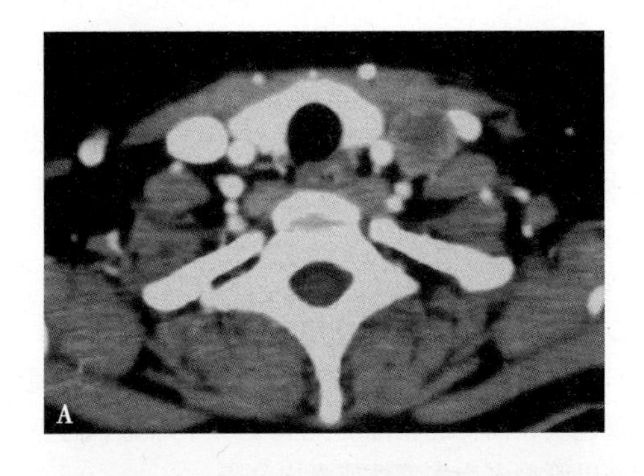

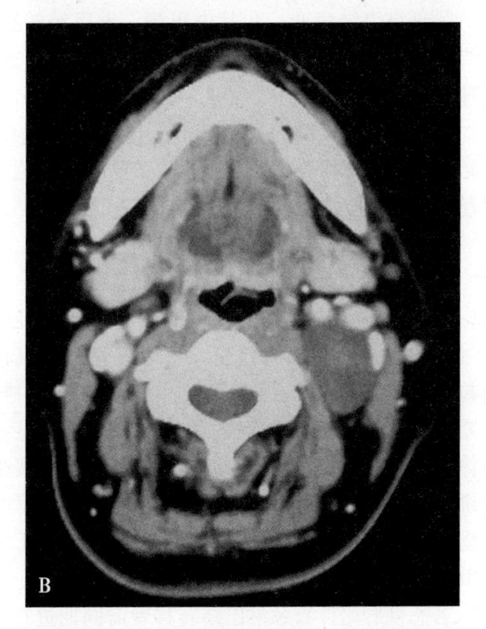

图 40-1-2　颈部神经鞘瘤 CT 表现

A. 肿瘤位于颈内动脉与颈内静脉之间，考虑为迷走神经来源　B. 肿瘤位于颈动脉鞘后部，考虑来源于颈交感神经

2. 恶性神经鞘瘤 CT 表现为形状不规则、浸润性生长、增强呈不均匀强化肿块。颈部副神经节瘤 CT 平扫表现为等密度或不均质低密度肿块，增强后明显强化，密度与邻近血管相仿，瘤周可见纡曲供血血管；其中颈动脉体瘤可见颈内外动脉分离，强化明显，MRI 可见“胡椒盐征”。

【鉴别诊断】

1. 颈部囊性肿物　包括鳃裂囊肿、淋巴管瘤，一般颈部 CT 或 MRI 能鉴别，鳃裂囊肿、淋巴管瘤都属于软性薄壁包块，而神经鞘瘤坏死囊变属于厚壁，且壁欠光滑，淋巴管瘤多为多囊性或囊内分隔。

2. 颈部淋巴结病变　包括淋巴瘤、淋巴结转移瘤、淋巴结结核或普通感染等，除行颈部增强 CT 检查外，必要时行细胞学病理检查或病理活检鉴别。

3. 发生于咽旁间隙的腮腺深叶或小涎腺来源的多形性腺瘤　除行颈部增强 CT 检查外，必要时行细胞学病理检查或病理活检鉴别。

【治疗要点】

1. 手术切除是治疗神经源性肿瘤的有效方法。

2. 多取颈侧入路（图 40-1-3），术中注意肿瘤在膨大过程中多形成多层假包膜，术中应剥离到真正的肿瘤包膜，术中注意解剖并保护相邻的血管、神经，并显露瘤体周缘与起源神经的关系（图 40-1-4）。根据瘤体与神经主干的关系选择切除方法，尽量减少神经纤维束的损伤，保持神经纤维的连续性，必要时行神经吻合术，一般多采用沿神经纵轴方向切开外膜（图 40-1-5）。

3. 若恶性肿瘤伴有颈淋巴结转移者需同期进行颈清扫术。

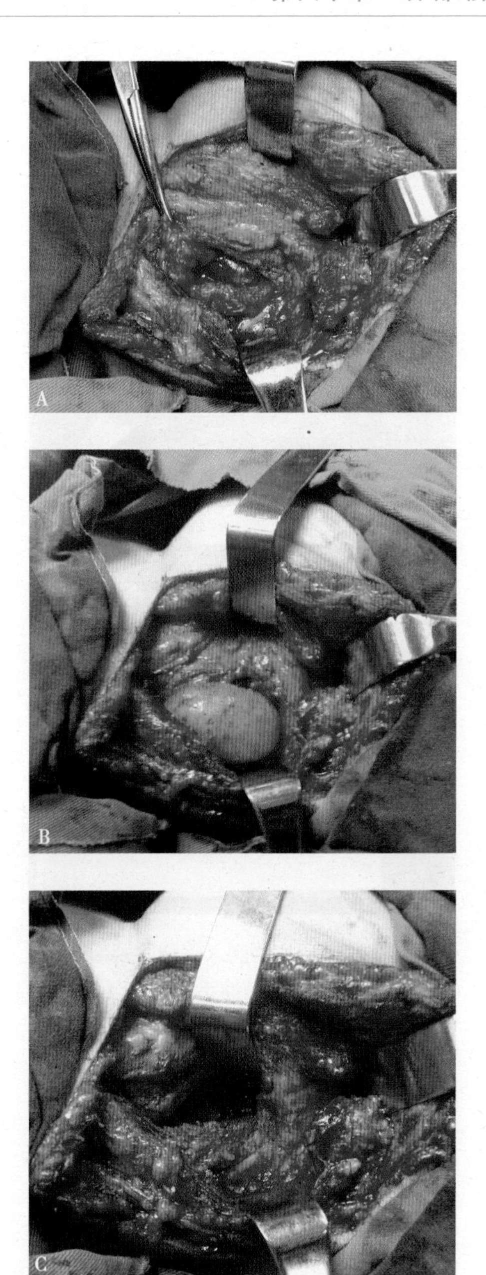
A
B
C

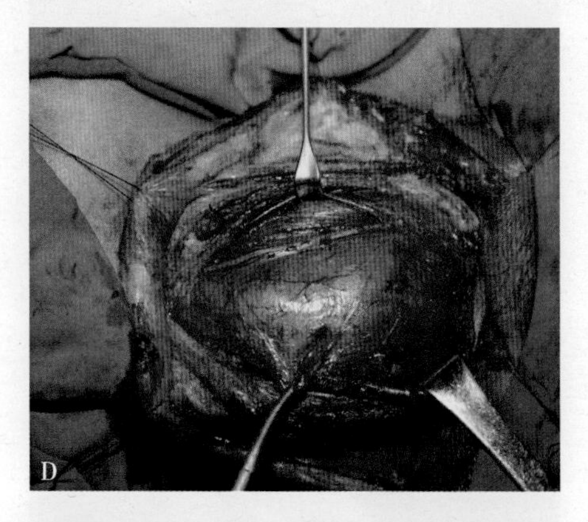

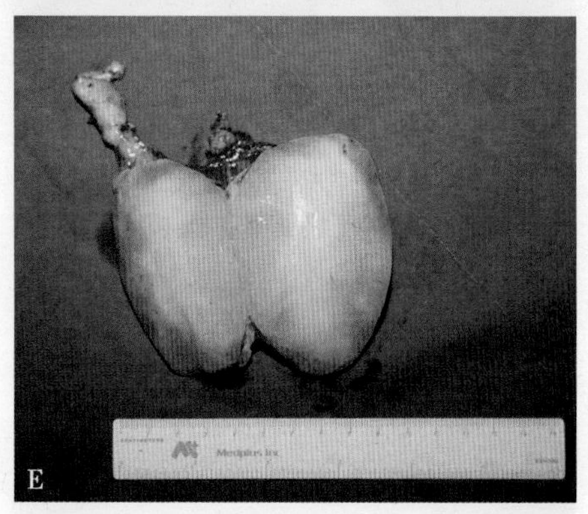

图 40-1-3　颈侧入路切除颈部神经纤维鞘瘤手术过程

A. 颈侧入路暴露颈部鞘膜瘤　B. 剥离到真正的肿瘤包膜　C. 摘除肿瘤后的术腔　D. 颈侧入路暴露颈部神经纤维瘤　E. 完整切除的颈部神经纤维瘤

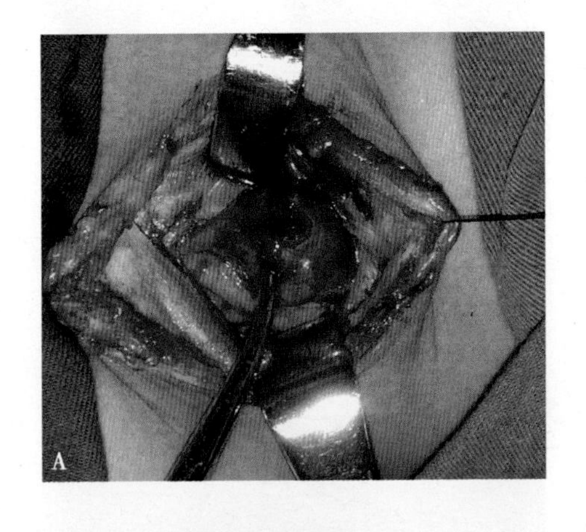

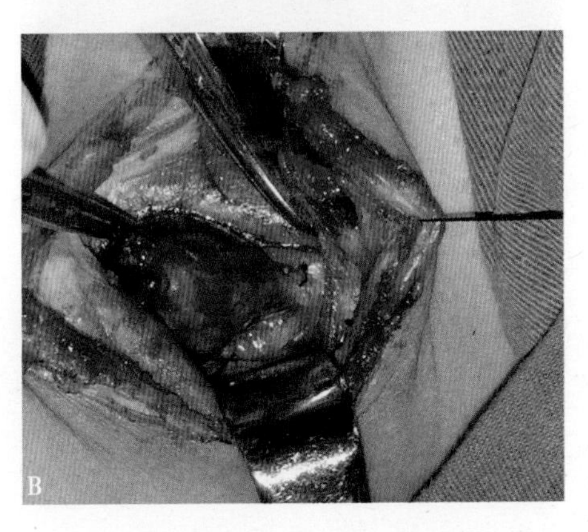

图 40-1-4　暴露瘤体与来源神经的关系

A. 术中见肿瘤上极与迷走神经粘连在一起

B. 术中见肿瘤下极与迷走神经粘连在一起

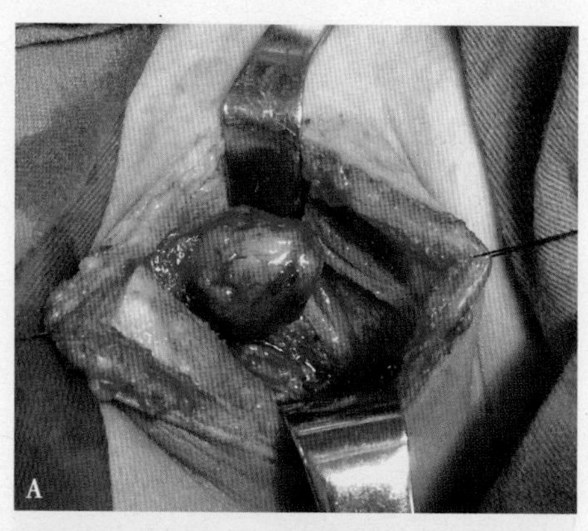

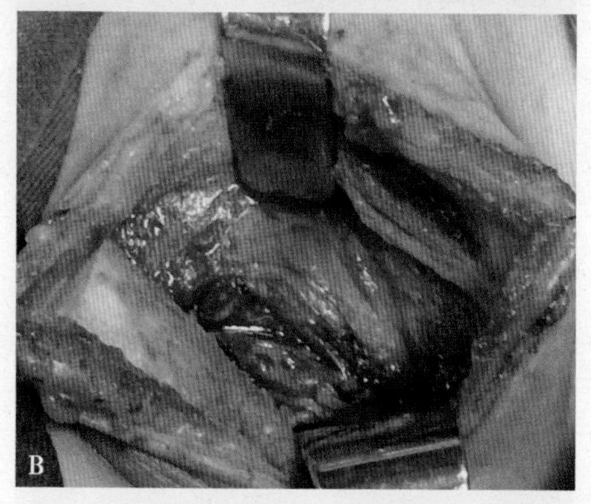

图 40-1-5 沿神经纵轴切开外膜后切除神经鞘瘤
A. 沿神经纵轴方向切开外膜暴露肿瘤
B. 完整切除肿瘤后外观

二、纤维瘤

【概述】

颈部纤维瘤（cervical fibroma）是由结缔组织细胞及其纤维所构成的良性肿瘤，来源于纤维组织，是一类生长缓慢的交界性梭形细胞间叶肿瘤，圆形，有时形成大的结节。可发生于任何年龄，多发生于体表，也可发生于器官内，如上消化道、上呼吸道，发病无明显性别差异。

【临床分类】

1. 硬纤维瘤 硬纤维瘤也称韧带样瘤，是一种少见的良性肌腱膜过度增生。它发生于肌肉、腱膜和深筋膜等处，十分坚硬。本病可发生于全身各处，多见于腹壁，也可发生于腹内及骨骼肌内。硬纤维瘤多发生于30～50岁，以女性多见。也可见于青少年。硬纤维瘤瘤体生长缓慢，当肿瘤发展至一定程度后一般不再增长，属良性肿瘤，但临床复发率高，有恶变为纤维肉瘤的可能。

2. 软纤维瘤 软纤维瘤是一种表皮过度角化和真皮结缔组织增生性的疾病。临床以多发性丝状或蒂状赘生物为主要表现，故又称皮赘、软垂疣、软瘊、软痣或颈部乳头瘤。

【诊断要点】

（一）症状与体征

1. 颈部硬性纤维瘤表现为质硬的肿块，最常发生于锁骨上窝和颈部肌肉，表现为无痛性肿块，有浸润性生长趋势，可压迫周围组织器官出现相应的症状。

2. 颈部皮肤软纤维瘤，常向外突起下垂，形成带蒂的息肉样的瘤结节，没有包膜、质软，故又称皮赘，瘤结直径一般1～2cm，偶见巨大者。

（二）特殊检查

1. 影像学检查 CT平扫见硬纤维瘤肿块密度较均匀，病灶内有时可有条状低密度影，增强呈轻中度均匀或不均匀强化，边界多不清，呈浸润性生长，无明显包膜。MRI表现为T_1加权像等信号或低信号，T_2加权像高信号。CT和MRI均无囊性坏死区。

2. 病理检查

（1）镜下见硬纤维瘤组织主要由纤维母细胞、纤维细胞和胶原纤维构成，缺乏恶性的细胞学特征和有丝分裂相，其生物学特性介于良性成纤维细胞瘤与纤维肉瘤之间。

（2）镜下见软纤维瘤瘤体无包膜，由黏液样间质、疏松的纤维和脂肪组织构成，偶见炎细胞浸润。

【鉴别诊断】

1. 颈部神经鞘膜瘤　神经鞘膜瘤起源于神经鞘膜的施万细胞，可发生于迷走、舌咽、副、膈、颈交感、颈丛、臂丛等神经，较多发生于迷走、颈交感及舌咽神经。大多为圆形或椭圆形实性肿块，边界清晰，质韧，CT或MRI检查可见瘤体中央可伴有单发或多发囊性改变，增强后轻度强化，呈混杂密度改变。病理检查可最终确诊。

2. 皮肤神经纤维瘤　皮肤神经纤维瘤的基质可发生黏液变，其样极似软纤维瘤，病理学检查可最终确诊。

3. 皮肤黏液瘤　软纤维瘤与皮肤黏液瘤在组织学是非常相似的。但软纤维瘤多见女性外阴部皮肤，瘤结常向外突起下垂，形成带蒂的息肉样；瘤组织内常混杂有成熟的脂肪组织和炎症细胞。而皮肤黏液瘤多见于面部和躯干，瘤组织内局部真皮胶原纤维为黏液物质所取代，纤维母细胞呈梭形或星芒状，可有小囊腔形成，病理学检查可最终确诊。

【治疗要点】

1. 手术切除。

2. 术中据肿瘤的位置及大小，选择合适的入路，多经颈侧入路可顺利切除，若肿瘤位置高累及颅底，也可采用下颌骨裂开外旋等入路。

3. 术中注意解剖周围重要的血管、神经结构，予以保护，并完整切除肿瘤。

4. 由于该病易于复发，术中应尽量扩大根治术，尽可能达到切缘阴性。

5. 术后密切随访。

三、脂肪瘤

【概述】

脂肪瘤是一种常见的来源于间叶组织的良性肿瘤，可发生于任何年龄，由增生的成熟的脂肪细胞组成，其发病率约2.1%，发生于头颈部的脂肪瘤约占全身脂肪瘤的20%左右，大多位于颈后皮下。颈部脂肪瘤可单发性、多发性或弥漫性增长，除肌肉内脂肪瘤外，罕有恶变的可能。本病可发生于任何年龄，但多见于40～60岁的成年人，男女发病率无明显差异。

【临床分类】

根据脂肪瘤的可数目可分为有孤立性脂肪瘤及多发性脂肪瘤二类。若根据脂肪瘤所在组织或包含的组织不同，脂肪瘤包括以下4种类型：①通常最常见的脂肪瘤是普通的皮下脂肪瘤，由成熟的脂肪及少量间质组织组成，可以单发，也可以多发，表现为皮下或深部的质软肿块；②其他类型的特殊脂肪瘤，如血管脂肪瘤、肌肉脂肪瘤等，在临床或病理上与普通的皮下脂肪瘤有所不同；③异位脂肪瘤，此类可能是错构组织，在发生部位上与皮下脂肪瘤有所不同，如肌肉间脂肪瘤、血管肌肉脂肪瘤、神经纤维脂肪瘤等；④良性棕色脂肪瘤。

【诊断要点】

（一）症状与体征

1. 病程长短不一，多为单发，可多发，有时全身可达数百个，生长缓慢，多无自觉症状。

2. 发送部位　发生于浅表的脂肪瘤一般境界清楚，多为圆形或盘状，质软、无痛，触诊可有“假波动感”（图40-1-6）。位于深部组织者可沿组织间隙生长，多呈椭圆形分叶状、哑铃状等。

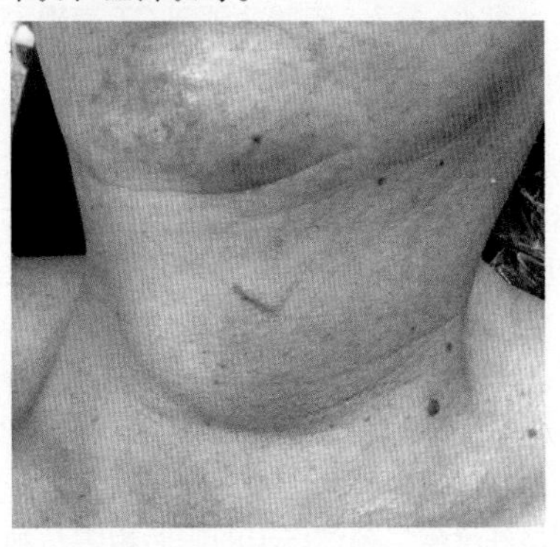

图40-1-6　颈部脂肪瘤外观

3. 肿块大小 肿块小者无不适，肿块大者可产生压迫症状，如肿瘤位于咽后、咽旁间隙，可引起吞咽、呼吸受阻症状；若累及椎管，多可表现出脊髓或脊神经根的受压症状。

（二）特殊检查

CT 或 MRI 检查可了解肿块的位置及与周围组织结构的关系，并且脂肪瘤在 CT 或 MRI 上可以呈现特殊的影像学表现，CT 平扫时脂肪瘤呈低密度肿块（图 40-1-7），CT 值 –120～40HU，强化不明显；而成像时则表现为 T_1W 加权像和 T_2 加权像均呈高信号，脂肪抑制序列上信号被抑制。

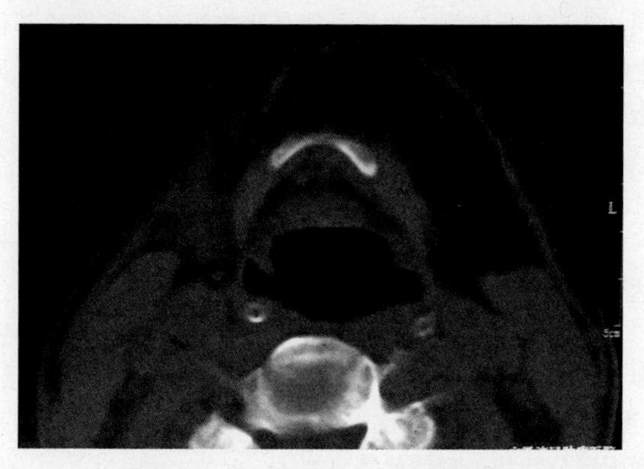

图 40-1-7 脂肪瘤颈部 CT 表现
可见肿块呈低密度，边界清晰

【鉴别诊断】

1. 脂肪瘤样病 又称良性对称性脂肪过多症，是一种涉及脂肪代谢障碍的罕见疾病，以多发性、对称性、巨大的、逐渐发展的、无包膜的脂肪堆积为特征，广泛累及颊部、颈部、上躯干和上肢带骨区，颈前及项部的累及主要表现为颈部均匀增粗，表现为“马颈”、“大力水手”、“驼峰背”等特殊外观。

2. 神经纤维瘤 颈部巨大的脂肪瘤需与神经纤维瘤鉴别，发生于头颈部的神经纤维瘤有时巨大如斗，常呈布袋下垂，表面有色素沉着，局部有压痛及感觉异常是主要特点，并常向深部组织浸润，基底固定，必要时行CT或MRI检查鉴别。

3. 纤维瘤　也为无痛性、生长缓慢的圆形肿块，触诊表面光滑，质地硬，活动度大，界清，与周围组织无粘连，必要时可行CT或MRI检查鉴别。

【治疗要点】

1. 手术切除　一般预后良好，以外科手术为主，近来也有部分地区采用抽脂治疗。

2. 如肿瘤位于体表、体积小且无症状可暂不手术。

3. 据肿瘤的部位及大小选择手术入路，如颈部皮下孤立性脂肪瘤，可于脂肪瘤中部表面沿颈部皮纹切开，暴露脂肪瘤完整切除（图40-1-8）；如咽后间隙、咽旁间隙脂肪瘤多采用颈侧入路；如突入口咽侧壁者也可采用口内入路切除；对于巨大的脂肪瘤，如高达颅底，可考虑下颌骨裂开外旋入路、腮腺部分、下颌下腺切除等，必要时可行口内外联合入路。

4. 术中注意沿肿瘤被膜分离，可结合钝性分离完整切除肿瘤，分叶状肿瘤更应注意尽量完整切除。

四、皮脂腺囊肿

【概述】

皮脂腺囊肿（sebaceous cyst）俗称“粉瘤”，多分布于头面、背、臀等部位的皮肤或皮下组织内，主要由于皮脂腺排泄管阻塞，皮脂腺囊状上皮被逐渐增多的内容物膨胀而形潴留性囊肿，囊内为白色豆渣样分泌物。皮脂腺囊肿是最多见的皮肤良性肿瘤，多发生于青年人。皮脂腺囊肿突出于皮肤表面一般无自觉症状，如继发感染时可有疼痛、也可形成脓肿。

【诊断要点】

（一）症状与体征

1. 皮脂腺囊肿好发于皮脂腺丰富的颜面部，其次是躯干部，颈部也可发生。

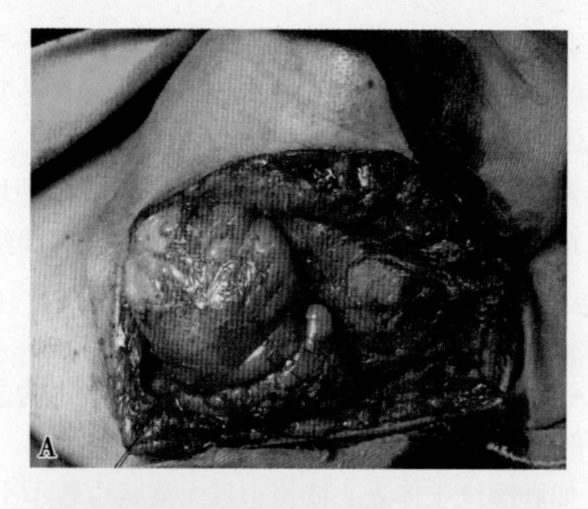

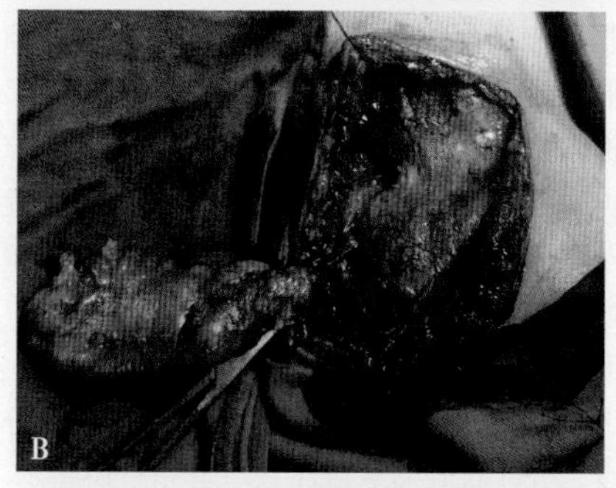

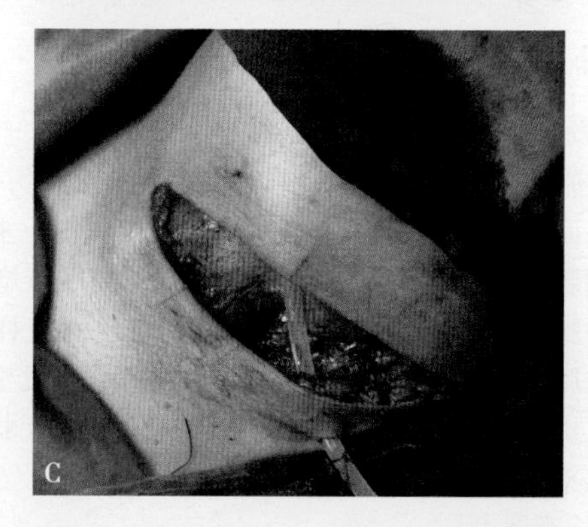

图 40-1-8 颈部脂肪瘤切除手术步骤
A. 切开皮肤、皮下组织暴露瘤体
B. 完整切除瘤体 C. 切除后术腔负压引流

2. 可单发、多发，大小不等，小的如米粒大小，大的如鸡蛋大小，形状为圆形，硬度中等或有弹性，高出皮面，直径1～3cm左右，位于皮肤或皮下组织内，与皮肤粘连，但基底可以移动，有时在囊肿表面可见皮脂腺开口受阻所致的小黑点或有开口，由此可挤出白色豆腐渣样内容物。

3. 皮脂腺囊肿生长缓慢，与周围组织界限明显，质地软，无压痛，一般无自觉症状，若继发感染，可有局部红肿、皮温升高、疼痛、化脓。皮脂腺囊肿恶变极为罕见。

（二）特殊检查

小而表浅者一般无需特殊检查即可诊断，大而深者可行颈部超声检查或CT检查。

【鉴别诊断】

1. 皮样囊肿　皮样囊肿属先天性疾患，是一种错构瘤，常位于皮下，偶见于黏膜下或体内器官。囊肿位置不同，囊肿内可包含不同的成分，如牙齿、指甲和软骨样或骨样结构。发病年龄早，多见于婴儿。皮损为直径1～4cm的皮下结节，其表面皮肤可活动，但基底常粘连固定，质较软，有波动或面团样感。一般增长缓慢。最常见部位为眼周。

2. 表皮样囊肿　表皮样囊肿部分为原发性（即病因不明），部分起源于破坏的毛囊结构或外伤植入性上皮。表皮样囊肿又名角质囊肿、漏斗部囊肿、表皮包涵囊肿，是最常见的皮肤囊肿之一，好发于青年、儿童。表皮样囊肿可发生于皮肤的任何部位，但以面部和躯干上部更为常见，通常无自觉症状，囊壁破裂或继发感染时常伴红肿、疼痛。皮损为界限清楚的结节，临床上可见一中央孔，代表了该囊肿所起源的毛囊。囊肿直径从数毫米至数厘米不等，微小表浅的表皮样囊肿称为粟丘疹。表皮样囊肿通常无症状，挤压可挤出具有难闻气味的囊内容物。

【治疗要点】

1. 手术是皮脂腺囊肿唯一的治疗方法。手术中可在与囊肿相连的皮肤，尤其是见到导管开口时，沿着皮纹方向设计梭形的皮肤切口，连同囊肿一起摘除。分离时应特别小心，囊壁很薄，应当尽量完整地摘除。如果残留囊壁，则易复发。如术前皮脂腺囊肿表面有红肿热痛等炎症表现，则应首先控制炎症，再进行手术。

2. 若皮脂腺囊肿形成脓肿，多数学者主张切开引流、抗感染后再行手术切除，但部分感染不严重的病例，切除感染的皮脂腺囊肿后，用过氧化氢、碘伏、生理盐水处理创面再缝合，大部分能达到甲级愈合，缩短了病程，减轻了患者的痛苦和经济负担。瘢痕大者可整容手术。

（刘业海）

第二节　颈部恶性肿瘤

一、恶性淋巴瘤

【概述】

恶性淋巴瘤（malignant lymphoma）是淋巴结和（或）结外部位淋巴组织的免疫细胞肿瘤，以无痛性进行性的淋巴结肿大和局部肿块为特征性临床表现，可伴有相应器官压迫症状，并可伴发热、消瘦、盗汗等全身症状。淋巴瘤可发生于身体任何部位，淋巴结、扁桃体、脾及骨髓最易受累。好发年龄为 20～40 岁，男性多于女性。

【临床分类】

恶性淋巴瘤在组织病理学上可分为两大类：霍奇金病（Hodgkin disease，HD）和非霍奇金淋巴瘤（non-Hodgkin lymphoma，NHL）。HD 以多核 Reed-Stemberg 细胞（又称 RS 细胞、里-斯细胞）为特征，NHL 来源于经抗原刺激后处于不同转化、发育阶段的 T 细胞、B 细胞或 NK 细胞，种类多，异质性强。HL 只包括 4 种组织类型，而 NHL 有 30 多种不同类型。

【诊断要点】

（一）症状与体征

1. 霍奇金病　常表现为浅表淋巴结肿大，这也是本病的首发症状和特征性表现。

（1）可发生于一组淋巴结，也可多组淋巴结同时出现。

（2）颈部是最常见的受累部分（约占 60%），还可出现在腋下、纵隔、肝和腹股沟。

（3）早期肿大淋巴结多为无痛性，表面光滑，活动，富有弹性或硬橡皮样感觉，孤立或散在于颈部、腋下、腹股沟等处。体积大小不一，小者绿豆大小，大者直径可达 10cm 以上。

（4）淋巴结的增大多为渐进性，可随发热增大或缩小，晚期则相互融合，形成较大肿块。

（5）随着肿块的增大，后期可压迫或浸润神经出现疼痛、霍纳综合征、声音嘶哑等。还可出现全身瘙痒和饮酒后局部疼痛，后者发生在咽喉上部、中上腹或淋巴结病变区域。

2. 非霍奇金淋巴瘤

（1）除淋巴结外，非霍奇金淋巴瘤最常见的部位是咽淋巴环，以腭扁桃体最为常见，其次是鼻咽、舌根、软腭及咽后壁。

1）发生于腭扁桃体：表现为腭扁桃体肿大或咽部肿块，病变常呈结节性增殖，质地坚韧，不易出血，很少破溃。可出现咽痛、吞咽困难、咽异物感等症状。

2）发生于鼻咽：出现鼻塞、头痛、鼻出血、耳堵塞感等。

（2）还可侵犯唾液腺、鼻窦、眼眶、甲状腺等。有 40% 的病例同时伴有颈部淋巴结肿大。

（3）头颈以外可侵犯纵隔、肺、肝、脾、胃肠道、泌尿系统、骨骼、皮肤及神经系统等，引起多系统、多器官损害，出现相应症状和体征。

（二）特殊检查

1. 血液和骨髓检查　HD 常伴有轻或中等贫血，骨髓涂片查见 RS 细胞是 HD 骨髓浸润依据。骨髓涂片查到 Reeds-Sternbergs 细胞对诊断有重要价值。

2. 影像学检查

（1）超声检查和淋巴结核素显像可以发现体检时触诊的遗漏。

（2）CT 扫描可以确定纵隔、肺门淋巴结，以及腹、盆淋巴结的肿大，同时还可显示肺、肝、脾、肾等器官受累的情况。

（3）正电子发射计算机断层显像（PET）可以显示淋巴瘤或淋巴瘤残留病灶，可作为淋巴瘤诊断、疗效评估和随访的重要手段。

3. 病理学检查　病理诊断是确诊淋巴瘤以及确定其病理类型的主要依据。表浅淋巴结可行淋巴结活检术，选取较大的淋巴结，完整取出，并避免挤压。对于深部淋巴结，可在 B 超或 CT 引导下行细针穿刺细胞学检查。

【鉴别诊断】

以淋巴结肿大为主要表现者应与感染、免疫、肿瘤性疾病继发的淋巴结病变相鉴别。以发热为主要表现者需与结核病、败血症、结缔组织病、恶性组织细胞病等鉴别。根据病史、临床表现、体征、影像学检查、病原学检查、病理检查可鉴别。

【治疗要点】

1. 霍奇金病　目前治疗 HD 的策略是化学治疗为主的放射治疗化学治疗综合治疗。

（1）早期病例（Ⅰ、Ⅱ期）可采用 4～6 周期 ABVD 方案（多柔比星、博来霉素、长春新碱、达卡巴嗪）联合 20～30Gy 的受累野照射治疗。

（2）进展期（Ⅲ、Ⅳ期）病例，主张以 ABVD 方案为金标准治疗。

2. 非霍奇金淋巴瘤　NHL不是沿淋巴结区依次转移，而是跳跃性播散且有较多结外侵犯，这种多中心发生的倾向使NHL的临床分期的价值和扩野照射的治疗作用不如HD，决定其治疗策略应以联合化学治疗为主，化学治疗的疗效取决于NHL病理组织类型。可选用COP（环磷酰胺、长春新碱、泼尼松）、CHOP（环磷酰胺、多柔比星、长春新碱、泼尼松）方案等。另外，还可选择生物治疗、造血干细胞移植等。

【预后】

HD是化学治疗可治愈的肿瘤之一，其预后与组织类型和临床分期密切相关，Ⅰ期与Ⅱ期5年生存率在90%以上，Ⅳ期在30%以上。NHL预后较差，其预后与组织类型和临床分期也密切相关，总体5年生存率在70%左右。

二、神经源性恶性肿瘤

【概述】

颈部神经源性恶性肿瘤（malignant neurogenic tumor of neck）发生率甚低，仅占神经源性肿瘤的3%～6%，在病理上以恶性神经鞘膜瘤多见，其次为神经纤维肉瘤及神经母细胞瘤。前者多在神经纤维瘤病的基础上恶变而来，后者好发于儿童，属胚胎源性肿瘤，具有转移早、预后差的特点。

【诊断要点】

（一）症状体征

1. 恶性神经鞘膜瘤

（1）早期恶性神经鞘膜瘤呈孤立性生长，对神经产生压迫时可出现功能障碍，此点与良性神经鞘膜瘤症状相似，往往因肿瘤生长迅速侵及周围组织，呈现固定性基底肿块，出现疼痛时才考虑到可能为恶性病灶。

（2）由神经纤维瘤恶变而来的肿瘤，可根据其突然增大、疼痛、溃烂、出血等症状做出诊断。

（3）穿刺细胞学检查正确率低。

2. 神经纤维肉瘤　发生于颈部者少。肿瘤生长快，质硬，活动差，可向外穿破皮肤形成溃疡，常与神经纤维瘤、丛状神经纤维瘤或神经纤维瘤病同时发生。

3. 神经母细胞瘤

（1）来源于原始神经嵴的成交感神经细胞，为儿童时期肿瘤。

（2）发生于颈部者可继发于腹部肿瘤或原发于颈交感链。

（3）肿瘤可见于从下颌下三角至锁骨上的任何平面，质地硬，压迫神经根可引起疼痛。

（4）早期出现霍纳综合征及后组脑神经受累症状，而转移癌则晚期出现上述症状。

（二）特殊检查

颈部增强 CT 及 MRI 检查，可明确肿瘤与周围血管神经及椎体的关系，指导切除范围，并明确颈部淋巴结的转移情况。

【治疗要点】

首选治疗方法为手术切除 + 颈部淋巴结清扫。放射治疗、化学治疗对此类肿瘤效果不佳，对于没有手术适应证的患者，仍为首选。

三、颈部淋巴结转移癌

【概述】

颈淋巴结转移是恶性肿瘤最重要的转移途径之一。正确、及时的诊断和处理恶性肿瘤的淋巴结转移对提高患者生存率及生命质量有重要意义。颈部淋巴结转移癌中，大多数源于头颈部癌，少数来自锁骨下器官的癌。颈部包块主要分为三类：①炎性包块；②良性包块；③恶性包块。据统计，成年人的颈部包块（甲状腺肿瘤除外）中 70% ~85% 为肿瘤，炎性病变约 3% ~6%，先天性病变约占 12% ~24%。颈部淋巴结转移癌大多发生于中年以上。

【诊断要点】

因以下原因可导致颈部包块的误诊、误治：①部分头颈部癌的原发灶较为隐蔽及缺乏特征性的表现；②非头颈外科医师及非肿瘤专业医师对颈部转移癌缺乏警惕性；③患者对医院和疾病有恐惧心理，以及经济等原因，未能及时到医院就诊。对于颈部包块的诊治，应从以下几方面进行分析研究。

（一）症状与体征

1. 发病年龄和性别　男性发病率较女性高，且40岁以上患者颈部恶性肿瘤的比例占70%以上。

2. 病程长短　病史较短，病情发展快。

3. 肿块短期内进行性增大，无明显疼痛症状。发病初期多为单发，肿块较小，质较硬，活动度较差，随着病情的发展，肿块压迫气管、食管、神经时可伴发声音嘶哑、咽痛、吞咽阻挡感等不适。

4. 部分鳞状细胞癌、甲状腺癌可因转移肿块中组织坏死、液化而成囊性变。部分病例可因肿块侵犯皮肤而出现皮肤破溃、出血、继发感染等表现。

5. 触诊：质地较硬，活动度差，无压痛，可触及多个肿块。

（二）特殊检查

1. 影像学检查

（1）增强CT检查是目前最常用的检查方法，不仅能显示淋巴结的位置、大小、形态和血流状况，还有助于观察咽喉部位的原发肿瘤。CT检查中颈部直径超过1cm的淋巴结都应仔细鉴别。

（2）颈部彩超能发现早期较小的甲状腺淋巴结转移癌。

（3）PET-CT对于发现恶性肿瘤转移的诊断价值更高，但是价格相对昂贵。但对于增强CT怀疑颈部转移癌的患者，如原发灶不能发现，建议行PET-CT检查。

2. 细针穿刺细胞学检查　细针穿刺抽吸肿块做细胞

学检查具有操作简单安全，对患者创伤小、确诊率高的优点。但是如为淋巴结转移癌，穿刺之后对肿瘤刺激会加速肿瘤生长，周围组织炎症增生也会影响手术切除，因此，只有在认真做完电子鼻咽喉镜、CT、PET-CT等无创检查仍无法确认的情况下才建议行细针穿刺活检。病理诊断为确诊淋巴结转移癌的金标准。

【治疗要点】

颈部淋巴结转移癌的治疗与颈部恶性肿瘤的治疗原则相同，采取手术切除+放射治疗的综合治疗办法。

1. 原发灶明确的颈部转移癌　根据原发灶部位的不同，应采取不同的治疗方法。

（1）如果原发灶位于鼻咽部，应采取单纯放射治疗的方法，如鼻咽部原发灶放射治疗后控制，复查无肿瘤，但出现颈部淋巴结转移，可以行颈部淋巴结清扫术。

（2）如果原发灶位于喉部、下咽部及甲状腺，充分评估原发肿瘤范围，如有机会手术切除，应采取原发肿瘤切除+颈部淋巴结清扫的治疗办法，术后行放射治疗。如果肿瘤范围较大难以切除或患者存在手术禁忌证，则建议行放射治疗。

2. 颈部复发转移癌　原发肿瘤切除术后，再次出现颈部淋巴结转移，术前完善强化CT、MRI、血管造影等检查，明确淋巴结与颈部血管的关系，充分术前评估后如能手术切除，行根治性颈淋巴结清扫，如果严重侵犯血管，则行放射治疗。

3. 原发灶不明的颈部转移癌　发现颈部淋巴结转移癌，在积极查找后仍无法确定原发灶的病例，可行颈部淋巴结清扫术，术后密切随访，积极查找原发灶。

（雷大鹏）

第七篇

耳鼻咽喉头颈部急症及处理

第四十一章 耳鼻咽喉头颈部异物及处理

第一节 外耳道异物

【概述】

外来异物进入并滞留外耳道，成为外耳道异物（foreign bodies in external acoustic meatus）。儿童病例多见。异物种类繁多，可为动物性（如飞蛾、蚊虫等）、植物性（如豆类、谷物等）、非生物性（如塑料球、小玻璃球、钢珠、纸团、纽扣、微型耳机等）。因异物的种类、大小、性质、滞留时间和部位以及有无继发感染等因素的不同，引起的症状差异较大。

【诊断要点】

1. 较小且无局部刺激的异物可长期无症状；较大的异物可引起耳痛、耳鸣、听力下降、反射性咳嗽等。

2. 植物性异物遇水膨胀，引起耳痛或感染。而活的昆虫等动物性异物可引起剧烈耳痛和耳鸣，在儿童患者多表现为哭闹不止，用手抓挠患耳。少数情况下，因外耳道流脓就诊而发现外耳道有异物滞留。

3. 专科检查见外耳道内有异物存留，可伴有外耳道红肿或有渗出等感染征象。

【治疗要点】

应尽早取出异物。但必须依据异物大小、形状、性质、位置、是否并发感染以及患者年龄、程度，选择合适的探取方法。

1. 类圆形较光滑的异物　可用耵聍钩或小刮匙钩取，切忌夹取。如异物较软，可将耵聍钩刺入异物中将其拉出。

2. 有尖锐棱角的异物　应避免异物的棱角刺入嵌顿在外耳道皮肤中，可用耵聍钩轻轻移动异物，使其尖部离开外耳道皮肤，然后用中耳钳夹持尖锐部分取出。

3. 被水泡胀的豆类异物　可先用95%乙醇滴入外耳道，使其脱水缩小后再取出。

4. 活的生物性异物　可先向外耳道滴入2%丁卡因、70%乙醇、油剂等将昆虫等麻醉或杀死后，再用中耳钳夹取，或行外耳道冲洗。

5. 异物过大或嵌入较深，需在局部麻醉或全身麻醉下取出异物，必要时加行耳内或耳后切口。

6. 外耳道异物伴有急性炎症，可根据异物的种类确定取出异物的时机。如果异物的刺激性小，可先抗炎消肿后再取出。有些异物直接刺激外耳道引起炎症，应尽早取出。

7. 不合作的儿童或精神失常者，可在短暂全身麻醉下取出异物。

（肖红俊）

第二节　鼻腔及鼻窦异物

【概述】

鼻腔及鼻窦异物指各种原因致外生物质进入鼻腔、鼻窦，或内生物质滞留于鼻腔、鼻窦。外生物质包括非生物类、动物类及植物类；内生物质包括死骨、血凝块、痂皮、鼻石等。鼻腔异物以儿童多见，鼻窦异物外伤者多见。医源性鼻腔鼻窦异物也不少见，如填塞的纱条、棉片或器械断端。此外，呕吐或呛咳可使消化道蠕虫或食物逆行入鼻；热带地区昆虫和水蛭较多，可爬入露宿者鼻内。

【诊断要点】

（一）症状与体征

根据异物性质、大小、形状、滞留部位及病程等不同而异。若异物光滑，刺激性小，早期可无症状。儿童鼻腔异物表现为单侧鼻塞、流涕，可伴有涕中带血或伴前鼻孔下方潮红，呼气臭等。鼻内水蛭、昆虫或蠕虫者有鼻内虫爬感。并发感染者可有流脓涕、头昏、头痛等。纽扣电池等具腐蚀性的异物易致鼻中隔穿孔。外伤引起者可见外伤表现。异物病程长者，长期鼻出血可致贫血。

（二）特殊检查

鼻腔前段异物前鼻镜检查可发现，鼻腔深部异物可进行鼻内镜检查（图 41-2-1）。异物存留久、感染重、肉芽形成，需吸除分泌物后，以探针探查方可发现异物。金属或矿物等透光性差的异物可行 X 线片检查。鼻窦异物可予 CT 检查（图 41-2-2）。

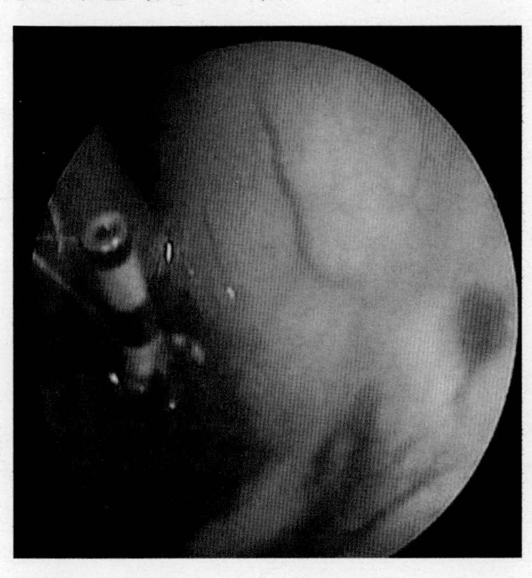

图 41-2-1　鼻内镜检查示右侧鼻腔异物（管状异物）

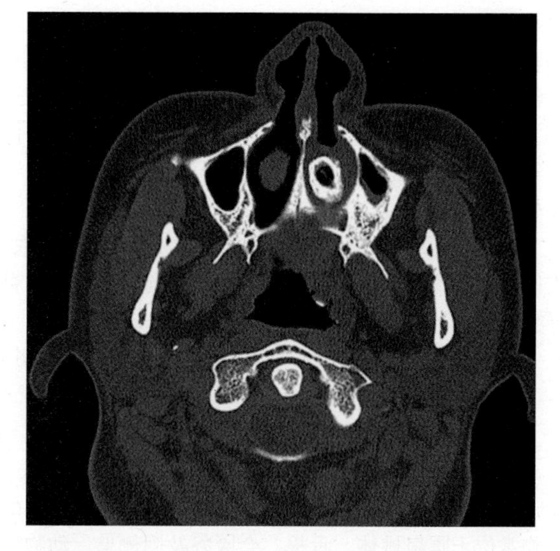

图 41-2-2　鼻部 CT 示左侧鼻腔金属环状异物

【鉴别诊断】

真菌球：真菌球为真菌性鼻-鼻窦炎中的一种，多见于老年人单个鼻窦，上颌窦最常见，次为蝶窦、筛窦，而额窦罕见。鼻窦 CT 示窦内密度不均匀增高，70% 可见高密度钙化斑或点，可有窦壁膨隆或吸收、骨质破坏。鼻内镜手术可发现窦内暗褐或灰黑色泥沙样团块，病理检查见大量真菌菌丝、孢子。

【治疗要点】

治疗原则：鼻腔异物有下坠误吸的危险，应尽早取出。对于鼻窦异物，则视具体情况而定。对纽扣电池等腐蚀性异物，应尽早取出。对外伤者，先评估有无危及生命的病情，再评估是否取异物。

根据异物性质、大小、形状、滞留部位及病程等判断取出的难易。通常在无麻醉或表面麻醉后直视下或鼻内镜下取异物，若取出困难，可全身麻醉下取出。为防异物误吸，可全身麻醉气管插管后再取。鼻腔异物较大或部位靠后，经前鼻孔取出困难，可取仰卧头低位，将异物推至咽部再经口取出，此法需防异物误吸。对活动的动物类异物，可滴少量1%丁卡因麻醉后再行取出。对年龄较小的儿童鼻腔异物，可用"父母之吻法"（a parent's kiss），即患儿父亲或母亲口对口向患儿口内吹气，将异物吹出。也可将急救用的气囊用于对口吹气取鼻腔异物。

须强调，对坚硬光滑的鼻腔异物，切勿以镊子夹取，应以钝头异物钩或前端为环状的器械经前鼻孔进入，自异物上方轻巧越过异物后，再向前钩出。

（何　刚）

第三节　咽异物

【概述】咽异物多见于口咽及喉咽部。小而尖锐的异物常位于腭扁桃体、舌根、会厌谷及咽侧壁。动物骨头、小钢丝、竹签等异物混于食物中，易卡于喉咽部；睡眠、昏迷、醉酒、癫痫发作或麻醉状态下义齿、牙托等易掉入喉咽部；儿童将玩具、小零件等衔于口中，在哭闹、嬉笑、摔倒、受惊等情况下异物易坠入喉咽部。鼻咽部异物少见，多发生于鼻异物后坠时或呕吐时食物或蛔虫进入鼻咽部。

【诊断要点】

（一）症状与体征

1. 咽痛及咽异物感为主要症状，吞咽时明显，部位多固定。

2. 较大异物可有吞咽梗阻。

3. 较大异物存留于下咽或刺破咽壁可引起咽旁间隙、咽后间隙及纵隔发生气肿和感染，可致吞咽和呼吸困难。

4. 鼻咽部异物可致鼻塞，存留过久常有臭味。

（二）特殊检查

1. 口咽部异物可在压舌板辅助下行口咽视诊。

2. 喉咽部异物可在间接喉镜或纤维喉镜（图41-3-1）

或直达喉镜下发现。

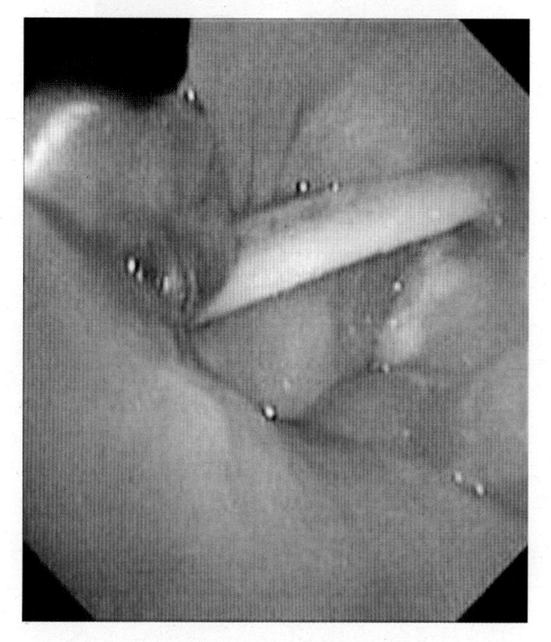

图 41-3-1　纤维喉镜示左侧梨状窝异物（鱼刺）

3. 部分细小异物直视未能发现者，可戴手套触诊有助发现。

4. 鼻咽部异物予间接鼻咽镜或鼻内镜检查可发现。

5. 进入咽后间隙、咽旁间隙、纵隔的异物予 CT 检查（图 41-3-2）。

【鉴别诊断】

（一）食管异物

1. 主要症状为吞咽疼痛及梗阻。吞咽梗阻者可见梨状窝积液。

2. 食管入口异物最常见，轻压迫环状软骨、胸骨上窝上部可有明显压痛或不适感。若异物较大压迫气管后壁可有呼吸困难。

3. 对透光性差的异物可拍颈胸部正侧位片；在不怀

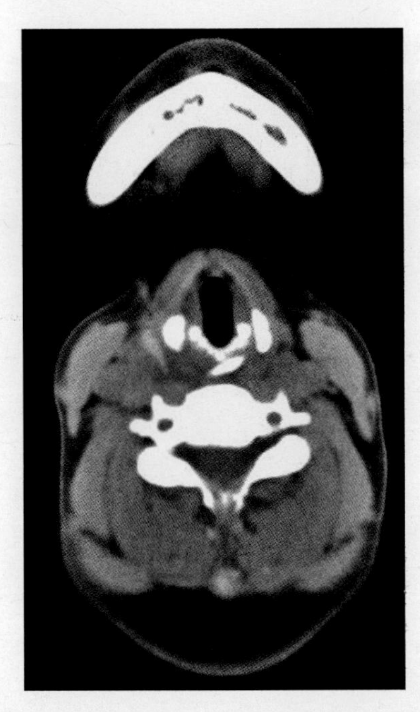

图 41-3-2　颈部 CT 示喉咽部异物（鸡骨）

疑食管穿孔时，对不显影异物可查食管钡餐 X 线片；对小骨刺类异物可吞少许钡棉，若钡棉钩挂于异物发生停滞则有助诊断。

4. 影像学检查未提示异物但临床可疑的患者可行食管镜或胃镜检查。

（二）气管、支气管异物

1. 常见于儿童及老人。

2. 异物进入气管、支气管会突发剧烈呛咳、憋气、呼吸困难、喘息等症状，较大异物可堵塞声门或气管而窒息。

3. 异物进入一侧支气管可引起阻塞性肺气肿或肺不张。听诊一侧呼吸音降低。胸片或 CT 可见一侧肺气肿或肺不张。

【治疗要点】

治疗原则为凡确诊咽异物均需尽早取出。

口咽部异物常以枪状镊取出。喉咽部异物可在间接喉镜下用异物钳取出。咽反射明显者，予1%丁卡因表面麻醉后再取，若仍有困难可在纤维喉镜下取异物。不配合的儿童可在基础麻醉或全身麻醉下取异物。对已并发感染者，予抗菌药治疗的同时，尽早取出异物。异物致咽部穿孔者需安置鼻饲管。已有脓肿形成者，酌情从咽内或颈部径路行切开引流并取出异物。

若鱼刺、竹签等细小异物刺入黏膜，表面无法看见异物，但患者有确切咽部刺痛，或触诊有尖锐异物感但不能确定刺入点而无法取出者，予观察1~2天，异物刺入处黏膜多会形成小溃疡或局部红肿而易识别，再设法取异物。

（何　刚）

第四节　气管及支气管异物

【概述】

气管、支气管异物可引起窒息危及生命，是临床最急的急症之一，有较高的发病率，常发生于5岁以下儿童，亦可见于成人。常见病因：①小儿牙齿发育与咀嚼功能不完善咽反射功能不健全，喜口内含物，期间跑跳、跌倒、哭闹、嬉笑，易将异物吸入呼吸道；②成人口内含物或进食期间注意力不集中，容易形成呼吸道异物；③多种原因如全身麻醉术后恢复期，昏迷状态，包括酒精中毒，脑梗死患者咽反射及吞咽功能障碍等，患者易将呕吐物、食物等异物误吸形成呼吸道异物。常见异物分外源性、内源性异物两大类，前者中植物类（如豆子、花生、瓜子）最常见，其次笔帽、铁钉、石子、橡皮等，后者多为呼吸道痂皮、伪膜、结石等。其中以外源性异物最为多见。

异物对机体的影响：大的异物可影响总气道，短时间内出现窒息危及生命，如大的豆类、花生、笔帽等；植物类异物对呼吸道黏膜刺激性大，可在短时间形成肺部炎症改变；不同种类、形状的异物进入相应支气管会形成肺不张、肺气肿，进而形成肺炎、心力衰竭、呼吸衰竭等多种病理改变。

【诊断要点】

（一）症状与体征

1. 根据病情的严重程度，有效询问病史，典型异物史应高度怀疑呼吸道异物，但无异物史不能做为排除异物的依据。

2. 查体　患儿的生命体征是否平稳，有无吸气性呼吸困难，呼吸困难的程度，气管异物多可在颈部闻及“拍击音”；而支气管异物可出现双肺呼吸音不对称，一侧肺呼吸音的减弱或消失，严重病例可出现肺炎、心力衰竭等体征。

（二）特殊检查

1. X线检查：①纵隔摆动，肺气肿和（或）肺不张，为支气管异物典型的征象（图41-4-1、图41-4-2）；②可合并有肺部感染的征象。

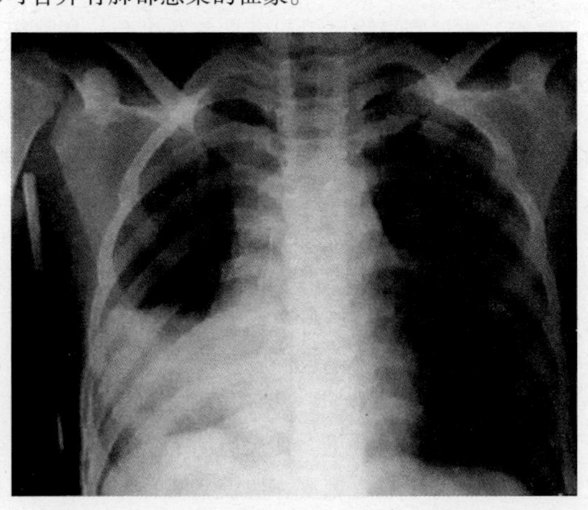

图41-4-1　支气管异物肺不张，纵隔右移

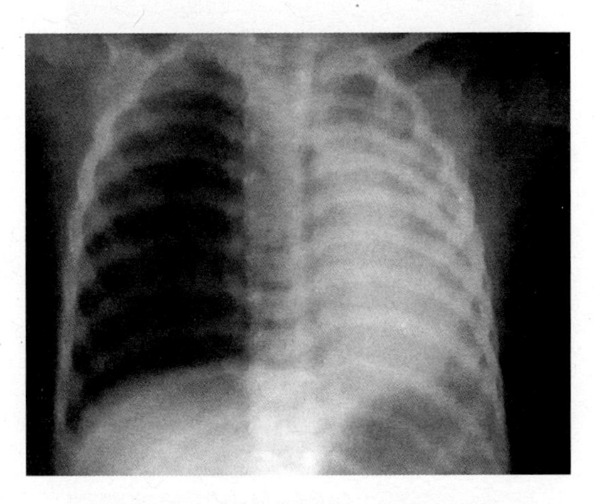

图 41-4-2 支气管异物，左肺肺不张，
右肺代偿性肺气肿

2. 胸部 CT 尤其多排 CT 经后处理后完成气道重建，对诊断呼吸道异物有重要的指导意义，可明确有无明显的异物及异物停留的部位及肺部本身的状况（图 41-4-3、图 41-4-4）。

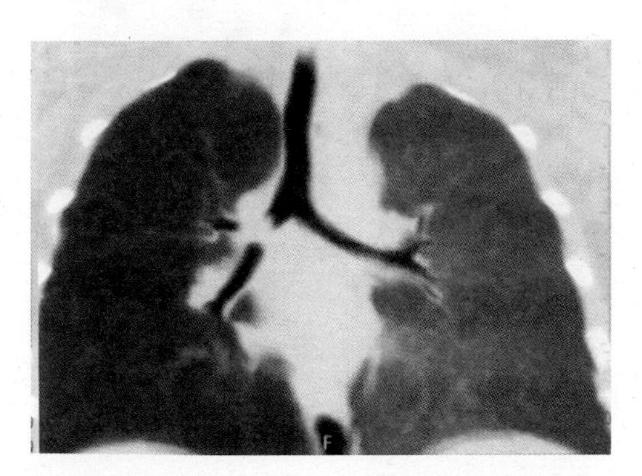

图 41-4-3 右主支气管异物（花生米）

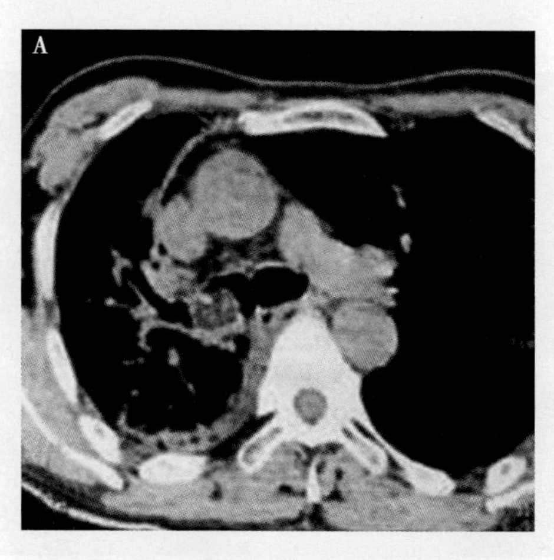

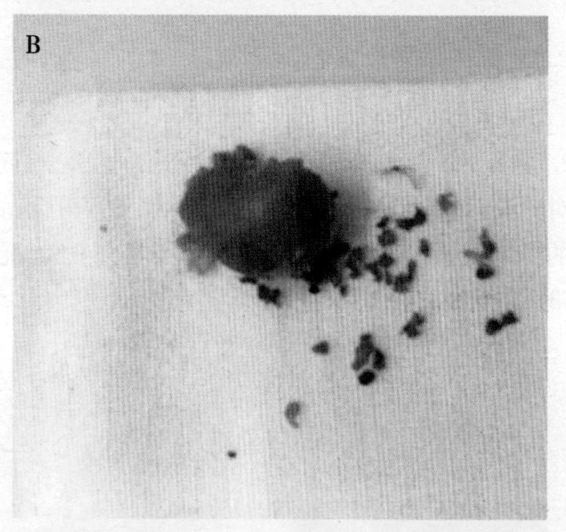

图 41-4-4　成人右主支气管异物（香肠）
A. 肺部 CT　B. 右主支气管取出异物为香肠

3. 支气管镜检查　是呼吸道异物的金标准，也是抢救异物患者最有效的方法。

【治疗要点】

手术是最有效的治疗方法，需根据患儿呼吸困难的程度、异物的种类、嵌顿的部位、患儿的全身状况来决定手术的术式。

1. 总气道异物突发窒息需紧急救治：直达喉镜下即刻取出异物，如无手术器械可采用多种手段，如海姆利克急救法、紧急气管切开术等。

2. 支气管异物可在支气管镜下取出异物，成人可行软、硬支气管镜下完成手术，儿童需在硬性支气管镜下完成手术，手术风险大，需麻醉科、手术室相关人员密切完成。

【预防及预后】

1. 尽量避免给3岁以下婴幼儿喂食花生、瓜子、豆类食物。

2. 改变口内含物的习惯。

3. 避免吃东西时嬉笑、玩耍、打骂等。

4. 加强意识障碍、昏迷及全身麻醉病人的管理，防止误吸，包括酒精中毒、脑梗死、咽反射障碍患者的护理。

（皇甫辉）

第五节　食管异物

【概述】

食管异物是耳鼻咽喉头颈外科最常见的急症之一，经正确的救治，大多数病例均可痊愈，个别情况会出现食管的穿孔、纵隔的感染、肺部感染等严重的并发症。常见病因为：匆忙进食和（或）注意力不集中；咀嚼功能不健全，多见于老人及婴幼儿；口内含物的不良习惯；食管本身有狭窄、占位等病变；自主的行为，如自杀或其他目的自行吞咽异物等。

【诊断要点】

（一）症状与体征

大多数情况均可有明确的异物史，症状与异物的种类、大小、形状、停留的部位、就诊的时间、异物嵌顿后有无禁食均有密切的关联，尖锐异物、异物停留的时间越久，未禁饮食均易形成食管的严重损伤，出现严重的并发症。

1. 吞咽困难　较大异物、尖锐异物症状重。

2. 吞咽疼痛　较大异物、尖锐异物、合并食管损伤者严重。

3. 强迫体征　与异物的大小及食管及食管周围的炎症有关。

4. 呼吸道症状　较大的异物影响呼吸道可出现呼吸困难及呼吸道的刺激症状，如出现纵隔及胸腔感染也可出现呼吸困难的症状。

5. 中毒症状　严重的感染可出现全身的中毒症状。

（二）特殊检查

1. 喉镜检查　如患者可配合检查，可行间接喉镜或纤维、电子鼻咽镜检查，排除下咽部异物。

2. X线检查　对于不显影的异物需行食管钡餐造影检查（图41-5-1），但如考虑有食管穿孔可能，禁忌使用钡餐做造影剂。X线检查可提示有无异物及异物停留的部位、有无穿孔、有无纵隔增宽、有无胸腔积液等（图41-5-2）。

3. CT检查　对于X线不能明确诊断或复杂异物可行颈、胸部CT检查以明确诊断。

4. 食管镜或胃镜检查　既是诊断也是治疗的方法，目前大多数异物可在胃镜下明确诊断并取出，同时对于有低位食管穿孔的情况可在胃镜下留置空肠管术后肠内营养。对于个别特殊难取异物仍需行硬管食管镜检查，尤其考虑已有食管穿孔的情况，最好行硬管食管镜检查。

（三）并发症

1. 食管穿孔、食管周围炎、食管周围脓肿、脓胸、脓气胸等。

2. 气管食管瘘。

3. 大血管破溃、出血、失血性休克。

4. 感染中毒性休克。

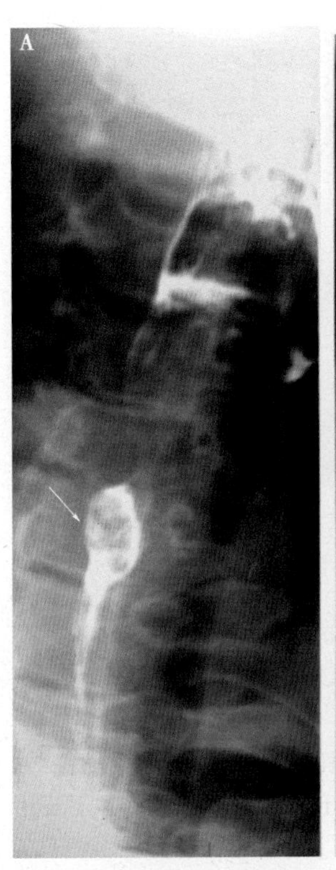

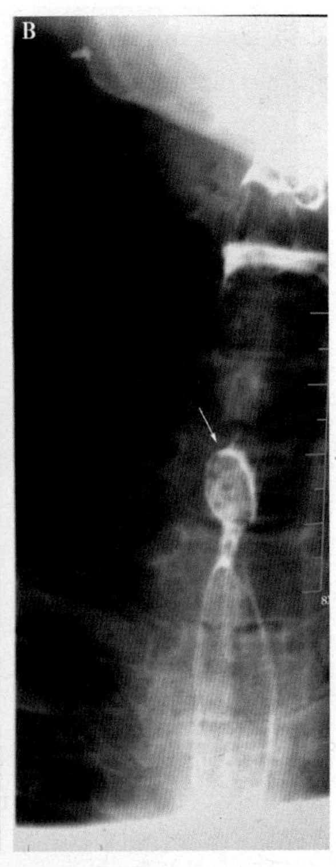

图 41-5-1 食管异物者食管钡餐造影显示
可见食管异物（枣核）如箭头所示

【治疗要点】

异物发生后，切忌试图用食物团强行将异物推入食管下段，只能是增加食管损伤的机会，加重食管损伤的程度。

1. 异物发生后需禁饮食，静脉补液及抗炎治疗。

2. 应尽早在胃镜或食管镜下取出异物。

3. 合并食管周围脓肿、脓胸、脓气胸等并发症需及时请胸外科共同诊治。

4. 术后留置胃管或空肠管，行肠内营养，7～10 天

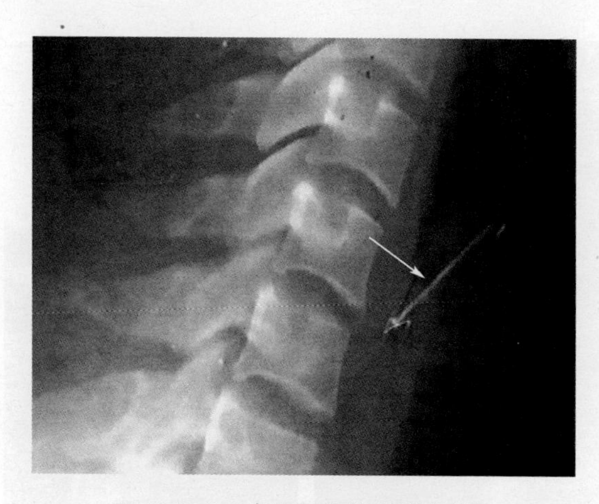

图 41-5-2　食管异物 X 线检查结果
可见食管异物（金属针）如箭头所示

后复查食管造影，决定是否可经口进食。

5. 术后需使用抗生素。

【预后及预防】

1. 改变不良的进食习惯，改进一些食物的加工方法，如不要将带核红枣直接包在年糕、粽子内，不要用含碎骨片肉类食物来熬粥等。

2. 调整松动的义齿。

3. 改变口内含物的不良习惯，尤其儿童。

（皇甫辉）

第四十二章 耳鼻咽喉头颈部外伤及处理

第一节 耳廓外伤

【概述】

耳廓外伤（auricle trauma）可单独发生，亦可伴发于头面部外伤。耳廓借韧带、肌肉、软骨和皮肤附着在头颅两侧，暴露在外，易遭受各种机械性损伤、冻伤及烧伤，其中以挫伤及撕裂伤多见。处理不当可发生软骨膜炎、软骨坏死，遗留耳廓畸形。

【诊断要点】

（一）挫伤

1. 轻者仅局部红肿。

2. 重者挫伤可使血管破裂，血液淤积于软骨与软骨膜之间，形成血肿。血肿多发生于耳廓上部，前外侧面，呈半圆形紫红色肿块，质软，血肿可波及外耳道，除感觉局部胀痛外，无其他症状。因耳廓皮下组织少，血液循环差，血肿不易自行吸收，如不处理发生机化，可致耳廓增厚变形；如发生感染可发生化脓性软骨膜炎，导致耳廓畸形。

（二）耳廓切伤及撕裂伤

轻者为一裂口，重者有组织缺损，或耳廓撕裂或全部撕脱断离。

【治疗要点】

（一）挫伤

1. 挫伤较轻者多可自愈。

2. 血肿小者，可在无菌操作下用粗针头抽出积血后进行加压包扎 48 小时。

3. 反复抽血无效或血肿较大者，应于血肿上做一与耳轮平行的切口，排出积血或清除凝血块，彻底止血，再做加压包扎，处理中加用抗生素预防感染。

（二）耳廓切伤及撕裂伤

1. 伤口未感染者应在无菌操作下及时进行清创缝合，修整伤缘，尽量保留软组织，缝合时不可穿透软骨。

2. 如皮肤大块缺损，软骨尚完整，可自耳后取带蒂皮瓣或游离皮瓣移植，如部分软骨及皮肤完全破碎，可做边缘楔形切除，用细针细线对位缝合；局部已感染者，伤口处可用生理盐水稀释后的青霉素液或庆大霉素液、1% 过氧化氢等清洗后再做对位缝合。

3. 耳廓离断裂者，应及时尽早吻合血管对位缝合。

（1）术中将断耳用过氧化氢及生理盐水清洗，于抗生素溶液中浸泡 15 分钟，可用肝素冲洗断耳动脉，供区动脉多选用颞浅动脉耳前支或耳后动脉。

（2）术后局部禁止包压，禁用止血药，并可静脉滴注右旋糖酐-40 液以防吻合血管栓塞，术后注意应用抗生素，若发现血疱或水疱，应在无菌条件下切开。如离断时间过久，或伤口已感染者不宜缝合，将外耳道口周围皮肤与乳突皮肤对位缝合，以免外耳道口狭窄。

（王宝山）

第二节　颞骨骨折

【概述】

颞骨骨折（fracture of temporal bone）是颅底骨折的一部分，大部分由于外伤因素引起，例如车祸、撞击颞枕部、坠落等，常有昏迷、头痛等重度颅脑损伤的表现，而中耳和内耳的损伤症状往往被掩盖。颞骨的岩部、鳞部和乳突部中以岩部骨折最常见，其原因是岩部含有各种孔隙、管道与气房，较为脆弱，故颅底骨折有1/3发生于此。

【临床分类】

1. 纵行骨折　最多见，占70%～80%，多由于颞部或顶部受到撞击所致。多损伤中耳，出现外耳道出血、鼓室积血、鼓膜撕裂、常合并听小骨脱位或骨折，多为传导性聋，需注意伤后3～6周内传导性聋多继发于血鼓室，故应待3～6周血鼓室消失后再行判断，对于持续2个月以上的传导性聋患者应该高度怀疑听骨链损伤的可能。少数累及内耳及面神经。

2. 横行骨折　较少见，约占20%，多由枕部受到暴力所致。多损伤内耳，表现为剧烈的眩晕、眼震、恶心呕吐，重度感音神经性听力损失，面瘫的发生率约占50%，且不易恢复。

3. 混合型骨折　更少见，常由于颅骨多发性骨折，以致颞骨同时发生纵行与横行骨折线，即造成鼓室、迷路骨折，出现中耳与内耳症状。

4. 岩尖骨折　很少见，可损伤及第Ⅱ～Ⅵ对脑神经，发生弱视，上睑下垂，睑裂变小，瞳孔扩大、复视、斜视，眼球运动受限等眼部症状，或有三叉神经痛症状，如损伤颈内动脉可发生大出血，危及生命。岩尖骨折应与脑干损伤及脑疝鉴别。

上述各型颞骨骨折可同时伴有脑膜损伤，发生脑脊液耳漏，从外耳道流出含糖的清水样液（可用尿糖试纸检测），初期或可混有血液，骨折后第1～2日内危险性较大，持续昏迷危险性更大。

【诊断要点】

（一）症状与体征

凡头部外伤后有耳后区瘀斑（Battle征）、外耳道流血、听力损失、鼓膜破裂或鼓室积血，或有眩晕、面瘫者皆为中耳及内耳受损所致，都应该考虑有颞骨骨折的可能。

（二）特殊检查

1. X线可显示骨折线。横行骨折较易显示，X线未发现骨折时，不能排除颞骨骨折。

2. 头部CT检查（应特别注意颞骨）对诊断帮助最大，可直接显示颞骨骨折线（图42-2-1、图42-2-2）。

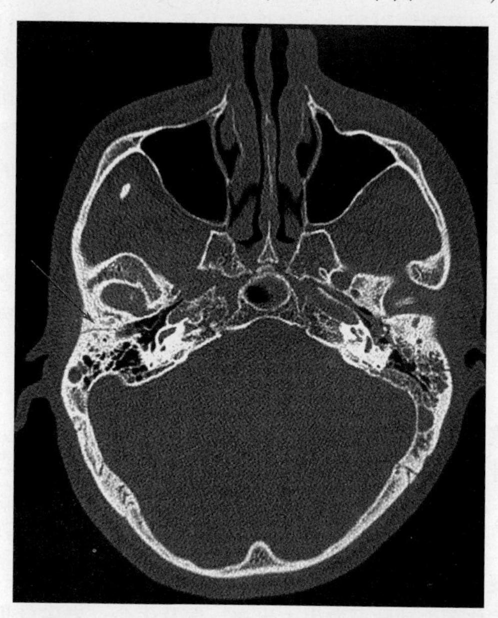

图42-2-1　颞骨骨折CT示右侧颞骨纵行骨折
可见右侧颞骨连续性中断（→）

3. 对听力的评估最初可用音叉行韦伯试验和林纳试验测定，后续用听力计测定。

【治疗要点】

1. 颞骨骨折常发生于颅脑外伤，故常以神经外科、ICU医师紧急处理颅脑损伤为主，全身情况稳定后，再处理本专科并发症。

2. 耳、鼻出血时，禁用滴药和填塞法止血，如有脑脊液漏，采取头高位或半卧位，经3～6个月保守治疗无效时，可行脑脊液漏修补术。

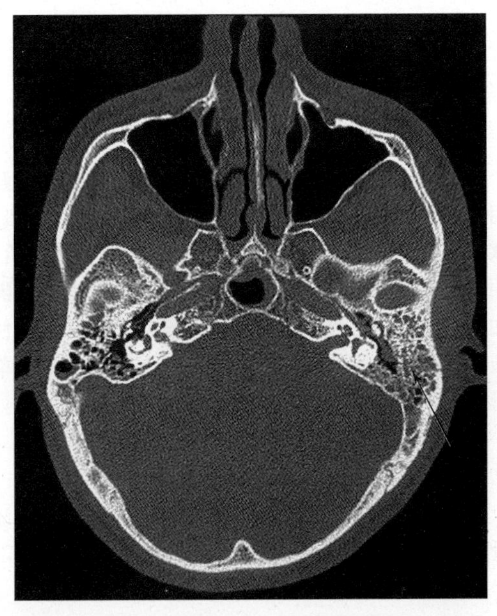

图 42-2-2　颞骨 CT 示左侧颞骨纵行骨折

可见左侧颞骨连续性中断（→）

3. 应用抗生素等药物，注意耳部消毒，严防颅内及耳部感染。

4. 对于颞骨横行骨折引起的周围性面瘫，只要病情许可，手术减压越早越好。对后遗鼓膜穿孔、听小骨断离，传导性聋或面神经麻痹等病症，可于后期行鼓室成形术或面神经手术。

【预后及预防】

1. 纵行骨折　预后最好，传导性聋多可经鼓室成形术或鼓膜修补术得到恢复。

2. 横行骨折　预后差，感音神经性聋常难改善。前庭功能丧失者尚可逐渐代偿。头颅外伤愈合后，骨折缝隙仍可存在，日后中耳感染时，有引起脑膜炎之虞。

3. 儿童患者预后较成人佳。

（王宝山）

第三节　鼻骨骨折

【概述】

鼻骨位于梨状孔的上方，与周围诸骨相连，受暴力作用易发生骨折。常见眶周及鼻部疼痛肿胀、鼻出血、鼻塞、嗅觉障碍等症状，鼻梁塌陷或偏斜、鼻骨活动、鼻中隔血肿、捻发音、皮下气肿属常见体征，鼻中隔血肿如继发感染，可致软骨坏死及鞍鼻畸形。严重外伤如筛板受伤损伤脑膜，可出现脑脊液鼻漏。临床常见单纯鼻骨骨折或合并颌面骨和颅底骨的骨折。

【诊断要点】

（一）症状与体征

1. 临床检查存在鼻出血、捻发音和鼻骨活动可诊断鼻骨骨折。

2. 疑有鼻中隔血肿时可穿刺抽吸确诊。

（二）特殊检查

1. 持续性清亮鼻溢应怀疑存在颅底骨折，需收集标本检查 β_2 转铁蛋白水平除外脑脊液鼻漏。

2. 鼻骨侧位相 X 线可提示骨折部位，如果怀疑存在颅底或鼻眶筛区的损伤，应行面部 CT 平扫（轴位加冠状位）。

（三）并发症

1. 粉碎性鼻骨骨折复位后固定不佳可出现鼻梁塌陷或歪斜。

2. 鼻中隔血肿继发感染可致鼻梁塌陷，出现鞍鼻。

3. 对合并脑脊液鼻漏者，如处理不当，可致颅内感染。

【治疗要点】

1. 单纯骨折无畸形者可不需处理。

2. 鼻中隔血肿需立即减压，并进行鼻腔填塞以防止再次形成血肿，及继发感染形成脓肿。

3. 闭合复位　在水肿发生前，通常在 3 小时以内，可进行即刻复位。如出现水肿，需待水肿吸收后鼻骨固定前进行即刻复位，通常 7 ~ 14 天。根据骨折性质，选择不同器械用不同方法进行复位。

(1) 单侧鼻骨下陷性骨折复位法：单侧鼻骨移位塌陷者，可以枪状镊的一端套上凡士林纱条或橡皮管进行复位，单侧或双侧鼻骨、上颌骨额突及鼻中隔为嵌入骨折，宜采用鼻部骨折复位钳（Walsham 钳）（图 42-3-1）。注意进入鼻腔用于鼻骨复位的器械不能超过两侧内眦的连线，以免损伤筛板。以右手持枪状镊凡士林油纱条，伸入鼻腔达骨折部位，左手拇指和示指按住鼻梁，一指推压健侧鼻骨，另一指位于鼻骨塌陷处，用力向前上方抬起，此时可感觉到鼻骨恢复原位（图 42-3-2）。

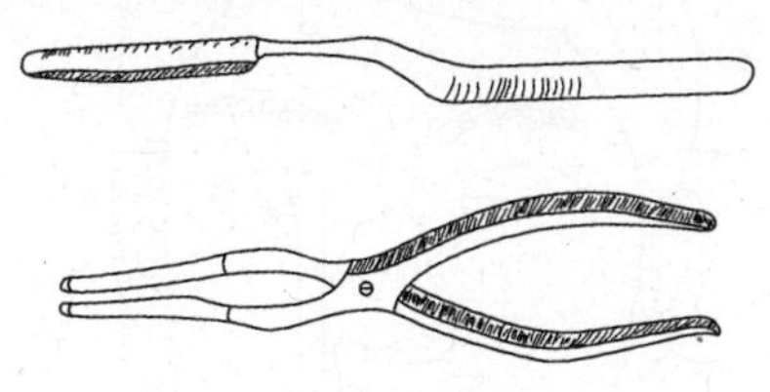

图 42-3-1　鼻骨骨折复位手术器械

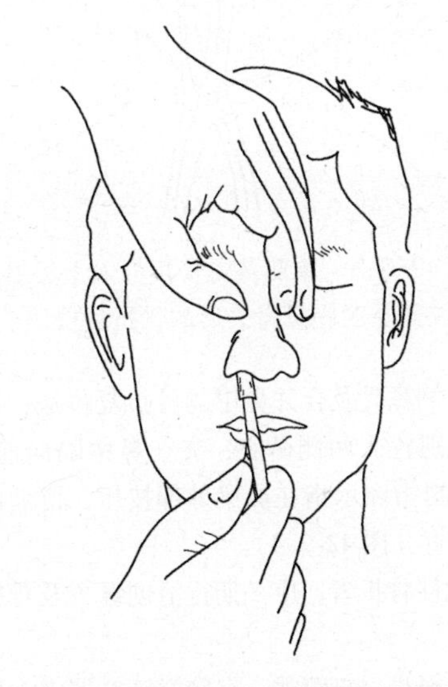

图 42-3-2　单侧下陷性鼻骨骨折复位法

（2）单侧鼻骨骨折嵌入上颌骨额窦及对侧鼻骨之后的骨折复位法：骨折的鼻骨嵌于上颌骨额突，可用鼻骨复位钳的一叶插入鼻腔，另一叶置于鼻梁外部，夹住骨片向前上、向内转动，使嵌入鼻骨复位。嵌入骨片位于对侧鼻骨之后，则可用上法向前上、向外转动，使嵌入骨折复位（图 42-3-3）。

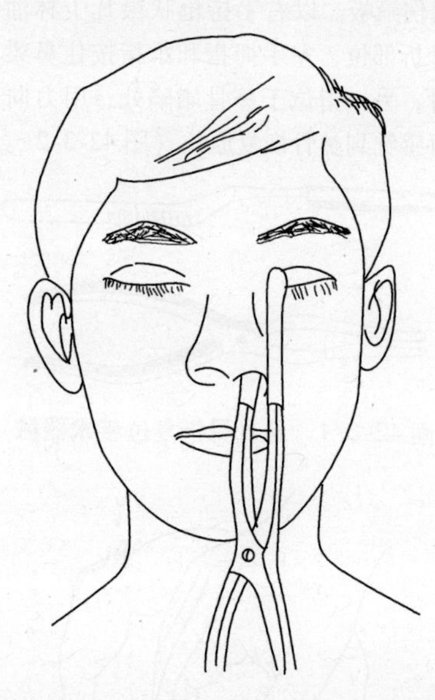

图 42-3-3　单侧鼻骨骨折嵌入上颌骨额窦及对侧鼻骨之后的骨折复位法

（3）双侧鼻骨及合并鼻中隔骨折复位法：用鼻骨复位钳两叶分别置入两侧鼻腔，夹住鼻中隔向前上抬举，同时用左手拇指和示指在鼻梁外部按压，协助鼻骨复位并使鼻梁变直（图 42-3-4）。

4. 开放性骨折者，应一期行清创缝合及骨折复位固定术。

5. 避免擤鼻、打喷嚏，有脑脊液鼻漏者，禁止填塞鼻腔，予以抗生素预防颅内感染。

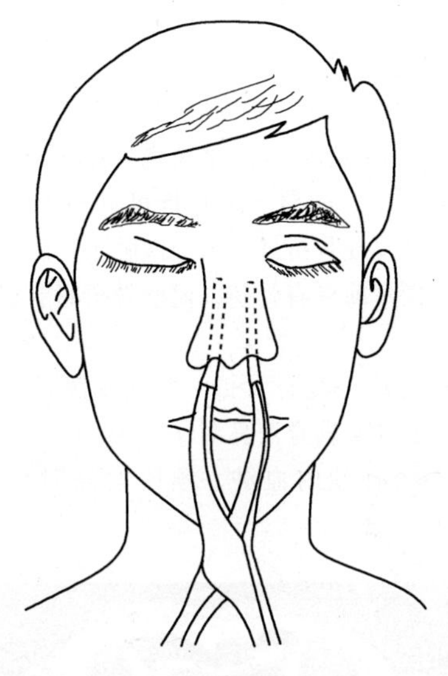

图 42-3-4　双侧鼻骨骨折及
合并鼻中隔骨折的复位法

6. 骨折畸形愈合后，应行鼻骨整形术，手术适应年龄在 18 岁以上。

（王宝山）

第四节　鼻窦外伤

前组鼻窦骨折多与颌面部创伤同时发生；后组鼻窦骨折多与颅底外伤同时存在。鼻窦上临颅脑，旁及眼眶，严重的鼻窦骨折可有脑部、眼部症状及严重的鼻出血。

一、额窦骨折

【概述】

额窦骨折（fracture of frontal sinus）多发生在窦前壁。按骨折部位可分为前壁骨折、前后壁复合骨折和底部骨折 3 种类型，每种类型又可分为线型骨折、凹陷型骨折、粉碎型骨折 3 种。

【临床分型】

1. 额窦前壁骨折　前壁线形骨折者，额窦前壁未变形，但有软组织肿胀，局部压痛。症状较轻，常被误诊为软组织挫伤。前壁凹陷骨折可见前壁塌陷入窦腔内，触诊时可发现骨折处，眶上区肿胀，睑部淤血、皮下气肿。因额窦前壁有骨髓，前壁骨折时有患骨髓炎的可能。

2. 额窦前后壁复合骨折　常有脑膜损伤，继发颅前窝气肿、血肿或脑脊液鼻漏（图 42-4-1），引起颅内严重感染。伴有颅内血肿、颅压增高时，禁忌腰椎穿刺。

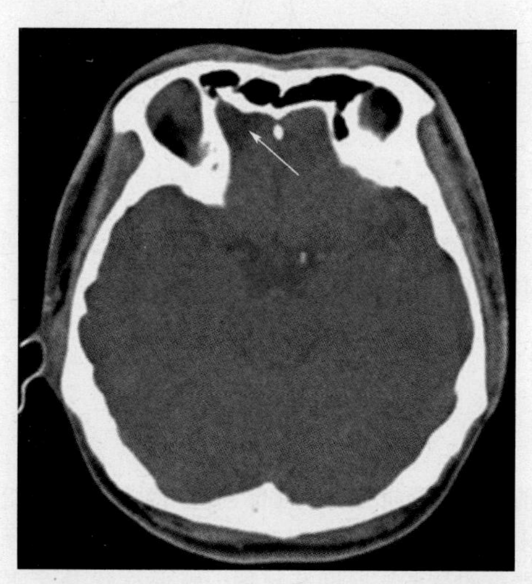

图 42-4-1　额窦前后壁复合骨折

3. 额窦底部骨折　一般较少见，多合并有筛窦骨折（图 42-4-2）。

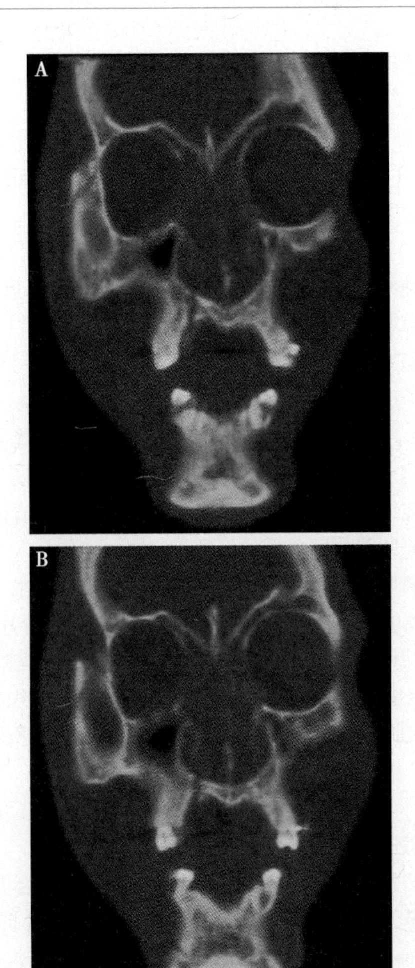

图 42-4-2　额窦底部骨折

【诊断要点】

（一）症状和体征

鼻部症状有鼻出血，额部肿胀或凹陷，眶上缘后移，眼球向下移位，结膜下出血，视力障碍。重症者可有脑震荡、硬膜外出血等颅脑外伤的临床表现。前壁凹陷性骨折触诊时可发现骨折处。

（二）特殊检查

应及早借助头部鼻额位及额窦侧位 X 线平片、鼻窦 CT 和颅脑 CT 做出诊断，以便尽早处理，防止并发症的发生。

【治疗要点】

（一）额窦前壁骨折

单纯线型骨折者无须特殊治疗，仅以 1% 麻黄碱滴鼻保持鼻额管通畅，给以抗生素即可。

凹陷型或粉碎型骨折者额部塌陷，可沿眉弓做切口，以剥离子进入额窦，挑起塌陷的骨片，使其复位。或将窦底凿开，弯止血钳伸入窦内复位。窦内不填塞，缝合切口。

（二）额窦前后壁复合骨折

单纯线型骨折者，若无硬脑膜外血肿或脑脊液鼻漏，则处理原则与前壁单纯线型骨折相同。

凹陷型或粉碎型骨折者，应行常规外科清创，除去异物或游离的碎骨片，清理窦内异物，血块和碎骨片，扩大鼻额管以利引流，应检查有无脑膜撕裂、脑脊液鼻漏，以便及时吸出硬脑膜外血肿，初步解除血块对脑组织的压迫，用筋膜或肌肉修补。须注意给以足量抗生素控制感染。

二、筛窦骨折

【概述】

筛窦骨折（fracture of ethmoidal sinus）常合并额窦、眼眶和鼻骨的损伤，即所谓鼻额筛眶复合体骨折（fracture of naso-fronto-ethmoido-orbitalcomplex）。通常是由于鼻骨或额骨遭受暴力打击冲撞，鼻骨或额骨下缘骨折，骨折端嵌入筛窦，或是颅底骨折所致。有时可伤及视神经骨管造成该管骨折从而失明。

【诊断要点】

（一）症状与体征

1. 眼部或鼻根部肿胀，内眦间距增宽或塌陷畸形。

2. 视力障碍，患侧瞳孔散大，对光反射消失，但间接反射存在。

3. 筛窦顶壁骨折可发生脑脊液鼻漏，可在伤后早期发生，也可在伤后数日或数周出现，中期可并发化脓性脑膜炎。

（二）特殊检查

1. 应及早行头部鼻额位X线平片，可提示筛窦骨折。

2. 对外伤后视力障碍者应行视神经管摄片，但检查阴性者不能排除视神经管骨折的可能性。

3. 必要时可行鼻窦CT和颅脑CT，以便详细显示眶内、筛窦和视神经管病变情况，尽早处理，防止并发症的发生（图42-4-3）。

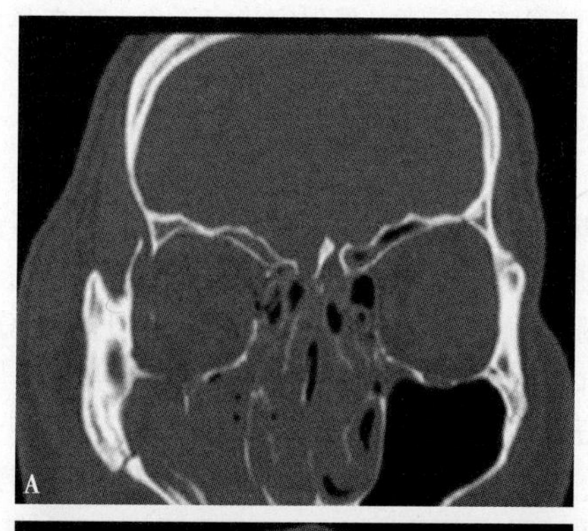

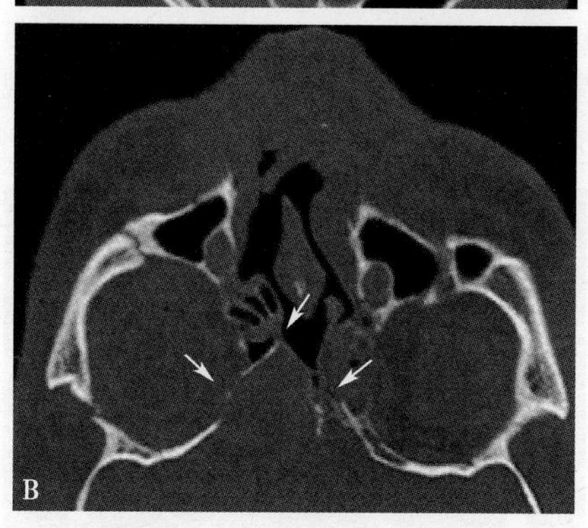

图42-4-3　鼻窦骨折的CT表现

A. 右侧上颌窦上壁和外壁骨折，窦腔积血积液

B. 冠位鼻窦CT显示筛窦、颅底复合骨折

42

【治疗要点】

1. 鼻出血者，可用纱条鼻腔填塞止血；有严重鼻出血、鼻腔填塞无效者，可经鼻内镜径路或眶内缘切口结扎筛前动脉。

2. 视力障碍者，应尽早实施视神经管减压术。如有眶内血肿可在全身麻醉下行鼻外筛窦开放术切口，或经鼻腔在鼻内镜下开放筛窦清除血肿，去除视神经管内侧壁及下壁，以便减压。手术前后均用足量激素静脉滴注，以减轻视神经水肿，利于视力恢复。

3. 脑脊液鼻漏者，经保守治疗不愈，以在鼻内镜下修补为宜。

三、上颌窦骨折

【概述】上颌窦骨折多见上颌骨骨折中，多由外界暴力直接撞击、爆炸或交通伤等引起。由于损伤早期软组织肿胀淤血，故面部畸形不明显。因上颌窦分 6 壁，后壁及内侧壁骨折罕见，故以其余 4 壁为主。

【临床分类】

1. 上颌窦前壁骨折　最为常见，多为塌陷性骨折。骨折部位多为上颌骨的额突和眶下孔部位，常与鼻骨骨折同时发生。受伤后局部肿胀、压痛明显，还可出现三叉神经上颌支分布区麻木或眼睑肿胀、淤血（图 42-4-4）。

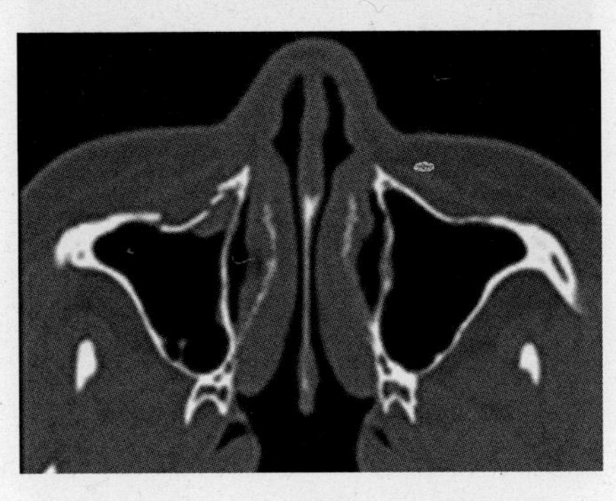

图 42-4-4　上颌窦前壁骨折

2. 上颌窦顶壁骨折　上颌窦顶壁为眶底，骨壁较薄。眶下壁后部薄的骨片骨折，挤入上颌窦内，眶内脂肪组织随之向下脱出，眼下直肌及下斜肌嵌入骨缝，致复视、视力减退、眼球内陷及内眼外伤性改变（晶状体脱位、玻璃体出血等）(图 42-4-5)。

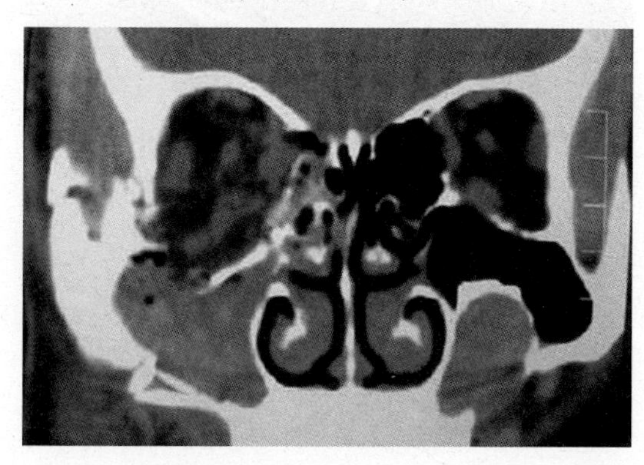

图 42-4-5　上颌窦顶壁骨折

3. 上颌窦外侧壁骨折　面部侧方外伤可致颧骨及上颌窦外侧壁骨折，易损伤上颌动脉，可出现严重的出血 (图 42-4-6)。

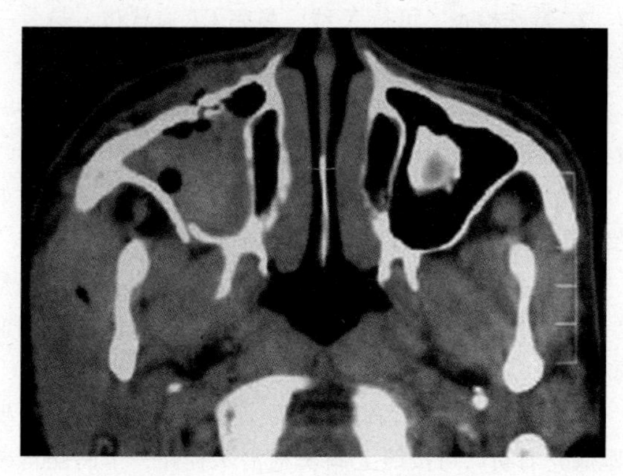

图 42-4-6　上颌窦外侧壁骨折

4. 上颌骨底壁骨折 上颌骨下壁牙槽突较厚，不易骨折，严重外伤致骨折时可使牙列错位，咬合异常（图42-4-7）。

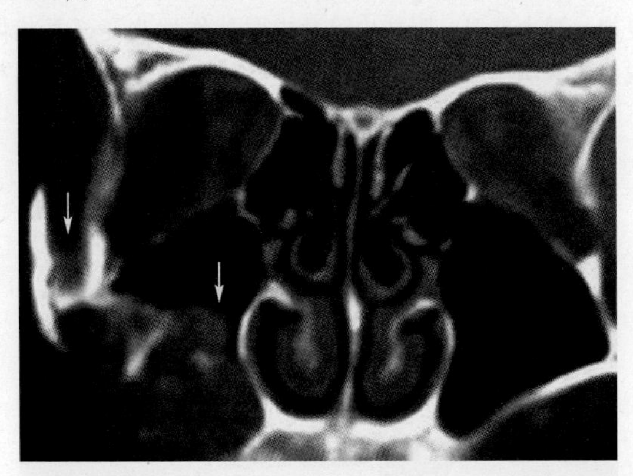

图 42-4-7 上颌骨底壁骨折

【诊断要点】

1. 症状与体征 患者外伤史明确，且局部肿胀变形，有相关临床症状出现。如：局部肿胀、压痛明显、眼球内陷、复视、出血、咬合异常等。

2. 特殊检查 可行 X 线、鼻窦 CT 冠状位、鼻骨三维重建 CT 等，明确是否有骨折及骨折类型。

【鉴别诊断】外伤史明确，加之相关辅助检查，一般不需鉴别诊断。

【治疗要点】伤后 24 小时内可行早期骨折整复，如受伤超过 24 小时，可待肿胀消失后整复。

1. 前壁线形骨折无变形、鼻腔无损伤者，不需要整复，可给予 1% 麻黄碱滴鼻，以利引流通畅，窦内积血顺利排出，并给予抗感染治疗。

2. 闭合性前壁塌陷骨折、颧骨陷入上颌窦内、上壁（眶底）骨折，可按照上颌窦根治术径路，于唇龈沟黏膜处做切口，伸入剥离器或钝性器械进行整复，并清除窦内异物、骨碎片、止血，抬起塌陷部分进行骨折复位。

如颧骨陷入上颌窦内，从窦内向外上托起颧骨，使之复位，自下鼻道行对孔引流。窦内填塞碘仿纱条固定下陷的骨折，3～5天后经下鼻道窗口取出。

3. 开放性骨折可在清创时自创口伸入剥离子或钝钩将骨片复位，但对于较复杂的骨折，清创后，再行上颌窦根治术切口，并于下鼻道前下方凿一对孔，术后处理同上。

4. 如伴有上牙槽骨骨折，复位后应行牙间固定，以免影响咀嚼功能。必要时请口腔科会诊处理。

四、蝶窦外伤

【概述】蝶窦居于蝶骨体内，左右各一，在成人其前后径约12mm，上下径约20mm，内外径18mm，容量约6～8ml，蝶窦位居颅底深部，与颅中窝的蝶鞍、颈内动脉、海绵窦、视神经管，视交叉以及第Ⅱ～Ⅵ脑神经等相关密切。蝶窦骨折为鼻顶后份的骨折，单独的蝶窦骨折罕见，常伴发颅底骨折，引起严重的出血、昏迷及休克。

【诊断要点】

（一）症状与体征

单独的蝶窦骨折罕见，常伴发颅底骨折，引起严重的出血、昏迷及休克、窒息、尿崩症、失明及眼球运动障碍，脑脊液鼻漏。

（二）特殊检查

根据外伤史及临床表现，一般可做出诊断，但CT扫描为必备的辅助检查，它可较好地显示蝶窦受损的情况，且CT三维重建的图像为骨折复位、矫正畸形提供参考依据（图42-4-8）。

【治疗要点】

（一）急救处理

1. 根据生命体征判断外伤的严重程度，保持呼吸道通畅，必要时行气管插管或气管切开术，注意观察呼吸状态及检测血氧变化，保持循环系统的稳定，防止失血

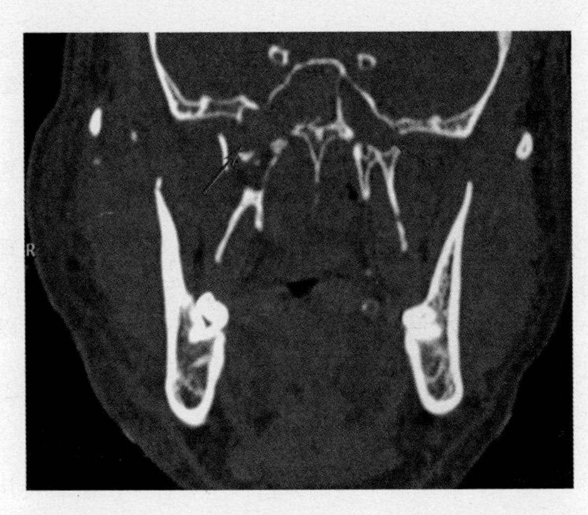

图 42-4-8　冠状位鼻窦 CT 显示蝶窦骨折

性休克。

2. 骨折的早期处理外伤后 6 ~ 8 小时内为最佳时机，此时伤口新鲜，软组织肿胀，未达到高峰，术中暴露好术后恢复快，预后好。伤后 1 周内行骨折复位是可行的。

3. 做好术前准备，选择最佳的手术径路，实施手术治疗。

（二）并发症处理

1. 脑脊液鼻漏的处理　一些轻度外伤性脑脊液鼻漏可以自然愈合，因而治疗分为保守治疗和手术修补两种。外伤性脑脊液鼻漏首先应采取保守治疗，即卧床头抬高 60°，应用足量有效的广谱抗生素预防感染。对于 6 周以上持续性、迟发性或术中已发现的脑脊液鼻漏则应手术修补。

2. 蝶窦外伤所致失明的处理　分为保守治疗和视神经减压两种方法。

3. 蝶窦外伤性颈内动脉出血的处理　颈内动脉栓塞是治疗此病的有效方法。颈内动脉破裂所致的鼻出血初次可因血压下降而自行停止，但后来的继发性出血则常常是致命性的。颈内动脉破裂的处理：①压迫患侧颈总动脉；②鼻腔填塞；③保持呼吸道通畅；④补充血容量；

⑤颈内动脉造影；⑥颈内动脉栓塞术；⑦颈内动脉及假性动脉瘤孤立术。

（三）注意事项

1. 使较大的骨折断端对位、对线良好的同时，尽可能将所有骨折片复位固定。

2. 清除异物、血肿、病变黏膜及坏死组织。

3. 骨折间固定可以用钢丝或特制材料固定。

4. 单纯的蝶窦骨折较少见，若无严重的出血、视神经损伤、脑脊液鼻漏或其他颅内并发症，则无需特殊处理。

5. 消除创伤后的心理障碍。

（王绍忠）

第五节　视神经管骨折及外伤性视神经病

【概述】

因外伤造成视神经的传导障碍，在没有眼球或眼底损害的情况下，出现了视力下降或丧失，称为外伤性视神经病（traumatic optic neuropathy，TON），其主要因头颅部钝伤导致视神经管变形或骨折，从而引起视神经水肿、局部缺血和传导阻断所致。开放性外伤造成视神经撕裂或断离的情况在临床上较少见。由于视神经管与筛窦、蝶窦关系非常密切，筛、蝶窦骨折时常合并视神经管骨折及外伤性视神经病。交通事故、跌倒是该病较常见的发病因素。外伤时一侧颞部着地后，外力可沿切线方向传入视神经管引起视神经损伤。

【诊断要点】

（一）症状与体征

1. 头颅部外伤史。

2. 患眼视力下降或消失，可伴眼睑肿胀、淤血。

3. 患眼直接对光反射消失、间接对光反射存在（Marcus-Gunn瞳孔）。

4. 眼球及眼底无明显异常。

（二）特殊检查

1. CT检查　CT薄层扫描（水平+冠状位）是诊断视神经管骨折的重要手段，应用视神经管靶扫描可以更清楚地显示骨折情况及视神经与筛窦、蝶窦的关系。CT检查可见视神经管骨折和（或）筛蝶窦黏膜下出血、积血（图42-5-1～图42-5-3）。但由于CT对视神经管骨折的诊断率在80%左右，外伤性视神经病亦可只有视神经震荡伤而不伴骨折，所以CT未显示骨折的并不能否定该诊断。

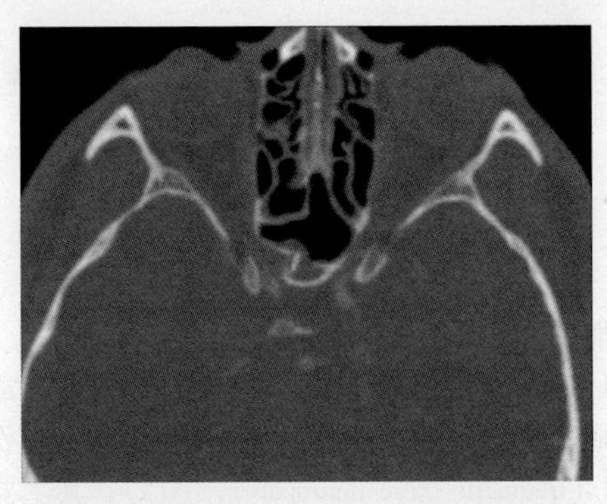

图42-5-1　水平位CT显示左侧视神经管骨折

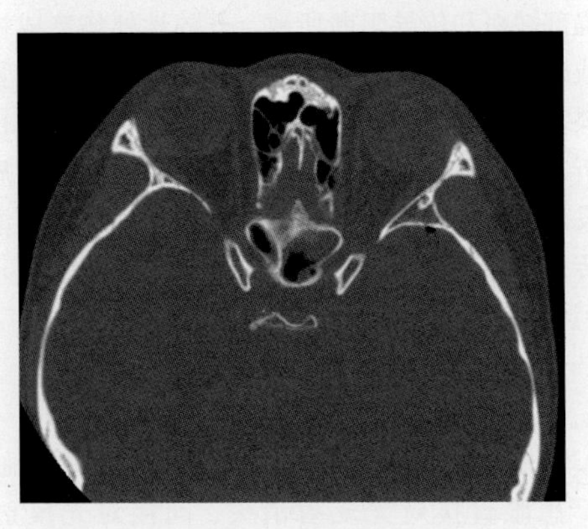

图42-5-2　水平位CT显示右侧视神经管骨折、黏膜下淤血

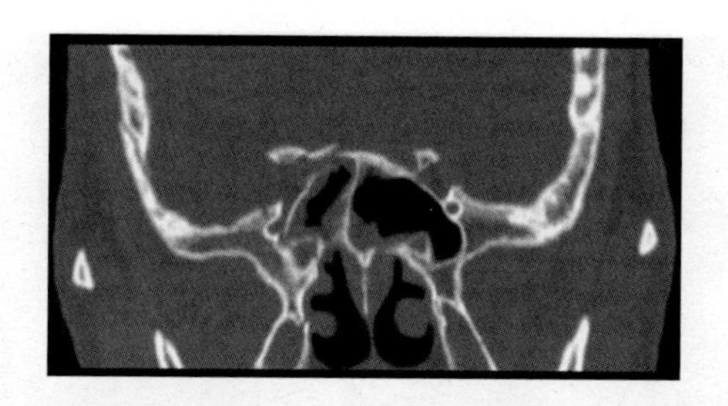

图 42-5-3　冠状位 CT 显示右侧视神经管骨折、颅底骨折

2. 闪光视觉诱发电位（F-VEP）检查　损伤眼 P_{100} 波幅明显降低或消失，潜伏期延长（图 42-5-4、图 42-5-5）。

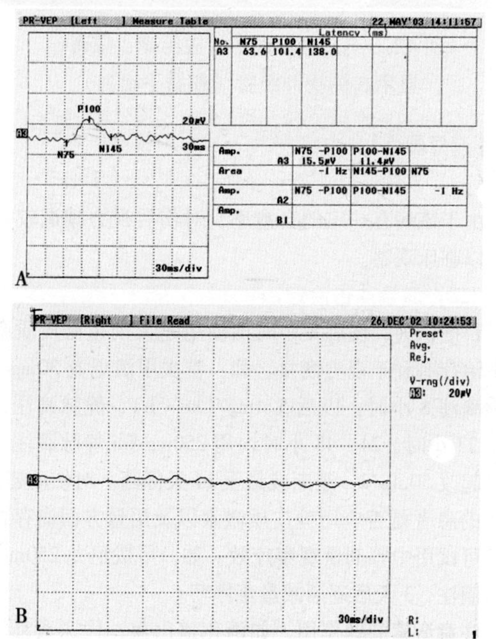

图 42-5-4　正常眼与损伤眼的 VEP 检查结果对比

A. 正常眼的 VEP 波形可见 P_{100} 波

B. 损伤眼的 VEP 波形 P_{100} 波幅消失

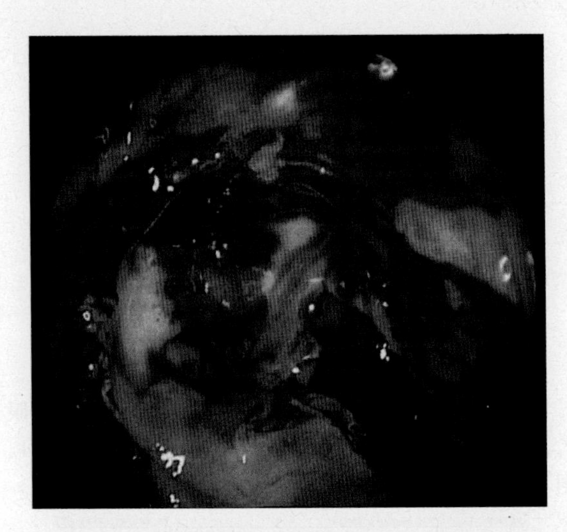

图 42-5-5 鼻内镜下开放筛窦、蝶窦，显示右侧视神经管（黏膜下出血）

【治疗要点】

（一）观察

由于该病有一定的自愈率，对伤后视力减退较轻者亦可以临床观察。

（二）激素冲击治疗

目前认为，伤后 8 小时内使用超大剂量糖皮质激素冲击治疗有利于视力恢复。如：首次甲泼尼龙 30mg/kg，静脉滴注 8 小时，以后 5.4mg/(kg·h)，静脉滴注，用药至 23 小时，24～48 小时内用 250mg/6h 静脉滴注，第三天起改 50mg/d，逐渐减量至 14 天停药。对伤后超过 8 小时的患者是否应用糖皮质激素以及用量方面尚存在争议，可试用中等剂量观察疗效。如：甲泼尼龙 250mg/6h 静脉滴注，3 天后逐渐减量至停药。

注意激素的副作用，如消化道出血、代谢紊乱、骨质疏松、精神症状等，应签署“糖皮质激素治疗不良反应知情同意书”。用药前必须明确血糖情况，有消化道溃疡病史者必须确认病情稳定情况下使用。可适当应用质子泵抑制药及胃黏膜保护药物预防消化道出血。停药前应逐渐减量，以免出现肾上腺皮质功能不全等表现或肾上腺危象。

（三）视神经管减压术

鼻内镜下经鼻窦视神经管减压术是目前主要的手术治疗方式。

1. 手术适应证

（1）闭合性颅面外伤导致严重视力障碍，CT 显示筛、蝶窦骨折、积血和视神经管骨折，而房水清、眼底无明显异常者。

（2）外伤后出现 Marcu- Gunn 瞳孔或 VEP 波幅减低、消失及潜伏期明显延长者。

（3）外伤后迟发性视力下降或丧失，应用大剂量糖皮质激素冲击治疗无效者，是视神经管减压术的最佳适应证。

2. 手术禁忌证

（1）严重颅脑外伤，生命体征不稳定或有危及生命的并发症。

（2）眼球严重挫裂伤、视网膜剥离、瞳孔反射全消失者。对严重颅脑外伤患者，应注意生命体征变化及颈内动脉损伤可能。

3. 手术步骤

（1）充分开放筛、蝶窦（图 42-5-5）。

（2）找寻眶尖，辨认视神经管走行方向。

（3）剥开视神经管表面黏膜，以磨钻磨除视神经管内侧壁，去除压迫的骨片减压（图 42-5-6）。

（4）切开总腱环，酌情考虑是否切开视神经鞘膜。

（5）明胶海绵保护术野，酌情填塞中鼻道止血或电凝止血不填塞。

（四）其他辅助治疗

营养神经类药物及血管扩张药，如：胞磷胆碱钠注射液、甲钴胺注射液、神经营养因子等的应用。

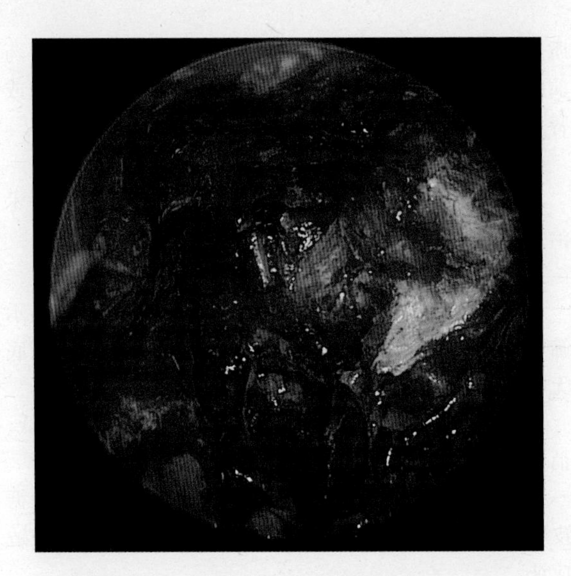

图 42-5-6　鼻内镜下左侧视神经管减压术，显示骨片刺入视神经

【预防及预后】

外伤后出现严重视力障碍者，应积极治疗挽救视力。伤后若有一点残余视力，治疗后的有效率在 80% 左右，若没有光感则预后较差。

（李　娜）

第六节　颈部及喉创伤

【概述】

喉外伤是指来自喉外的直接外力损伤，如打击、车祸、锐器切割、枪击、绳索勒伤等，喉位于颈部正中，喉创伤多伴有颈部创伤。喉外伤又根据颈部皮肤有无伤口分为闭合性创伤和开放性创伤，前者常来自外来的钝性打击、撞击、车祸、挤压、绳索勒伤，后者来自锐器切割伤或刺伤、撞伤、砸伤、枪击伤等。

一、闭合性喉外伤

【诊断要点】

（一）症状与体征

1. 呼吸困难　对喉外伤者，首先要注意是否有呼吸困难及其程度，同时分析出现呼吸困难的原因，例如喉内出血、肿胀，声带麻痹等。因外伤后出现颈部肿胀、皮下淤血、喉内肿胀，造成喉阻塞，出现呼吸困难。

2. 颈部和喉部疼痛　由于疼痛，颈部活动可能受限，也要注意是否有颈椎损伤。

3. 声音嘶哑　可能是肿胀、肌肉损伤、神经损伤、关节脱位，喉镜检查可以初步判定。杓状软骨脱位或移位能造成声带固定，喉返神经损伤也可出现声带运动障碍。

4. 咯血　注意出血量。

5. 皮下气肿　反映气管壁或喉腔与皮下贯通，咳嗽时气体积留皮下，出现肿胀。

6. 颈部肿胀与喉软骨变形，组织内出血、渗出，骨折。

（二）特殊检查

1. 间接喉镜和电子喉镜检查喉腔、咽腔损伤，可见喉内肿胀或血肿。

2. 食管镜和纤维支气管镜检查肺部和食管情况。

3. CT 检查对骨折、组织深层损伤是最有效的检查手段。

【治疗要点】

（一）一般治疗

如为单纯挫伤，经检查无喉腔明显变形，无骨折变形，可予对症治疗，镇痛、镇咳等，如有喉内轻度水肿可用激素和抗感染治疗。

对颈部钝性伤后的损伤程度不能马上确定，如喉阻塞，建议住院观察至少 24 小时，以观察气道损伤的进展，做好可能气管切开的准备。

（二）气管切开

病人出现Ⅱ度以上呼吸困难应及时气管切开，病情危重者需环甲膜切开，病情稳定后尽早行常规气管切开。如需要急诊手术治疗，需判定是否需要气管切开。如果要行经口插管，最好由有经验的医师用小的气管插管在直视下进行。

（三）手术修复

如有骨折造成喉腔或气管变窄，骨折移位，关节脱位，根据自己的能力，尽早手术治疗。

二、开放性喉外伤

【诊断要点】

（一）症状与体征

1. 出血　可以是皮肤破裂出现少量出血，也可是损伤了颈部的知名动脉或静脉，出现大量出血，休克。活动性出血、血肿增大，是判定血管损伤的标志

2. 呼吸困难　喉内肿胀、血肿，喉腔狭窄，血块或异物堵塞，双声带麻痹，纵隔气肿，颈部血肿压迫气管，均可出现呼吸困难，首先检查是否有呼吸困难及其程度，是否需要马上建立新的气道或气管切开，颈部创伤的病人必须排除颈椎损伤。

3. 发音障碍　声带肌本身及相关联周围组织、神经、关节损伤均可引起嘶哑或失声。

4. 吞咽困难　损伤咽部、食管，疼痛可引起吞咽困难。

5. 颈部损伤表现　由于损伤的部位、范围、深度不同，颈部表现差异很大，小的仅有皮肤裂口，大者可有喉腔开放，食管裂开，气管离断缩到胸腔，颈动脉破裂。

【治疗】

处理急性喉外伤的两个基本目标是通过维持气道保住生命和未来恢复喉功能。

（一）一般处理

如果仅是皮肤和浅层组织裂伤，没有呼吸困难，局

部缝合，但是对被刺伤的裂口要判断深度，防止仅缝合皮肤而深层裂口未处理；抗炎，抗破伤风。

（二）重症处理

如果喉外伤重，病情危急，治疗原则是：

1. 止血　接诊发现出血后先用纱布压迫止血，如见到明确的活动出血点可用止血钳夹住血管。

2. 维持呼吸道通畅　对呼吸困难者，要先清理口腔及咽喉部异物、分泌物。仍然不能缓解呼吸困难，需要局部麻醉下气管切开，有时喉腔或气管与伤口相通，可将插管先经伤口暂时插入气管，解除呼吸困难，之后尽快气管切开。

3. 治疗休克　如果患者有失血性休克，要先抗休克，病情平稳再处理伤口。

4. 创伤缝合　处理伤口前多需要气管切开，一些大的喉外伤早期外科干预治疗，预后更好，而且能更有效更准确地确认黏膜、肌肉和软骨损伤，并第一时间修复。而且能使术后感染率降低，快速愈合，减少肉芽组织和瘢痕。对复杂外伤，要根据自己能力操作。有时由于有颈椎或脑损伤，处理延迟是不可避免的。

【预后】

喉外伤较重者治疗后可出现以下情况：

1. 肉芽组织增生　最多见于软骨裸露病例中。这个问题往往是纤维化和狭窄的前兆。

2. 喉狭窄　尽管规范处理了创伤，同样可能发生喉狭窄。

3. 声带固定　可能由喉返神经损伤或环杓关节固定造成。

（季文樾）

第四十三章 鼻出血及处理

【概述】

鼻出血（epistaxis；nosebleed）：是指来自鼻腔、鼻窦及鼻咽部的急性出血。鼻出血是耳鼻咽喉科最常见疾病，60%的人在一生中会发生鼻出血，6%的鼻出血病人需要就医。在英格兰和威尔士因鼻出血需要住院的患者比例是1.02/10 000人，在美国是1.7/10 000人。鼻出血通常发生在10岁以下，49岁以上的人群。鼻出血的首要原因是自发性的，其次是肿瘤、外伤及医源性原因。

【鼻腔血供】

鼻腔、鼻窦供血的系统理解对于判断出血部位和治疗鼻出血起着决定性作用，鼻腔、鼻窦的血供来自颈外动脉和颈内动脉。

1. 颈外动脉　颈外动脉终末分支面动脉和上颌动脉供血鼻腔。面动脉分出上唇动脉进入鼻腔为鼻中隔前部供血，上颌动脉在翼腭窝发出蝶腭动脉、腭降动脉、咽动脉、眶下动脉、上牙槽后动脉。蝶腭动脉从蝶腭孔进入鼻腔，然后分为鼻后外侧动脉分支和鼻后中隔分支，腭降动脉通过腭大孔变成腭大动脉，向前进入切牙管，在鼻中隔前下部分与鼻后中隔动脉吻合。翼管动脉是颈内动脉和颈外动脉的蝶腭动脉分支的重要吻合丛，翼管动脉主要为鼻咽上部和咽鼓管圆枕血供。在鼻中隔的前下部筛前动脉、筛后动脉中隔支、蝶腭动脉鼻腭支、上唇动脉中隔支及腭大动脉吻合，在黏膜下层构成网状血管丛，动脉丛称为利特尔区（Little's area），静脉丛称为克氏丛（Kiesselbach's plexus）。

2. 颈内动脉　颈内动脉通过眼动脉终末分支筛前、筛后动脉供应鼻腔、鼻窦黏膜，眼动脉是颈内动脉的第一个分支，筛前动脉伴随鼻睫神经通过前筛管为前、中筛房，额窦和鼻腔外侧壁的前上部分供血。筛后动脉通过眶筛管（筛后孔）在筛凹和筛板之间进入颅前窝，进入鼻腔分为外侧支和内侧支，供应鼻中隔的后上部和鼻腔外侧壁的后上部及后组筛窦，并与蝶腭动脉吻合成丛。

与鼻出血相关的重要静脉丛是位于下鼻道后部的鼻-鼻咽静脉丛（Woodruff's plexus）。

【诊断要点】

（一）病因

鼻出血病因分为局部因素和全身因素（表43-0-1）。

表43-0-1　鼻出血的局部因素和全身因素

局部因素	全身因素
• 原因不明的特发性出血	• 心血管疾病：高血压、动脉硬化、充血型心力衰竭
• 外伤性因素：挖鼻、鼻骨骨折、鼻颅底骨折、鼻腔异物、鼻腔持续正压给氧。	• 血管异常：遗传性出血性毛细血管扩张症。
• 炎症：感冒、鼻-鼻窦炎、肉芽肿（韦格纳肉芽肿病、类肉瘤、鼻腔结核）、环境因素刺激（烟雾、化学物质、空气污染）。	• 血液病：血管性血友病、恶性白血病、血小板异常（血小板缺乏、血小板功能障碍）、凝血性疾病（使用抗凝血药、肝病）。
	• 急性传染病：流感、出血热、麻疹等

续表

局部因素	全身因素
• 肿瘤：鼻中隔、下鼻甲血管瘤，血管外皮细胞瘤、脓性肉芽肿、血管纤维瘤、癌和其他鼻腔恶性肿瘤。	• 营养不良：维生素 A、D、C、E、K、P 或钙缺乏
• 解剖异常：鼻中隔偏曲、穿孔	• 器官衰竭：肝肾功能衰竭。
• 药物：鼻喷激素、滥用可卡因、职业暴露。	• 药物：阿司匹林、抗血小板凝聚药物、酒精、非类固醇类的抗炎药
• 医源性：鼻腔、鼻窦手术后出血。	• 中毒：磷、汞、砷、笨等化学物质中毒。

（二）症状与体征

1. 不同年龄鼻出血特点

（1）幼儿鼻出血常常发生在鼻中隔皮肤与黏膜交界区，而且出血多能自然停止。儿童鼻出血往往看不到明显的血管出血，局部使用抗生素乳剂是有效的。

（2）在成人鼻出血多发生于利特尔区和鼻-鼻咽静脉丛，其次发生在鼻中隔偏曲的后部，多数鼻出血为单侧，少数为双侧；可间歇反复出血，亦可呈持续性出血。

2. 出血量　出血量多少不等，轻者涕中带血或滴血，重者可血流如柱或从口腔涌出，达几十毫升甚至数百毫升以上，导致失血性休克、危及生命。反复少量出血可引发贫血。

3. 诊断依据

（1）鼻出血病史及出血情况，确认出血源于鼻腔或相邻组织。

（2）结合前鼻镜、鼻内镜或电子鼻咽镜，判断出血部位。

（3）血常规、凝血四项检查，初步筛查是否是血液病的患者。

（4）估计出血量，评估患者当前心功能状态和循环血容量（观察面色、出汗、发冷、心率）；注意血压下降往往是延迟症状。失血量的估计，要根据每次出血情况及发作次数、患者的血压、脉搏和一般症状来综合判断。失血量达500ml时，可出现头晕、口渴、乏力、面色苍白等症状；失血量在500～1000ml时，可出现出汗、血压下降、脉速而无力；若收缩压低于80mmHg，则提示血容量已损失约1/4。

（5）排查全身性疾患。

（三）关键检查

1. 控制鼻出血的关键是前鼻镜检查迅速初步判断出血部位，一旦明确出血部位可以使用硝酸银烧灼止血，双极电凝止血。

2. 如果出血点不能确定，可以在鼻内镜下寻找出血点并止血。

【鉴别诊断】

1. 咯血　为下咽、喉、气管或支气管出所致，血液从口腔咯出，常见于肺结核、支气管扩张、心脏疾病导致的肺淤血等。可根据患者既往病史、体征及辅助检查鉴别。

2. 呕血　为上消化道出血所致，当大量出血时，血液自口腔、鼻腔涌出，可根据患者既往病史、体征及辅助检查予以鉴别。

【治疗要点】

鼻出血的治疗原则为：明确出血点、迅速止血、治疗病因。鼻出血属于急症，在出血剧烈的情况下，患者及其陪伴者大多精神紧张，此时应予以安慰，使之镇静，以避免患者因精神因素引起血压增高，使出血加剧。必要时可使用镇静药，如地西泮、异丙嗪等，可减少出血。在颈部、项部、头部施行冷敷，也可反射性地减少出血。

如患者已休克，则先按休克进行急救。

（一）局部处理

详细检查鼻腔及鼻咽。根据出血情况和出血部位，选用适当方法进行止血。止血时动作要轻，以免造成新的创伤。

1. 局部止血药物　适用于较轻的鼻腔前段出血，可用棉片浸以1%麻黄碱、1‰肾上腺素、0.05%羟甲唑啉等，填塞鼻腔中5分钟至2小时。渗血较多者，可选用各种可吸收性止血材料，如明胶海绵、淀粉海绵、氧化纤维素、纤维蛋白绵等。

2. 烧灼法　适用于小量出血，且可见明显出血点者，对动脉性出血无效。常用的有激光烧灼法和化学药物烧灼法，注意避免同时烧灼鼻中隔两侧相对应处黏膜或烧灼时间过长，以防止出现鼻中隔穿孔。

3. 冷冻止血法　利用液态氮汽化时的-195℃的低温使出血部位毛细血管很快形成血栓，修复后形成瘢痕而止血。使用时，亦需施行表面麻醉，适应证及副作用同烧灼法。

4. 前鼻孔填塞术（anterior nasal packing）　当出血较剧或出血部位不明时用之，可用膨胀海绵或凡士林油纱填塞。

5. 后鼻孔填塞术（postnasal packing）　前鼻孔填塞后血仍不止，且向后流入咽部或由对侧鼻孔涌出者，说明出血部位在鼻腔后部，宜改用锥形凡士林纱布球行后鼻孔填塞术。

6. 鼻咽填塞术（nasopharyngeal packing）　用于后鼻孔附近或鼻咽部剧烈出血，或出血部位甚深，一时不能查明出血部位者，经行后鼻孔填塞术无效，可暂用鼻咽填塞术。操作方法基本如后鼻孔填塞术，但以两根橡胶导尿管分别从两侧鼻腔导入，以便将鼻咽填塞物（凡士林纱布卷）拉入鼻咽部，再用示指伸入鼻咽部将填塞物压紧，引出前鼻孔外的两个线端系于置放在鼻小柱处的小纱块上固定。

7. 血管造影下动脉内栓塞术　此方法适用前鼻孔、后鼻孔填塞及鼻咽填塞术后仍不能止血的严重的鼻出血和外伤性鼻出血等难治性鼻出血，可在直视下将栓塞物（明胶海绵或中药白芨及永久性栓塞物弹簧栓、聚乙烯醇等）通过导管选择性地插入出血血管或肿瘤的供血血管，以达到止血目的，是一种极有效、迅速的止血方法。与传统的动脉结扎术相比，它具有准确、快速、安全可靠等优点。但有脑血管意外、偏瘫、失语、面神经麻痹、一过性失明等风险。

8. 手术治疗

（1）鼻中隔手术：因鼻中隔偏曲、骨嵴或骨棘反复发生鼻出血者，可在止血后行鼻中隔黏膜下矫正术，以去除病因。

（2）对鼻腔或鼻窦肿瘤引起的鼻出血，应视具体情况，或先止血，或施用手术加以切除，或采用放射疗法，或结扎颈部血管以止血。

（3）血管结扎术：多只用于严重外伤，肿瘤侵蚀较大血管或动脉瘤破裂等特殊情况。结扎前，必须先准确判断出血来源，再决定结扎哪一条动脉。如颈外动脉结扎术、筛动脉结扎术、上唇动脉结扎术、上颌动脉结扎术。

（4）鼻内镜下探查止血术：鼻出血在经鼻腔填塞和烧灼治疗无效时，行鼻内镜下蝶腭动脉结扎术、筛前动脉结扎术是治疗鼻出血有效的治疗方法。

（二）全身治疗

对重症患者，须住院严密观察，积极治疗。

1. 半坐位卧床休息，注意营养，给予高热量易消化的饮食，适量的镇静药对控制鼻出血应视为重要措施。

2. 明确出血病因，必要时与有关科室共同商讨检查及处理方案。

3. 给予足够的维生素 C（每日 300 ~ 900mg）、维生素 K（每日 12 ~ 24mg）及维生素 P（每日 100 ~ 200mg）等。

4. 适当应用止血药，如氨基己酸（2～4g，静脉滴注，每日2～4次），酚磺乙胺（0.25～0.5g，静脉注射或肌内注射，每日2～4次），氨甲苯酸（PAMBA）（0.1～0.2g静脉注射，每日2次），肾上腺色腙及注射用血凝酶等。

（王彦君）

第四十四章 喉阻塞及处理

第一节 喉阻塞

【概述】

因喉部本身及其邻近器官病变，致使喉部通道发生阻塞而引起的吸气性呼吸困难者，称为喉阻塞（laryngeal obstruction）。它常常不是一个独立的疾病，而是一个由多种不同病因引起的症状。喉阻塞常常引起缺氧和二氧化碳潴留，进而引起心、脑系统的损伤。婴幼儿和老年人对缺氧的耐受力差，故病情进展较快。

【诊断要点】

（一）病因

引起喉阻塞的病因多种多样，其中以炎症和肿瘤性病变最常见。炎症引起者病程较短，而肿瘤引起者病程较长（图44-1-1）。

1. 感染性疾病　是最常见的原因，常常好发于冬春季，如急性喉炎、急性会厌炎、喉白喉、咽旁或咽后脓肿、扁桃体周脓肿等。

2. 肿瘤性疾病　各种良、恶性肿瘤，如喉乳头状瘤、声带巨大息肉、血管瘤、喉淀粉样变、接触性肉芽肿、喉癌、下咽癌等。

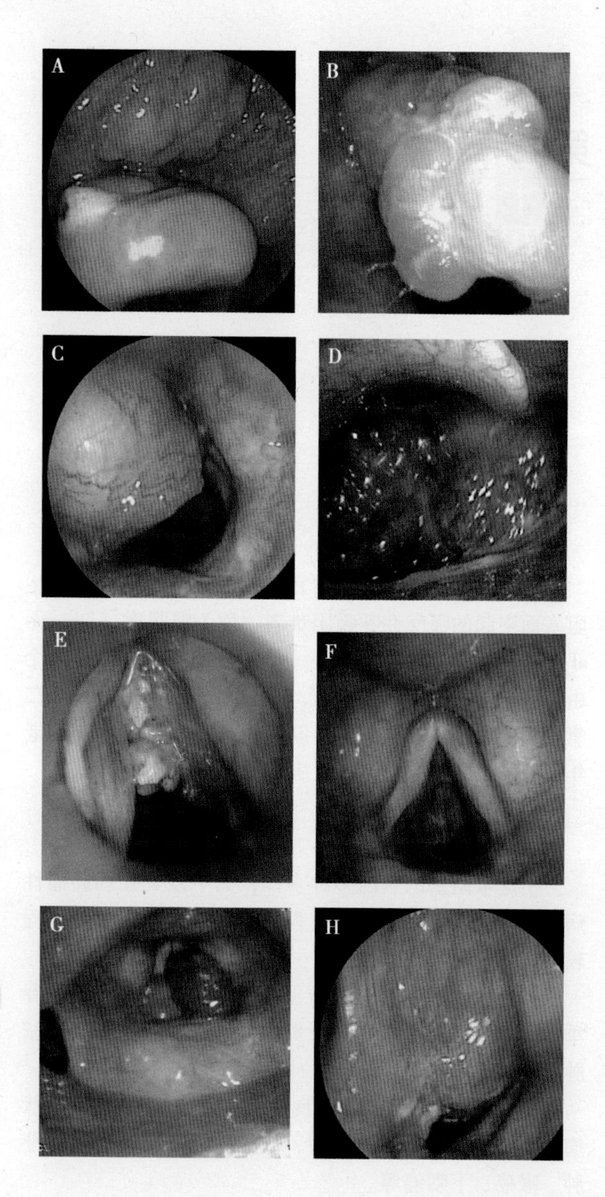
A
B
C
D
E
F
G
H

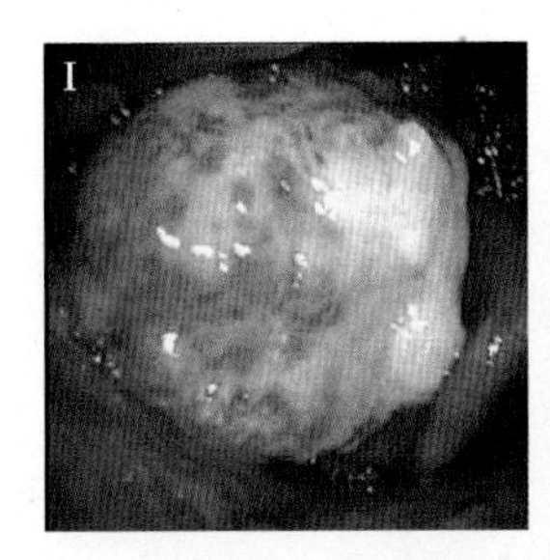

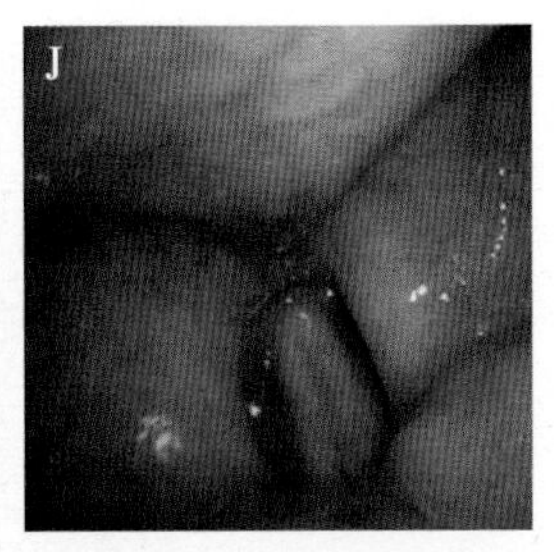

图 44-1-1　常见引起喉阻塞疾病示意图

A. 急性会厌炎　B. 巨大声带息肉　C. 喉淀粉样变　D. 喉部血管瘤　E. 喉乳头状瘤　F. 声门下喉狭窄　G. 接触性肉芽肿　H. 声门型喉癌　I. 下咽癌　J. 双侧声带麻痹

3. 创伤性疾病　如喉部开放性或闭合性损伤、烧灼伤、高热蒸汽吸入或毒气吸入。其中闭合性喉损伤引起喉阻塞常常易被忽略。

4. 异物　如喉部、气管异物不仅造成机械性阻塞，并可引起喉痉挛。

5. 水肿　咽、喉部血管神经性水肿，药物过敏反应引起的水肿，心、肾疾病引起的水肿。

6. 畸形　喉蹼、喉软骨畸形、喉狭窄等。

7. 声带麻痹　各种医源性损伤或者颈、胸部肿瘤压迫喉返神经可引起声带麻痹。单侧喉返神经损伤者一般不会引起喉阻塞，双侧喉返神经损伤则可引起严重的喉梗阻。面积广泛的脑梗死、脑出血或脑肿瘤亦可引起声带麻痹。

（二）症状与体征

1. 吸气性呼吸困难（inspiratory dyspnea）　以吸气期为主的呼吸困难是喉阻塞的主要症状。声门裂是喉部最狭窄处，正常声带斜面稍向上，当吸气时气流将声带斜面向下、内挤压。当有炎症或者水肿情况下时，使本已变窄的声门区更狭窄，以致在吸气性呼吸困难时进一步加重（图 44-1-2）。

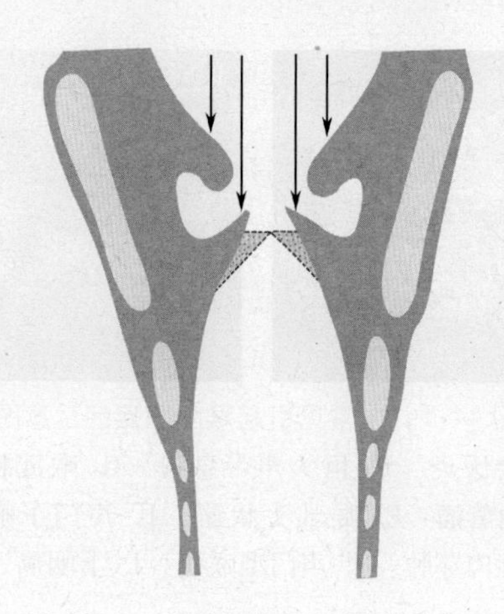

图 44-1-2　吸气期呼吸困难示意图

2. 吸气期喉喘鸣（inspiratory stridor）　是喉阻塞的另一个重要症状，是由于吸入的气流通过狭窄的声门裂时产生气流漩涡冲击声带产生的，常常可以用听诊器在喉部听到。

3. 声音嘶哑　病变位于声带者常常较早发生声音嘶哑，甚至失声。病变发生于声门上或声门下者声嘶症状往往不明显或者出现较晚。

4. 吸气性三凹征或四凹征　指吸气时胸骨上窝和锁骨上、下窝，肋间隙，剑突下或上腹部凹陷，称为三凹征或四凹征。凹陷的程度与呼吸困难的程度基本一致。产生这种表现的原因是由于吸气性呼吸困难时，辅助呼吸肌代偿性增强运动导致胸廓过度扩张，但肺叶不能对应的扩张从而造成胸腔负压增加，胸廓周围软组织被吸入表现为软组织凹陷（图 44-1-3）。

5. 缺氧的伴随症状　初期机体尚可耐受，无明显缺氧症状。随着缺氧程度和时间的延长，机体出现缺氧表现。当机体处于代偿阶段时，呼吸可加深加快，心率加快，血压上升。失代偿期表现为大汗淋漓，脉搏微弱，呼吸快而浅，昏迷，甚至心搏骤停。

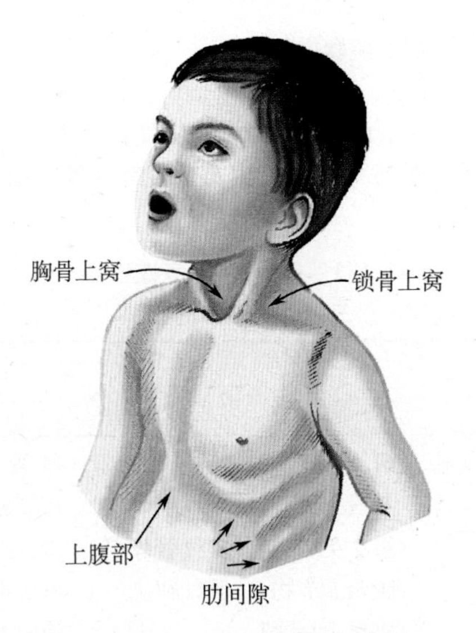

图 44-1-3　吸气期软组织凹陷

（三）特殊检查

间接喉镜或纤维喉镜以查明喉部病变情况及声门裂大小。

（四）呼吸困难分度

呼吸困难的分度有利于判断病情的轻重和准确掌握治疗的原则。

一度：安静时无呼吸困难表现。活动或哭闹时，有轻度吸气性呼吸困难。

二度：安静时也有轻度的呼吸困难，吸气期喉喘鸣，轻度三凹征，活动时加重，但不影响睡眠和进食，没有明显缺氧症状。

三度：吸气性呼吸困难明显，喉喘鸣明显，显著三凹征。并因缺氧而出现烦躁不安，影响睡眠，不愿进食，脉搏增快等症状。

四度：极度的吸气性呼吸困难。由于严重缺氧患者坐立不安，出冷汗，面色苍白或发绀，脉搏微弱，血压下降，定向力丧失，大小便失禁。若不及时抢救，患者可窒息、呼吸心跳骤停。

【鉴别诊断】

喉阻塞引起的呼吸困难需与支气管哮喘，气管支气管炎等引起的呼气性呼吸困难和混合性呼吸困难鉴别（表44-1-1）。

表44-1-1　吸气性、呼气性和混合性三种呼吸困难的鉴别

	吸气性呼吸困难	呼气性呼吸困难	混合性呼吸困难
病因及临床表现	咽、喉、气管上段等处阻塞性疾病，如喉炎、异物、肿瘤、咽部脓肿等	小支气管阻塞性疾病，如支气管哮喘、肺气肿	气管中、下段阻塞性病变，或上、下呼吸道同时有阻塞性疾病，如喉气管支气管炎、气管肿瘤
呼吸深度与频率	吸气运动加强，延长，频率减慢或者基本不变	呼气运动增强延长，吸气运动亦稍增强	吸气、呼吸运动均增强
三凹征	有	无	不明显。若以吸气性呼吸困难为主者，则可有
伴发音	吸气期喉喘鸣	呼气期哮鸣音	一般无明显伴发音
其他体征	咽、喉部可查见阻塞性病变，肺部有充气不足的体征	肺部有过度充气的体征，桶状胸	胸骨后可闻及气管内呼吸期哮鸣音

【治疗要点】

吸气性呼吸困难的程度是选择治疗方法的主要依据。同时应考虑引起喉阻塞的病因和患者一般情况及患者对缺氧的耐受能力（儿童、老年人孕妇对缺氧耐受力较一般人差）。

（一）一度呼吸困难

明确病因后，一般通过针对病因的积极治疗大多数可以解除喉阻塞，不必立即行气管切开术。如为炎症引起者，积极抗感染、激素减轻水肿；若为异物，则去除异物；若为肿瘤引起者，积极行切除肿瘤手术。

（二）二度呼吸困难

积极治疗病因的同时应密切关注患者病情变化，做好气管切开术的准备。若急性喉阻塞无明显改善或继续进展者，可考虑气管切开；由慢性病因引起者，由于病程较长，患者对缺氧已经耐受，大多数可以通过病因治疗缓解喉阻塞，避免行气管切开术。

（三）三度呼吸困难

在严密观察呼吸变化并做好气管切开术准备的情况下，可针对病因治疗。若保守治疗无效，应尽快手术，避免造成窒息。因恶性肿瘤引起的喉阻塞，应立即行气管切开术。

（四）四度呼吸困难

立即行气管切开术。病情紧急时可先行环甲膜切开术。

（胡国华）

第二节　气管内插管术

【概述】

气管内插管术（trachea intubation）是将气管插管通过口腔或鼻腔插入患者气管内，以解除上呼吸道阻塞，保证呼吸道通畅和进行人工呼吸的有效措施，是临床抢救危重呼吸困难的一个重要方法。

【适应证】

1. 全身麻醉，各种手术需麻醉机维持呼吸时。

2. 三度、四度喉阻塞者，如新生儿呼吸困难，急性感染性喉阻塞，颈部肿块或感染肿胀压迫喉气管引起的严重呼吸困难。

3. 各种病因引起呼吸衰竭，需呼吸机维持呼吸时。

4. 不易进行紧急气管切开的患者，行气管内插管以快速解除呼吸困难。

【术前准备】

气管内插管设备简单，具有气管插管和麻醉喉镜即可（图 44-2-1），根据患者的不同年龄及性别，选择不同型号的气管插管（表 44-2-1）。根据儿童发育状况，所选择气管插管内径做适当调整。插管深度以气管插管的尖端在气管隆突以上，气囊上端在喉以下为宜，成年女性约 21cm，成年男性约 23cm。

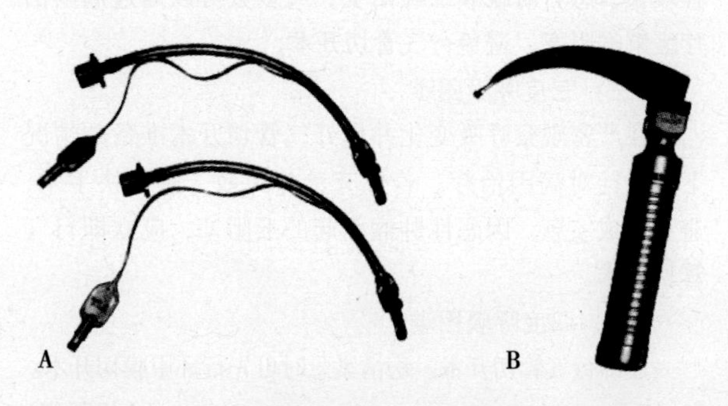

图 44-2-1　各种型号的气管插管及麻醉喉镜
A. 气管插管　B. 麻醉喉镜

表 44-2-1　不同年龄及性别患者建议选用的气管插管型号表

年龄与性别	新生儿	1 岁内	1～2 岁	3～4 岁	5～6 岁	7～9 岁	10～14 岁	成年女性	成年男性
内径 (ID/mm)	2.0～3.0	3.5～4.0	4.5	5.0	5.5	6.0	6.5～7.0	7.0～8.0	7.5～9.0

【操作要点】

（一）插管步骤

1. 经口气管内插管　1% ~2% 丁卡因表面麻醉咽、喉部，术者左手持麻醉喉镜进入咽喉部，将会厌抬起，暴露声门，右手将内有金属管芯的插管经喉插入气管，确定插管进入气管后拔出管芯，调整插管至适当深度后，固定插管和阻咬器于面颊部。

2. 经鼻气管内插管　用 1% 麻黄碱或 1‰肾上腺素收缩鼻腔，1% ~2% 丁卡因表面麻醉鼻、咽、喉部，插管管外涂润滑剂或复方利多卡因乳膏，经鼻腔进入鼻咽、口咽、喉插入气管。插管困难时，用麻醉喉镜将插管经声门插入气管，调整深度并固定之。

3. 纤维内镜引导下的气管内插管　适用于某些特殊病人，如张口困难、小颌畸形、颈椎疾病或经口、经鼻插管困难者。鼻、咽、喉黏膜表面麻醉后，选用纤维喉镜或纤维支气管镜穿过插管，经口或经鼻将纤维内镜插入喉或气管，再顺势将麻醉插管在纤维内镜的引导下推入气管内。

（二）插管后处理

插管后应观察两侧胸廓扩张是否对称，听诊两侧肺部呼吸音是否相等；注意无菌操作，避免感染，操作轻巧准确；不要插入过浅或过深，儿童以进入声门下 2.5 ~3cm，成人以 4 ~5cm 为宜；插管时间不宜超过 72 小时；成年人套囊不宜充气过多，病情允许时每小时放气 5 ~10 分钟，以防引起局部压迫性坏死；经给氧和人工呼吸血氧不见好转者应行气管切开术。

（三）并发症

气管内插管术并发症有喉、气管擦伤，溃疡，水肿，肉芽形成，杓状软骨脱位，环杓关节炎，膜性气管炎；严重者可引起喉狭窄。引起并发症的原因是：①操作者技术不熟或操作不慎；②插管质量不好；③选管不当，用管过粗；④继发感染；⑤插管时间过长。

（龚正鹏）

第三节　气管切开术及环甲膜切开术

【概述】

气管切开术（tracheotomy）是切开颈段气管前壁，放入气管套管以解除上呼吸道阻塞、呼吸功能失常、下呼吸道分泌物潴留等呼吸困难的一种手术，是常用的抢救喉阻塞的急救手术。

环甲膜切开（cricothyrotomy）是用于需紧急抢救的喉阻塞患者，来不及或不具备气管内插管、做气管切开术的暂时性急救方法。

【适应证】

1. 部分二度及三度、四度喉阻塞。

2. 预防性气管切开，如咽喉部较大手术。

3. 下呼吸道分泌物潴留，如昏迷，神经麻痹，严重的脑、胸、腹部外伤及呼吸道烧伤等引起的下呼吸道分泌物潴留。

4. 没有条件经气管镜取气管异物可先行气管切开缓解呼吸困难。

【术前准备】

准备气管切开包及气管套管。根据患者不同性别及年龄，选择不同型号的气管套管（表44-3-1）。

表44-3-1　不同年龄及性别患者建议的气管套管型号表

年龄与性别	1～5个月	1岁	2岁	3～5岁	6～12岁	13～18岁	成年女性	成年男性
直径×长度（mm×mm）	4.0×40	4.5×45	5.5×55	6.0×60	8.0×70	7.0×65	9.0×75	10×80

【操作要点】

主要有常规气管切开术、紧急气管切开术和环甲膜切开术 3 种方式。

1. 常规气管切开术

（1）体位：仰卧位，肩下垫枕，头后仰，助手扶持头颈部正中位。若呼吸困难严重，患者无法仰卧，则可在半卧位或者坐位进行手术，但暴露气管比平卧位时困难（图 44-3-1）。

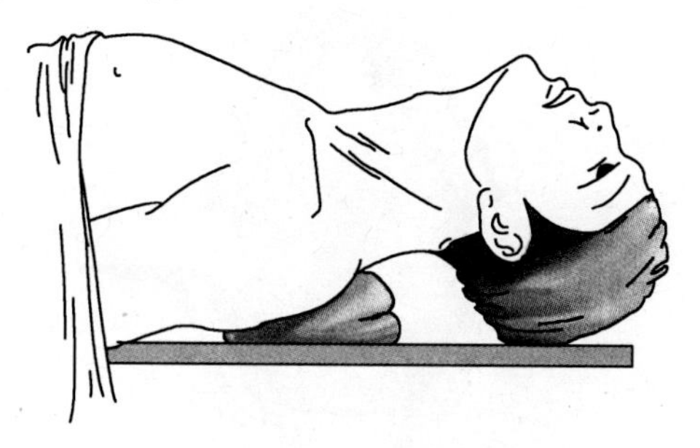

图 44-3-1 气管切开术体位

（2）消毒及麻醉：常规颈部皮肤消毒，1% 的利多卡因局部浸润麻醉。

（3）切口：直切口，自环状软骨下缘至接近胸骨上窝，沿颈前正中线切开皮肤及皮下组织及颈阔肌（图 44-3-2）。或于环状软骨下缘 1 ~ 2cm 处取横切口（图 44-3-3）。

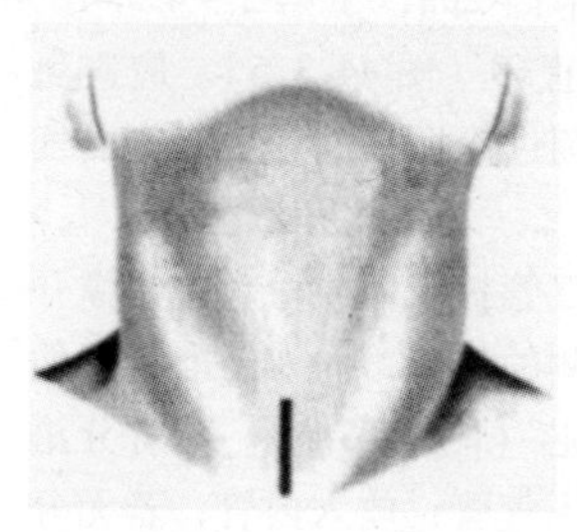

图 44-3-2 气管切开纵行切口

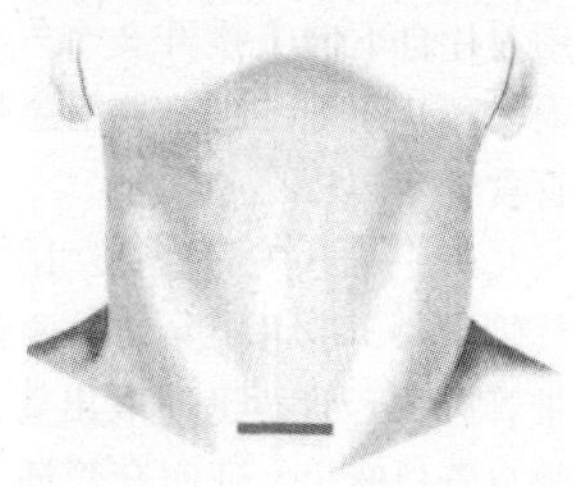

图 44-3-3 气管切开横行切口

（4）分离舌骨下肌群：沿颈中线做钝性分离，将胸骨舌骨肌、胸骨甲状肌用相等力量向两侧牵拉，以保持气管的正中位置，并用手指触摸环状软骨及气管软骨，使手术始终沿气管前中线进行（图 44-3-4）。

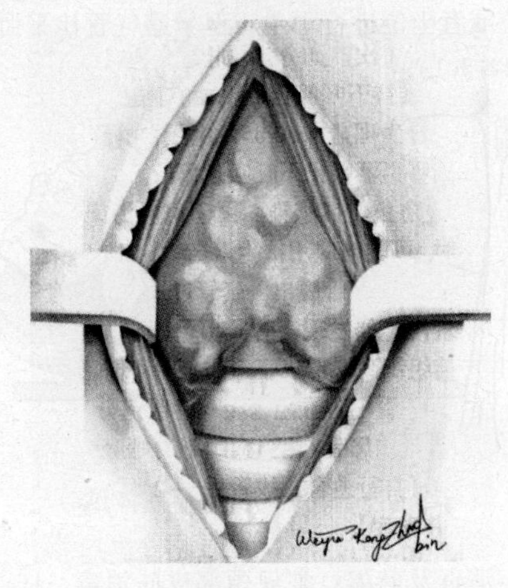

图 44-3-4　两侧牵拉等力，暴露甲状腺及气管

（5）暴露气管：将第 2～4 气管环前的甲状腺峡部向上牵拉，暴露气管；若峡部过宽，可将其切断，缝扎止血。

（6）切开气管：用手指触摸及注射器穿刺确认气管后，在气管内注入 2% 利多卡因 2ml，于第 2～4 环处，用刀片自下向上挑开 2 个气管环（图 44-3-5）。应避免损伤环状软骨，也应避免穿刺过深损伤气管后壁造成气管食管瘘。

（7）插入气管套管：用气管扩张器或弯止血钳撑开气管切口，也可切除切口两侧的软骨，插入已准备好的带管芯的套管，迅速取出管芯（图 44-3-6）。若有分泌物自管口咳出，证实套管插入气管，放入内管；若无分泌物咳出，可用少许纱布纤维置于管口，视其是否随呼吸飘动。如发现套管不在气管内，应拔出套管，套入管芯，重新插入。

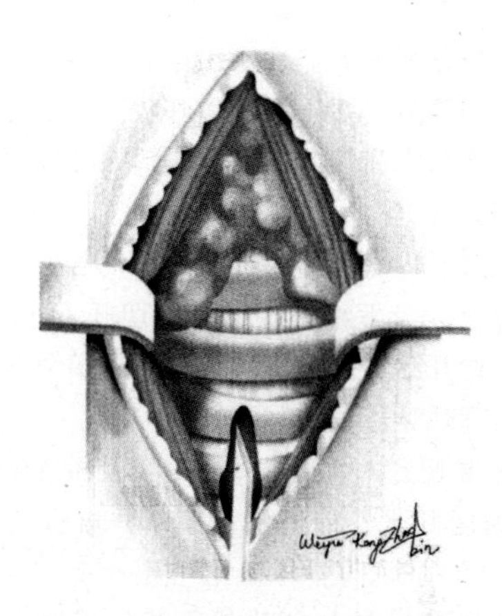

图 44-3-5　自下向上切开气管

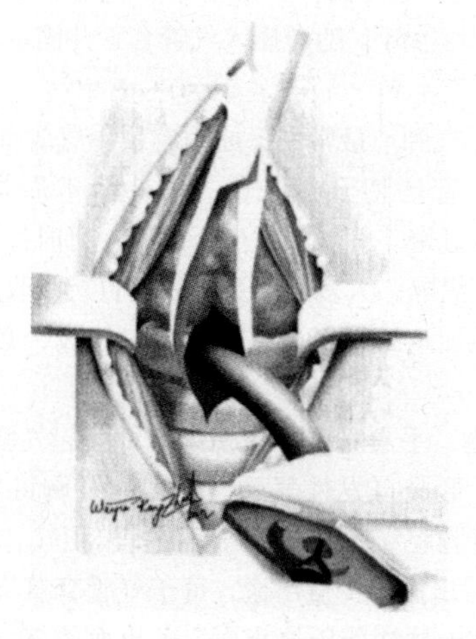

图 44-3-6　插入带管芯的气管套管

（8）固定套管：套管板的两侧缘，以布带将其牢固的缚于颈部，以防脱出或过紧。

（9）切口处理：若颈部切口过长，可在切口上端缝合 1～2 针，但不宜缝合过密，切口周围放置纱布垫。

（10）术后注意事项：保持套管通畅，维持下呼吸道通畅，防止套管脱出。原发病解除后堵管 24～48 小时患者呼吸通畅方可拔管。

2. 紧急气管切开术　极重度呼吸困难的患者，无条件立即进行气管内插管时，为迅速解除呼吸困难，可行紧急气管切开。

仰卧，肩下垫枕，左手辨认清楚气管位置，在左手引导下沿环状软骨下缘至胸骨上窝切开直达气管前壁，确认气管，切开第2~3气管软骨环，撑开气管切口，插入套管，清理呼吸道，止血。

3. 环甲膜切开术　病情紧急来不及做气管切开时可先行环甲膜切开术，待病情缓解后，再行常规气管切开术。

先确认甲状软骨与环状软骨的位置，于两者间做3~4cm的横行皮肤切口，摸清环甲间隙后，切开环甲膜，用血管钳撑开，随即插入气管套管并固定。

【并发症】

1. 皮下气肿　最常见，原因有：①气管前筋膜分离过多；②气管环切开过长；③术中、术后发生剧咳；④皮肤缝合过密。气肿多发生于颈部，有时扩展至头部、胸腹部甚至纵隔，大多数于数日后可自行吸收不需处理，少数进行性加重的患者，可拆除切口缝线，必要时切开排气。

2. 气胸　手术时损伤胸膜尖，可引起气胸。亦有因肺泡破裂，形成自发性气胸。轻度的气胸可自行吸收；严重者应行胸腔穿刺或行闭式引流排出积气。

3. 术后出血　少量出血，可于气管套管周围填入碘仿纱条或凡士林纱条压迫止血。若出血较多，应在充分的准备下检查伤口，结扎出血点。

4. 拔管困难　原因有：①损伤环状软骨，造成喉狭窄；②气管切口处肉芽增生或软骨环切除过多，造成气管狭窄；③原发疾病未治愈。应根据不同的原因相应处理。

（龚正鹏）

第八篇

特殊环境、职业因素所致耳鼻咽喉头颈部疾病及特殊传染病

第四十五章 物理、化学物质及生产性粉尘对耳鼻咽喉的影响

第一节　气压创伤性鼻窦炎及中耳炎

气压创伤性鼻窦炎及气压创伤性中耳炎是人体所处环境的大气压力发生急剧变化时，鼻窦或中耳内的气压与外界气压相差悬殊而引起的鼻窦和中耳的病理损害。多发生于飞行员、潜水员和隧道作业工人。

一、气压创伤性鼻窦炎

【概述】

气压创伤性鼻窦炎是指鼻窦窦口受到某些疾病的影响，如鼻中隔偏曲、鼻窦炎、鼻息肉及变应性鼻炎等，窦口内外的气体交换受到阻碍，当外界气压迅速变化时，如飞机急剧下降，窦口附近的病变组织受到外界气压的压迫，活塞样堵住窦口，空气不能迅速进入窦内，则内外气压不能获得平衡。窦内变成相对的负压，引起一系列组织病理变化。

【诊断要点】

（一）症状与体征

主要为额部或面颊部不同程度的胀痛，伴上列牙痛或麻木感，偶有鼻出血、眼痛、流泪及视力模糊等。

（二）检查

1. 鼻镜检查 可见黏膜充血肿胀，可有浆液血性分泌物。

2. 鼻窦X线片 可见窦腔黏膜增厚或有液平面。有血肿者可见半圆形阴影。

【治疗要点】

1. 应用鼻腔减充血药或糖皮质激素类喷鼻剂，以减轻黏膜水肿。

2. 应用鼻窦负压置换法，每天一次，可减轻疼痛症状，但负压不宜过大。

3. 在表面麻醉下将中鼻甲向鼻中隔方向做不完全骨折，可使多数患者痛苦减轻。

4. 行上颌窦穿刺，使窦腔内、外压力平衡。

5. 局部热敷或应用理疗。必要时给予抗生素预防或控制感染。

6. 对严重的窦内黏膜下血肿者，可行额窦开放术或鼻腔内镜下上颌窦探查术。

【预防】

1. 选拔飞行员、潜水员时要特别注意检查有无鼻腔、鼻窦慢性炎性疾患或结构性鼻炎。

2. 有急性上呼吸道炎症者，不宜进行飞行或潜水。

3. 慢性鼻炎患者在飞行或潜水前使用鼻腔减充血剂或者糖皮质激素类鼻喷雾剂喷雾，以保持窦口通畅。

二、气压创伤性中耳炎

【概述】

当大气压发生急剧变化时，咽鼓管如不能及时开放以调节鼓室内外气压差，中耳将处于相对正压或相对负压的状态，结果就产生气压创伤性中耳炎。故气压创伤性中耳炎的发生，一方面是由于外界气压的变化，更重要是由于咽鼓管功能的障碍。

【诊断要点】

（一）症状与体征

1. 耳闷　当飞机上升时，外界压力小，中耳压力大，可感耳闷、耳胀，如咽鼓管及时开放调节，耳闷会消失。

2. 耳痛　飞机下降时，外界压力骤升，可引起耳痛，中耳内外压力差达 8kPa 时可伴耳鸣、听力下降，如压力差再迅速增加，可造成鼓膜破裂，疼痛加剧。

3. 眩晕及恶心　中耳内外压力差较大时，可引起眩晕、恶心、耳鸣及听力下降。

（二）检查

1. 耳镜检查　可见鼓膜充血、内陷，鼓室内积液或积血，积血时鼓膜呈蓝色，有时可见表面淤血、血疱形成，甚至穿孔、出血。

2. 听力检查　纯音测听结果多为传导性聋，有时可呈混合性聋，声导抗测试鼓室导抗图为 C 或 B 型曲线。

【治疗要点】

1. 症状轻微、鼓膜轻度充血者，休息数小时至两日多可自愈。

2. 鼓膜充血明显，鼓室内有积液者，可行咽鼓管吹张，使积液逸出。同时行超短波治疗，促进积液吸收。

3. 若经治疗积液或积血不吸收，可行鼓膜穿刺或鼓膜切开术，术后进行咽鼓管导管吹张，使积液或积血排出，避免积液或积血机化形成粘连，经久不愈。

4. 凡鼻腔及鼻咽部疾病应先行诊治。鼻甲肥大者可行下甲部分切除术。扁桃体肥大者可摘除扁桃体。颞下颌关节疾病或咬合不良应予矫正。

5. 在治疗鼻腔及鼻咽等疾病后，咽鼓管仍不通畅时，可能为咽鼓管周围淋巴组织增生，可行放射治疗。

【预防】

中耳气压伤应重预防。

1. 教会乘员怎样做吞咽及捏鼻鼓气方法，对飞行人员主要做咽鼓管肌开放训练，包括吞咽、提喉、软腭运动和下颌运动等方法。

2. 感冒时在乘机前宜于鼻内滴用1%麻黄碱，使鼻腔通畅，咽鼓管不致闭塞。

（马瑞霞）

第二节　振动对耳鼻咽喉的影响

【概述】

生物体的蛋白质分子、细胞器、组织乃至整个机体都存在着一定形式和程度的振动，因此，适当的振动是生物体生命存在所必需的，但当振动过强、过频、过久时，则可对机体造成损伤，这种损伤称为振动病或振动综合征。长期受一定频率振动的作用可对耳和喉部产生不良影响。

1. 振动对耳部的影响

（1）可引起中耳听骨链的囊样变，骨内膜、骨质增生，肌腱、滑囊和韧带附着部的退行性变、钙化或骨化，骨质疏松、骨刺形成，骨与关节缺血坏死，导致听小骨及镫骨底板骨折或固定，引起传导性听力下降。

（2）长时间的振动作用可引起耳蜗、前庭、半规管毛细胞的变性和坏死，严重的累及蜗神经和前庭神经，导致感音神经性聋和前庭功能障碍，表现为耳鸣、听力下降、恶心、呕吐、眩晕、平衡失调、眼球震颤等。

2. 振动对喉部的影响　振动通过对喉的软骨、关节、肌肉和韧带等的作用导致组织病变，引起喉不适感、音调改变、发音易倦、声嘶等症状，严重者可出现失声。

【诊断要点】

1. 发作性手指变白是目前临床诊断的主要依据。

2. 耳鼻咽喉的振动病主要根据振动接触史，听功能检查如纯音测听、声导抗测听、电反应测听、耳声发射等，以及喉功能检查，辅以必要的影像学检查如高分辨率CT、MRI等诊断。

【治疗要点】

1. 应用扩张血管及营养神经的药物治疗。

2. 可辅以物理疗法，如热敷、红外线、紫外线、超短波、蒸气吸入、局部封闭、推拿、按摩等，或结合运动疗法、中医疗法等。

3. 必要时进行外科治疗，有严重的中耳和喉部病变者，可在病情稳定后行中耳探查或鼓室成形术、喉关节拨动或松解术。

4. 对于晚期的病例常没有满意的治疗方法，故应以预防为主。

【预防】

振动病关键的问题在于预防。

1. 加强个人防护。佩戴防振用具，注意环境、身体和工具保温，加强营养和体格锻炼。

2. 改善作业环境，减少共振、噪声等，如机械设计和工艺上尽里减少和消除振动源，革新和限制振动工具的使用，缩短使用振动工具的时间。

3. 要做好定期体检，早期发现振动病患者，早期脱离振动环境，早期治疗，早期康复。

（马瑞霞）

第三节　化学物质对耳鼻咽喉的影响

【概述】

毒性化学物质危害人体的作用机制多种多样，最多见的方式是通过影响机体的酶系统而发挥其毒物作用，主要是以各种方式抑制酶的活性，也可破坏蛋白合成、破坏遗传物质或影响免疫系统，引起变态反应；还可在其接触部位直接造成组织损伤。化学物质对人体产生损害的影响因素主要有以下两方面：

1. 化学物质本身的性质，如腐蚀性、酸碱度、水溶性等，与损害形式和程度直接相关。氯气、氨气等水溶性较大的化学物质，与湿润的鼻、咽、喉黏膜接触后，迅速溶解，立即产生强烈的刺激作用，出现喷嚏、呛咳等症状，而对下呼吸道影响较小。水溶性较小的化学物质，如氮氧化合物、光气等接触水分后溶解度小，对上呼吸道黏膜刺激较小，但深入到下呼吸道后，可对肺泡产生刺激和损害。

2. 化学物质的浓度和与人体接触的时间　化学物质的浓度愈高，吸收愈快，即使接触时间短，也可造成严重损伤。另一方面，如果长期接触浓度较低的化学物质，也可因蓄积作用而发病。

另外，个体因素，如全身健康状况，卫生习惯等，也可影响化学物质对人体的危害程度。

【诊断要点】

1. 鼻部病变　主要症状有鼻塞、鼻痒、喷嚏、灼热、刺痛感、水样鼻涕或偶有血性分泌物，检查可见鼻黏膜充血、肿胀、水样分泌物增多等。严重者可有糜烂、溃疡、假膜形成甚至黏膜坏死。

2. 咽部病变　急性损害的表现与一般急性咽炎相同，可表现为黏膜充血、肿胀、分泌物增多，自觉咽部疼痛、烧灼感、吞咽困难等。长期接触低浓度的有毒化学物质，可形成慢性咽炎，表现为咽干、异物感等不适。

3. 喉部病变　水溶性大的有毒气体，对黏膜产生刺激作用，可导致喉黏膜的急性炎症发生，表现为黏膜充血、肿胀、分泌物增多，甚至出现急性喉水肿而致吸气性呼吸困难。偶可诱发喉痉挛而致呼吸困难。

【治疗要点】

1. 发现化学物质急性中毒时，应立即撤离现场，以便吸入新鲜空气。

2. 出现急性喉水肿致呼吸困难时，需及时给氧，应用糖皮质激素以缓解症状。病情严重者应及早行气管插管或气管切开术。

3. 对于鼻中隔黏膜糜烂、溃疡等病变，可用一些软膏局部涂布、促进创面愈合，防止穿孔发生。

4. 对于化学物质引起的慢性鼻炎、慢性咽炎、慢性喉炎等，可对症处理，以缓解症状。

【预防】

1. 改进生产设备，改革工艺过程，完善防护措施，减少有害化学物质的外漏。

2. 加强个人防护，讲究个人卫生，定期体检。

3. 定期环境监测，严格执行国家规定的卫生标准等。

（马瑞霞）

第四节 生产性粉尘对耳鼻咽喉的影响

【概述】

粉尘是指浮于空气中直径 >0.1μm 的颗粒，产生于生产劳动中的称为生产性粉尘。生产劳动过程中，如固体物质的粉碎，粉状物质的混合、包装，矿石开采时的爆破、运输等，均可使生产性粉尘弥散在生产环境的空气中，如防尘措施不健全，长期吸入，可导致耳鼻咽喉疾病的发生。生产性粉尘主要通过直接刺激作用、化学腐蚀作用、变态反应及毒性作用致病。其影响发病的因素主要与粉尘的物理特性和化学成分有关，包括粉尘的化学成分、大小及比重、形状及硬度、浓度、溶解度及电荷性等。

【诊断要点】

临床表现常为鼻、咽、喉、气管甚至肺部等共同受累，因而症状较多，如鼻、咽、喉干燥，灼热感，鼻塞、流涕，咳嗽、声嘶等均可合并出现。而常见的病种有：

1. 慢性鼻前庭炎　由于粉尘的长期刺激，可致鼻前庭炎，表现为鼻前庭皮肤干燥、皲裂或红肿、糜烂和痂皮覆盖，鼻毛稀少等。

2. 慢性鼻炎　最为多见。粉尘引起的鼻黏膜慢性炎症可表现为：

（1）慢性单纯性鼻炎：检查可见鼻黏膜充血、肿胀。出现鼻塞、鼻涕多等。

（2）干燥性鼻炎：表现为鼻黏膜干燥，上覆痂皮，但鼻甲大小正常，无黏膜萎缩。

（3）萎缩性鼻炎：主要症状为鼻干、鼻塞、鼻涕带血、鼻出血、头晕、头痛及咽干等。检查可见鼻腔宽敞，鼻甲萎缩，可有痂或无痂，常无臭味。

（4）变应性鼻炎：多见于吸入有机性粉尘者，表现与常年性变应性鼻炎相似。

3. 慢性咽炎、喉炎　多因粉尘刺激致鼻塞，或劳动时长期张口呼吸，粉尘直接侵犯咽、喉部黏膜，常有咽喉部干燥、不适、灼热感，咳嗽、声嘶等。检查可见咽部黏膜充血、血管扩张，咽后壁淋巴滤泡增生。喉部检查可有声带充血、肥厚、闭合不全等表现。

【治疗要点】

1. 对于粉尘引起的上述疾病，可给予对症治疗，以减轻症状。

2. 对病变严重或发展迅速者建议其调离粉尘工作环境，积极对症治疗。

【预防】

1. 加强个人防护措施。

2. 改善作业环境。改革工艺，改进生产设备，可采用密闭和排风相结合的办法，防止粉尘播散；采用湿式作业减少粉尘飞扬。

（马瑞霞）

第四十六章 高原环境因素所致的耳鼻咽喉疾病

【概述】

高原是指海拔3000m以上的地区。高原地区环境具有低氧、低气压、寒冷、干燥、紫外线强烈等特点。由于多种高原环境因素对机体的影响，可引起全身多种疾病，尤其导致区域特点的高原病。随之累及上呼吸道领域，耳鼻咽喉器官出现相应疾病改变，其中主要可引起鼻出血、上呼吸道急慢性炎症、听力及前庭功能障碍等。

【诊断要点】

1. 鼻出血　具有一般鼻出血的典型临床表现。合并高原病者鼻出血量一般较多，其发病率约是平原地区的5倍以上。高原地区鼻出血多与鼻腔干燥、黏膜创伤不易愈合、高原红细胞增多症继发血凝系统障碍以及维生素缺乏等多种因素有关。

2. 干燥性上呼吸道炎　鼻、咽、喉等一个或多个部位均可出现干燥、烧灼疼痛、呼吸困难、吞咽障碍等不适，局部分泌物干燥结痂，周围黏膜可有充血、肿胀、糜烂、出血等。

3. 听功能障碍　表现不一，主要有听敏度下降、听阈提高、耳鸣或幻听。高原环境所致听功能障碍多在刚进入高原地区时表现最为明显，检查多数表现鼓膜内陷或充血，不一定有鼓室积液。听力检查多数以轻度传导性听力下降少数混合型或神经感应性下降为特征，可能因上呼吸道急性黏膜改变导致咽鼓管功能暂时障碍及听觉微器官的急性缺氧有关，一般数天后症状可有所缓解。听力障碍的严重程度随海拔升高而加重，且多呈可逆性。

4. 前庭功能障碍　多合并高原环境所致的全身系统疾病，如急性高原反应、高原肺水肿、脑水肿等。虽其发病率相对较低但症状较严重，主要表现为旋转性眩晕，也可为头晕、头昏、平衡障碍。症状持续时间数分钟到数天不等。前庭功能检查可见前庭敏感性增高。急性症状和体征均随海拔高度不同呈可逆性改变。

高原环境因素所致的上述疾病，患者症状出现时间与进入高原环境的时间多具有明显相关性，且随海拔升高而加重，海拔降低后可有所缓解。少数慢性高原病所致相关疾病也较难治。

【治疗要点】

1. 病因治疗，及时吸氧并离开高原环境。

2. 积极治疗高原环境所致的全身系统疾病。

3. 鼻出血、上呼吸道炎症的治疗在一般对症治疗的基础上，应注意局部保湿，鼻腔使用生理海水喷雾，上呼吸道行雾化治疗，环境中使用加湿器。鼻腔滴鱼肝油等油剂保持润滑，严重出血者就诊正规医院行常规药物及物理止血。

4. 咽喉等上呼吸道不适者可选用超声雾化、清咽利嗓的中成药对症治疗，合并细菌、病毒感染的可加用抗感染治疗。

5. 听力下降、眩晕的患者适当限制钠盐摄入，必要时可使用改善微循环的血管活性药物以及神经营养治疗。

6. 摄入富含维生素食物或服多种维生素。

【预后及预防】

在进入高原环境前，可适当进行低氧、低气压、寒冷等环境的适应性锻炼，增强体质。进入高原环境前做好充足准备，如携带氧气设备等提前服用红景天、高原安等辅助性药物可能有一定效果。高原环境所致的耳鼻咽喉疾病预后较好，离开高原地区并经对症治疗后多可有效缓解。

（巴　罗）

第四十七章 耳鼻咽喉及颈部特殊传染病

第一节 耳鼻咽喉真菌病

【概述】

耳鼻咽喉真菌病是由于真菌在耳鼻咽喉局部感染而引起的疾病，好发于鼻窦和外耳道，引起真菌性鼻-鼻窦炎及真菌性外耳道炎。常见致病菌为曲霉菌、念珠菌、毛霉菌等。南方湿热省份较常见，北方相对少见。

【分型】

真菌性鼻-鼻窦炎根据其侵袭性可分为以下两类：

(1) 非侵袭性：真菌感染仅限于鼻窦腔，鼻窦黏膜及骨质未侵及。可分为：

1) 真菌球：真菌菌丝、孢子和退变的白细胞和上皮细胞在窦腔内形成如肉芽肿样、干酪样团块。病变不断增大可压迫窦壁而致骨质变薄或吸收。

2) 变应性真菌性鼻-鼻窦炎：菌丝、孢子、脱落的上皮细胞和大量的嗜酸细胞在鼻窦内形成黄绿色或棕色组织团块，坚硬或易碎。

(2) 侵袭性：真菌感染侵范鼻窦黏膜及骨质，并扩散至鼻窦周围结构如眼眶、前颅底、翼腭窝等部位。

按病程进展分为急性和慢性。急性侵袭性真菌性鼻-鼻窦炎起病急骤，病变进展快，病情重，死亡率高。

【诊断要点】

（一）症状与体征

1. 真菌性外耳道炎　表现为外耳道发痒，外耳道流液，液体中可有灰、黑色渣块。查体可见外耳道肿胀，覆盖有灰黑色或白色真菌菌丝。

2. 真菌性鼻-鼻窦炎

（1）非侵袭性真菌性鼻-鼻窦炎患者可出现单侧鼻塞、流脓涕或涕中带血等，一般无全身症状，也有部分患者不表现任何症状。

1）真菌球较大患者可出现面部隆起和疼痛。

2）变应性真菌性鼻-鼻窦炎患者常有特应性体质或哮喘病史，伴多发性息肉或手术史，多见于青年人。

（2）急性侵袭性真菌性鼻-鼻窦炎患者发热，眶周及面颊部肿胀、疼痛，眼球突出，结膜充血，视力减退及眶后疼痛等，可导致眼球活动障碍和失明。还可出现腭部缺损或剧烈头痛。查体可见颅内眶侧或颌面部缓慢进展的隆起，鼻腔结构破坏、坏死、大量脓性结痂。CT检查显示窦腔不均匀密度增高，70%可见高密度钙化斑或点，可有窦壁膨隆或吸收。

（二）特殊检查

1. 真菌性外耳道炎患者行分泌物涂片，可找到菌丝和孢子。

2. 真菌性鼻-鼻窦炎患者病变组织HE染色、Gomori染色可见大量真菌菌丝。病理学检查可确诊（图47-1-1）。

【鉴别诊断】

1. 鼻窦囊肿　患者可出现面部隆起、鼻塞、流涕等症状。CT检查局部骨质可见压迫、吸收。依据术中所见及术后病理确诊。

2. 鼻-鼻窦肿瘤　患者可有鼻塞、流脓涕或涕中带血。CT检查鼻腔或鼻窦密度增高，查体鼻腔内可见新生物。依据术中所见及术后病理确诊。

【治疗要点】

1. 真菌性外耳道炎清理外耳道，用硼酸滴耳液滴

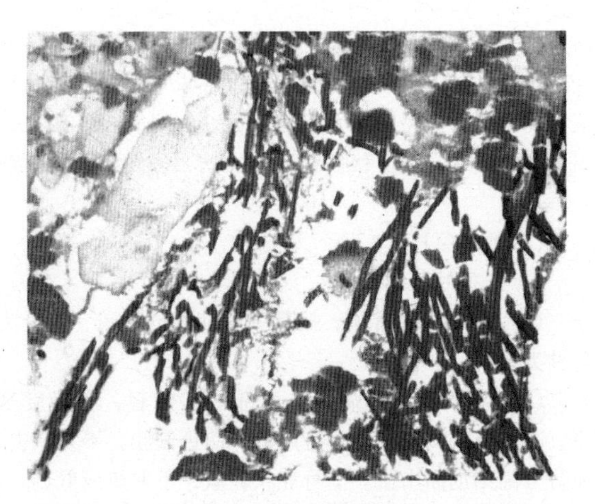

图 47-1-1　喉真菌病病变组织病理切片（HE 染色）可见真菌菌丝

耳，保持外耳道干燥。不需要全身抗真菌治疗。

2. 真菌性鼻-鼻窦炎行功能性内镜鼻窦手术（functional endoscopic sinus surgery，FESS），手术方式和范围应根据病变范围和患者的具体情况而定。

（1）真菌球患者仅需手术清理病变。

（2）变应性真菌性鼻-鼻窦炎术后应用糖皮质激素治疗。

（3）侵袭性真菌性鼻-鼻窦炎术后使用抗真菌药物治疗。

（郭玉芬）

第二节　白　喉

【概述】

白喉（diphtheria）为白喉杆菌引起的一种急性呼吸道传染病。主要临床特征为耳、鼻、咽、喉、气管、食管等部位黏膜充血肿胀，形成灰白色假膜，以及由白喉杆菌产生的外毒素引起的全身中毒症状。主要经呼吸道通过空气传播，其次为通过使用染菌的衣物、用具等发生间接传染。未被白喉杆菌感染过或未进行过白喉免疫接种的人群均为易感者，患病后可获终身免疫。多见于温带和亚热带，常在秋冬和春季发病，多发生于学龄前儿童。

【诊断要点】

（一）症状与体征

1. 咽白喉　最常见，按其中毒症状的轻重，可分为三种类型：

（1）局限型：起病慢，局部症状较轻，有轻度咽痛。一侧或双侧扁桃体上有点状灰白色假膜，不易拭去，强行分离则创面出血。全身症状轻微，不发热或低热。

（2）散布型：假膜呈片状，常超越扁桃体范围，累及悬雍垂、软腭、咽后壁、鼻咽部或喉部。全身症状明显，轻、中度发热，伴不适、乏力、食欲缺乏、恶心、呕吐、头痛、颈淋巴结肿大等。

（3）中毒型：起病较急，假膜迅速扩展，质厚，呈灰黑色，周围组织重度肿胀，颈部淋巴结肿大，甚至出现淋巴结周围炎，致颈部增粗如“牛颈”。全身中毒症状严重，出现高热、烦躁、呼吸急促、面色苍白、四肢厥冷、脉搏细速，可并发心肌炎、心力衰竭、心源性休克等。

2. 喉白喉　常由咽白喉扩展而来，偶可原发于喉部。起病缓，干咳声呈犬吠样，声嘶。当喉黏膜肿胀或有假膜阻塞声门时，可引起吸气性呼吸困难和喉喘鸣，严重时出现三凹征及发绀。喉部病变向下延至气管、支气管，造成气管、支气管白喉，更严重者细支气管及肺泡囊内亦有假膜形成，从而阻断气体交换。

3. 鼻白喉　鼻白喉包括鼻前庭皮肤白喉，原发性者为白喉杆菌直接传染于鼻腔而发生，全身中毒症状较轻，易被忽略。咽白喉或鼻白喉扩散至鼻咽部时，全身中毒症状较重。按病理变化及临床表现可分为三型：

（1）卡他型：哺乳儿的鼻白喉开始时有鼻阻塞，流水样或黏液脓性鼻涕，与普通鼻炎相同，但鼻涕中常带血，有臭味。

（2）卡他溃疡型：有黏稠脓性分泌物与痂皮，除去痂皮，可见溃疡面，易出血。

（3）假膜型：鼻塞症状严重，常伴有颈淋巴结肿大。鼻腔黏膜表面覆有灰白色假膜，尤常见于鼻中隔上，假膜与黏膜紧贴，不易分离。后鼻镜检查也可发现假膜。

4. 耳白喉　中耳白喉极少见，系上呼吸道白喉经咽鼓管进入鼓室，或经鼓膜穿孔处进入鼓室，以继发者为多，多发于1～6岁小儿，症状与化脓性中耳炎相似，耳痛剧烈，鼓膜穿孔后流出带有血性脓液及污秽假膜样分泌物，有臭味。鼓室的感染可向鼓窦及乳突扩展。

5. 并发症

（1）中毒性心肌炎最常见，常为致死原因。多见于重症白喉，但也可以发生在轻型白喉，可发生于发病后1～7周，而大多在第2周。心电图可有ST段升高，P-R期间延长以及传导阻滞。患者可因心功能不全和严重心律失常而死亡。

（2）神经麻痹：软腭瘫痪最多，语声含糊不清或呈开放性鼻音，咽反射消失，饮水及进流质时呛咳，其次为眼肌、面肌瘫痪，四肢肌、肋间肌、颈肌也可累及，出现相应的临床表现。

6. 继发感染　主要继发肺炎、中耳炎、化脓性淋巴结炎、败血症等，大多由链球菌、金黄色葡萄球菌引起。

7. 其他　偶有中毒性肾病、脑病，常与猩红热、麻疹并存。

【鉴别诊断】

1. 咽白喉应与下列疾病鉴别　①传染性单核细胞增多症，假膜局限于扁桃体上，且为白色，血液有异常淋巴细胞，血清嗜异性凝集试验阳性；②溃疡膜性咽炎（樊尚咽峡炎），有咽部坏死性溃疡和假膜，常侵及牙龈、口腔，可由局部渗出物的涂片，用革兰染色加以鉴别；③急性扁桃体炎，起病急、咽痛、高热，扁桃体上黄色脓性分泌物易擦去，不易出血；④鹅口疮，在口腔黏膜附着白色凝块，易擦去。

2. 喉白喉应与急性喉炎、血管神经性喉水肿、气管异物、手足抽搐症引起的喉痉挛鉴别，这些疾病均无假膜。

3. 鼻白喉需与鼻腔异物、先天性梅毒、干酪样鼻炎等相鉴别。

【治疗要点】

1. 一般治疗　严格隔离。进食易消化富有营养的食物，注意口腔清洁。

2. 病因治疗

（1）尽早给予足量抗毒素治疗：剂量按中毒症状轻重、假膜范围大小及治疗早晚而定。轻症用1万～2万单位，中度用2万～4万单位，重症用4万～6万单位。使用前必须做皮肤过敏试验，阳性者按脱敏法注射，且不用静脉注射。

（2）抗感染治疗：为消灭白喉杆菌，控制继发感染，应及早足量使用抗生素。青霉素为首选药物，青霉素过敏者用红霉素。

3. 对症治疗　有呼吸困难和喉阻塞症状者，应及早施行气管切开术。

4. 并发症治疗　并发心肌炎者应绝对卧床休息，并请内科、儿科医师协助诊治。软腭瘫痪和吞咽困难者采用鼻饲，避免并发吸入性肺炎。

【预后及预防】

白喉属于急性呼吸道传染病，需控制传染源，患者治疗后7天经2次咽拭子培养阴性方可结束隔离，接触者检疫7天，带菌者隔离治疗7天。病人的呼吸道分泌物及日常用品需消毒，以切断传播途径。保护易感人群最重要的环节是按计划免疫程序注射百白破疫苗，7岁以上儿童首次免疫或保护流行时的易感人群时可使用吸附精制白喉和破伤风类毒素，密切接触的易感者可应用抗毒素行被动免疫，1 月后再行类毒素全程免疫。白喉大多预后良好，重症病人有一定的死亡率。

（郭玉芬）

第三节　鼻硬结病

【概述】

鼻硬结病（rhinoscleroma）是一种慢性、感染性、进行性肉芽肿病变，常先发于鼻部，可蔓延至鼻咽、口咽、喉、气管、支气管、鼻窦、鼻泪管、上唇及硬腭等处，故又称呼吸道硬结病。病原体鼻硬结杆菌为革兰阴性杆菌。本病有轻度的传染性，但其传染途径不明，发病年龄以 21 ~ 50 岁多见。鼻硬结病世界各地均有报道，我国以山东省多见，莱阳、即墨两地又为山东省的高发区。

【诊断要点】

（一）症状与体征

1. 地方性特点。

2. 病程长，呈慢性进行性经过。

3. 硬结病变绝大多数位于鼻腔前部，质硬，一般无溃疡与坏死。

4. 局部无痛。

5. 可分为 3 期，各期病变可同时出现。

(1) 卡他期：主要表现为黏膜干燥、萎缩、结痂及出血等，通常以鼻塞为初发症状。体检可见鼻黏膜轻度肿胀，但不充血，无臭味，如果病变侵及鼻咽、咽鼓管、口咽、喉咽、喉、气管及支气管等处，则出现相应的症状或体征，如耳鸣、听力下降、咳嗽、声嘶及呼吸困难等，此期病程可持续数月甚或数年。

(2) 硬结期：病变多位于鼻前庭、鼻中隔前端、下鼻甲前端及上唇等处，表现为结节状肿块样物，质硬如软骨，表面血管扩张，可覆脓痂，极少见溃疡面。患者多在此期就诊，主要表现为鼻塞和外鼻畸形。此期病程较长，可持续数年或更长。

（3）瘢痕期：因纤维组织增生、挛缩及瘢痕形成，在相应部位出现畸形或狭窄，并产生相应体征，如前鼻孔狭窄、闭锁、鼻翼下塌、悬雍垂消失、鼻咽狭窄或闭锁及喉狭窄等。可出现闭塞性鼻音、声嘶或呼吸困难等症状。

（二）特殊检查

1. 活检病理　检查为诊断此病的主要依据。Mikulicz 细胞和 Russel 小体为其特征性病理改变（图 47-3-1、图 47-3-2）。对可疑病例可反复取材检查，以免漏诊或误诊。此病的病理表现可分为三期：

（1）卡他期：在黏膜各层及黏膜下组织内可见淋巴细胞及大量的浆细胞浸润，组织间隙内可见到鼻硬结杆菌。

（2）硬结期：也称肉芽肿期。镜下可见 Mikulicz 细胞，圆形，含有网状空泡，胞体含有鼻硬结杆菌存在；另可见 Russel 小体，圆形，散在分布；在组织间隙中也可能出现鼻硬结杆菌。Mikulicz 细胞和 Russel 小体以及鼻硬结杆菌，是鼻硬结病的主要病理特征，且为鼻硬结病的病理诊断依据。

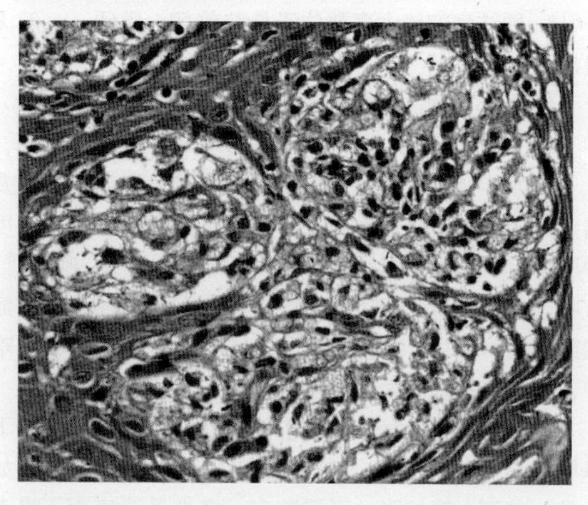

图 47-3-1　鼻硬结病病理切片（HE 染色）

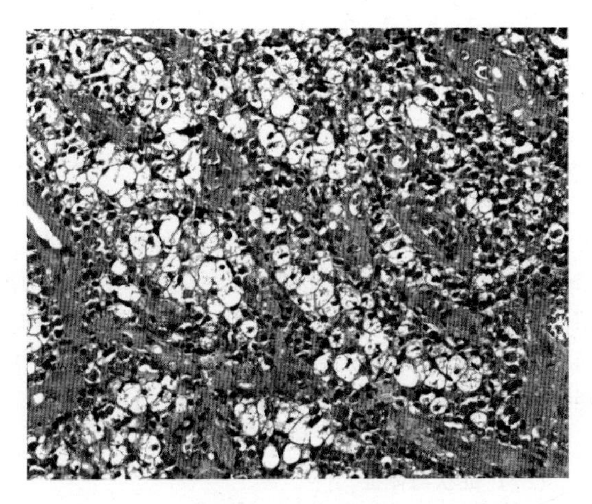

图 47-3-2　鼻硬结病病理切片（PAS 染色）

（3）瘢痕期　此期病理改变主要为纤维组织增生，而 Mikulicz 细胞和 Russel 小体减少或消失。由于纤维组织的挛缩，局部可形成瘢痕，导致狭窄畸形和功能障碍。

2. 实验室检查　细菌培养可能检出鼻硬结杆菌。血清补体结合试验可协助诊断。

【治疗要点】

1. 抗生素治疗　常用的抗生素为链霉素、卡那霉素等。链霉素 1g/d，肌内注射，总量为 60～120g。

2. 放射治疗　用放射治疗可使病变纤维化，阻止病变发展。放射总量在 40～70Gy。

3. 手术治疗结合放射治疗和抗生素治疗　对瘢痕畸形可按病情进行手术切除或修复，以利其功能恢复。硬结组织不宜手术切除，否则可引起更为严重的瘢痕收缩。对呼吸困难者须行气管切开术。

如鼻硬结杆菌培养转为阴性，特征病理改变消失，可认为治愈。

（郭玉芬）

第四节　耳鼻咽喉头颈部结核

【概述】

结核病是由结核分枝杆菌感染引起的慢性传染病，可累及全身多个器官。耳鼻咽喉头颈部结核常继发于肺结核或消化道结核，原发型较少见。在耳鼻咽喉头颈部结核中以喉结核最为多见，其次为咽结核、耳结核和鼻结核。近年来发病率逐年增高。按部位可分为喉结核、咽结核、鼻结核、耳结核、颈淋巴结核。

【诊断要点】

（一）症状与体征

1. 喉结核　早期症状以声嘶为主，可伴有喉部灼热、干燥感，逐渐加重，晚期可完全失声。常有喉痛，吞咽时加重；病变广泛者可出现呼吸困难。病变累及环杓关节时可致声带运动受限或固定。病变广泛的病例，晚期喉部可呈瘢痕狭窄改变。

2. 口咽及喉咽结核　咽痛剧烈，吞咽时加重，常放射至耳部。咽部黏膜苍白，软腭、腭弓或咽后壁等处散在粟粒状结节，或黏膜表面局限性溃疡病变，溃疡可致软腭穿孔，腭弓或腭垂缺损。粟粒型患者病人有明显的全身中毒症状。腭扁桃体及腺样体结核，无特殊症状，多在手术切除后病理检查中发现。

3. 鼻咽部结核　患者出现鼻塞、流涕、听力减退、颈部包块等类似鼻咽癌的症状。

4. 耳部结核　早期即可出现较重的传导性聋，可迅速进展为混合性或感音神经性聋，可无耳痛、耳溢液。如面神经管及迷路骨质有破坏，则并发面瘫及眩晕。鼓膜的典型变化为多发性穿孔，常迅速融合成为单个大穿孔，边缘可达鼓沟。鼓室黏膜苍白水肿，鼓室内有大量肉芽组织形成。

5. 鼻结核　患者可出现鼻塞、流涕、嗅觉减退等症状。查体可见鼻腔局部浅表溃疡，上有苍白松软的肉芽组织，触之易出血，多位于鼻腔前部。病变较重可破坏软骨出现鼻翼畸形、鼻中隔穿孔。

6. 颈淋巴结结核　患者常先出现颈部包块，多不伴有咳嗽、咳痰，无明显全身症状。查体颈部单个或融合包块，无明显压痛，可活动。

（二）特殊检查

1. 可行胸片检查和结核菌素试验，但原发型和胃肠结核等患者胸片检查为阴性。

2. CT 检查部分包块内部可见环形强化或不均匀强化。

3. 喉镜检查可见喉结核患者喉部黏膜苍白，杓间区或一侧声带局限性充血；溃疡呈虫蚀状，边缘不整齐，底部有肉芽增生，会厌及杓状会厌襞可水肿，增厚。

4. 多靠病理检查确诊，病理检查抗酸染色阳性率约 1/3。以下不同部位结核分型如下：

（1）喉结核：①浸润型，黏膜局限性充血、水肿，黏膜下有淋巴细胞浸润，形成结节；②溃疡型，结核结节中央发生干酪样坏死，形成结核性溃疡，常伴有继发性感染；③增生型，晚期浸润病灶纤维组织增生，可呈瘢痕愈合，部分病灶形成结核瘤。

（2）口咽、喉咽结核：①粟粒型，常继发于活动性或粟粒性肺结核；②慢性溃疡型，好发于腭弓或咽后壁。

（3）鼻咽、鼻结核：①溃疡型；②肉芽肿型。

（4）颈淋巴结结核：①结节型；②浸润型；③脓肿型；④溃疡瘘管型。

【鉴别诊断】

1. 鼻咽癌　患者出现颈部包块、鼻塞、流涕，查体鼻咽部可见包块或溃疡，鼻咽部 CT 或 MRI 不能完全区分，依靠局部活检确诊。

2. 鼻腔、咽部淋巴瘤　患者初期临床表现和鼻腔、咽部结核相似，依靠局部活检确诊。

3. 咽喉部梅毒　患者出现咽痛、声嘶等表现，局部检查可见灰白色溃疡。病理组织活检也为肉芽肿性炎，抗酸染色阴性时依靠血清特异性抗体区分。

【治疗要点】

1. 耳鼻咽喉及头颈部结核治疗以全身抗结核治疗为主。

2. 局部疼痛剧烈者，可用0.5%～1%丁卡因少量喷雾患部，以暂时缓解疼痛，溃疡表面可用30%三氯醋酸或20%硝酸银涂布。

3. 喉结核出现呼吸困难时应做气管切开术。耳部结核、颈部结核如出现局部瘘管等可行手术治疗。

【预后及预防】

发现和治疗痰菌阳性者，新生儿接种卡介苗，是控制结核的有效方式。应教育病人避免喷出感染性飞沫，不随地吐痰，患者痰液应消毒、深埋，用物应消毒，可减少结核传播机会。耳鼻咽喉结核的预后与肺部病变、患者全身情况、局部病变的位置及范围等密切相关，肺结核控制不佳者、合并糖尿病等其他全身疾病者、局部病变范围较广者预后不佳。

（郭玉芬）

第五节　耳鼻咽喉麻风

【概述】麻风（leprosy）是由麻风分枝杆菌引起的一种慢性、接触性的传染病。主要损害皮肤、黏膜和周围神经，其次是淋巴结、眼、肝、脾及睾丸等器官。在我国主要发生于广东、福建、山东及江苏一带。此病不遗传，亦不胎传，但可通过直接接触传染。麻风病病原菌是麻风杆菌（mycobacteriumleprae），属分枝杆菌属，形态似结核杆菌，无鞭毛及芽胞，抗酸染色呈红色，革兰染色阳性，麻风杆菌含有邻二酚氧化酶，可氧化多巴产生色素，利用这一特性可鉴别麻风杆菌。麻风病人是本病的唯一传染源，在体内麻风杆菌有三种可能的扩散方式：局部感染直接向周围扩散，神经传播以及血流播散。麻风病分为多菌型（MB），包括瘤型、界线类偏瘤型和中间界线类麻风；少菌型（PB）包括未定类、结核样型及界线类偏结核样麻风。

（一）症状与体征

1. 鼻麻风　发病率最高，早期常有慢性鼻炎及鼻出血，鼻毛脱落也是早期征象之一。鼻黏膜苍白、干燥、萎缩，或涕多、结痂、脓血涕，亦可充血、肿胀而鼻塞，或发生结节。弥漫性浸润结节破溃可致难愈的溃疡或瘢痕性粘连。

2. 咽麻风　较少见，除反应期可呈急性水肿外，一般表现为干燥、结痂、结节性浸润、溃疡，纤维化后可形成苍白色放射状瘢痕，如有坏死则致软腭穿孔、悬雍垂及扁桃体缺损或咽腭弓与咽后壁粘连，有的患者可有开放性鼻音和进食反流及耳鸣、耳聋等症状。

3. 喉麻风　好发于会厌根部及前联合，其次为杓状会厌襞及室带。表现为结节浸润及溃疡，最后瘢痕形成，检查见会厌充血或苍白、增厚、卷曲，甚或缺损，患者可有咽喉干燥、痒、痛、异物感、咳嗽，声带活动受限、发音障碍、声嘶、喘鸣或轻度呼吸困难。

4. 耳麻风　为全身皮肤受损的局部表现。多见于耳廓，尤其是耳垂，结节呈瘤状而较正常耳垂大2～3倍，出现结节浸润及溃疡、瘢痕、皮肤皱缩及缺损等。

5. 周围神经　耳大神经可变粗大，触及如索状，有压痛。面神经受损可发生痉挛，亦可表现为面肌萎缩、瘫痪，痉挛和面肌瘫痪同时存在是麻风性面瘫的特征。

（二）特殊检查

1. 查体　温、痛、触觉检查、组胺试验、出汗试验、立毛肌功能试验。

2. 细菌学检查　分泌物或黏膜组织液涂片，抗酸染色找麻风杆菌。

3. 病理学检查　取材、切片，常规染色及姜-尼染色，在瘤型麻风组织切片中可找到大量的麻风杆菌。

4. 麻风菌素试验　瘤型麻风患者对麻风杆菌抵抗力低，该试验呈阴性，结核样型患者对麻风杆菌抵抗力强，此试验呈强阳性反应。

5. 聚合酶链式反应（PCR） 如检测鼻咽分泌物、血液、皮肤病变组织等中的麻风杆菌 DNA，对编码麻风杆菌特异性抗原的碱基片段进行 PCR 扩增。

6. 血清学试验 包括荧光抗体吸收试验（FLA-ABS）、酶联免疫吸附试验（ELISA）、放射免疫测定法（RIA）以及肽核酸-ELISA（PRA-ELISA）等。

【鉴别诊断】

（一）梅毒

多在鼻中隔骨部穿孔，喉部病变多在其前 2/3 部，血清康华反应呈阳性。

（二）鼻咽结核

多发生于鼻咽顶壁，好发年龄多为 20～40 岁，病程长，全身情况好，多有肺部原发表现。

（三）鼻硬结病萎缩期

萎缩程度较轻，无臭气，在萎缩的黏膜上有散在的颗粒状肉芽或硬结浸润，且多伴有咽硬结病的症状，深部组织活检可以确诊。

【治疗要点】

1. 药物治疗 药物有氨苯砜（4，4-二氨基苯砜，DDS）、利福平（RFP）、氯法齐明（氯苯吩嗪，B663）以及氧氟沙星、米诺环素等。

2. 免疫疗法 目前有灭活麻风杆菌疫苗用于多菌型麻风治疗，及活卡介苗加死麻风菌的特异免疫治疗与联合化学治疗同时进行。

3. 对症治疗 服用维生素、镇痛药等，局部 1%～3% 链霉素滴鼻、2.5% 鞣酸甘油涂擦咽部，冲洗鼻腔，清除结痂，滴复方薄荷油或涂布抗生素软膏，可酌情进行缺损部位的修复。

4. 麻风反应的处理 发现后尽早治疗，一般不停用抗麻风治疗，可应用肾上腺皮质激素，对两种类型均有效，开始剂量足，以后逐渐减量，疗程 3～6 个月。

【预防及预后】

1. 预防　隔离、治疗患者；对敏感患者的儿童接触者进行预防性服药。

2. 预后　麻风采用联合化学治疗后，疗效可靠，麻风反应少。因此，只要早期诊断，及时进行抗麻风治疗，其预后良好。

（王绍忠）

第六节　耳鼻咽喉头颈部梅毒

【概述】

梅毒是由梅毒螺旋体（treponema pallidum，TP）感染引起的一种慢性传染病，属于性传播疾病。主要通过性交传播，性接触为梅毒最主要的传播途径。还可通过血液传播和垂直传播而传染。近年来，梅毒在我国流行的特点是中青年患者多，早期梅毒多，二期梅毒发生早，传染性强，误诊漏诊病例多。梅毒在耳鼻咽喉器官方面的表现，主要发生于鼻部及咽喉部，以鼻部和咽部梅毒多，喉梅毒较少见，耳梅毒罕见。喉梅毒因早期病变不易诊查，其发病率尚难确定。

【诊断要点】

（一）症状与体征

耳、鼻、咽、喉部梅毒与生殖器梅毒一样分为三期。

1. 耳梅毒

（1）一期梅毒：表现为外耳下疳。

（2）二期梅毒：极少见。

（3）三期梅毒：多表现为面神经瘫痪、迷路炎、一侧突发性聋。

2. 鼻梅毒

（1）一期梅毒：病原体侵入人体3周左右，即可在入侵部位发生硬下疳。表现为原发鼻前庭皮肤或鼻中隔软骨部黏膜无痛性溃烂，边缘毛细血管扩张，表面有浆液性渗出物，基底硬如软骨，无触痛。区域淋巴结肿大坚硬、光滑易活动。硬下疳可在 3～10 周内自行愈合，留下浅表瘢痕。

（2）二期梅毒：多发生在硬下疳出现后 6～12 周。表现为卡他性鼻炎症状，鼻内有刺激感，分泌物由稀变稠。检查见鼻黏膜充血肿胀，鼻腔黏膜糜烂，鼻前庭皮肤皲裂、结痂。全身可有皮疹及淋巴结肿大。

（3）三期梅毒：感染后 4～10 年以后出现梅毒瘤（树胶肿）。表现为鼻塞，流恶臭脓性分泌物，结痂，去痂时易出血，嗅觉减退，鼻部肿痛，鼻梁触痛，伴有头痛。检查见鼻黏膜肿胀，有质硬小结节形成，边界不清，表面有灰色脓痂覆盖，伴恶臭味，下方为边缘垂直向下的不规则溃疡，溃疡基底部有暗黄色或紫红色肉芽状树胶样渗出物，故称树胶肿。晚期侵蚀骨质引起骨质破坏，鼻中隔与硬腭穿孔，继发萎缩性鼻炎、鞍鼻、鼻腔狭窄或闭锁，脑膜受损可引起颅内并发症。

3. 咽梅毒

（1）一期梅毒：在感染后 2～4 周发生。好发于扁桃体，称为扁桃体硬下疳。扁桃体肿大、质硬，表面有白膜或溃疡，一侧多见。症状轻微，不发热，无痛。常伴颈淋巴结肿大，坚硬可活动。

（2）二期梅毒：病程一般 2 个月到半年，甚至可长达 2 年。出现白色的圆形或椭圆形黏膜斑是二期梅毒的特征。好发于悬雍垂、软腭及扁桃体等处。扁桃体常双侧受累，表现为充血肿胀，有脓疱及溃疡，常有白色假膜。患者可有轻度咽痛及异物感，伴声嘶、颈部淋巴结肿大等症状。

（3）三期梅毒：常发生在下疳数年以后，主要病变为树胶肿，出现在鼻咽部及口咽各部位。病程发展缓慢，为无痛性红肿，溃疡化脓，伴恶臭味。溃疡可引起局部坏死，可引起软、硬腭穿孔。口咽、鼻咽部最终形成瘢痕、粘连或闭锁。

4. 喉梅毒

（1）一期梅毒：可在会厌及舌根部出现下疳。

（2）二期梅毒：喉黏膜弥散性充血，声带与杓间区出现黏膜斑，可伴有全身淋巴结肿大和咽部黏膜斑。

（3）三期梅毒：查见会厌、杓状会厌皱襞、杓状软骨、声带及喉室等处可见红色或紫红色梅毒瘤（树胶肿），梅毒瘤溃烂形成溃疡，溃疡向深层发展，侵及喉软骨，引起软骨坏死、缺损，瘢痕及粘连形成导致会厌缺损、声带粘连与声门狭窄。

（二）特殊检查

1. 病理学检查：是发现黏膜梅毒的组织学证据。

2. 血清学检测：梅毒筛选试验（rapitd plasma regain circle test，RPR）和梅毒特异性确诊试验（trepnema pallidum hemagglutinationassay test，TPHA）阳性。RPR 及 TPHA 检查是诊断梅毒的金标准。

【鉴别诊断】需与白色念珠菌感染、口腔扁平苔癣、急性扁桃体炎、樊尚咽峡炎、白喉、急性唇炎以及鼻的特异性炎症如结核、鼻硬结症、喉角化病及喉癌相鉴别。

【治疗要点】做到治疗及时，剂量足够，疗程正规，治疗后定期追踪观察，并对其配偶及性伴侣同时进行检查及治疗。

1. 治疗方法

（1）目前首选药物为青霉素。最好使用长效青霉素，如苄星青霉素和普鲁卡因青霉素。每周肌内注射一次长效青霉素（卞星青霉素 G），每次 240 万单位，连续 3 周。

（2）对青霉素过敏的患者，最理想的方法是脱敏治疗，但由于在临床上难以实施，常用替代疗法。替代疗法主要应用三类药物：头孢菌素类、四环素类和红霉素类。

（3）对梅毒患者的检查与治疗，不应仅限于患者本人，应对患者夫妻或性伴侣双方同时进行检查、治疗，否则一方治愈，还可能发生再感染。

2. 治愈标准：①临床症状消退；②血清学检查：

RPR 转阴。

【预防及预后】

（一）预防

首先应加强卫生宣传教育，反对不正当的性行为，其次应采取以下预防措施：

1. 对可疑病人均应进行预防检查，做梅毒血清试验，以便早期发现新病人并及时治疗。

2. 发现梅毒病人必须强迫进行隔离治疗，病人的衣物及用品，如：毛巾、衣服、剃刀、餐具、被褥等，要在医务人员指导下进行严格消毒，以杜绝传染源。

3. 追踪病人的性伴侣，包括病人自报及医务人员访问，查找病人所有性接触者，进行预防检查，追踪观察并进行必要的治疗，未治愈前配偶绝对禁止有性生活。

4. 对可疑患梅毒的孕妇，应及时给予预防性治疗，以防止将梅毒感染给胎儿；未婚男女病人，未经治愈不能结婚。

（二）预后

1. 治愈后第 1 年内每 3 个月复查血清 RPR 1 次，第 2 年每半年复查 1 次，直至血清完全转阴为止。

2. 早期梅毒治疗后，按规定时间随访如血清仍不转阴，或超过 2 年血清不转阴者称为血清固定，这可能与近年来抗生素滥用或患者在确诊梅毒前接受了不规范的治疗有关。

（王绍忠）

第七节 艾滋病在耳鼻咽喉头颈部的表现

【概述】

获得性免疫缺陷综合征（acquired immunodeficiency syndrome，AIDS）简称艾滋病，是由人类免疫缺陷病毒（human immunodeficiency virus，HIV）侵犯免疫系统辅助性 CD4 淋巴细胞，造成人体免疫功能严重障碍的一种致死性传染病。本病主要传播途径为性接触传播、血液传播、母婴传播。与艾滋病患者日常生活中的一般接触是不会被传染的。艾滋病患者约有 40% ~70% 出现耳鼻咽喉头颈部病变。

【诊断要点】

（一）症状与体征

艾滋病病程分为三期：

1. 潜伏期　自数月到数年，感染者的血清中发现有抗 HIV 抗体存在，但无临床症状。

2. 艾滋病前期　可持续 1 年至多年，表现为全身多部位多个淋巴结肿大，在腹股沟以外至少有 2 处淋巴结肿大，持续 3 个月以上，反复持续发热，腹泻，疲乏，消瘦，夜间盗汗，体重减轻，特发性血小板减少性紫癜，淋巴细胞和白细胞减少，Th（T 辅助细胞）/Ts（T 抑制细胞）比例减小。

3. 艾滋病期　表现为严重的机会性感染。如卡氏肺囊虫肺炎或巨细胞病毒等感染，以及一些少见的肿瘤如卡波西肉瘤或非霍奇金淋巴瘤等，出现卡波西肉瘤的患者平均生存期约 18 个月。

（1）耳部病变：卡波西肉瘤为多发性出血性肉瘤，可发生于外耳，表现为红紫色斑块或结节。外耳的卡氏肺囊虫感染为多核性囊肿，病检可发现原虫。HIV 易侵犯中枢神经系统或听神经，早期感音神经性听力减退较为常见。

（2）鼻及鼻窦病变：鼻腔和鼻窦黏膜可因阿米巴原虫等感染而引起黏膜肿胀，产生鼻塞、流脓涕或鼻出血等症状。鼻部的疱疹病毒感染可产生巨大疱疹性溃疡，自鼻前庭向外扩展至邻近的鼻翼等处。淋巴瘤和卡波西肉瘤也可发生于鼻部。

（3）口腔及咽喉病变：口腔和咽部的念珠菌感染是最常见的上呼吸道病变，表面有假膜形成，除去假膜可见粗糙红斑样创面。有时咽部可见白色乳酪样的真菌感染，形成部分阻塞，经真菌显微镜检查或培养可确诊。

卡波西肉瘤常发生在腭部、颊黏膜、牙龈黏膜和咽后壁。卡波西肉瘤和念珠菌感染亦可发生于喉部，导致声嘶、喉喘鸣和喉阻塞。

（4）颈部病变：卡波西肉瘤可发生于头颈部的皮肤，当其侵犯淋巴结时，颈淋巴结可迅速增大。颈部肿块还应考虑非霍奇金淋巴瘤。细针穿刺抽吸活检有助于诊断和鉴别诊断。头颈部鳞状细胞癌在艾滋病患者亦较多见，其他还可有病毒等感染所致的腮腺肿大等。

（二）特殊检查

艾滋病患者血中 Th/Ts 比例 <1，用 ELISA 法检测 HIV 抗体，一般于 HIV 感染 2 个月左右，即可查出此抗体，但其特异性较差，故在此项筛查的基础上还须结合临床进行分析，并做随访观察，必要时可做蛋白印迹试验。

【治疗要点】

目前治疗主要针对发病过程中的 HIV 侵袭、细胞免疫功能破坏、机会性感染和肿瘤病变四方面采取治疗措施。

1. 抗 HIV 治疗　使用 HIV 的反转录酶抑制药，抑制 HIV 复制。齐多夫定被认为是目前最有效的制剂。

2. 增强或重建免疫功能　如应用 α-干扰素、白细胞介素-2 等免疫调节剂。

3. 机会性感染疾病治疗　根据机会感染病因用药。

4. 抗肿瘤治疗　卡波西肉瘤或非霍奇金淋巴瘤，可采用化学治疗和放疗。

5. 中医药治疗　针灸与中药调整机体平衡，增强免疫，同时加用抗病毒中药。

6. 手术治疗　是有效的辅助手段。

7. 对症治疗　包括吸氧、补液和纠正电解质平衡等。

【预后及预防】

1. 普及艾滋病防治的基本知识，了解其传播途径及防护措施，不共用牙刷、剃须刀等可能被血液污染的物品；避免与 HIV 感染者、艾滋病病人及高危人群发生性接触，提倡使用安全套。

2. 加强血液检疫工作，HIV 阳性者禁止献血、器官和其他组织。

3. 女性 HIV 阳性者应避免怀孕。

4. 使用一次性医疗注射用品，需回收者严格消毒。

5. 医务人员在接触 HIV 感染者、艾滋病患者的血液、体液时注意防护。

（王绍忠）

索　引

A

B

C

D

E

F

G

H

J

K

L

M

N

O

P

Q

R

S

T

W

X

Z